高等医药院校教材

中 医 内 科 学

(供中医、针灸专业用)

主　编　张伯臾

副主编　董建华　周仲瑛

编　委　李明富　李振华
　　　　赵　棻　熊魁梧

协　编　蔡　淦

上海科学技术出版社

图书在版编目(CIP)数据

中医内科学/张伯臾主编.—上海：上海科学技术出版社,1985.10(2025.1重印)
高等医药院校教材.供中医、针灸专业用
ISBN 978-7-5323-0226-0

Ⅰ.中… Ⅱ.张… Ⅲ.中医内科学—医学院校—教材 Ⅳ.R25

中国版本图书馆 CIP 数据核字(2007)第 127233 号

中医内科学
主编 张伯臾

上海世纪出版(集团)有限公司 出版、发行
上海科学技术出版社
(上海市闵行区号景路159弄A座9F-10F)
邮政编码 201101   www.sstp.cn
浙江新华印刷技术有限公司印刷
开本 787×1092   1/16   印张 19
字数 468 千字
1985 年 10 月第 1 版   2025 年 1 月第 60 次印刷
ISBN 978-7-5323-0226-0/R·66K
定价：45.00 元

本书如有缺页、错装或坏损等严重质量问题，请向印刷厂联系调换

前　言

由国家组织编写并审定的高等中医院校教材从初版迄今已历二十余年。其间曾进行了几次修改再版,对系统整理中医药理论、稳定教学秩序和提高中医教学质量起到了很好的作用。但随着中医药学的不断发展,原有教材已不能满足并适应当前教学、临床、科研工作的需要。

为了提高教材质量,促进高等中医药教育事业的发展,卫生部于一九八二年十月在南京召开了全国高等中医院校中医药教材编审会议。首次成立了全国高等中医药教材编审委员会,组成32门学科教材编审小组。根据新修订的中医、中药、针灸各专业的教学计划修订了各科教学大纲。各学科编审小组根据新的教学大纲要求,认真地进行了新教材的编写。在各门教材的编写过程中,贯彻了一九八二年四月卫生部在衡阳召开的"全国中医医院和高等中医教育工作会议"的精神,汲取了前几版教材的长处,综合了各地中医院校教学人员的意见;力求使这套新教材保持中医理论的科学性、系统性和完整性;坚持理论联系实际的原则;正确处理继承和发扬的关系;在教材内容的深、广度方面,都从本课程的性质、任务出发,注意符合教学的实际需要和具有与本门学科发展相适应的科学水平;对本学科的基础理论、基本知识和基本技能进行了较全面的阐述;同时又尽量减少了各学科间教材内容不必要的重复和某些脱节。通过全体编写人员的努力和全国中医院校的支持,新教材已陆续编写完毕。

本套教材计有医古文、中国医学史、中医基础理论、中医诊断学、中药学、方剂学、内经讲义、伤寒论讲义、金匮要略讲义、温病学、中医各家学说、中医内科学、中医外科学、中医儿科学、中医妇科学、中医眼科学、中医耳鼻喉科学、中医伤科学、针灸学、经络学、腧穴学、刺灸学、针灸治疗学、针灸医籍选、各家针灸学说、推拿学、药用植物学、中药鉴定学、中药炮制学、中药药剂学、中药化学、中药药理学三十二门。其中除少数教材是初次编写外,多数是在原教材,特别是在二版教材的基础上充实、修改而编写成的。所以这套新教材也包含着前几版教材编写者的劳动成果在内。

教材是培养社会主义专门人才和传授知识的重要工具,教材质量的高低直接影响到人才的培养。要提高教材的质量,必须不断地予以锤炼和修改。本套教材不可避免地还存在着一些不足之处,因而殷切地希望各地中医药教学人员和广大读者在使用中进行检验并提出宝贵意见,为进一步修订作准备,使之成为科学性更强、教学效果更好的高等中医药教学用书,以期更好地适应我国社会主义四化建设和中医事业发展的需要。

全国高等中医药教材编审委员会

一九八三年十二月

编写说明

本书是由卫生部高等中医药教材编审委员会组织编写和审定的,供全国高等医药院校中医、针灸专业使用。

本书主要介绍中医内科学的专业基础理论、常见内科病证的基本知识及辨证论治规律。全书分总论和各论两部分。总论分别阐述气血、风寒燥火、湿痰饮、六经、卫气营血和各脏腑的病因病机基本概念,以及内科的治疗原则和常见治法。各论分别介绍常见的内科病证49篇及其所属附篇,每篇按概述、病因病机、辨证论治、结语、文献摘录等分项叙述,部分病证并增设类证鉴别一项。书末附有方剂索引,以备检索。

本书的编写分工:总论、淋证、癃闭(上海中医学院蔡淦);感冒、咳嗽、肺痿、肺痈、哮证、喘证、肺痨、肺胀、痰饮(南京中医学院周仲瑛);心悸、胸痹、不寐、厥证、郁证、癫狂、痫证(北京中医学院董建华);胃痛、噎膈、呕吐、呃逆、泄泻、痢疾、霍乱、腹痛、便秘(湖北中医学院熊魁梧);胁痛、黄疸、积聚、鼓胀、头痛、眩晕、中风、痉证(河南中医学院李振华);水肿、腰痛、消渴、遗精、耳鸣耳聋、痿证(福建中医学院赵棻);自汗盗汗、血证、痹证、虫证、瘿病、疟疾、内伤发热、虚劳(成都中医学院李明富)。全书最后由上海中医学院张伯臾审定。

在编审过程中,上海中医学院胡建华、周珮青,北京中医学院陈光新等老师,曾应邀参加统稿工作,谨在此表示感谢。

由于我们的水平有限,时间紧迫,书中缺点和错误在所难免,希望各院校在使用的过程中,不断总结经验,收集反映,提出宝贵意见,以便进一步修订提高。

编 者

一九八四年九月

目 录

总 论

1 绪言 …………………………………………… 1
  1·1 中医内科学的定义和范围 ……………… 1
  1·2 中医内科学的教学内容和安排 ………… 1
  1·3 学习中医内科学的要求和方法 ………… 1
  1·4 中医内科学的发展概况 ………………… 2
2 气血病机病证的基本概念 ………………………… 3
  2·1 气 ………………………………………… 4
  2·2 血 ………………………………………… 5
3 风寒燥火病机病证的基本概念 …………………… 7
  3·1 风 ………………………………………… 7
  3·2 寒 ………………………………………… 8
  3·3 燥 ………………………………………… 8
  3·4 火 ………………………………………… 9
4 湿、痰、饮病机病证的基本概念 ………………… 11
  4·1 湿 ………………………………………… 11
  4·2 痰 ………………………………………… 12
  4·3 饮 ………………………………………… 13

5 六经与卫气营血病机病证的基本概念 …… 15
  5·1 六经病机病证的基本概念 ……………… 15
  5·2 卫气营血病机病证的基本概念 ………… 16
6 脏腑病机病证的基本概念 ………………… 17
  6·1 肺系病机病证概要 ……………………… 17
    [附] 大肠病机病证概要 ……………… 19
  6·2 心系病机病证概要 ……………………… 20
    [附] 小肠病机病证概要 ……………… 22
  6·3 脾胃系病机病证概要 …………………… 22
    [附] 胃的病机病证概要 ……………… 24
  6·4 肝胆系病机病证概要 …………………… 25
    [附] 胆的病机病证概要 ……………… 27
  6·5 肾系病机病证概要 ……………………… 27
    [附] 膀胱病机病证概要 ……………… 29
7 内科治疗 …………………………………… 31
  7·1 治疗原则 ………………………………… 31
  7·2 常用治法 ………………………………… 33

各 论

1 感冒 ………………………………………… 38
2 咳嗽 ………………………………………… 43
3 肺痿 ………………………………………… 49
4 肺痈 ………………………………………… 53
5 哮证 ………………………………………… 59
6 喘证 ………………………………………… 65
7 肺胀 ………………………………………… 71
8 肺痨 ………………………………………… 76
9 痰饮 ………………………………………… 83
10 自汗、盗汗 ………………………………… 90
11 血证 ………………………………………… 93
12 心悸 ………………………………………… 103
13 胸痹 ………………………………………… 108
14 不寐 ………………………………………… 113
    [附] 多寐、健忘 ……………………… 116
15 厥证 ………………………………………… 117

16 郁证 ………………………………………… 121
17 癫狂 ………………………………………… 125
18 痫证 ………………………………………… 129
19 胃痛 ………………………………………… 133
    [附] 吐酸、嘈杂 ……………………… 137
20 噎膈 ………………………………………… 139
    [附] 反胃 ……………………………… 141
21 呕吐 ………………………………………… 143
22 呃逆 ………………………………………… 147
23 泄泻 ………………………………………… 151
24 痢疾 ………………………………………… 156
25 霍乱 ………………………………………… 162
26 腹痛 ………………………………………… 166
27 便秘 ………………………………………… 170
28 虫证 ………………………………………… 174
    [附] 蛔厥 ……………………………… 175

29 胁痛 …………………… 179	[附] 尿浊 …………………… 237
30 黄疸 …………………… 182	41 癃闭 …………………… 239
[附] 萎黄 ………………… 185	42 腰痛 …………………… 245
31 积聚 …………………… 187	43 消渴 …………………… 249
32 鼓胀 …………………… 192	44 遗精 …………………… 254
33 头痛 …………………… 198	[附] 阳痿 ………………… 258
34 眩晕 …………………… 204	45 耳鸣、耳聋 ……………… 260
35 中风 …………………… 208	[附] 耳鸣 ………………… 264
36 痉证 …………………… 214	46 痹证 …………………… 265
37 瘿病 …………………… 218	47 痿证 …………………… 270
38 疟疾 …………………… 222	48 内伤发热 ……………… 276
39 水肿 …………………… 227	49 虚劳 …………………… 281
40 淋证 …………………… 233	附录　方剂索引 …………… 289

总论

1 绪言

1·1 中医内科学的定义和范围

中医内科学是用中医理论阐述内科所属病证的病因病机及其证治规律的一门临床学科。它既是一门临床学科,又是学习和研究中医其他临床学科的基础,在中医专业中占有极其重要的位置。

内科范围很广,可分为外感病和内伤病两大类,一般说来,外感病主要指《伤寒论》及《温病学》所说的伤寒、风温、暑温、湿温等热性病,它们主要是按六经、卫气营血和三焦的病理变化进行证候归类;内伤病包括《金匮要略》等书所说的脏腑经络诸病,它们主要是以脏腑、气血津液、经络的病理变化指导辨证论治。外感病与内伤病,两者既有区别又有联系,内伤容易感受外邪,而外感又可进一步加重内伤。本教材所讨论的内容以内伤病为主。

1·2 中医内科学的教学内容和安排

本学科主要介绍中医内科学的专业基础理论、常见内科病证的基本知识及辨证论治规律。全书分总论和各论两部分。总论分别阐述气血、风寒燥火、湿痰饮、六经、卫气营血和各脏腑的病机病证基本概念,以及治疗总则,目的在于联系中医学的基础理论,为讲解中医内科的所属病证服务,起着承上启下的作用;各论分别介绍常见的中医内科病证49篇及其所属附篇;每篇按概述、病因病机、辨证论治、结语、文献摘录等分项叙述。部分病证增设类证鉴别一项。并将历代有关该病证的记载以及其对临床有指导意义的重要理论,作必要的论述。

1·3 学习中医内科学的要求和方法

在高等医学院校中医专业总的培养目标和要求下,学习中医内科学是掌握本门课程的基础理论、基本知识和基本技能,在毕业时能独立防治内科的常见病、多发病,毕业后通过临床实践,进行自学和开展科学研究等活动,继续提高中医内科的理论知识和防治疾病的能力。

中医专业前期各学科,如中医学基础、诊断学、内经、伤寒论、温病学、中药学、方剂学等,是中医内科学的基础,在学习中医内科学的过程中,要经常复习和密切联系。中医内科学里的某些病证,既有区别,又有联系,在学习的过程中,要前后互参。中医内科学是一门临床学科,因此在学习的过程中,要密切联系临床实践,运用所学的理论,对每一内科病证,通过观察、思维,进行综合分析,辨证论治。

中医内科学课程分为系统学习、教学实习和毕业实习三个阶段。系统学习包括按照教学大纲进行系统的课堂讲授和与其相结合的临床见习;教学实习是由教师带领学生在内科门诊进行抄方、拟方、试诊。毕业实习是在有一定水平的中医院内,在上级医师的指导下进行医疗实践,直接为病人服务。通过实践、认识、再实践、再认识的规律,不断提高诊断、治疗疾病的能力。

1·4 中医内科学的发展概况

中医内科学的形成和发展,经历了悠久的历史,几千年来,在不断与疾病作斗争的实践过程中,积累了丰富的经验和理论,对人类的保健事业作出了可贵的贡献。

早在殷代甲骨文里,已有心病、头痛、肠胃病、蛊病等内科疾病的记载。殷商时代已发明用汤液药酒治疗疾病。周朝将医学进行分科,其中的疾医即相当于内科医生。

春秋战国时期,完成了古典的医学巨著——《内经》,其在内科方面已有比较详细的记载,如病能、诊断和治疗原则等,对后世医学的发展产生了深远的影响。汉代张仲景,总结前人的经验,并结合自己的临床体会,著成《伤寒杂病论》,一部分以六经来概括、认识外感热病,为热病的专篇,另一部分则以脏腑病机来概括、认识内伤杂病,创造性地建立了包括理、法、方、药在内的辨证论治理论体系,为中医内科学奠定了基础。

晋朝王叔和著《脉经》,对内科的诊断,起了很大的作用,葛洪著《肘后方》,记载了许多简便有效的方药,如用海藻、昆布治疗瘿病,这些疗法,比欧洲要早一千多年。隋代巢元方的《诸病源候论》,是中医的病理专著,其中对内科疾病的记载特详,占全书的大半。唐代的《千金方》和《外台秘要》两书,其中内科的治疗方法,更加丰富多彩。北宋的《太平圣惠方》、《圣济总录》,则又是国家颁行的内科方书。南宋的《三因极一病证方论》,在病因上,作了进一步的阐发。

金元时代,在内科学术方面,有很多独到之处,如刘完素倡火热而主寒凉;张从正治病力主攻邪,善用汗吐下三法;李东垣论内伤而重脾胃;朱丹溪创"阳常有余,阴常不足"之说,而主养阴。他们在各个不同方面,都有所创新,有所贡献,为中医内科学提供了丰富的理论和实践经验。

明代,薛己的《内科摘要》,是首先用内科命名的医书,王纶在《明医杂著》中指出:外感法仲景,内伤法东垣,热病用完素,杂病用丹溪,这是对当时内科学术思想的一个很好总结。王肯堂的《证治准绳》、张介宾的《景岳全书》、秦景明的《症因脉治》等著作,对内科的许多病证都有深刻的认识,尤其是《景岳全书》,更有自己独特的见解,对内科的辨证论治,作出了重要的贡献。

清代中医内科学的一个巨大成就,是温病学说的进一步发展。如叶天士、薛生白、吴鞠通、王孟英等,都是对温病学作出巨大贡献的代表人物。他们的著述在中医内科学上,展现了新的一页。清代对丛书的编著,更是琳琅满目,以内科为主体的书籍,有《图书集成医部全录》、《医宗金鉴》、《张氏医通》、《沈氏尊生书》等。此外,简短实用的还有《证治汇补》、《医学心悟》、《类证治裁》、《医醇賸义》、《医学实在易》、《医林改错》等。对中医内科学的发展,均起了很大的作用。

综上所述,中医内科学是随着历史的前进和医学实践的发展而逐步形成和完善的。

2 气血病机病证的基本概念

气和血是人体生命活动的动力和源泉。在生理上既是脏腑功能活动的物质基础,又是脏腑功能活动的产物。因而在病理上,脏腑发生病变,可以影响气血的变化,而气血的病变,也必然要影响到某些脏腑。所以气血的病变,是不能离开脏腑而存在的。掌握了气血病变的一般规律,就能为深入探讨脏腑的病理变化打下基础。

气为阳,血为阴,气与血有阴阳相随、互为资生、互为依存的关系。气之于血,有温煦、化生、推动、统摄的作用。故气虚无以生化,血必因之而虚少;气寒无以温煦,血必因之而凝滞;气衰无以推动,血必因之而瘀阻;气虚而不能统摄,则血常因之而外溢。血之于气,则有濡养、运载等作用。故血虚无以载气,则气亦随之而少;血脱则气无以附,可导致气脱、亡阳。由此可见,气血的病变是互相影响的。

气血病变的辨证应分清虚实,虚证有气血亏虚、气不摄血、气随血脱;实证为气滞血瘀。兹分述如下:

【虚证】

(1) 气血亏虚

病机概要　多因久病不愈,气血两伤所致。或先有失血,气随血耗,或先因气虚,不能生化而继见血少,以致气血两亏。

主要脉证　少气懒言,自汗乏力,面色苍白或萎黄,心悸失眠,舌淡而嫩,脉细弱。

治疗法则　气血双补。

方药举例　八珍汤之类。

(2) 气不摄血

病机概要　气虚则统摄无权,以致血离经隧而溢于脉外。血随气行,若气虚下陷,则血从下部溢出。

主要脉证　出血的同时,见有气短,倦怠乏力,面色苍白,脉软弱细微,舌淡等气虚的症状。

治疗法则　补气摄血。

方药举例　当归补血汤之类。

(3) 气随血脱

病机概要　大量的出血,血脱则气无以附,故气亦随之而脱。

主要脉证　大量出血的同时,见有面色㿠白,四肢厥冷,大汗淋漓,甚至晕厥,脉微细欲绝或芤。

治疗法则　补气以固脱。

方药举例　独参汤或参附汤之类。

【实证】

气滞血瘀

病机概要　多由情志不遂,肝气郁结,气滞而血凝所致。

主要脉证　胸胁胀满走窜疼痛,兼见痞块刺痛拒按,舌紫暗,或有瘀斑,脉细涩。
治疗法则　理气活血。
方药举例　血府逐瘀汤之类。

2·1　气

中医学所说的气,其含义有二:一是指构成人体和维持人体生命活动的精微物质,如水谷之气、呼吸之气等;二是指脏腑组织的生理功能,如脏腑之气、经脉之气等。但二者又是相互联系的,前者是后者的物质基础,后者为前者的功能表现。人体的气,包括元气、宗气、营气、卫气和五脏之气。元气是先天之精所化生,发源于肾,借三焦之道通达全身,以推动五脏六腑的功能活动。宗气是由肺吸入的清气与脾胃运化来的水谷之气结合而成,聚集于胸中,其功能主要是推动肺的呼吸和心血的运行。营气与卫气皆由水谷之气化生,但营气运行于脉中,内注五脏六腑,外营四肢。卫气运行于脉外,其主要的功能是保卫体表,抗御外邪入侵。五脏之气,也就是五脏功能的具体表现。

气根本在肾,来源于肺、脾,升发疏泄于肝,帅血贯脉而周行于心。气具有推动、温煦、防御、固摄和气化的作用。人体的生长发育,各脏腑、经络的生理活动,血的运行,津液的输布,都要靠气的激发和推动,如气虚则推动作用减弱,生长发育迟缓,脏腑、经脉的功能减退,或发生血行瘀滞,或发生水液停留等各种病变。人体的体温调节依靠气的温煦作用,如气的温煦作用不正常,可出现畏寒怯冷、四肢不温等症状。气能护卫肌表,防御外邪的入侵,若气虚则外邪易于侵袭。气的固摄作用,表现在对血液、精液、尿液的控制。如气虚而固摄作用减退,可导致出血、遗精、遗尿等。气化作用的意义有二:一是指精气之间的相互化生;二是指脏腑的某种功能活动,如膀胱的气化功能。

气的升降出入,是气运动的基本形式,而气的升降出入,具体体现于各个脏腑的功能活动,以及脏腑之间的协调关系,如肺主呼吸,有宣有降,吐故纳新;肺主呼气,肾主纳气;心火下降,肾水升腾;以及脾升胃降等。如气的运行阻滞,或运行逆乱,或升降失调,出入不利,便要影响五脏六腑、上下内外的协调统一,而发生种种病变,诸如肝气郁结、肝气横逆、胃气上逆、脾气下陷、肺失宣降、肾不纳气、心肾不交等。

气的病变很多,一般可概括为气虚、气陷、气滞、气逆四种。前二种属虚,后二种属实。

证治分类

【虚证】

(1) 气虚

病机概要　常由久病、年老体弱、饮食失调等因素所致。其病机主要为元气不足,脏腑功能衰退。

主要脉证　头晕目眩,少气懒言,倦怠乏力,自汗,舌淡,脉虚无力。

治疗法则　补气。

方药举例　四君子汤之类。

(2) 气陷

病机概要　为气虚病变的一种,以气的无力升举为主要病机。

主要脉证　头昏目花,少气倦怠,腹部有坠胀感,脱肛,苔白舌淡,脉弱。

治疗法则　益气升提。

方药举例　补中益气汤之类。

【实证】

(1) 气滞

病机概要　常因情志不舒、饮食失调或感受外邪等而引起人体某一部分或某一脏腑气机阻滞,运行不畅。

主要脉证　胁腹胀痛,攻窜不定,时轻时重,常随精神情绪因素而增减,苔薄,脉弦。

治疗法则　行气。

方药举例　金铃子散、五磨饮子之类。

(2) 气逆

病机概要　由于气机的升降失常,气上逆不顺。一般多指肺胃之气上逆以及肝升太过所致的气火上逆。

主要脉证　肺气上逆可见咳嗽喘息;胃气上逆可见呃逆、嗳气、恶心呕吐;肝气升发太过,则见头痛、眩晕、昏厥、呕血等。

治疗法则　降气镇逆。

方药举例　苏子降气汤、旋覆代赭汤之类。

证治要点

(1) 气虚宜补气,气实宜理气、行气、降气,此乃治疗气病的基本原则。

(2) 气虚宜补气,主要是补脾、肺、肾之气。因脾胃为元气生化之源,肺为脾土之子,脾气不足,最易导致肺气升降失常。肾为先天之本,主藏精气,又为气化之司。

(3) 气之实证,由气郁、气滞、气逆所致,与肺胃肝的关系,较为密切。分别其与脏腑的关系,进行治疗,肺气不宣的宜宣,胃气上逆的宜降,肝气郁结的宜疏。

2·2　血

血来源于水谷的精气,通过脾胃的生化输布,注之于脉,化而为血。血由心所主,藏于肝,统于脾,循行于脉中,充润营养全身的脏腑组织。目之视,足之步,掌之握,指之摄,五脏六腑功能之协调,无不赖血之濡养。

血病的表现,一般分为出血、瘀血、血虚。出血为血不循经,溢于络外,从九窍而出;瘀血为离经之血不能及时排出消散而停滞体内,或血液运行受阻,瘀积于经脉或器官之内;血虚为体内血液虚少;三者既有区别,又有联系,如出血是血虚的病因,又可能是瘀血的病机,血瘀可使出血不止,瘀血不去则新血不生,又可导致血虚。

证治分类

(1) 出血

病机概要　多由火热迫血妄行所致,也有因气虚不能摄血,使血无所依而导致出血;此外尚有肾阴亏虚,阴虚火旺,虚火伤络而导致出血。

主要脉证　血随咳嗽痰沫而出者,为肺系之出血,称之咳血;如血随食物呕吐而出者,为胃之出血,称之吐血;随大小便而出者,为便血、尿血;由鼻、龈、耳、目、肌肤等处出血者;均为衄血。

治疗法则　血热妄行者,宜泻热止血;气不摄血者,宜补气摄血;阴虚火旺者,宜滋阴降火。

方药举例　泻热止血,如犀角地黄汤之类;补气摄血,如归脾汤之类;滋阴降火,如茜根散之类。
　　(2)血瘀
　　病机概要　阳气虚损,鼓动无力,血的运行可因之缓慢;肝气郁结,疏泄不利,血的运行可因之受阻;寒入于经脉,血为之凝涩不行;热入营血,血热互结,血为之瘀结。
　　主要脉证　刺痛,痛处不移,拒按,紫绀,肿块,肌肤甲错,舌紫暗或有瘀斑,脉细涩。瘀血病证,常随其瘀阻的部位不同而产生不同的证候。瘀阻于心,可见胸闷心痛,口唇青紫;瘀阻于肺,可见胸痛咳血;瘀阻胃肠,可见呕血便血;瘀阻于肝,可见胁痛痞块;瘀血乘心,可致发狂;瘀阻肢体局部,可见局部肿痛或青紫等。
　　治疗法则　活血化瘀。
　　方药举例　桃仁承气汤、血府逐瘀汤之类。
　　(3)血虚
　　病机概要　主要由于失血过多,新血未生;或脾胃虚弱,生血不足;或久病不愈,肠中虫积,营血消耗过多所致。
　　主要脉证　面色苍白或萎黄,口唇、爪甲淡白,头晕眼花,心悸失眠,手足发麻,舌质淡,脉细无力。
　　治疗法则　补血。
　　方药举例　四物汤之类。
　　证治要点
　　(1)出血的治疗,止血为首要的法则,但要审别引起出血的不同原因,辨证论治。属血热妄行者,宜清热泻火,凉血止血;属气不摄血者,宜补气摄血以止血;属虚火伤络者,宜滋阴降火以止血,并结合出血的不同部位而选用不同的方剂。
　　(2)活血化瘀是治疗血瘀的总则,在临证时当根据不同的病因,适当配合理气、散寒、清热、凉血、泻火、益气、滋阴、温阳等法,予以灵活的运用。
　　(3)血虚,当以补血为治,但气与血,互为资生,气虚无以生化,血可因之而虚少,故补血常与益气并用,以达到补气生血的目的。

3 风寒燥火病机病证的基本概念

作为外感疾病的致病因素,风、寒、暑、湿、燥、火即外感六淫,属病因范围。临床上还有一些并非由体外侵入的,而是由于脏腑功能活动失调所产生的,能够形成类似风、寒、湿、燥、火证候的邪气,为了使之与外感六淫相区别,称为内风、内寒、内湿、内燥、内火。属病机范围,是本篇讨论的主要内容,其中内湿将在第四章与湿痰饮一并阐述。

内风、内寒、内燥、内火既是脏腑病变所产生的临床表现,又是影响脏腑功能的病理因素。内风病变在肝,病理为肝风内动或上扰;内寒病在脾肾,病理为阳虚而阴盛;内燥病在肺、胃、肝、肾,病理为津液阴血亏耗;内火病在心肝及肺肾,病理为火旺与阴虚。治疗内风、内火,当审别虚实;治疗内寒,当辨标本;治疗内燥,当明脏腑。

3.1 风

风性轻扬,善行而数变,四时均可致病,故有"风为百病之长"之说。风性主动,致病具有动摇不定的特点,凡临床所见眩晕、震颤、四肢抽搐,甚则颈项强直、角弓反张等症状,多属风的病变。风之为病可分为外风和内风两类,伤风、风寒、风热、风湿、风水等属外风;肝阳化风、热极生风、血虚生风等属于内风。以下重点讨论内风。

内风主要是肝病变的一种表现,其见症有头晕目眩,四肢抽搐,肢麻、震颤、强直,乃至猝然昏倒、不省人事、口眼㖞斜、半身不遂等,其症大多关系于筋、目和精神异常,而肝主藏血,淫精于目,淫气于筋,又和精神活动有关,故风从内生,主要责之于肝的功能失调,临床又称之为肝风内动,诚如《素问·至真要大论》所说:"诸风掉眩,皆属于肝。"

肝风常与痰相夹为患,如内有痰火郁结,则更易生风;反之肝风内动,痰浊亦随之上逆,易出现卒中。

内风可由肝阳化风、热极生风、阴(血)虚风动所致,兹分别介绍如下:

(1) 肝阳化风

病机概要　肝肾阴亏,水不涵木,阴不潜阳,阳亢化风,风阳盛则灼液为痰,肝风夹痰上扰,蒙闭清窍。

主要脉证　眩晕欲仆,头痛如掣,肢麻震颤,手足蠕动,语言不利,步履不稳,舌红,脉弦细,若猝然昏仆,舌强不语,口眼㖞斜,半身不遂,则为中风。

治疗法则　育阴潜阳,平肝熄风。

方药举例　大定风珠、镇肝熄风汤之类。

(2) 热极生风

病机概要　多由邪热亢盛,伤及营血,燔灼肝经,内陷心包,煽动内风所致。

主要脉证　高热烦渴,抽搐项强,两目上翻,角弓反张,神志昏迷,舌红苔黄,脉弦数。

治疗法则　清热凉肝熄风。

方药举例　羚羊钩藤汤、安宫牛黄丸之类。

(3) 阴(血)虚风动
病机概要　阴亏血少,筋脉失养所致。
主要脉证　肢体麻木,筋脉拘急,肌肉𥆧动,舌淡或舌红,脉细。
治疗法则　养血熄风。
方药举例　加减复脉汤、补肝汤之类。

3.2　寒

寒为阴邪,易伤人阳气。致病多在冬季,其他季节虽亦可见到,但毕竟不如冬令之甚。寒性收引、凝滞,故易出现筋脉拘挛和气血阻滞而疼痛等症状。寒之为病,可分为外寒和内寒两类。外寒由外而入,致病又有伤寒、中寒之别,寒邪伤于肌表者,称为伤寒;寒邪直中脏腑者,称为中寒。内寒则是机体阳气不足,寒从内生。外寒与内寒虽有区别,但又互相联系,互相影响,阳虚之人,容易感受外寒;而外寒侵入机体,积久不散,又常损伤人体的阳气,导致内寒的产生。以下重点讨论内寒。

内寒是阳气虚衰,功能衰退的一种表现,故又称"虚寒"。其主要见症有畏寒肢冷,面色苍白,呕吐清水,下利清谷,倦怠喜卧,筋脉拘挛,局部冷痛等。因肾中藏有真阳,为一身阳气之本,能温煦全身脏腑组织。脾为后天之本,为气血生化之源,主运化精微至各脏腑组织,并使阳气达于肢体四末。故脾肾阳虚,失其温煦作用,最容易表现虚寒之象,而其中尤以肾阳虚衰为主要关键,故《素问·至真要大论》说:"诸寒收引,皆属于肾。"

阳衰则相对阴盛,阴盛于内,则阳气更为虚衰,两者互为因果,但阴寒为标,阳虚为本,临证时,当分清标本主次。是脾肾阳虚,还是阴寒内盛。兹分述如下:

(1) 阴寒内盛
病机概要　阳气虚衰,导致阴寒内生,停滞积聚,为饮为肿。
主要脉证　形寒肢冷,甚则四肢逆冷,呕吐清水,下利清谷,面肢浮肿,苔白滑,脉沉弦或沉弱。
治疗法则　助阳祛寒。
方药举例　四逆汤之类。

(2) 脾肾阳虚
病机概要　多因病久耗伤阳气,或水邪久踞,或久泄迁延,以致肾阳虚衰不能温养脾阳,或脾阳久虚不能充养肾阳,终致脾肾阳气俱虚。
主要脉证　面色㿠白,腰膝或少腹冷痛,畏寒喜暖,五更泄泻,小便清长,舌淡且胖,脉沉弱无力。
治疗法则　温补脾肾。
方药举例　附子理中汤之类。

3.3　燥

燥邪致病,易伤津液,使人体皮肤干燥皲裂,口鼻干燥,咽干口渴等。燥邪又易伤肺,使肺失宣肃,而出现干咳少痰或痰中带血等症状。燥邪致病,有外燥和内燥两类。外燥由感受外界燥邪而发病,多从口鼻而入,其病从肺卫开始,又有温燥和凉燥之分,秋有夏火之余气,故多见温燥;又有近冬之寒气,故有时亦见凉燥。内燥多见于高热、呕吐、腹泻、出汗、出血过多之后。以下重点讨论内燥。

内燥是津伤液耗的一种表现。其证多由热盛津伤,或汗、吐、下后伤亡津液,或失血过多,或久病精血内夺等原因引起。因内燥的临床表现,以口咽干燥、皮肤干涩粗糙、毛发干枯不荣、肌肉消瘦、大便干结等津伤血少的症状为主,故又称为"津亏"或"血燥"。

内燥的主要病机是津液耗伤,阴血亏耗,病变可涉及肺、胃、肝、肾。临证时,应当分辨肺胃津伤和肝肾阴亏的不同,兹分述如下:

(1) 肺胃津伤

病机概要　多由热盛津伤,或汗、吐、下后亡津液所致。

主要脉证　鼻咽干燥,干咳无痰,口渴欲饮,大便干结,小便短少,皮肤干燥,舌干少津。

治疗法则　生津润燥。

方药举例　沙参麦冬汤之类。

(2) 肝肾阴亏

病机概要　多因大量失血,或久病不愈,精血内夺所致。

主要脉证　咽干口燥,腰膝酸软,五心烦热,毛发干枯不荣,肌肉消瘦,遗精盗汗,舌红少苔,脉细带数。

治疗法则　滋阴养血。

方药举例　杞菊地黄丸之类。

3·4　火

火乃热之极,风寒暑湿燥入里皆可化火,脏腑功能失调,七情内郁,也能化火。火为阳邪,其性上炎,伤于人,多见高热、恶热、烦渴、汗出、脉洪数等症。扰乱神明,则出现心烦、失眠、狂躁妄动,神昏谵语。火邪最易迫津外泄,消灼阴液,故临床表现,除热象外,还有口渴喜饮,咽干舌燥,大便秘结、小便短赤等津伤液耗的症状。火邪又能生风动血,而表现为肝风内动、血热妄行的证候,如高热、抽搐、颈项强直、目睛上视、吐血、衄血、便血、尿血、皮肤斑疹等症状。火之为病,有内外之分,属外感者,多是直接感受温热邪气所致,属内生者,则常由脏腑阴阳失调而成。以下重点讨论内火。

内火主要是脏腑阴阳偏盛偏衰的表现,其中阳盛者属实火,病变涉及心、肝、肺、胃,而以心、肝为主,其症状为口舌糜烂,目赤口苦,头痛,心烦躁怒,咽喉干痛,齿龈肿痛等;阴虚者属虚火,病变涉及肺、肾、心、肝,而以肺肾为主,其症见五心烦热,低热盗汗,颧红,咽干目涩,头晕耳鸣等。

内火多由情志抑郁、劳欲过度,影响脏腑阴阳失调而成。《素问·调经论》说"阴虚生内热,阳盛生外热",以及"气有余便是火"就是指的内生之火。

内火的辨证应以虚实为纲,结合脏腑病位,采取相应的治法,兹分述如下:

【实火】

(1) 心火炽盛

病机概要　多由情志之火内发所致。

主要脉证　心烦、失眠,面赤口渴,口舌生疮,舌红,脉数。

治疗法则　清心泻火。

方药举例　泻心汤之类。

(2) 肝火亢盛

病机概要　多由肝郁化火,气火上逆所致。

主要脉证　头痛眩晕,面红目赤,耳鸣如潮,口苦咽干,烦躁易怒,胁肋灼痛,舌红,苔黄,脉弦数。

治疗法则　清肝泻火。

方药举例　龙胆泻肝汤之类。

【虚火】

(1) 肾虚火动

病机概要　多由肾阴亏耗,阴虚阳亢,虚火妄动所致。

主要脉证　形体消瘦,腰膝酸软,咽干舌燥,眩晕耳鸣,健忘少寐,五心烦热,潮热盗汗,遗精阳兴,舌红而干,脉细数。

治疗法则　滋肾降火。

方药举例　知柏地黄丸之类。

(2) 肺虚火壅

病机概要　多因劳损所伤或久咳耗伤肺阴所致。

主要脉证　干咳短气,痰少且稠,或痰中带血,口干咽燥,声音嘶哑,骨蒸潮热,五心烦热,颧红躁怒,舌红少津,脉细数。

治疗法则　润肺滋阴清火。

方药举例　百合固金汤、秦艽鳖甲散之类。

4 湿、痰、饮病机病证的基本概念

湿、痰、饮为一源三岐，三者均为津液不归正化而形成的病理产物。一经形成之后，就成为致病的病邪，引起多种病理变化，表现为各种证候，或为湿病，或为痰病，或为饮病。湿、痰、饮三者的区别，湿性重浊黏滞，每多迁延难却；痰多稠厚，为病无处不到；饮则清稀，每多停聚于胸腹四肢。但湿聚可以成饮，饮凝可以成痰。

湿、痰、饮的产生与肺脾肾三脏功能的失常密切相关，因肺主布津液，并有通调水道的功能，若肺失宣降，水津不能通调输布，便可水湿停聚，为痰为饮；脾主运化水液，若脾脏受病或脾气本虚，运化不力，亦可使水湿不行，停聚而为痰饮；肾主蒸化水液，若肾阳不足，蒸化无力，水不化气，亦可导致水湿贮留，而为痰饮。

由此观之，湿、痰、饮的病理为本虚而标实，脾肾亏虚为本，水湿困阻、痰饮停聚为标，临证时应分清标本虚实的主次，标实者，治予化湿、祛痰、蠲饮，本虚者，重在健脾温肾。

4.1 湿

病因病机

湿有内外之分，外湿为六淫之一，常先伤于下，多由于气候潮湿、涉水淋雨、居处潮湿等外在湿邪侵袭人体所致。内湿既是病理产物，又是致病因素，内湿多由脾失健运，水湿停聚而生。内湿与外湿虽有不同，但在发病过程中又常相互影响。外湿发病，多犯脾胃，致脾失健运，湿从内生；而脾失健运，又容易招致外湿的侵袭。本篇将侧重于内湿的讨论。

内湿的形成，多因饮食不节，如恣食生冷酒醴肥甘，或饥饱失常，损伤脾胃，脾伤则运化失职，致津液不得运化转输，故湿从内生，聚而为患，或为泄泻，或为肿满，或为饮邪，此即《素问·至真要大论》所说"诸湿肿满，皆属于脾"的病机。

湿邪侵入人体，常视人体脏腑功能的不同，素质的差异，以及治疗之不当而转化，如脾阳素虚者，易从寒化，胃热素盛者，易从热化；过用寒凉者，易于寒化，妄加温燥者，易于热化。湿从寒化，多易损伤脾阳，湿从热化，多易耗伤胃阴，这又是湿邪寒化或热化后的发展趋势。但湿为阴邪，其性黏滞，湿胜则阳微，湿从寒化，乃湿邪致病的主要发展趋势，故在临证时，寒化多于热化。

证治分类

(1) 寒湿困脾

病机概要 多因贪凉饮冷，过食生冷瓜果，致寒湿停于中焦；或因冒雨涉水，居住潮湿，遂使寒湿内侵；或内湿素盛，中阳被困，以致寒湿内生所致。

主要脉证 脘腹闷胀，不思纳食，泛恶欲吐，口淡不渴，腹痛溏泄，头重如裹，身重或肿，苔白腻，脉濡缓。

治疗法则 温中化湿。

方药举例 胃苓汤、实脾饮之类。

(2) 湿热中阻

病机概要 多由感受湿热之邪，或饮食不节，过食肥甘酒酪，酿成湿热，内蕴脾胃所致。

主要脉证 脘腹痞闷,呕恶厌食,口苦口黏,口渴不欲饮,尿赤,或面目肌肤发黄,或皮肤发痒,或身热起伏,汗出热不解,苔黄腻,脉濡数。

治疗法则 清热化湿。

方药举例 连朴饮、甘露消毒丹之类。

(3) 脾虚湿阻

病机概要 多由饮食不节,损伤脾胃,导致脾虚健运失职,水湿内生。

主要脉证 面色萎黄,神疲乏力,四肢困重,脘腹不舒,纳谷不馨,厌食油腻,大便溏薄或泄泻,苔薄腻,舌淡胖,脉濡细。

治疗法则 健脾化湿。

方药举例 香砂六君子汤之类。

证治要点

(1) 治湿应根据"脾虚"和"湿盛"的主次,权衡轻重,灵活运用,以湿盛为主者,应施以除湿之法,或芳香化湿,或苦温燥湿,或淡渗利湿,不必妄加补虚之品,以脾虚为主者,当健脾与化湿之剂配合作用。

(2) 湿从寒化,伤及脾阳,当用温热药助阳以燥湿,除选用苦温燥湿的药物之外,还要配合温运脾阳的药物;湿从热化,伤及胃阴,当选用养阴药与化湿药配伍,以清热化湿而不伤阴,生津养阴而不助湿为原则。

(3) 治湿用药应以轻疏灵动为贵,可使湿邪得以透达,脾运得以健旺。

4.2 痰

病因病机

痰之为病,非常广泛,既指排出体外的有形之痰,又指表现为痰的特异症状,由于它的生成原因不同,在性质上有寒、热、燥、湿、风等多种痰;由于它所在的脏腑部位不同,症状表现亦各具特点。

痰的产生,与肺、脾、肾三脏的关系至为密切。肺主治节,外邪袭肺,肺失宣肃,肺津可凝聚成痰。脾主运化,外感湿邪,或饮食不节,或思虑劳倦,脾胃受伤,运化无权,水湿内停,凝聚为痰。肾司开阖,肾阳不足,开阖不利,水湿上泛,可聚而为痰,命门火衰,不能温运脾阳,水谷不化精微,亦可生湿成痰。肾阴亏耗,虚火内炽,以致灼津为痰。此外,情志不遂,肝气郁结,气郁化火,可煎熬津液而为痰,痰郁互结,可发为郁痰。肝阳化风,痰涎内壅,可发为风痰。痰热互结,则为热痰。寒、痰互凝,则为寒痰。痰而兼有湿象者为湿痰。痰而兼有燥象者为燥痰。痰之已成,留于体内,随气升降,无处不到,或阻于肺,或停于胃,或蒙心窍,或郁于肝,或动于肾,或流窜经络,变生诸证。兹按痰的所在部位,分类列述其证治。

证治分类

(1) 痰阻于肺

病机概要 常因感受风寒湿热之邪,或咳喘日久,以致肺不布津,聚而为痰。

主要脉证 咳嗽气喘,或痰鸣有声,痰多,色白,易于咯出,或伴见寒热表证,苔薄白腻,脉浮或滑。

治疗法则 宣肺化痰。

方药举例 止嗽散、杏苏散之类。

(2) 痰蒙心窍

病机概要　多因七情所伤,如抑郁、暴怒等,或感受湿浊邪气,阻塞气机,以致气结而痰凝,阻闭心窍。

主要脉证　神昏癫狂,胸闷心痛,或昏倒于地,不省人事,喉中痰鸣,苔白腻,脉滑。

治疗法则　化痰开窍。

方药举例　导痰汤、苏合香丸之类。

(3) 痰蕴脾胃

病机概要　由饮食不节,思虑劳倦,脾胃受伤,脾失健运,生湿成痰所致。

主要脉证　纳食呆顿,恶心呕吐,痞满不舒,倦怠乏力,身重嗜睡,苔白腻,舌胖,脉濡缓。

治疗法则　健脾化痰。

方药举例　平胃散、六君子汤之类。

(4) 痰郁于肝

病机概要　多由肝气郁结,气结痰凝,痰气互阻所致。

主要脉证　咽中不适,似有物梗塞,胸胁隐痛,嗳气,易怒善郁,苔薄白腻,脉弦滑。

治疗法则　解郁化痰。

方药举例　四七汤之类。

(5) 痰动于肾

病机概要　久病及肾,肾阳不足,蒸化无权,水湿内停,上泛为痰。肾阴亏耗,阴虚火旺,虚火灼津为痰。

主要脉证　喘逆气促,动则尤甚,或浮肿畏寒,腰膝冷痛,晨泄尿频,舌淡,脉沉细;或头晕耳鸣,腰膝酸软,舌红少苔,脉弦细带数。

治疗法则　温肾化痰,或滋肾化痰。

方药举例　济生肾气丸,或金水六君煎之类。

(6) 痰留骨节经络

病机概要　痰浊留窜骨节经络,导致气血郁滞,络脉痹阻。

主要脉证　骨节疼痛肿胀,肢体麻木不仁,或半身不遂,或口眼㖞斜,或见瘰疬、瘿气、结节、肿块,苔白腻,脉弦滑。

治疗法则　软坚消结,通络化痰。

方药举例　四海舒郁丸、指迷茯苓丸之类。

证治要点

(1) 痰之所生,由于肺脾肾的功能失调,本于正虚;而痰之已成,停于体内,常为实证,故临床上以本虚标实为多见。治痰应掌握脏腑虚实标本缓急,急则先治其痰,以化痰,祛痰为主,缓则求其本,治在肺、脾、肾。

(2) 治痰还应根据痰的性质,采用不同的法则,热痰宜清之,寒痰宜温之,燥痰宜润之,湿痰宜燥之,风痰宜散之,郁痰宜开之,顽痰宜软之。

4.3　饮

病因病机

饮为脏腑功能失调以致水液在体内不得输化,停聚在某些部位而发生的一类疾病。因饮与痰、水,有许多相似之处,且在病变中又密切联系,故饮证亦常称为"痰饮"或"水饮"。痰饮的含义有广义与狭义之分,广义的痰饮,是诸饮的总称,狭义的痰饮,则为诸饮中的一个类型。由于水饮停积的部位不同,而分为痰饮、悬饮、溢饮、支饮四类。又以长期留而不去的为留饮,伏而时发的为伏饮,实际仍属四饮的范围。

饮的形成,多由脾肾阳气素虚,水液转输蒸化无力,复加水湿浸渍、饮食所伤,使脾的运化转输功能被遏,水谷不得化为精微,输布全身,以致水液停积于某一部位,积水成饮。如饮停胃肠者为痰饮,水流胁下者为悬饮,淫溢肢体者为溢饮,饮犯胸肺者为支饮。但发病机理总属阳虚阴盛,输化失常,水饮停积为病。

证治分类

(1) 痰饮

病机概要　中阳不振,水饮停留于胃肠所致。

主要脉证　脘腹坚满而痛,胃中有振水声,呕吐痰涎清稀,口不渴或渴不欲饮,头目眩晕,或肠间水声漉漉,苔白滑或黄腻,脉弦滑。

治疗法则　温阳化饮或攻逐水饮。

方药举例　苓桂术甘汤、己椒苈黄丸之类。

(2) 悬饮

病机概要　水流胁间,络道被阻,气机升降不利。

主要脉证　胸胁胀痛,咳唾、转侧、呼吸时则疼痛加重,气短息促,苔白,脉沉弦。

治疗法则　攻逐水饮。

方药举例　十枣汤、葶苈大枣泻肺汤之类。

(3) 溢饮

病机概要　因肺脾之气输布失职,水饮流溢于四肢肌肉所致。

主要脉证　肢体疼痛而沉重,甚则肢体浮肿,小便不利,或见发热恶寒而无汗,咳喘痰多泡沫,苔白,脉弦紧。

治疗法则　温散化饮。

方药举例　小青龙汤之类。

(4) 支饮

病机概要　因饮犯胸肺,肺气上逆所致。

主要脉证　咳喘胸满,甚则不能平卧,痰如白沫量多,久咳面目浮肿,苔白腻,脉弦紧。

治疗法则　寒饮伏肺者宜温肺化饮;脾肾阳虚者宜温补脾肾。

方药举例　温肺化饮:小青龙汤之类。温补脾肾:肾气丸、苓桂术甘汤之类。

证治要点

(1) 饮为阴邪,遇寒则凝,得温则行,故其治疗宗《金匮》提出的"病痰饮者,当以温药和之"为原则,不仅阳虚饮邪不盛者应予以温化,而且逐饮、利水、发汗之剂,亦均应佐以温药。

(2) 治疗饮证,还当分清标本缓急,根据表里虚实的不同,采取相应的处理,在表者宜温散发汗,在里者宜温化利水,正虚者宜补,邪实者当攻,如属邪实正虚者,治当攻补兼施,寒热夹杂者,又当温凉并用。

5 六经与卫气营血病机病证的基本概念

外感热病主要按六经、卫气营血的病机进行证候归类,二者分别来源于《伤寒论》与温病学说,在内科临床上都起一定的指导作用,但具体运用时,又必须联系实际,融会贯通,现分别简述于下。

5.1 六经病机病证的基本概念

(1) 太阳病
病机概要　太阳主一身之表,头项为太阳经脉循行之所,感受风寒,故头项强痛恶寒。
主要脉证　以恶寒或恶风、头痛、脉浮为主症。还可见全身酸痛,项背牵强等症状。
治疗法则　表实无汗者,宜辛温解表;表虚有汗者,宜调和营卫。
方药举例　辛温解表,用麻黄汤;调和营卫,用桂枝汤。

(2) 阳明病
病机概要　阳明经证属于热盛灼伤胃津;阳明腑证属于胃肠实热,食积,燥屎蕴结。
主要脉证　以身热汗出,不恶寒反恶热,烦躁,口渴引饮为主症者属阳明经证;以潮热,腹胀满坚硬而拒按,便秘,甚则谵语为主症,属阳明腑证。
治疗法则　阳明经证,宜清热泻火;阳明腑证,宜攻泻实热。
方药举例　清热泻火,用白虎汤;攻泻实热,用承气汤。

(3) 少阳病
病机概要　邪气未除,正气已虚,病邪由腠理入侵,结于胆腑,邪正分争于表里之间,气机不畅,升降不利。
主要脉证　寒热往来,胸胁苦满,口苦,脉弦等。
治疗法则　和解少阳。
方药举例　小柴胡汤为主。若太阳少阳合病者,兼用汗法,用柴胡桂枝汤;少阳阳明合病者,兼用下法,用大柴胡汤。

(4) 太阴病
病机概要　脾阳虚弱,寒湿内阻,升降失常。可因三阳病治疗失当,损伤脾阳;也可因脾气素虚,寒邪直中所致。
主要脉证　腹满,时有腹痛,呕吐;食欲不振,腹泻,口不渴,舌淡,苔白,脉迟或缓。
治疗法则　温中散寒。
方药举例　理中汤之类。

(5) 少阴病
病机概要　少阴病属心肾两虚,或为阳虚阴盛,从阴化寒,而表现为少阴寒化证;或为阴虚火旺,从阳化热,而表现为少阴热化证。
主要脉证　以恶寒、蜷卧、肢冷、脉微细为主症,或见下利清谷,则为少阴虚寒证;以心烦、不眠、口干咽燥、脉细数为主症,则为少阴虚热证。

治疗法则　属于虚寒者,回阳救逆;属于虚热者,滋阴清热。
方药举例　回阳救逆,用四逆汤;滋阴清热,用黄连阿胶汤。

(6) 厥阴病
病机概要　上热下寒,寒热错杂,气机逆乱,厥热胜复。
主要脉证　口渴不止,气上冲心,心中疼热,饥而不欲食,厥逆下利,呕吐或吐蛔虫等。
治疗法则　温清并用。
方药举例　乌梅安蛔丸为主方。

5·2　卫气营血病机病证的基本概念

(1) 卫分证
病机概要　温邪外袭,表卫郁阻,而见发热、恶寒。如偏风温,可见头痛、咳嗽、咽痛;如偏风湿,可见头昏、胸闷、泛恶。
主要脉证　发热,微恶风寒,口干,舌边尖红,脉浮数,可伴有头痛、咳嗽、咽痛等。
治疗法则　辛凉解表。
方药举例　银翘散、桑菊饮之类。如挟湿,宜芳香化湿,用藿朴夏苓汤。

(2) 气分证
病机概要　风温之邪,侵犯肺胃,或湿热留恋三焦。
主要脉证　发热不恶寒,口渴,口苦,心烦懊侬,咳嗽,尿黄赤,有汗热不解,脉洪大,或沉实。
治疗法则　清热透邪宣肺。
方药举例　栀子豉汤、麻杏石甘汤。便秘者,用承气汤;湿热留恋三焦者,用蒿芩清胆汤、甘露消毒丹等。

(3) 营分证
病机概要　温热内盛,营阴被灼,故见舌绛、身热、心烦、口干;热盛邪陷心包则神昏谵语。
主要脉证　舌红绛,脉数,身热,心烦,口干,夜寐不安,甚则谵语发狂等,或斑疹隐现。如逆传心包,可见神志昏迷。
治疗法则　清营泄热;或清心开窍。
方药举例　清营汤。或用清宫汤送服安宫牛黄丸、神犀丹、紫雪丹。

(4) 血分证
病机概要　邪热入于血分,心主血而肝藏血,势必影响心肝,邪热久羁,耗伤真阴,病及于肾,以耗血、动血、阴伤、动风为特征。
主要脉证　高热,躁扰发狂,斑疹透露,或见吐血、衄血、便血、尿血,或见神昏,或见手足抽搐、痉厥。舌质深绛或光红如镜,脉虚数,或细促。
治疗法则　凉血散血;或凉肝熄风;或滋阴熄风。
方药举例　凉血散血用犀角地黄汤;凉肝熄风用羚羊钩藤汤;滋阴熄风用加减复脉汤、大定风珠。

以上六经与卫气营血病机病证,虽各有其不同特点,但两者又有共同之处,如温病学说的"卫分证""气分证",其中一部分相当于《伤寒论》的"太阳病""阳明病",我们要从整体观点出发,把它们综合起来,灵活应用于临床实践,才能得到正确的诊断和治疗,达到治愈疾病的目的。

6 脏腑病机病证的基本概念

脏腑病机,是探讨疾病发生演变过程中,脏腑功能失调所引起的病理变化。脏腑病证,是脏腑病理变化反映于临床的不同证候。由于各个脏腑的生理功能及其病理变化不同,所以反映于临床的病证也就不同,根据不同脏腑的生理功能及其病理变化来分辨病证,这就是脏腑辨证。临床的辨证方法很多,且各有其特点,但若要确切地辨明病证的部位、性质,并指导治疗,都必须落实到脏腑上,因此,脏腑辨证是辨证施治的核心。

脏腑是构成人体的一个有密切联系的整体,五脏之间有生克乘侮的关系,脏腑之间有互为表里的联系,因此,在进行脏腑辨证时一定要从整体观念出发,不仅要考虑一脏一腑的病理变化,还必须注意脏腑间的联系和影响,只有这样,才能把握住病变的全局,抓住主要矛盾。

经络将人体的五脏六腑、四肢百骸、五官九窍、皮肉筋脉等联结成一个有机的统一整体,所以脏腑的病机病证,与十二经脉又密切相关,因此,脏腑的病机病证应联系经脉的循行部位,综合分析。

气血津液与脏腑的关系也十分密切。气血津液由脏腑化生、输布,而脏腑又赖之以进行正常的生理活动,脏腑发生病变则可影响气血津液的化生和输布,而气血津液的病变也可影响脏腑的功能活动,所以气血津液的病变不能离开脏腑的病变而孤立存在。

脏腑病机病证,既涉及气血津液,又与经络密切相关,虽然错综复杂,但归纳其证候性质,仍不出八纲辨证的范围,因此,脏腑辨证,还必须以八纲辨证为基础,进行分析研究,才能全面地认识病证的本质。

兹就肺系、心系、脾胃系、肝胆系、肾系等脏腑的病因病机、病证范围、证治分类以及证治要点,分述如下。

6·1 肺系病机病证概要

病因病机

肺主气,司呼吸,所以肺的病理表现,主要是气机出入升降的失常。肺开窍于鼻,外合皮毛,且肺为娇脏,不耐寒热,故感受外邪,以及瘵虫侵袭,常首先犯肺。肺气宜宣宜降,若肺气为邪壅闭,宣降不利,常表现为咳嗽,甚则喘息。肺朝百脉,助心主治节,管理调节血液的运行,若肺气失调,可引起心血的运行不利,而发为胸闷、胸痛、咯血。肺有通调水道,下输膀胱的功能,若肺气不降,通调失利,可导致水液潴留,而发为水肿和小便不利。肺与大肠互为表里,大肠职司传导,赖肺气之下降而排泄通达;反之,大肠积滞不通,亦能影响肺之肃降。

肺的病证,有邪实和正虚之分,邪实:或为寒闭,或为热壅,或为痰阻,多由起居不慎,寒暖失调,感受外邪所致。如外感不愈,日久可以转为内伤,正气日衰,或为肺气亏虚,或为肺阴耗伤。若肺虚不能输津滋肾,可表现为肺肾阴亏;若脾虚不能散精,肺因之而虚,可表现为肺脾两虚;若情志郁结,肝郁化火,上犯于肺,则又可表现为肝火犯肺。

肺系的病证,临床上常见者,有感冒、咳嗽、哮证、喘证、肺痈、肺痨、咳血、衄血等。

证治分类

【实证】

(1) 寒邪犯肺

病机概要 外感寒邪,肺气不宣;寒饮(痰饮)内阻,肺失清肃。

主要脉证 风寒外束者,症见恶寒发热,头痛身楚,无汗,鼻塞流清涕,咳嗽痰稀薄,苔薄白,脉浮紧;寒饮内阻者,症见咳嗽频剧,气急身重,痰白如沫如涎,痰量颇多,苔白滑,脉弦滑。

治疗法则 宣肺散寒或温化痰饮。

方药举例 麻黄汤或小青龙汤之类。

(2) 邪热乘肺

病机概要 可因风热上受,或寒郁化热,热邪蕴肺,痰热内积,肺失清肃。

主要脉证 风热犯肺者,症见咳嗽,痰量一般不多,色黄或黄白相兼,质不甚稠黏,无腥臭味,或有鼻塞流脓涕,或恶风身热,咽喉疼痛,苔薄黄,脉浮数;痰热蕴肺者,症见咳吐大量黄稠痰,或有腥臭味,或带脓血,或见喘逆痰鸣,咳则胸痛,烦渴引饮,大便干结,小便赤涩,舌质红,苔黄燥,脉滑数。

治疗法则 疏风清热或清肺化痰。

方药举例 桑菊饮、银翘散或清金化痰汤、苇茎汤之类。

(3) 痰浊阻肺

病机概要 常因感受外邪,或咳喘日久,以致肺不布津,聚为痰湿,或脾气素虚,湿聚成痰,上渍于肺所致。

主要脉证 痰湿阻肺者,症见咳嗽痰多黏稠,色白或灰白,气息急促,苔白厚腻,脉濡滑;水饮伏肺者,症见咳嗽气喘,喉中痰鸣有声,胸胁支满疼痛,倚息不得卧,苔腻色黄,脉弦滑或数。

治疗法则 燥湿化痰,或泻肺逐饮。

方药举例 二陈汤、平胃散或葶苈大枣泻肺汤,控涎丹之类。

【虚证】

(1) 阴虚肺燥

病机概要 可因外感燥邪,耗伤肺津所致;亦可由风温诸邪伤津化燥而成;或由瘵虫袭肺、久咳伤肺,气血亏损,以致肺阴不足,虚热内生,耗灼肺金。

主要脉证 燥邪犯肺,肺失清润者,症见咳呛气逆,痰少而黏,或带血丝,口干,唇鼻干燥,咽喉干痛,咽痒,或伴有微寒、身热、鼻塞等表证,苔薄白或薄黄,质干,边尖红,脉浮数或弦细数。肺阴亏耗,虚热内灼者,症见干咳少痰,或痰中挟血,声音嘶哑,午后颧红,潮热盗汗,形体消瘦,舌质红,苔少,脉细数。

治疗法则 清肺润燥,或滋阴润肺。

方药举例 桑杏汤,清燥救肺汤或百合固金汤、沙参麦冬汤之类。

(2) 肺气亏虚

病机概要 劳伤过度,病后元气未复,或久咳久喘耗伤肺气,或因气之化生不足,以致其主气的功能减弱。

主要脉证 咳而短气,倦怠懒言,声音低怯;面色少华,畏风形寒,或有自汗,舌淡苔薄白,脉虚弱。

治疗法则 补益肺气。

方药举例 补肺汤之类。

【兼证】

(1) 脾虚及肺 纳呆便溏,胸闷少气,咳嗽痰多,倦怠肢软乏力,甚则面浮肢肿,苔白,脉濡弱,治以培土生金,补益肺脾。方用六君子汤之类。

(2) 肺肾阴亏(金水交亏) 咳嗽夜剧,痰少,或痰中带血,咽干口燥,腰膝酸软,动则气促,骨蒸潮热,盗汗颧红,遗精,或月经不调,舌红少苔,脉细数。治以滋肾养肺。方用六味地黄丸、生脉散之类。

(3) 肝火犯肺(木火刑金) 胸胁作痛,急躁易怒,头晕目赤,烦热口苦,咳嗽阵作,甚则咳血,舌红,苔薄黄,脉弦数。治以清肝泻肺。方用黛蛤散合泻白散之类。

证治要点

(1) 肺主气,味宜辛。《内经》说"辛生肺""用辛泻之",此"泻"乃驱散表邪之意,去邪即所以安正,起助肺的作用,是谓之"生肺"。《内经》又说"肺欲收,急食酸以收之""用酸补之",咳喘则气上,呼吸频数,足以耗散其肺气,故用酸以补其肺体,收其耗散之气。

(2) 肺为娇脏,清虚而处高位,选方多宜清轻,不宜重浊,这就是吴鞠通所谓"治上焦如羽,非轻不举"的道理。肺为娇脏,不耐寒热,且肺恶燥,燥则肺气上逆而喘咳,甘润可使肺气自降,清肃之令得行,所以治肺之法,辛平甘润最为适宜。

(3) 直接治肺法,常用的有宣肺、肃肺、清肺、泻肺、温肺、润肺、补肺、敛肺八法。宣肺者,疏散肺卫之表邪;肃肺者,清除肺中之痰火;清肺者,清泄肺中之实热;泻肺者,泻肺中之痰火与水湿,它与宣肺相对,彼则近于发表,此则近于攻里,泻肺与肃肺又有轻重缓急之别,前者用药较为峻猛,后者用药较为平和;温肺者,温化肺中之寒饮;润肺者,润其肺之燥也;补肺者,既有甘温益其肺气,又有甘凉养其肺阴;敛肺者,收敛耗散之肺气。以上八法,宣肺、肃肺、清肺、泻肺,属于祛邪;温肺、润肺,有其祛邪的一面,又有其扶正的一面;补肺、敛肺均属扶正。临证时,以上诸法多参合应用,如宣、肃同用,清、肃同用,清、润同用,清、宣同用,润、肃同用,敛、补同用,还可多法叠合运用,如温、清、宣、敛合用,宣、肃、清、润合用,等等。

(4) 间接治肺法,有通过五脏生克关系进行治疗。虚证可用补脾(补母)、滋肾(补子)的治法,如脾肺气虚者,用培土生金法,肺肾阴亏者,用滋补肾阴法;实证可用泻肝的治法,如肝火犯肺,用清泻肝火之法。还有通过脏腑的表里关系进行治疗,如肺经实证、热证可泻大肠,使肺热从大肠下泄而气得肃降。

(5) 肺系病证,从病因分析,可以分为外感内伤两大类,外感多属实证,但风燥、瘵虫可有例外;内伤多为本虚标实。外感病在肺卫,但某些疾病可传变涉及它脏,内伤主要在肺,亦与心、肝、脾、肾相关。治疗应分清寒热虚实,结合脏腑之间的关系,全面考虑,立法用药。

【附】 大肠病机病证概要

病因病机 大肠职司传送糟粕,以排出体外;又主津液的进一步吸收;肺与大肠互为表里,上下相应,大肠手阳明之脉络肺属大肠,肺气肃降,则大肠腑气通畅,出入有常,肺气逆郁则大肠腑气壅滞而见便秘、腹胀。大肠受脾统摄,脾阳虚弱,常见腹胀、便溏或久泻久痢;脾阴不足,大肠津液缺乏,常见便秘或排便不畅。此外,寒湿或湿热之邪,可以直接入侵,客于大肠,导致大肠的传导失常,或为溏泄,或便肠垢。

大肠的病证,临床常见者,有便秘、泄泻、痢疾、腹痛等。

证治分类

(1) 大肠实热证

病机概要　实热邪滞互结阳明(胃、大肠)之腑,闭塞不通所致。

主要脉证　便秘不通,腹痛拒按,痞满不舒,或发热呕逆,或纯利粪水热结旁流,或便而不爽,或烦躁谵语,舌苔黄燥或焦黄起芒刺,脉沉实有力。

治疗法则　清热导滞。

方药举例　承气汤之类。

(2) 大肠湿热证

病机概要　多因外感暑湿邪气,或因饮食不节,或因食不净之物,以致湿热蕴结大肠而成。

主要脉证　腹泻或痢下赤白,里急后重,肛门灼热,腹痛,纳呆,发热身重,苔黄腻,脉滑数。

治疗法则　清化湿热。

方药举例　葛根芩连汤或白头翁汤之类。

(3) 大肠虚寒证

病机概要　多为脾肾阳虚,或过投苦寒伤阳,或寒邪直中肠间所致。

主要脉证　溏泄或久泻不止,所泻清冷,腹满时痛,喜温喜按,或肛门下坠,或四肢欠温,脉细弱,舌淡苔薄白。

治疗法则　温阳散寒。

方药举例　附子理中汤之类。

(4) 大肠津亏证

病机概要　大肠燥热耗伤津液,或脾阴不足,不能下及大肠,均可导致大肠津亏。

主要脉证　大便秘结干燥,艰于排出,数日一行,或口臭咽燥,或头昏腹胀,舌红少津,苔黄燥,脉细。

治疗法则　润肠通便。

方药举例　麻子仁丸或增液承气汤之类。

6·2　心系病机病证概要

病因病机

心主血脉,又主神明,所以心的病理表现主要是血脉运行的障碍和情志思维活动的异常。因舌为心之窍,且心与小肠互为表里,所以心热常反映出舌尖色红,如移热于小肠,则见心烦舌疮、小便短赤。又心包为心之外卫,保护心主,故温邪逆传,多为心包所受,而心本脏之病,多起于内伤,如禀赋薄弱,脏气虚弱,或病后失调以及思虑过度,伤及心脾,都是导致心阴虚或心阳虚的病因。心阴虚的主要病机为心血亏耗,主阳虚的主要病机为心气不足,两者均可表现为心神不宁。若情志抑郁,化火生痰,痰火上扰,或气滞脉中,淤血阻络,或饮邪阻遏心阳,又可表现为心之热证和实证。

心的病证有虚有实,虚证为气血阴阳之不足,实证多是火热痰瘀等邪气的侵犯,虚实之间常兼夹互见。心主血,肺主气,气以帅血,血以载气,肺朝百脉;心肺在生理功能上的密切关联,就决定了它们在病理上的相互影响,肺气虚弱,宗气生成不足,则运血无力;心气不足,血行不畅,也会影响肺气的输布与宣降,故心肺气虚常表现为呼吸气息的异常及血运障碍。心主血,脾化血,脾统血,脾虚,生血不足,统摄无权,可致心血亏耗;思虑过度,耗伤心血,也要影响脾的运化与统血功能,从而形成心脾两虚。心阳下降于肾,以温肾水;肾阴上济于心,以养心火,心肾相交,则水火既济,若肾阴不足,心火独亢;或心火亢于上,不能下交于肾,心肾阴阳水火失去了协调,即为心肾不交。以上又是心与肺、脾、肾之间的关系。

心系病证,临床上常见者,有心悸、胸痹、失眠、癫狂、梦遗等。
证治分类
【虚证】
(1) 心阳(气)虚

病机概要　多由于年老脏气虚衰、禀赋薄弱,或久病体虚、暴病伤阳耗气等原因所致。

主要脉证　心悸、气短、胸闷、心痛、舌苔淡白、脉虚、无力或结代等。心悸的特点为心中空虚,惕惕而动,动则尤甚。气短表现为息促阵作,动则加剧。心痛系猝然而起,并伴见肢冷、脉疾数而散乱,甚则手足唇鼻青紫暗晦,或面色㿠白,形寒自汗等。

治疗法则　温心阳,益心气。

方药举例　桂枝加附子汤或养心汤之类。

(2) 心阴(血)虚

病机概要　多由于失血之后,热病伤阴或思虑劳心过度,阴血暗耗等原因所致,亦可因于血的生化之源不足。

主要脉证　心悸、心烦、少寐,舌质红,苔少或舌尖干赤,脉细数等。其心悸的特点为心悸而烦,惊惕不安,少寐多伴有梦扰不宁。

治疗法则　滋阴养心安神。

方药举例　天王补心丹、四物汤之类。

【实证】
(1) 痰火内扰

病机概要　抑郁不遂,气郁化火,煎熬津液成痰,痰火内扰,甚则上蒙心包。

主要脉证　心悸、癫狂、不寐、舌质红赤或干裂,少苔,脉滑数等。其心悸的特点为时时动悸,胸中躁动烦热。癫狂的特点为神志痴呆,语无伦次,甚则哭笑无常,如癫如狂。不寐多因噩梦纷纭,躁扰难寝。

治疗法则　清心豁痰泻火。

方药举例　礞石滚痰丸之类。

(2) 饮遏心阳

病机概要　停痰伏饮,积于胸中,阻遏心阳,以致气不宣畅。

主要脉证　心悸、眩晕、呕吐、舌苔白腻,脉象弦滑或沉紧。其心悸多伴有胸闷,眩晕多伴有泛恶欲吐,呕吐皆为痰涎。

治疗法则　化饮除痰。

方药举例　茯苓甘草汤、导痰汤之类。

(3) 心血瘀阻

病机概要　多因心气或心阳亏虚,无力温运血脉,气滞脉中,血瘀痹阻,络道失和。

主要脉证　心悸怔忡,心胸憋闷或刺痛,痛引肩背内臂,时发时止,舌质暗红或见瘀斑瘀点,脉细涩或结代,甚者心胸暴痛,口唇青紫,肢厥神昏,脉微欲绝。

治疗法则　活血通络行瘀。

方药举例　血府逐瘀汤之类。

【兼证】
(1) 心脾两虚　面色萎黄,食少倦怠,气短神怯,心悸健忘,失眠梦多,妇女月经不调,脉细软,苔白舌淡。治宜补益心脾,方用归脾汤之类。

(2) 心肾不交　虚烦不眠,心悸健忘,头晕目眩,咽干耳鸣,腰酸膝软,梦遗、夜间尿多,潮热盗汗,脉虚数,舌红无苔。治宜交通心肾,方用黄连阿胶汤或交泰丸之类。

(3) 心肺气虚　心悸气短,咳喘胸闷,倦怠乏力,面色㿠白或暗滞,甚者可见口唇青紫,舌质暗紫或见紫斑,脉细弱。治宜补益心肺,方用保元汤之类。

证治要点

(1) 气属阳,血属阴,故心阳虚必兼心气虚,心阴虚亦兼心血虚,但心阳虚比心气虚为重,心阴虚可见虚火证候。

(2) 临证遇心阳心阴俱虚,气血并亏者,应两者兼治,如炙甘草汤之阴阳并调,十全大补汤之气血双补。

(3) 心阳虚与饮遏心阳两证,与脾阳不运也有关系,治疗时还应温运脾阳,健脾而养心。

(4) 心阴虚与痰火内扰两证,与肝肾二经的虚实也有关系。精血亏耗则心阳亢盛;肝胆火旺则灼津成痰,治疗时应联系整体处理。

(5) 心血瘀阻证常在本虚的基础上,因虚致实,并常伴有气滞和痰浊的证候,前者为气滞血瘀,应佐行气药物,后者为痰瘀互阻,应参以化痰之品。

(6) 心藏神,虚证一般均可佐以宁心安神之品,如枣仁、柏子仁、茯神等;实证均可加用重镇安神之品,如龙齿、牡蛎等。

【附】　小肠病机病证概要

病因病机

小肠受盛胃中水谷,主转输清浊,清者输于各部,浊者渗入膀胱,下注大肠。小肠之病,多因饮食失节,损伤脾胃下传而起。其病机表现为清浊不分,转输障碍,小肠之经脉络心,与心互为表里,故心亦可移热于小肠。小肠的病证,有虚寒和实热之不同,小肠虚寒多与脾胃损伤有关,而小肠实热多与心火有关。

小肠的病证,临床常见者有泄泻、腹痛、舌疮、尿血等。

证治分类

(1) 小肠虚寒

病机概要　多由于饮食不节,损伤脾胃,致小肠化物、分清泌浊的功能发生障碍。

主要脉证　肠鸣泄泻,小腹隐痛喜按,舌淡苔薄白,脉细而缓。

治疗法则　温通小肠。

方药举例　吴茱萸汤之类。

(2) 小肠实热

病机概要　多由心火移于小肠所致。

主要脉证　心烦失眠,口舌生疮,小便赤涩刺痛,或见尿血,苔黄舌红,脉滑数。

治疗法则　清心火、导热下行。

方药举例　导赤散、凉膈散之类。

6·3　脾胃系病机病证概要

病因病机

脾与胃互为表里,脾主运化,又主统血,胃主受纳腐熟,脾升胃降,燥湿相济,共同完成水谷的消化、吸收与输布,为气血生化之源,后天之本。因此若脾胃升降失常,则水谷的受纳、腐熟、转输等功能发生障碍,因而呕吐、呃逆、泄泻、腹胀等病证,由此而起;同时脾失健运,化源衰少,脏腑经络、四肢百骸无不失于滋养;脾气虚弱,气不摄血,血不归经,血证由此而生;脾失转输,水津敷布失常,水湿停聚,为饮为肿。

脾胃有病,可影响其他脏腑,其他脏腑有病,也可影响脾胃。其中尤与肝肾的关系至为密切。脾为后天之本,肾为先天之本,转相滋养,相互为用。脾虚化源衰少,则五脏之精少而肾失所藏;肾虚阳气衰弱,则脾失温煦而运化失职。肝随脾升,胆随胃降,肝木疏土,助其运化之功,脾土营木,成其疏泄之用,肝郁气滞,亦可乘侮脾胃,脾胃不健,肝气常易乘虚侵犯,故胃痛、腹痛等常可发生。

脾之为病,其证候不外虚实寒热等方面,如脾阳虚衰,中气不足属虚证;寒湿困脾,湿热内蕴属实证。因脾虚不运则水湿不化,故脾病多与湿有关,而出现本虚标实的证候。脾虚影响他脏,可出现兼证。

临床上常见的病证有泄泻、胃痛、呃逆、呕吐、痰饮、吐血、便血等。

证治分类

【虚证】

(1) 脾阳虚衰

病机概要　饮食生冷肥甘,或过用寒凉药物,以及久病失养,导致脾阳不振,运化无权。

主要脉证　面黄少华,中脘觉冷,泛吐清水,纳少腹胀,食入尤甚,喜热饮,便溏,或见肌肉瘦削,四肢不温,少气懒言。舌淡、苔白,脉濡弱。

治疗法则　温运中阳。

方药举例　理中丸之类。

(2) 中气不足

病机概要　素体气虚,或因劳倦过度,以及病久耗伤脾气,升清无权。

主要脉证　纳食减少,懒言气短,四肢乏力,肠鸣腹胀,大便溏薄,甚则少腹下坠,脱肛,舌淡,苔薄白,脉缓或濡细。

治疗法则　补中益气。

方药举例　补中益气汤之类。

【实证】

(1) 寒湿困脾

病机概要　涉水淋雨,坐卧湿地,过食生冷,或内湿素盛,中阳被困,脾失运化。

主要脉证　脘闷纳呆,口黏,头身困重,大便不实或泄泻,舌苔白腻,脉濡细。

治疗法则　运脾化湿。

方药举例　胃苓汤之类。

(2) 湿热内蕴

病机概要　外感时邪,或素嗜酒酪,伤及脾胃,脾失健运,湿热交阻,甚则熏蒸肝胆。

主要脉证　胁胀脘闷,不思纳食,或有发热,口苦口渴,身体困重,溲赤便溏,甚则面目俱黄,皮肤发痒。苔黄而腻,脉濡数。

治疗法则　清热利湿。

方药举例　茵陈蒿汤、五苓散之类。

【兼证】

(1) 脾胃不和　胃脘痞满,隐痛绵绵,食入难化,嗳气作呃,甚则呕吐,便溏,苔薄白,脉细。治宜益气运中，调和脾胃，方用香砂六君子汤之类。

（2）脾肾阳虚　少气懒言，腰膝酸冷，便溏或五更泄泻，舌淡，苔薄白，脉象沉细。治宜健脾温肾，方用附子理中汤、四神丸之类。

（3）脾湿犯肺　咳吐痰涎，胸闷气短，胃纳不佳，苔白微腻，脉滑。治宜燥湿化痰，方用二陈汤、平胃散之类。

（4）心脾两虚　见心病兼证。

证治要点

（1）脾病的虚证和实证是相对的。脾虚失运，水湿潴留，多属本虚标实。本虚为主者，治当健脾，佐以化湿；标实为主者，治应祛湿，兼以运脾。

（2）脾病与湿的关系至为密切，不论寒热虚实诸证，均可出现湿之兼证，如寒证的寒湿困脾，热证的湿热内蕴，实证的水湿内停，虚证的脾不运湿。因而治疗时应结合病情，参以燥湿、利湿、逐水、化湿之品，湿去则脾运自复。

（3）脾与胃的病理可相对地来看，古人概括为"实则阳明，虚则太阴"，证诸临床，脾病多虚多寒，胃病多热多实。治法应遵循"脾宜升则健，胃宜降则和"的原则。

（4）从脏腑整体观念分析，不但脾与胃肠有关，其病理演变也与其他脏腑相关，如脾病日久不愈，常影响其他脏腑；同样他脏有病也会影响及脾，所以治脾能使其他脏腑的病变好转，治疗其他脏腑也有助于脾病的恢复。

【附】　胃的病机病证概要

病因病机

胃为水谷之海，与脾互为表里，共司升清降浊。凡饮食不节、饥饱失常，或冷热不适，都能影响胃的功能，发生病变。胃为燥土，本性喜润恶燥，所以一般以食积郁热、口渴便秘等燥热之证属之于胃。又胃主受纳，如胃失和降，常见恶心、呕吐之症。

胃的病证，临床常见者，有胃痛、嘈杂、呕吐、呃逆、便秘、口臭、牙宣等。

证治分类

（1）胃寒

病机概要　胃阳素虚，复饮食不洁，过食生冷或脘腹受凉，以致寒凝于胃而发病。

主要脉证　胃脘冷痛，轻则绵绵不止，重则拘急剧痛，遇寒加剧，得温则减，口淡不渴，泛吐清水，呃逆呕吐，舌淡，苔白滑，脉弦或迟。

治疗法则　温胃散寒。

方药举例　良附丸之类。

（2）胃热

病机概要　多因胃热偏盛与情志郁火相并，或邪热犯胃、过食辛热之品而成。

主要脉证　胃脘灼痛，吞酸嘈杂，渴喜冷饮，消谷善饥，或食入即吐，口臭，牙龈肿痛、腐烂或出血，苔黄舌红少津，脉滑数。

治疗法则　清胃泻火。

方药举例　清胃散之类。

（3）胃虚

病机概要　多因火热耗伤胃阴所致。

主要脉证　口干唇燥，饥不欲食，或干呕呃逆，大便干燥，舌红少苔或光红，脉细数。

治疗法则　养胃生津。

方药举例　益胃汤之类。

(4) 胃实

病机概要　由于饮食不节,暴饮暴食,以致食积不化而引起。

主要脉证　脘腹胀痛,厌食,嗳气或呕吐酸腐食臭,大便不爽,苔垢腻,脉滑。

治疗法则　消导化滞。

方药举例　保和丸之类。

6·4　肝胆系病机病证概要

病因病机

肝在胁下,胆附于肝,肝胆有经脉络属而互为表里。肝脉起于足大趾,上行环阴器,过少腹,挟胃,属肝络胆,贯膈布胁肋,循喉咙,连目系,上巅顶。肝主疏泄,其性刚强,喜条达而恶抑郁,凡精神情志之调节功能,与肝密切相关。肝主藏血,有贮藏和调节血量的作用,肝主筋,司全身筋骨关节之屈伸,肝开窍于目,目受肝血滋养而视明。

若肝气郁结、气滞血瘀,或血不养肝,常使肝脉阻滞,而导致胁痛;肝郁日久,气滞血瘀,可导致癥瘕积聚;血瘀水停,而致气血水瘀结于内,可形成鼓胀;湿热内蕴,影响肝的疏泄,致胆液外溢,而形成黄疸;肝为风木之脏,体阴而用阳,主升主动,若肝阴暗耗,肝阳偏亢,化风内动,上扰清空,或肾水素亏,肝失滋荣,肝阳上亢,均可发为头痛、眩晕;若肝肾阴亏于下,肝阳暴张于上,血随气逆,挟痰挟火,横窜经脉,蒙蔽清窍,则发为中风;若寒邪侵袭肝脉,寒凝气滞,经脉不利,可出现少腹胀痛、牵引睾丸,而形成疝气;肝不藏血,可发生各种血证;肝血不足,筋脉失养,可导致麻木、痿躄等症。

肝与其他脏腑密切相关,肝气郁结,肝木侮土,可导致肝胃不和、肝脾不和;肾藏精,肝藏血,精血互生,若肾精不足,肝失濡养,可导致肝阳上亢;脾生血,心主血,若心脾不足,肝血亦可亏虚,可导致血不养筋、血虚生风。

肝的病证,可概括为虚实两类,而以实证为多。实证有肝气郁结,肝火上炎,肝风内动,寒滞肝脉;虚证为肝阴不足,但可与实证的风、火并见。

临床常见的病证有中风、眩晕、头痛、痉证、癫狂、厥证、积聚、鼓胀、吐血、衄血、耳鸣、耳聋等。

证治分类

【实证】

(1) 肝气郁结

病机概要　郁怒伤肝,木失条达,疏泄无权,或肝气横逆,气机阻滞不畅,为痛为聚;血行瘀阻,经脉痹塞,为痞为积。

主要脉证　胁痛、呕逆、腹痛便泄、便后不爽、积聚、苔薄、脉弦等为其主要证候。其胁痛为胀痛不舒,或流窜作痛,不得转侧。呕逆为嗳气频频,呕吐吞酸或呕出黄绿苦水。腹痛便泄、便后不爽之特点,系时有少腹作痛不适,泻后不减,每因情志不遂而发。积聚之部位在胁下,癖积或左或右,或聚散无常,时觉胀痛或刺痛。此外,尚可出现易怒、食欲不振等。

治疗法则　疏肝理气,破积散聚。

方药举例　柴胡疏肝散、失笑散之类。

(2) 肝火上炎

病机概要　肝胆疏泄无权,气郁化火,火散气窜,或上扰巅顶。

主要脉证　胁痛、呕吐、眩晕、头痛、狂怒、耳鸣、耳聋、目赤、吐衄、舌边尖红、苔黄或干腻、脉象弦数等为其主症。其胁痛为灼痛而烦，呕吐苦水或黄水。眩晕、头痛为头晕不支，自觉筋脉跳动，额热而痛，痛如刀劈，或为胀痛。耳鸣、耳聋均为暴作，鸣声如潮，阵作阵平，按之不减，目赤多兼暴痛或肿。吐衄亦为骤然暴作，血涌量多，冲口而出。此外，尚可见大便干燥，小便热涩、黄赤，面赤而热，口苦而干等。

治疗法则　泻肝泄胆清热。

方药举例　龙胆泻肝汤之类。

（3）肝风内动

病机概要　肝气化火，阳气暴张，火随气窜，横逆络道，血随气升，上冲巅顶，此即肝风内动之病机。

主要脉证　昏厥、痉挛、麻木、眩晕、头痛、舌体歪斜颤动、舌质红、苔薄黄、脉弦数等为其主症。其昏厥为卒然晕仆，不省人事，或抽搐，或吐涎。痉挛表现为项强，四肢挛急，不能屈伸，角弓反张。麻木为手足面唇等部有如蚁行。眩晕、头痛为头眩眼花，行走飘浮，头部抽掣作痛。此外，或在昏厥之后，出现口眼㖞斜、语言謇涩、半身不遂等症。

治疗法则　平肝熄风潜阳。

方药举例　天麻钩藤饮之类。

（4）寒滞肝脉

病机概要　外感寒邪入侵厥阴之经脉，肝气不畅，络脉痹阻。

主要脉证　少腹胀痛、睾丸坠胀或阴囊收缩、舌润滑、苔白、脉象沉弦或迟为其主症。少腹胀痛常牵及睾丸偏坠剧痛，受寒则甚，得热而缓。阴囊收缩，为寒滞厥阴，致少腹之脉收引，故多与少腹痛胀同时并见。此外，或见形态虚怯踡缩。

治疗法则　温经暖肝。

方药举例　暖肝煎之类。

【虚证】

肝阴不足

病机概要　肝为刚脏，赖肾水以滋养。如肾阴不足，水不涵木，或肝郁化火，火盛伤阴，以致肝阳上亢，肝风内动。

主要脉证　眩晕头痛、耳鸣耳聋、麻木、震颤、雀盲、舌质红干少津、苔少、脉细弦数等为其主症。其眩晕、头痛为头目昏眩欲倒，不欲视人，昏而胀痛，绵绵不停。耳鸣、耳聋系逐渐而起，鸣声低微，经常不已，按之可减。麻木为肢体有不仁之感，抚之觉快。震颤为肢体肌肉瞤动，或自觉或他觉发抖动摇，甚者四肢筋挛拘急。雀目为两目干涩，入夜视力大减，或成夜盲。此外，尚可见面部烘热、午后颧红、口燥咽干、少寐多梦等。

治疗法则　柔肝滋肾，育阴潜阳。

方药举例　一贯煎或杞菊地黄丸之类。

【兼证】

肝气犯胃　胸脘满闷时痛，两胁窜痛，食入不化，嗳气吐酸，舌苔薄黄，脉弦。治以泄肝和胃，用四逆散合左金丸之类。

肝脾不和　不思饮食，腹胀肠鸣，便溏，苔薄，脉弦缓。治以调理肝脾，用逍遥散之类。

肝胆不宁　虚烦不寐，或噩梦惊恐，触事易惊或善恐，短气乏力，目视不明，口苦，苔薄白,脉弦细。治以养肝清胆宁神,用酸枣仁汤之类。

肝肾阴虚　面色憔悴,两颧嫩红,头眩目干,腰膝酸软,咽喉干痛,盗汗,五心烦热,或大便艰涩,男子遗精,女子经水不调或带下,舌红无苔,脉细。治以滋阴降火,用大补阴丸之类。

证治要点

（1）肝为刚脏,属春木而主风,性喜升发,故肝病多见阳亢的证候。肝之寒证,以寒凝少腹厥阴经脉为主。

（2）在肝病的实证中,肝气郁结、肝火上炎、肝风内动三者同出一源,多由情志郁结,肝气有余,化火上冲。三者的关系极为密切,不能截然分割,临床应掌握主次,随证施治。

（3）肝风内动,有上冲巅顶和横窜经络之不同。上冲者宜熄风潜阳,横窜者宜和络熄风,挟痰则兼以涤痰。

（4）实证久延,易于耗伤肝阴,形成本虚标实,临床颇为常见,辨证时须加注意。

（5）肝病虚证,多因肾阴不足,精不化血,以致肝阴不足,阳亢上扰,应与实证对照,详细鉴别,其病机与肾阴亏乏有极密切的关系,故临床上多采取肝肾并治之法。

（6）治肝之法,常用的有疏肝、清肝、泻肝、平肝、镇肝、养肝、柔肝、温肝等。疏肝者,疏散肝郁;清肝者,清解肝热;泻肝者,泻除肝火,泻肝在作用上与清肝相似,但程度上较清肝为重。平肝者,平熄肝风;镇肝者,镇定肝风,均适用于肝风内动,但选药有所不同,镇肝多选用金石重镇之品。养肝者,滋养肝阴之不足;柔肝者,以柔润之品来克制肝之过于刚燥,养肝与柔肝在性质上相似,但前者用药偏于滋养,后者用药偏于柔缓。温肝者,采用温热药物来振奋肝之机能,诚如王旭高所说:"如肝有寒,呕酸上气,宜温肝,肉桂、吴萸、蜀椒。"（《王旭高医书六种·西溪书屋夜话录》）以上八法,疏肝、清肝、泻肝、平肝、镇肝用于肝之实证,而养肝、柔肝、温肝,用于肝之虚证。

【附】　胆的病机病证概要

病因病机

胆附于肝,其经脉络肝,胆中所藏为清净之汁,与其他传化之腑所盛的浊质不同,所以它既属六腑,又属奇恒之腑。胆性刚直,故在病理情况下,多表现为火旺之证。因火热可煎熬津液而为痰,故胆病又多兼痰。痰火郁遏,常扰心神,所以在辨证施治时,既要注意泄胆化痰,又要清心安神。

常见的病证有惊恐、不寐、耳鸣、耳聋、眩晕等。

证治分类

（1）胆虚证　参见"肝胆不宁"项。

（2）胆实证

病机概要　多由情志郁结,气郁痰生,痰热内扰,胆失疏泄,胃失和降所致。

主要脉证　目眩耳聋,胸满胁痛,口苦,呕吐苦水,易怒,烦躁不寐,惊悸不宁,苔黄腻,脉弦滑。

治疗法则　清化痰热,和胃降逆。

方药举例　黄连温胆汤之类。

6·5　肾系病机病证概要

病因病机

肾左右各一,命门附焉,内藏元阴元阳,为水火之脏,其经脉络膀胱,与膀胱互为表里。肾主藏精,为人体生长、发育、生殖之源;为生命活动之根,故称为先天之本。肾主五液以维持体内水液的平衡。肾主骨,生髓,以使骨坚齿固,脑充发荣,精力充沛。肾与其他脏腑的关系亦至为密切,肾主纳气,气根于肾而归于肺,故有助肺之吸气和肃降;肾水上济于心,心火下交于肾,水火既济,则阴阳平衡;肾为先天之本,脾为后天之本,脾之健运,有赖于肾阳之温煦,而肾气之充沛,又需脾胃之补养;肝肾同居下焦,肝木需赖肾水之濡养,肾精充足,则肝亦得滋养。膀胱主蓄津液,化气行水,但膀胱之气化,需肾气之蒸腾。

若禀赋薄弱,劳倦过度,房事不节,生育过多,久病失养,"五脏之伤,穷必及肾",损伤精气,而生多种疾病。如肾阳虚衰,关门不利,气不行水,水湿内聚,或泛溢肌肤,则为饮为肿;下元亏损,命门火衰,则为阳萎、五更泄泻;肾气亏耗,封藏无权,固摄失司,常致滑精、早泄、小便失禁;气不归元,肾不纳气,则喘逆、短气;劳伤日久,真阴亏虚,水不涵木,肝肾不足,可导致眩晕、耳鸣以及下消等病证;肾阴耗伤,阴不济阳,心火上越,心肾不交,可导致虚烦不寐、心悸健忘、潮热盗汗,甚至牙宣、梦遗等证。肾阳衰惫,气化不及州都,可导致癃闭。

因肾为先天之本,藏真阴而寓元阳,只宜固藏,不宜泄露,所以肾病多虚证,其辨证应辨别阴虚抑是阳虚。阳虚包括肾气不固、肾不纳气、肾阳不振、肾虚水泛;阴虚包括肾阴亏虚和阴虚火旺。

临床上常见肾的病证有消渴(下消)、水肿、癃闭、遗精、阳痿、腰痛、耳鸣、耳聋、眩晕、泄泻(肾泄)等。

证治分类

【阳虚】

(1) 肾气不固

病机概要　劳损过度,久病失养,肾气亏耗,失其封藏固摄之权。

主要脉证　面色淡白,腰脊酸软,听力减退,小便频频而清,甚则不禁,滑精早泄,尿后余沥,舌淡苔薄白,脉细弱。

治疗法则　固摄肾气。

方药举例　大补元煎、秘精丸之类。

(2) 肾不纳气

病机概要　劳伤肾气,或久病气虚,气不归元,肾失摄纳之权。

主要脉证　短气喘逆、动则尤甚、咳逆汗出、小便常因咳甚而失禁、面浮色白、舌淡苔薄、脉虚弱。

治疗法则　纳气归肾。

方药举例　人参胡桃汤或参蚧散之类。

(3) 肾阳不振

病机概要　禀赋薄弱,久病不愈,或房劳伤肾,下元亏损,命门火衰。

主要脉证　面色淡白、腰酸腿软、阳痿、头昏耳鸣、形寒尿频、舌淡白、脉沉弱。

治疗法则　温补肾阳。

方药举例　右归丸或金匮肾气丸之类。

(4) 肾虚水泛

病机概要　禀赋素虚,久病失养,肾阳耗亏,不能温化水液,致水邪泛滥而上逆,或外溢肌肤。

主要脉证　水溢肌肤,则为周身浮肿、下肢尤甚、按之如泥、腰腹胀满、尿少。水泛为痰,则为咳逆上气、痰多稀薄、动则喘息、舌苔淡白、脉沉滑。

治疗法则　温阳化水。
方药举例　真武汤或济生肾气丸之类。

【阴虚】

（1）肾阴亏虚

病机概要　房事不节，劳倦过度，或久病之后，真阴耗伤。

主要脉证　形体虚弱、头昏耳鸣、少寐健忘、腰酸腿软、或有遗精、口干、舌红少苔、脉细。

治疗法则　滋养肾阴。

方药举例　六味地黄丸之类。

（2）阴虚火旺

病机概要　欲念妄动，或热病后耗伤肾阴，阴虚生内热，水亏则火浮。

主要脉证　颧红唇赤、潮热盗汗、腰脊酸痛、虚烦不寐、阳兴梦遗、口咽干痛、或呛咳、小便黄、大便秘、舌质红苔少、脉细数。

治疗法则　滋阴降火。

方药举例　知柏地黄汤之类。

【兼证】

（1）肾虚脾弱　大便溏泄，完谷不化，滑脱不禁，腹胀少食，神疲形寒，肢软无力，舌淡苔薄，脉沉迟。治以补火生土，用附子理中丸、四神丸之类。

（2）肾水凌心　心悸不宁，水肿，胸腹胀满，咳嗽短气，不能平卧，指唇青紫，四肢厥冷，舌淡苔薄，脉虚数。治以温化水气，用真武汤之类。

证治要点

（1）一般而论，肾无表证与实证。肾之热，属于阴虚之变，肾之寒，属于阳虚之变，临床上必须注意掌握。

（2）肾虚之证，一般分为阴虚、阳虚两类。总的治疗原则是"培其不足，不可伐其有余"。阴虚者忌辛燥，忌过于苦寒，宜甘润益肾之剂，以补阴配阳，使虚火降而阳归于阴，所谓"壮水之主，以制阳光"；阳虚者忌凉润，忌辛散，宜甘温益气之品，以补阳配阴，使沉阴散而阴从于阳，所谓"益火之源，以消阴翳"。至于阴阳俱虚，则精气两伤，就宜阴阳并补。

（3）肾阴虚者，往往导致相火偏旺，此为阴虚生内热之变，治法均以滋阴为主，参以清泄相火，如知柏地黄丸类。肾阳虚者，在温肾补火的原则下，必须佐以填精益髓等血肉有情之品，资其生化之源。

（4）肾与其他脏腑的关系非常密切，如肾阴不足，可导致水不涵木，肝阳上亢；或子盗母气，耗伤肺阴；或水不上承，心肾不交。肾阳亏虚，又易形成火不生土，脾阳衰弱。这些病证，通过治肾及参治他脏，对病情恢复有很重要的意义。

【附】　膀胱病机病证概要

病因病机

膀胱位于少腹，其经脉络肾，其生理功能主要为贮存津液，而化气行水。故其病理表现主要为气化无权。因肾主水液，与膀胱互为表里，肾气不化，也能影响膀胱的气化，这就是膀胱虚证的主要病机。至于膀胱实热病证，则由他脏移热所致，或本腑湿热蕴结而成。

常见的病证有小便不利、癃闭、遗尿或小便失禁等。

证治分类
(1) 虚寒
病机概要　主要由于年高或久病、劳损,以致肾气亏虚,固摄无权,膀胱失约。
主要脉证　小便频数、清长或不禁,尿有余沥,遗尿,或小便点滴不爽,排出无力,舌润苔薄,脉沉细。
治疗法则　固摄肾气。
方药举例　桑螵蛸散之类。
(2) 实(湿)热
病机概要　多由外感湿热之邪,蕴结膀胱,或饮食不节,湿热蕴结中焦、下注膀胱所致。
主要脉证　尿频、尿急、尿涩少而痛,尿黄赤混浊,或尿血,或尿有砂石,可伴有发热、腰痛,苔黄腻,脉数。
治疗法则　清利湿热。
方药举例　八正散之类。

7 内科治疗

7.1 治疗原则

7.1.1 正治反治

因为疾病的病理变化不同,在临床上表现的证候甚为复杂,所以在治疗上也就有正治、反治的区别。

正治法,或称逆治法,是最常用的治法。寒者温之,热者寒之,虚者补之,实者泻之,均为正治法。如风寒外束用辛温发表,温热犯肺用辛凉宣透等法。

反治法,或称从治法,系在特殊情况下所采取的治法。这就是要透过病人在证候中所表现出来寒热虚实的假象,而抓住其本质问题。如寒因寒用(以寒治寒),热因热用(以热解热),塞因塞用(以补开塞),通因通用(以下剂治泻利),均为反治法。再如热深厥深用白虎汤(寒因寒用),外热内寒用四逆汤(热因热用),脾虚寒腹满用理中汤(塞因塞用),下利谵语用承气汤(通因通用)等,亦均属反治法。

7.1.2 标本缓急

标本,是指疾病的主次本末和病情轻重缓急的情况。一般认为,"标"是疾病表现于临床的现象和所出现的证候;"本"是疾病发生的病机,即疾病的本质,或者相对地指先病的脏腑及其病理表现。

在病情变化过程中,一般是按照"急则治其标,缓则治其本"和"间者并行,甚者独行"的原则,进行治疗。

急则治其标,是指出在疾病的发展过程中,如果出现了紧急危重的证候,影响到病人的安危时,就必须先行解决,而后再治疗其本的原则。如脾虚所致的鼓胀,则脾虚为本,鼓胀为标,但当鼓胀加重,腹大如釜,二便不利,呼吸困难时,就应攻水利尿,俟水去病缓,然后再健脾固本。

缓则治其本,是一般病情变化比较平稳,或慢性疾病的治疗原则。如阴虚燥咳,则燥咳为标,阴虚为本,在热势不甚,无咳血、咯血等危急症状时,当滋阴润燥以止咳,阴虚之本得治,则燥咳之标自除。

间者并行,甚者独行,就是说在标本俱急的情况下,必须标本同治,以及标急则治标、本急则治本的原则。如见咳喘、胸满、腰痛、小便不利、一身尽肿等症,其病本为肾虚水泛,病标为风寒束肺,乃标本均急之候,所以就必须用发汗、利小便的治法,表里双解。如标证较急,见恶寒、咳喘、胸满,而二便通利,则应先宣肺散寒以治其标;如只见水肿腰痛、二便不利,无风寒外束而咳嗽轻微,则当以补肾通利水道为主,以治其本之急。

7.1.3 扶正祛邪

扶正即是补法,用于虚证;祛邪即是泻法,用于实证。疾病的过程,在某种意义上可以说成是正气与邪气相争的过程,邪胜于正则病进,正胜于邪则病退。因此扶正祛邪就是改变邪正双方的力量对比,使之有利于疾病向痊愈转化。

用于扶正的补法有益气、养血、滋阴、助阳等,用于祛邪的泻法有发表、攻下、渗湿、利水、消导、化瘀等。扶正与祛邪,两者又是相辅相成的,扶正,使正气加强,有助于抗御病邪;而祛邪,排除了病邪的侵犯,则有利于保存正气和正气的恢复。

在一般情况下,扶正适用于正虚邪不盛的病证;而祛邪适用于邪实而正虚不显的病证。扶正祛邪同时并举,适用于正虚邪实的病证,但具体应用时,也应分清是以正虚为主,还是以邪实为主。以正虚较急重者,应以扶正为主,兼顾祛邪;以邪实较急重者,则以祛邪为主,兼顾扶正。若正虚邪实以正虚为主,正气过于虚弱不耐攻伐,倘兼以祛邪反而更伤其正,则应先扶正后祛邪;若邪实而正不甚虚,或虽邪实正虚,倘兼以扶正反会更加助邪,则应先祛邪后扶正。总之,应以扶正不留邪,祛邪不伤正为原则。

7·1·4 脏腑补泻

由于人体是有机的整体,脏腑之间是相互联系、相互影响的,生理如此,病理也如此。因此,往往一脏有病就会影响到他脏,而他脏的情况有了改变,也会反过来影响原发病的脏腑。临床上就应用脏腑之间的生克表里关系,作为治疗上补泻的原则。这些原则可概为虚则补其母,实则泻其子;壮水制阳,益火消阴;泻表安里、开里通表和清里润表三个方面。

(1) 虚则补其母,实则泻其子 这是根据脏腑生克关系运用于临床的治疗原则。

所谓虚则补其母,就是当某脏虚弱时,除了直接对该脏进行补法治疗外,也可间接补益它的母脏,如脾与肺是母子相生的关系,脾为肺之母,肺为脾之子。若肺气不足,就可影响其母脏。虚劳病人久咳肺虚,会出现脾胃不振、食减便溏等症,治疗时就可按照虚则补其母的方法进行治疗,俟脾胃健全,食欲增进,不仅便溏自止,而且因肺得谷气的滋养,久咳等症状也能减轻或痊愈。这就是常用的"培土生金"法。

实则泻其子,就是某脏之病由于子实而引起时,可泻子之实以治母病,如肝火偏盛,影响肾的封藏功能,而致遗精梦泄,在治疗上就应清泄肝火之实,使肝火得平,则肾的封藏功能也就恢复,遗精梦泄可随之而愈。

(2) 壮水制阳和益水消阴 这是从脏腑病机上着手的一种根本治法。

壮水制阳,适用于肾之真阴不足的证候,以峻补肾之真阴来消除因肾阴不足不能制阳所引起的一系列阳亢之证。如头晕目眩、舌燥喉痛、虚火牙痛等症,可用六味地黄丸滋肾水以制虚阳。滋水涵木以抑肝阳上亢的治法,也是由此而推衍的。

益火消阴,适用于肾之真阳不足的证候,以峻补肾之真阳来消除因肾阳不足、无力温化所引起的一系列阴凝之证。如腰痛脚软,身半以下不温,少腹拘急,小便频多,或小便不利、水肿等,可用《金匮》肾气丸益肾中之阳以消阴翳。

(3) 泻表安里、开里通表和清里润表 这是根据脏腑的表里关系,运用于治疗上的方法。适用于脏与腑之间表里俱病的情况。如肺与大肠互为表里,当阳明实热,大便燥结而致肺气壅阻时,只从肺治很难见效,就可采用凉膈散泻表(大肠)而安里(肺)。又如因肺气壅阻不宣,致大便结燥者,只从大肠施治,亦难见效,在治疗上就可采用栝楼桂枝汤加减以开里(肺)通表(大肠)。再如肺阴虚而生燥,津液被耗所致大便秘结,在治疗上就可采用二冬汤加减以清里(肺)润表(大肠)。

7·1·5 三因制宜

三因制宜即因时、因地、因人制宜,是指治疗疾病应根据季节、地区以及人体的体质、年龄等不同而制定适宜的治疗方法。

（1）因时制宜　四时气候的变化,对人体的生理功能、病理变化均产生一定的影响,根据不同季节的时令特点,以考虑用药的原则,称"因时制宜"。如春夏季节,阳气升发,人体腠理疏松开泄,即使患外感风寒,亦不宜过用辛温发散,以免开泄太过,耗伤气阴;而秋冬季节,阴盛阳衰,人体腠理致密,阳气敛藏于内,此时若病非大热,应慎用寒凉之品,以防苦寒伤阳。

（2）因地制宜　根据不同地区的地理环境特点,来考虑治疗用药的原则,称"因地制宜"。如我国西北地区,地势高而寒冷少雨,故其病多燥寒,治宜辛润;东南地区,地势低而温热多雨,故其病多湿热,治宜清化。说明地区不同,患病亦异,治法应当有别。即使患有相同病证,治疗用药,亦应考虑不同地区的特点。如辛温发表药治外感风寒证,在西北严寒地区,药量可以稍重;而东南温热地区,药量就应稍轻。

（3）因人制宜　根据病人性别、年龄、体质等不同特点,来考虑治疗用药的原则,称"因人制宜"。如性别不同,妇女患者有月经、怀孕、产后等情况,治疗用药必须加以考虑。年龄不同,生理机能及病变特点亦不同,老年人气血衰少,生机减退,患病多虚证或正虚邪实,虚证宜补,而邪实须攻者亦应慎重,以免损伤正气。在体质方面,由于每个人的先天禀赋和后天调养不同,个体素质有强弱的不同,还有偏寒偏热以及素有宿疾的不同,所以虽患同一疾病,但治疗用药亦应有所区别,阳热之体慎用温补,阴寒之体慎用寒凉等。

7.2　常用治法

7.2.1　解表法

解表法是通过发汗,开泄腠理,逐邪外出的一种治法,又称汗法。

适用范围

（1）解表　通过发散,可以祛除表邪,解除表证。因表证有表寒、表热之分,所以汗法又有辛温、辛凉之别。

（2）透疹　通过发散,可以透发疹毒,故麻疹初期,疹未透发或透发不畅,均可以汗法,使疹毒随汗出而透发于外,透疹之汗法,宜辛凉,忌辛温。

（3）祛湿　通过发散,可祛风除湿,故外感风寒而兼有湿邪者,以及风湿痹证,均可酌用汗法。

（4）消肿　通过发散,可祛水外出而消肿,更能宣肺利水以消肿,故汗法还可用于水肿实证而兼有表证者。

注意事项

（1）凡剧烈吐下之后,以及淋家、疮家、亡血家等,原则上都在禁汗之例。

（2）发汗应以汗出邪去为度,不宜过量,以防汗出过多,伤阴耗阳。

（3）发汗应因时因地因人制宜,暑天炎热,汗之宜轻,冬令严寒,汗之宜重;西北严寒地区,用量可以稍重,东南温热地区,药量就应稍轻;体虚者,汗之宜缓,体实者,汗之可峻。

（4）表证兼有其他病证,汗法又当配用其他治法,兼气滞者,当理气解表;兼痰饮者,当化饮解表;兼气虚者,当益气解表;兼阳虚者,当助阳解表;兼血虚者,当养血解表;兼阴虚者,当滋阴解表。

7.2.2　清热法

清热法是通过寒凉泄热的药物和措施,以消除热证的一种治法,又称清法。

适用范围

(1) 清气分热　适用于邪入气分,里热渐盛,出现发热,不恶寒而恶热,汗出,口渴,烦躁,苔黄,脉洪大或数。

(2) 清营凉血　适用于邪热入于营分,神昏谵语,或热入血分,见舌红降,脉数,及吐血、衄血、发斑等症。

(3) 清热解毒　适用于热毒诸证,如温疫、温毒及火毒内痈等。

(4) 清脏腑热　适用于邪热偏盛于某一脏腑,或某一脏腑的功能偏亢而发生各种不同的脏腑里热证候。

注意事项

(1) 注意寒热真假,阴盛格阳的真寒假热证,和命门火衰的虚阳上越证,均不可用清法。

(2) 表邪未解,阳气被郁而发热者禁用;体质素虚,脏腑本寒者禁用;因气虚血虚而引起的虚热慎用。

(3) 由于热必伤阴,进而耗气,因此尚须注意清法和滋阴、益气等法配合应用,一般苦寒清热药多性燥,易伤阴液,不宜久用。

(4) 如热邪炽盛,服清热药入口即吐者,可于清热剂中少佐辛温之姜汁,或凉药热服,是反治之法。

7.2.3　攻下法

攻下法是通过通便、下积、泻实、逐水,以消除燥屎、积滞、实热及水饮等证的治法,又称下法。

适用范围

下法主要用于里实证。因证候不同,可分别为寒下、温下、润下及逐水等法。

(1) 寒下　适用于里热积滞实证,有下燥屎、泻实热的作用。

(2) 温下　适用于脏腑间寒冷积滞的里寒实证,有温里逐寒泻实的作用。

(3) 润下　适用于热盛伤津,或病后津亏,或年老津涸,或产后血虚的便秘等。

(4) 逐水　适用于水饮停蓄胸胁,以及水肿、鼓胀等病证。

注意事项

(1) 凡邪在表或邪在半表半里一般不可下;阳明病腑未实者不可下;高年津枯便秘,或素体虚弱,阳气衰微而大便艰难者,不宜用峻下法。妇女妊娠或行经期间,皆应慎用下法。

(2) 下法以邪去为度,不宜过量,以防正气受伤。并告诉病人,如大便已通,或痰、瘀、水邪已去,则停服下剂。故《素问·六元正纪大论》有"大积大聚,其可犯也,衰其大半而止"之戒。

7.2.4　和解法

和解法是和解少阳、扶正达邪、协调内脏功能的一种治法,又称和法。

适用范围

(1) 和解少阳　适用于邪在半表半里的少阳证。症见寒热往来、胸胁苦满、心烦喜呕,口苦咽干,苔薄脉弦等。

(2) 调和肝脾　适用于肝脾失调,情志抑郁,胸闷不舒,胁痛,腹痛,腹泻等病证。

(3) 调理胃肠　适用于胃肠功能失调,寒热夹杂,升降失司,而出现的脘腹胀满、恶心呕吐、腹痛或肠鸣泄泻等症。

注意事项

(1) 凡病邪在表未入少阳、邪已入里之实证以及虚寒证,原则上均不可用和法。

（2）邪入少阳，病在半表半里，但有偏表与偏里、偏寒和偏热之不同，临证宜适当增损，变通用之。

7.2.5 温里法

温里法是祛除寒邪和补益阳气的一种治法，其主要作用在于回阳救逆、温中散寒，从而达到补益阳气而祛邪治病的目的。

适用范围

（1）温中祛寒　适用于寒邪直中脏腑，或阳虚内寒，而出现身寒肢凉、脘腹冷痛、呕吐泄泻，舌淡苔白，脉沉迟等。

（2）温经散寒　适用于寒邪凝滞经络，血行不畅，而见四肢冷痛、肤色紫暗、面青舌有瘀斑，脉细涩等。

（3）回阳救逆　适用于疾病发展到阳气衰微，阴寒内盛，而见四肢逆冷、恶寒踡卧，下利清谷，冷汗淋漓，脉微欲绝等。

注意事项

（1）凡热伏于里，热深厥深，形成真热假寒者；内热火炽而见吐血、溺血、便血者；素体阴虚，舌质红，咽喉干燥者；挟热下利，神昏气衰，形瘦面黑，状如槁木，阴液虚脱者，原则上均不可用温法。

（2）寒证较重，温之应峻，寒证较轻，温之宜缓，由于温热药性皆躁烈，若温之太过，寒证虽解，但因耗血伤津，反致燥热，故非急救回阳，宜少用峻剂重剂。

（3）寒而不虚，当专用温剂；若寒而且虚，则宜甘温。

7.2.6 补益法

补益法是补益人体阴阳气血之不足，或补益某一脏之虚损的治法，又称补法。

适用范围

（1）补气　适用于气虚的病证，如倦怠乏力，呼吸短促，动则气喘，面色㿠白，食欲不振，便溏，脉弱或虚大等。

（2）补血　适用于血虚的病证，如头眩目花，耳鸣耳聋，心悸失眠，面色无华，脉细数或细涩等。

（3）补阴　适用于阴虚的病证，加口干，咽燥，虚烦不眠，便秘，甚则骨蒸潮热，盗汗，舌红少苔，脉细数等。

（4）补阳　适用于阳虚的病证，如畏寒肢冷，冷汗虚喘，腰膝酸软，泄泻水肿，舌胖而淡，脉沉而迟等。

注意事项

（1）凡实证而表现虚证假象者禁补。

（2）补气与补血，虽各有重点，但亦不能截然划分，因气为血帅，补血可佐以补气。如因大出血而致血虚者，更须补气以固脱。

（3）补阴与补阳，两者亦不可截然分开，当宗张景岳"善补阳者，必于阴中求阳；善补阴者，必于阳中求阴"之旨。

（4）根据五脏的亏损不同，应分别确定治疗原则，而在五脏之中，重点在于脾、肾两脏。

（5）阳虚多寒者，补以甘温，清润之品非其所宜；阴虚多热者，补以甘凉，辛燥之类，不可妄用。

7·2·7 消导(或消散)法

即通过消导和散结,使积聚之实邪渐消缓散的一种治法,又称消法。

适用范围

(1) 消食滞　适用于伤食积滞而见胸脘痞闷,嗳腐吞酸,腹胀或泄泻等病证。

(2) 消结石　适用于胆结石及泌尿系统结石的一类病证。

(3) 消瘿瘤　用化痰软坚散结的方药治疗瘿瘤肿块等病证。

(4) 消水肿　用利小便的方法消散水肿一类的病证。

注意事项

(1) 消法虽不及下法之猛烈,但亦属攻邪之法,故须分清虚实,以免误治。

(2) 脾虚积食不消者,应健脾与消食并用。

(3) 脾虚之水肿,乃土衰不能制水而起,非补土难以利水。

(4) 肾虚之水肿,乃真阳大亏所致,非温补肾阳,无以消肿。

7·2·8 理气法

理气法是调理气机的一种治法。适用于气机失调的病证。

适用范围

(1) 行气法　主要适用于肝气郁结引起的气滞病证。

(2) 降气法　主要适用于肺胃失降引起的气逆病证。

注意事项

(1) 使用理气法应辨清虚实,如应补气而误用行气,则其气更虚;当行气而误用补气,则其滞愈增。

(2) 理气药物,多为香燥苦温之品,如遇气郁而兼阴液亏损者,应当慎用。

7·2·9 理血法

通过调理血分治疗瘀血内阻和各种出血的一种法则。

适用范围

(1) 活血(祛瘀)法　适用于血行不畅或瘀血内阻所致的一类病证。

(2) 止血法　适用于各种出血病证,如咳血、衄血、吐血、便血、尿血等。

注意事项

(1) 气滞则血瘀,气行则血行,活血祛瘀法可配伍理气法同用,以加强活血祛瘀的作用。

(2) 血得温则行,遇寒则凝,活血化瘀法还可配伍温经散寒法同用,以加强其温散行血的力量。

(3) 活血化瘀法,对孕妇不宜应用。

(4) 出血的病证,有血热妄行和气不摄血之分,前者宜凉血止血,后者宜益气摄血。

(5) 止血时,尚须防止瘀血留阻,除突然大量出血以止血为当务之急外,一般在运用止血法的同时,可适当配伍一些活血化瘀的药物同用,使血止而不留瘀。

7·2·10 固涩法

固涩法是通过收敛固涩,以消除滑脱之病证的一种治法,又称涩法。

适用范围

(1) 固表敛汗法　适用于表虚不固的多汗证,无论自汗、盗汗,皆可固表敛汗。

(2) 涩肠止泻法　适用于脾阳虚弱或脾肾阳衰,以致久泻(或久痢)不止、大便滑脱不禁的病证。

（3）涩精止遗法　适用于肾气虚弱、精关不固的遗精、滑精和肾气虚弱，膀胱失约的尿频、遗尿等病证。

注意事项

（1）本法为正气内虚，滑泄不禁的病证而设，凡热病汗出，痢疾初起，伤食泄泻，火动遗精等，均不宜应用。

（2）本法非治本之法，故还应审证求因，治病之本，如阳虚自汗，应收敛与补气并用；阴虚盗汗，应收敛与滋阴同施。

7·2·11　开窍法

开窍法是开闭通窍以苏醒神志为主的一种治法。

适用范围

（1）凉开法　通治热闭诸证，热闭多指热入心包而言，其临床表现除神昏之外，同时伴有身热、面赤、烦躁、口干、舌红、脉数等症。

（2）温开法　是温通气机，开窍、辟秽、化痰的一种治法，主要适用于中风阴闭、痰厥、气厥等所致的突然昏倒，牙关紧闭、神昏、苔白、脉迟等症。

注意事项

（1）开窍法多适用于邪实神昏的闭证，但临证还应结合病情，适当选用清热、通便、凉肝、熄风、化痰、辟秽等法。

（2）开窍剂的剂型都是丸、散成药，以便急救时立即应用，亦有已制成注射液（如"脑醒静"），发挥作用更快，开窍剂都含有芳香挥发药物，应吞服、鼻饲或注射，不宜加热煎服。

7·2·12　镇痉法

镇痉法是通过平肝熄风、祛风通络以解除四肢抽搐、眩晕、震颤、口眼㖞斜等病证的一种治法，又称熄风法。

适用范围

（1）清热熄风　主要适用于热盛动风而见高热神昏、四肢抽搐等病证。

（2）镇肝熄风　主要适用于肝阳上亢，肝风内动而见头晕目眩，甚则卒然昏倒，口眼㖞斜，半身不遂等病证。

（3）养血熄风　主要适用于邪热伤阴，血虚不能濡养筋脉，虚阳不能潜藏，而见手指蠕动、筋脉拘挛的病证。

（4）祛风解痉　主要适用于风痰阻络，筋脉痉挛而见抽搐、口眼㖞斜等病证。

注意事项

（1）风有内外之分，外风宜散，祛风解痉属治外风之法；内风宜熄，清热熄风、镇肝熄风、养血熄风均属治内风之法。但外风可以引动内风，内风又可兼挟外风，临证时又当兼顾治疗。

（2）祛风药性多温燥，对津液不足、阴虚或阳亢有热者慎用。

上述十二法，在临床上有单独运用的，也有随病情的变化而互相配合使用的。因为单纯用某一治法，多是对病情发展的某一阶段，或针对其某些突出证候所采取的措施，往往很难适应病情的千变万化，所以通常多是数法配合使用，如汗下并用、温清并用、攻补并用、消补并用、清热开窍并用、开窍镇痉并用、温里固涩并用等。

各论

1 感冒

感冒是感受触冒风邪所导致的常见外感疾病。临床表现以鼻塞、流涕、喷嚏、咳嗽、头痛、恶寒、发热、全身不适等为其特征。

本病四季均可发生,尤以春、冬两季多见。因春冬两季气候多变,春为风令,风为六淫之首,善行数变,故极易犯人;冬为寒水司令,朔风凛冽,风寒相合,更易伤人。

病情有轻重的不同,轻者多为感受当令之气,一般通称伤风或冒风、冒寒;重者多为感受非时之邪,称为重伤风。如在一个时期内广泛流行,证候多相类似者,称为时行感冒。

一般来说,感冒很少有发生传变的情况,病程短而易愈,但时感重症,老人、婴幼、体弱患者,有时亦可变生他病。因本病具有一定的传染性,在易感季节发病率很高,对人民健康和劳动生产往往带来较大的影响,因此必须积极防治。

早在《内经》即已认识到感冒主要是外感风邪所致。《素问·骨空论篇》说:"风从外入,令人振寒,汗出头痛,身重恶寒。"《伤寒论·太阳病》所论中风、伤寒之桂枝、麻黄两个汤证,实质包括感冒风寒的轻重两类证候。若从具有较强传染性的时行感冒而言,则又当隶属于"时行病"之类,如《诸病源候论·时气病诸候》说:"夫时气病者,此皆因岁时不和,温凉失节,人感乖戾之气而生,病者多相染易。故预服药及为方法以防之。"并指出"非其时而有其气,是以一岁之中,病无长少,率相近似者,此则时行之气也"。正如清·徐灵胎《医学源流论·伤风难治论》所说:"凡人偶感风寒,头痛发热,咳嗽涕出,俗语谓之伤风……乃时行之杂感也。"至于感冒之名,北宋《仁斋直指方·诸风》篇即有记载,其伤风方论中介绍用参苏饮治"感冒风邪,发热头痛,咳嗽声重,涕唾稠黏"。及至明清,多将感冒与伤风互称。元《丹溪心法·伤风》明确指出病位属肺,根据辨证常规,分列辛温、辛凉两大治法。此后医家又对虚人感冒有进一步的认识,提出扶正达邪的治疗要求。

本篇讨论范围,包括普通感冒(伤风)及时行感冒的辨证施治。

病因病机

感冒是由于六淫、时行病毒侵袭人体而致病。以风邪为主因,风邪虽为六淫之首,但在不同季节,往往与其他当令之时气相合而伤人,如冬季多属风寒,春季多属风热,夏季多夹暑湿,秋季多兼燥气,梅雨季节多夹湿邪。一般以风寒、风热两者为多见,夏令暑湿之邪亦能杂感为病。若四时六气失常,"春时应暖而反寒,夏时应热而反冷,秋时应凉而反热,冬时应寒而反温"(《诸病源候论·时气病诸候》)。非时之气夹时行病毒伤人,则更易引起发病,且不限于季节性,病情多重,往往互为传染流行。

至于外邪侵犯人体,是否引起发病,关键还在于正气之强弱,同时与感邪的轻重,也有一定关系。当卫外功能减弱,肺卫调节疏懈,而外邪乘袭时,则易感受发病。如气候突变,寒温失常,六淫及时行之邪肆虐,侵袭人体,卫外之气不能调节应变,则每见本病的发病率升高;或因生活起居不当,寒温失调,以及过度劳累,而致肌腠不密,外邪侵袭为病;若体质偏弱,卫表不固,稍不谨慎,吹风受凉之后,则可见虚体感邪。他如肺经素有痰热、伏火,或痰湿内蕴,肺卫失于调节,则亦每易感受外邪。如素体阳虚者易受风寒,阴虚者易受风热、燥热,痰湿偏盛者易受外湿。于此说明,在禀赋素质有所偏差失调的情况下,最易内外因相引而发病。正如清·李用粹《证治汇补·伤风》篇所说:"肺家素有痰热,复受风邪束缚,内火不得舒泄,谓之寒暄,此表里两因之实证也。有平昔元气虚弱,表疏腠松,略有不谨,即显风证者,此表里两因之虚证也。"

风性轻扬,多犯上焦,故《素问·太阴阳明论篇》说:"伤于风者,上先受之。"肺处胸中,位于上焦,主呼吸,气道为出入升降的通路,喉为其系,开窍于鼻,外合皮毛,职司卫外。故外邪从口鼻、皮毛入侵,肺卫首当其冲,感邪之后,很快出现卫表及上焦肺系症状,以致卫表不和而见恶寒、发热、头疼、身痛;肺失宣肃而见鼻塞、流涕、咳嗽、咽痛。因病邪从表自上而入,内合于肺,故尤以卫表不和为其主要方面。由于四时六气不同,以及人体素质的差异,故临床表现的证候有风寒、风热和暑湿兼夹之证。在病程中且可见寒与热的转化或错杂。若感受风寒湿邪,则皮毛闭塞,邪郁于肺,肺气失宣;感受风热暑燥,则皮毛疏泄不畅,邪热犯肺,肺失清肃。如感受时行疫毒则病情多重,甚或有变生他病者。

类证鉴别

本病当注意与某些温病早期相鉴别,因温病早期,尤其是肺系温病,每常表现类似感冒的症状,如风温初起即极似风热感冒之证,因此在各种温热病的流行季节,应特别提高警惕,密切观察动态变化。一般而言,感冒发热多不高或不发热,温热病必有发热甚至高热,感冒服解表药后,多能汗出身凉脉静,温热病汗出后热虽暂降,但脉数不静,身热旋即复起,且见传变入里的证候。

辨证论治

感冒的临床表现,初起一般多见鼻塞、流涕、喷嚏、声重、恶风,继则发热、咳嗽、咽痒或痛、头痛、身楚不适等。病程五至七天左右。一般伤风全身症状不重,少有传变。时行感冒多呈流行性,常突然恶寒,甚则寒战、高热、周身酸痛,全身症状明显,且可化热入里,变生他病。由于感邪有轻有重,正气强弱不同,四时六气有别,故症状既有微甚,脉证亦各有差异。

因本病为邪在肺卫,故辨证属于表实证,但必须根据证情,求其病邪的性质,区别风寒、风热和暑湿兼夹之证。治疗应遵"其在皮者,汗而发之"(《素问·阴阳应象大论篇》)之义,采取解表达邪的原则,风寒治以辛温发汗,风热治以辛凉清解,暑湿杂感者又当清暑祛湿解表。虚体感邪则应扶正与解表并施,不可专行发散,重伤肺气。

(1) 风寒证

[症状] 恶寒重,发热轻,无汗,头痛,肢节酸疼,鼻塞声重,时流清涕,喉痒,咳嗽,痰吐稀薄色白,口不渴或渴喜热饮,舌苔薄白而润,脉浮或浮紧。

[证候分析] 风寒之邪外束肌表,卫阳被郁,故见恶寒、发热、无汗;清阳不展,络脉失和则头痛、肢节酸疼。风寒上受,肺气不宣而致鼻塞流涕、咽痒、咳嗽;寒为阴邪故口不渴或渴喜热饮。舌苔薄白而润,脉浮紧,俱为表寒征象。

［治法］ 辛温解表。

［方药］ 荆防败毒散[231]。方用荆芥、防风、生姜辛温散寒；柴胡、薄荷解表退热；川芎活血散风以治头痛；桔梗、枳壳、茯苓、甘草宣肺理气，化痰止咳；羌活、独活祛风散寒，兼能除湿，为治肢体酸痛之要药。如表寒重者，可配麻黄、桂枝以加强辛温散寒之力。

(2) 风热证

［症状］ 身热较著，微恶风，汗泄不畅，头胀痛，咳嗽，痰黏或黄，咽燥，或咽喉乳蛾红肿疼痛，鼻塞，流黄浊涕，口渴欲饮，舌苔薄白微黄、边尖红，脉象浮数。

［证候分析］ 风热犯表，热郁肌腠，卫表失和，故见身热、微恶风、汗出不畅；风热上扰则头胀痛；风热之邪熏蒸清道，故咽喉肿痛，咽燥口渴，鼻流浊涕；风热犯肺，肺失清肃，则咳嗽、痰黏或黄。苔白微黄，脉象浮数，为风热侵于肺卫之征。

［治法］ 辛凉解表。

［方药］ 银翘散[341]、葱豉桔梗汤[350]加减。两方均用连翘、豆豉、薄荷、竹叶、桔梗、甘草，故均能疏表泄热，轻宣肺气。但前者用银花、芦根、牛蒡重在清热解毒，并用荆芥以助疏解之力；后者用葱白、栀子，重在清宣解表。头胀痛较甚者加桑叶、菊花以清利头目；咳嗽痰多加象贝母、前胡、杏仁化痰止咳；咯痰稠黄，加黄芩、知母、瓜蒌皮清化痰热；咽喉红肿疼痛酌配一枝黄花、土牛膝、元参解毒利咽；时行热毒症状明显，配大青叶、蒲公英、草河车等清热解毒；若肺热素盛，风寒外束，热为寒遏，烦热恶寒，少汗，咳逆气急，痰稠，声哑，可用石膏、麻黄以清宣肺热。如风热化燥伤津，或秋令感受温燥致病，伴有咳呛痰少，口、咽、唇、鼻干燥，苔薄质红少津等燥象者，可酌配南沙参、天花粉、梨皮清肺润燥，不宜再伍辛温之品。

(3) 暑湿证

［症状］ 身热，微恶风，汗少，肢体酸重或疼痛，头昏重胀痛，咳嗽痰黏，鼻流浊涕，心烦，口渴，或口中黏腻，渴不多饮，胸闷，泛恶，小便短赤，舌苔薄黄而腻，脉濡数。

［证候分析］ 夏季感冒，感受当令之暑邪，暑多夹湿，每多暑湿并重。暑湿伤表，表卫不和，故身热、微恶风、汗少，肢体酸痛；风暑夹湿上犯清空，则头昏重胀痛；暑热犯肺，肺气不清，故咳嗽痰黏，鼻流浊涕；暑热内扰，热灼津伤，则心烦、口渴，小便短赤；湿热中阻，气机不展，故胸闷、泛恶、口中黏腻，渴不多饮。舌苔薄黄腻，脉濡数为暑热夹湿之征。

［治法］ 清暑祛湿解表。

［方药］ 新加香薷饮[372]加减。本方功能清暑化湿，用于夏月暑湿感冒，身热心烦，有汗不畅，胸闷等症。方用银花、连翘清解暑热，香薷发汗解表，厚朴、扁豆化湿和中。暑热偏盛可加黄连、青蒿，酌配鲜荷叶、鲜芦根清暑泄热；湿困卫表，加豆卷、藿香、佩兰芳化宣表；里湿偏重，加苍术、白蔻仁、半夏、陈皮和中化湿；小便短赤加六一散[66]、赤苓清热利湿。

至于虚体感冒之证，乃属体弱卫外不固，以致反复感邪，经常缠绵难愈，此为一般常规之外的特殊变证，不可过于辛散，单纯祛邪，强发其汗，重伤正气，治当扶正达邪，在疏散药中酌加补正之品。

气虚感冒，由于卫气不固，外感风寒，气虚托送无力，邪不易解，恶寒较甚，发热，无汗，身楚倦怠，咳嗽，咯痰无力，舌苔淡白，脉浮无力。治予益气解表，方用参苏饮[224]加减。药取人参、甘草、茯苓补气以祛邪；苏叶、葛根、前胡疏风解表；半夏、枳壳、桔梗宣理肺气，化痰止咳；陈皮、木香理气和中。若平素表虚自汗，易受风邪者，可用玉屏风散[86]益气固表，以防感冒。

阴虚感冒，由于阴津素亏，外感风热，津液不能作汗达邪，身热，微恶风寒，少汗，头昏，心烦,口干,干咳痰少,舌红少苔,脉细数。治予滋阴解表,方用加减葳蕤汤[137]化裁。药取玉竹滋阴生津,以助汗源;甘草、大枣甘润和中;豆豉、薄荷、葱白、桔梗疏表散邪;白薇清热和阴;口渴咽干明显,可加沙参、麦冬以养阴生津。

此外,在本病流行期间,尤当重视预防,服用防治方药。冬春风寒当令季节,可用贯众、紫苏、荆芥各10克,甘草3克,水煎,顿服,连服三天。夏月暑湿当令季节,可用藿香、佩兰各5克,薄荷2克,煮汤以代饮料(鲜者用量均应酌加)。如时邪毒盛,流行广泛,可用贯众10克,板蓝根(或大青叶)12克,生甘草3克煎服,日一剂。同时应注意防寒保暖,在气候冷热变化时,随时增减衣服,避免受凉淋雨及过度疲劳,劝阻患者到公共场所活动,防止交叉感染,以控制其流行。室内可用食醋熏蒸法,每立方米空间用食醋5~10毫升,加水1~2倍,稀释后,加热蒸熏二小时,每日或隔日一次,作空气消毒,以预防传染。

治疗期间应认真护理,加强观察,注意煎药及服药要求,水药宜于轻煎,不可过煮,乘温热服,服后避风复被取汗,或吃热稀饭、米汤以助药力,得汗为病邪外达之象,无汗是邪尚未祛。出汗后尤应避风保暖,以防复感。并应多饮开水,适当休息。

一般而言,感冒本属轻浅之疾,只要能及时而恰当的处理,或选用适当的简验方、中成药,即可较快痊愈,但对老年、婴幼、体弱患者及时感重症,必须加以重视,注意有无特殊情况,防止发生传变,或同时夹杂其他疾病。

结语

感冒是临床常见的外感疾病。主症为鼻塞、流涕、喷嚏、咳嗽、头痛、恶寒发热、全身不适等。

病因外感六淫,时行病毒,在人体卫外功能减弱,不能调节应变之时,从皮毛、口鼻入侵,邪犯肺卫,卫表不和而致病。

辨证属于表实,但必须根据证情,求其病邪的性质,区别风寒、风热和暑湿兼夹之证。治疗以解表发汗为主,风寒宜于辛温,风热当用辛凉,暑湿则当清暑祛湿。一般均忌用补敛之品,以免留邪。

临床寒热二证,宜分辨清,不能误治,如见偏寒偏热俱不明显,可予辛平轻剂;表寒里热杂见者,当解表清里,宣肺泄热,时行感冒传染力强,症状重者,辨证以风热为多见,应重用清热解毒之品。对有并发症和夹杂症者应适当兼顾,如小儿感冒夹惊、夹食者,当配合熄风止痉或消食导滞之品;老人、婴幼患者及时感重症,病情发生传变,化热入里,又当与温病联系互参;若原有某些宿疾,或因感冒诱发者,当根据标本先后和轻重主次的要求,进行治疗,适当兼顾,至于虚体感冒,又当在解表药中酌加扶正之品以达邪,根据气虚和阴虚的不同表现,予以相应治疗。

文献摘录

《伤寒论·太阳篇》:"太阳中风,阳浮而阴弱。阳浮者,热自发;阴弱者,汗自出。啬啬恶寒,淅淅恶风,翕翕发热,鼻鸣干呕者,桂枝汤主之。"

《丹溪心法·中寒》:"伤风属肺者多,宜辛温或辛凉之剂散之。"

《景岳全书·伤风》:"伤寒之病,本由外感。但邪甚而深者,遍传经络,即为伤寒;邪轻而浅者,止犯皮毛,即为伤风。皮毛为肺之合,而上通于鼻,故其在外则为鼻塞声重,甚者并连少阳、阳明之经,而或为头痛,或为憎寒发热。其在内则多为咳嗽,甚则邪实在肺而为痰、为喘。有寒胜而受风者,身必无汗而多咳嗽,以阴邪闭郁皮毛也。有热胜而受风者,身必多汗恶风而咳嗽,以阳邪开泄肌腠也。有气强者,虽见痰嗽,或五、六日,或十余日,肺气疏则顽痰利,风邪渐散而愈也。有气弱者,邪不易解,而痰嗽日甚,或延绵数月。风邪犹在,非用辛温必不散也。有以衰老受邪,而不慎起居,则旧邪未去,新邪继之,多致终身受其累,此治之尤不易也。"

《类证治裁·伤风》:"其症恶风有汗,脉浮,头痛,鼻塞声重,咳嗽痰多,或憎寒发热。惟其人卫气有疏密,感冒有浅深,故见症有轻重……凡体实者,春夏治以辛凉,秋冬治以辛温,解其肌表,风从汗散。体虚者,固其卫气,兼解风邪……如初起风兼寒,宜辛温发表,郁久成热,又宜辛凉疏解,忌初用寒凉,致外邪不得疏散,郁热不得发越,重伤肺气也。"

《证治汇补·伤风》:"如虚人伤风,屡感屡发,形气病气俱虚者,又当补中,而佐以和解,倘专泥发散,恐脾气益虚,腠理益疏,邪乘虚入,病反增剧也。"

2　咳嗽

咳嗽是肺系疾病的主要证候之一。分别言之，有声无痰为咳，有痰无声为嗽。一般多为痰声并见，难以截然分开，故以咳嗽并称。

《内经》对咳嗽的论述颇详，如《素问·宣明五气篇》说："五气所病……肺为咳。"《素问·咳论篇》既认为咳嗽是由于"皮毛先受邪气"所致，又说"五脏六腑皆令人咳，非独肺也"。强调外邪犯肺或脏腑功能失调，病及于肺，均能导致咳嗽。后世医家对此续有阐发。

咳嗽的分类，历代所用名称甚多。《素问·咳论篇》以脏腑命名，分为肺咳、心咳、肝咳、脾咳、肾咳……等，并且描述了各类不同证候的特征。《诸病源候论·咳嗽候》有十咳之称，除五脏咳外，尚有风咳、寒咳、久咳、胆咳、厥阴咳等。明·张景岳执简驭繁地归纳为外感、内伤两大类。《景岳全书·咳嗽》篇说："咳嗽之要，止惟二证，何为二证？一曰外感，一曰内伤而尽之矣。"至此，咳嗽之辨证分类始较完善，切合临床实用。

咳嗽既是具有独立性的证候，又是肺系多种疾病的一个症状。本篇讨论范围，重点在于以咳嗽为主要表现的病证，其他疾病兼见咳嗽的，可与本篇联系互参。此外，因久咳致喘，表现肺气虚寒或寒饮伏肺等证者，当参阅喘证、痰饮等篇。

病因病机

咳嗽的病因有外感、内伤两大类。外感咳嗽为六淫外邪侵袭肺系；内伤咳嗽为脏腑功能失调，内邪干肺。不论邪从外入，或自内而发，均可引起肺失宣肃，肺气上逆作咳。

外感　六淫外邪，侵袭肺系。多因肺的卫外功能减退或失调，以致在天气冷热失常、气候突变的情况下，六淫外邪或从口鼻而入，或从皮毛而受。《河间六书·咳嗽论》谓"寒、暑、燥、湿、风、火六气，皆令人咳嗽"，即是此意。由于四时主气的不同，因而人体所感受的致病外邪亦有区别。风为六淫之首，其他外邪多随风邪侵袭人体，所以外感咳嗽常以风为先导，挟有寒、热、燥等邪，张景岳曾倡"六气皆令人咳，风寒为主"之说，认为以风邪挟寒者为居多。

内伤　总由脏腑功能失调，内邪干肺所致。可分其他脏腑病变涉及于肺和肺脏自病两端。他脏及肺的咳嗽，可因情志刺激，肝失条达，气郁化火，气火循经上逆犯肺所致；或由饮食不当，嗜烟好酒，熏灼肺胃；过食肥厚辛辣，或脾失健运，痰浊内生，上干于肺致咳。因肺脏自病者常由肺系多种疾病迁延不愈，肺脏虚弱，阴伤气耗，肺的主气功能失常，肃降无权，而致气逆为咳。

从上可知，无论外感或内伤咳嗽，均属肺系受病，肺气上逆所致，故《景岳全书·咳嗽》篇说："咳证虽多，无非肺病。"因肺主气，司呼吸，上连气道、喉咙，开窍于鼻，外合皮毛，内为五脏华盖，其气贯百脉而通他脏，不耐寒热，称为"娇脏"，易受内、外之邪侵袭而为病，病则宣肃失常，肺气上逆，发为咳嗽。如《医学三字经·咳嗽》篇说："肺为脏腑之华盖，呼之则虚，吸之则满，只受得本然之正气，受不得外来之客气，客气干之则呛而咳矣，只受得脏腑之清气，受不得脏腑之病气，病气干之亦呛而咳矣。"《医学心悟》亦指出："肺体属金，譬若钟然，钟非叩不鸣，风寒暑湿燥火六淫之邪，自外击之则鸣，劳欲情志，饮食炙煿之火自内攻之则亦鸣。"

提示咳嗽是内、外病邪犯肺,肺脏为了祛邪外达所产生的一种病理反应。

外感咳嗽属于邪实,为外邪犯肺,肺气壅遏不畅所致,若不能及时使邪外达,可进一步发生演变转化,表现风寒化热、风热化燥,或肺热蒸液成痰(痰热)等情况。内伤咳嗽多属邪实与正虚并见。病理因素主要为"痰"与"火"。但痰有寒热之别,火有虚实之分;痰可郁而化火(热),火能炼液灼津为痰。他脏及肺者,多因邪实导致正虚,如肝火犯肺每见气火耗伤肺津,炼液为痰,痰湿犯肺者,多因脾失健运,水谷不能化为精微上输以养肺,反而聚为痰浊,上贮于肺,肺气壅塞,上逆为咳。若久延脾肺两虚,气不化津,则痰浊更易滋生,此即"脾为生痰之源,肺为贮痰之器"的道理。甚则病延及肾,由咳至喘。如痰湿蕴肺,遇感引触,转从热化,则可表现为痰热咳嗽。至于肺脏自病的咳嗽则多为因虚致实。如肺阴不足每致阴虚火炎,灼津为痰,肺失濡润,气逆作咳,或肺气亏虚,肃降无权,气不化津,津聚成痰,气逆于上,引起咳嗽。

外感咳嗽与内伤咳嗽还可相互影响为病,久延则邪实转为正虚。外感咳嗽如迁延失治,邪伤肺气,更易反复感邪,而致咳嗽屡作,肺气益伤,逐渐转为内伤咳嗽;肺脏有病,卫外不强,易受外邪引发或加重,特别在气候转寒时尤为明显。久则从实转虚,肺脏虚弱,阴伤气耗。于此可知,咳嗽虽有外感、内伤之分,但有时两者又可互为因果。

辨证论治

咳嗽是肺系多种疾病常见的主要症状,也可因他脏病变及肺而引起,深入分析这一症状的特点,可以作为辨别其病理性质的重要依据,并有助于联系有关疾病,达到辨证与辨病相结合的目的。

临证应当了解咳嗽的时间、节律、性质、声音以及加重的有关因素。如咳嗽时作,白天多于夜间,咳而急剧、声重,或咽痒则咳作者,多为外感风寒或风热引起;若咳声嘶哑,病势急而病程短者,为外感风寒或风热,病势缓而病程长者为阴虚或气虚;咳声粗浊者多为风热或痰热伤津所致;早晨咳嗽阵发加剧,咳嗽连声重浊,痰出咳减者,多为痰湿或痰热咳嗽;午后、黄昏咳嗽加重,或夜间时有单声咳嗽,咳声轻微短促者,多属肺燥阴虚;夜卧咳嗽较剧,持续不已,少气或伴气喘者,为久咳致喘的虚寒证。咳而声低气怯者属虚,洪亮有力者属实。饮食肥甘、生冷加重者多属痰湿;情志郁怒加重者因于气火;劳累、受凉后加重者多为痰湿、虚寒。

同时还需注意痰的色、质、量、味。咳而少痰的多属燥热、气火、阴虚;痰多的常属湿痰、痰热、虚寒;痰白而稀薄的属风、属寒;痰黄而稠者属热;痰白质黏者属阴虚、燥热;痰白清稀透明呈泡沫样的属虚、属寒;咯吐血痰,多为肺热或阴虚;如脓血相兼的,为痰热瘀结成痈之候。有热腥味或腥臭气的为痰热;味甜者属痰湿;味咸者属肾虚。

总之,咳嗽的辨证,首当区别外感与内伤,治疗应分清邪正虚实。外感咳嗽多是新病,起病急,病程短,常伴肺卫表证,属于邪实,治以祛邪利肺。内伤咳嗽多为久病,常反复发作,病程长,可伴见他脏形证,多属邪实正虚,治当祛邪止咳,扶正补虚,标本兼顾,分清虚实主次处理。

外感咳嗽

(1) 风寒袭肺

[症状] 咳嗽声重,气急,咽痒,咳痰稀薄色白,常伴鼻塞、流清涕、头痛、肢体酸楚、恶寒、发热、无汗等表证,舌苔薄白,脉浮或浮紧。

[证候分析] 风寒袭肺,肺气壅塞不得宣通,故咳而声重、气急;风寒上受,肺窍不利,则

鼻塞流涕,咽喉作痒;寒邪郁肺,气不布津,凝聚为痰,故痰咯稀薄色白;风寒外束肌腠,故伴有头痛身楚、寒热无汗等表寒证。舌苔薄白,脉浮或浮紧,为风寒在表之征。

治法:疏风散寒,宣肺止咳。

[方药] 三拗汤[22]、止嗽散[56]加减。二方均能宣肺止咳化痰。前方用麻黄、杏仁、甘草,重在宣肺散寒,适用于初起风寒闭肺。后方用紫菀、百部润肺止嗽;荆芥、桔梗、甘草、陈皮祛风宣肺,化痰利咽;白前降气祛痰,适用于外感咳嗽迁延不愈,表邪未净,或愈而复发,喉痒而咯痰不畅者。若夹痰湿,咳而痰黏,胸闷,苔腻者,加半夏、厚朴、茯苓以燥湿化痰;若热为寒遏,咳嗽音嘎,气急似喘,痰黏稠,口渴,心烦,或有身热者,加石膏、桑皮、黄芩以解表清里。

(2) 风热犯肺

[症状] 咳嗽频剧,气粗或咳声嘎哑,喉燥咽痛,咯痰不爽,痰黏稠或稠黄,咳时汗出,常伴鼻流黄涕、口渴、头痛、肢楚、恶风、身热等表证,舌苔薄黄,脉浮数或浮滑。

[证候分析] 风热犯肺,肺失清肃而咳嗽气粗,或咳声嘎哑,肺热伤津则见口渴,喉燥咽痛;肺热内郁,蒸液成痰,故痰吐不爽,稠黏色黄,鼻流黄涕;风热犯表,卫表不和而见汗出等表热证。苔薄黄,脉浮数,皆是风热在表之征。

[治法] 疏风清热,宣肺化痰。

[方药] 桑菊饮[304]加减。本方功能疏风清热,宣肺止咳。方中桑叶、菊花、薄荷、连翘辛凉解表而清风热;桔梗、杏仁、甘草、芦根宣肺止咳,清热生津。亦可加前胡、牛蒡以增强宣肺之力。肺热内盛加黄芩、知母清肺泄热;咽痛、声嘎配射干、赤芍、挂金灯清热利咽;热伤肺津,咽燥口干,舌质红,酌加南沙参、天花粉清热生津;夏令夹暑加六一散[66]、鲜荷叶清解暑热。

(3) 风燥伤肺

[症状] 干咳,连声作呛,喉痒,咽喉干痛,唇鼻干燥,无痰或痰少而粘连成丝,不易咯出,或痰中带有血丝,口干,初起或伴鼻塞、头痛、微寒、身热等表证,舌苔薄白或薄黄,质红、干而少津,脉浮数或小数。

[证候分析] 风燥伤肺,肺失清润,故见干咳作呛;燥热灼津则咽喉口鼻干燥,痰黏不易咯吐;燥热伤肺,肺络受损,故痰中夹血。本证多发于秋季,乃燥邪与风热并见的温燥证,故见风燥外客、卫气不和的表证。舌质干红少津,脉浮数,均属燥热之征。

[治法] 疏风清肺,润燥止咳。

[方药] 桑杏汤[303]加减。本方清宣凉润,用于风燥伤津,干咳少痰,外有表证者。药用桑叶、豆豉疏风解表,杏仁、象贝母化痰止咳,南沙参、梨皮、栀子生津润燥清热。若津伤较甚者配麦冬、玉竹滋养肺阴;热重者酌加石膏、知母清肺泄热;痰中挟血配白茅根清热止血。

另有凉燥证,乃燥证与风寒并见,表现干咳少痰或无痰,咽干鼻燥,兼有恶寒发热,头痛无汗、舌苔薄白而干等症,用药当以温而不燥,润而不凉为原则,方取杏苏散[177]酌加紫菀、款冬、百部等以温润止咳,若恶寒甚,无汗,可配荆芥、防风以散寒解表。

内伤咳嗽

(1) 痰湿蕴肺

[症状] 咳嗽反复发作,咳声重浊,痰多,因痰而嗽,痰出咳平,痰黏腻或稠厚成块,色白或带灰色,每于早晨或食后则咳甚痰多,进甘甜油腻食物加重,胸闷、脘痞、呕恶、食少、体倦、

大便时溏,舌苔白腻,脉象濡滑。

[证候分析] 脾湿生痰,上渍于肺,壅遏肺气,故咳嗽痰多,咳声重浊,痰黏腻或稠厚;脾运不健故食甘甜肥腻物品反而助湿生痰,湿痰中阻则胸闷脘痞、呕恶;脾气虚弱故食少、神倦、大便时溏。舌苔白腻,脉濡滑,为痰湿内盛之征。

[治法] 健脾燥湿,化痰止咳。

[方药] 二陈汤[5]、三子养亲汤[19]加减。前方用半夏、茯苓燥湿化痰;陈皮、甘草理气和中。亦可加苍术、厚朴,加强燥湿化痰作用。适用于咳而痰多稠厚,胸闷,脘痞,苔腻之症。后方用苏子、白芥子、莱菔子降气化痰止咳,适用于痰浊壅肺,咳逆痰涌,胸满气急,苔浊腻之症。若寒痰较重,痰黏白如沫,怕冷,加干姜、细辛、温肺化痰;久病脾虚,神倦,酌加党参、白术、炙甘草益气健脾。症情平稳后可服六君子丸[67]以资调理。

(2) 痰热郁肺

[症状] 咳嗽气息粗促,或喉中有痰声,痰多、质黏厚或稠黄,咯吐不爽,或有热腥味,或吐血痰,胸胁胀满,咳时引痛,面赤,或有身热,口干欲饮,舌苔薄黄腻,质红,脉滑数。

[证候分析] 痰热壅阻肺气,肺失清肃,故咳嗽气息粗促,痰多质黏稠、色黄、咯吐不爽;痰热郁蒸,则痰有腥味;热伤肺络,故胸胁胀痛,咳时引痛,或咯吐血痰;肺热内郁,则有身热,口干欲饮,舌苔薄黄腻,质红,脉滑数,均属痰热之候。

[治法] 清热化痰肃肺。

[方药] 清金化痰汤[334]加减。本方功能清热化痰,用于咳嗽气急胸满,痰稠色黄。药用桑白皮、黄芩、栀子、知母清泄肺热;贝母、瓜蒌、桔梗清肺止咳;麦冬、橘红、茯苓、甘草养阴化痰。痰黄如脓或腥臭,酌加鱼腥草、金荞麦根、苡仁、冬瓜子清化痰热;胸满咳逆,痰涌,便秘配葶苈子、风化硝泻肺逐痰;痰热伤津,酌加南沙参、天冬、天花粉养阴生津。

(3) 肝火犯肺

[症状] 上气咳逆阵作,咳时面赤,咽干,常感痰滞咽喉,咯之难出,量少质黏,或痰如絮条,胸胁胀痛,咳时引痛,口干苦。症状可随情绪波动增减。舌苔薄黄少津,脉象弦数。

[证候分析] 肝气郁结化火,上逆侮肺,肺失肃降,以致气逆作咳;肝火上炎,故咳时面红,口苦咽干;木火刑金,炼液成痰,则痰黏或成絮条,难以咯吐;肝脉布两胁,上注于肺,肝肺络气不和,故胸胁胀痛,咳而引痛。舌苔薄黄少津,脉弦数,皆为肝火肺热之征。

[治法] 清肺平肝,顺气降火。

[方药] 加减泻白散[136]合黛蛤散[386],前方能清肺顺气化痰。用桑白皮、地骨皮、知母、黄芩、甘草清热泻火;桔梗、青皮、陈皮化痰顺气。后方用青黛、蛤壳清肝化痰。二方相合,使气火下降,肺气得以清肃,咳逆自平。还可酌加栀子、丹皮清肝泻火;苏子、竹茹、枇杷叶化痰降气。胸闷气逆,加枳壳、旋覆花利肺降逆;胸痛配郁金、丝瓜络理气和络;痰黏难咯,酌加海浮石、贝母清热化痰;火郁伤津,咽燥口干,咳嗽日久不减,酌加沙参、麦冬、天花粉、诃子养阴生津敛肺。

(4) 肺阴亏耗

[症状] 干咳,咳声短促,痰少黏白,或痰中挟血,或声音逐渐嘶哑,口干咽燥,或午后潮热颧红,手足心热,夜寐盗汗,起病缓慢,日渐消瘦,神疲,舌质红、少苔,脉细数。

[证候分析] 肺阴亏虚,虚热内灼,肺失润降,则干咳,咳声短促;虚火灼津为痰,肺损络伤,故痰少黏白或见夹血;阴虚肺燥,津液不能濡润上承,则咳声逐渐嘶哑,口干咽燥;阴虚火

旺,故午后潮热,手足心热,颧红,夜寐盗汗;阴精不能充养而致形瘦神疲。舌质红,脉细数,均为阴虚内热之征。

[治法] 滋阴润肺,止咳化痰。

[方药] 沙参麦冬汤[185]加减。本方有甘寒养阴、润燥生津之功。用于阴虚肺燥,干咳少痰。药作沙参、麦冬、花粉、玉竹、百合滋养肺阴;桑叶清散肺热;扁豆、甘草甘缓和中。可加川贝母、甜杏仁润肺化痰;桑白皮、地骨皮清肺泻火。如咳而气促,加五味子、诃子以敛肺气;潮热,酌加功劳叶、银柴胡、青蒿、鳖甲、胡黄连以清虚热;盗汗加乌梅、瘪桃干、浮小麦收敛止涩;咯吐黄痰加海蛤粉、知母、黄芩清热化痰;痰中带血加丹皮、栀子、藕节清热止血。

此外,治疗咳嗽的简验方、中成药甚多,可以在辨证的基础上结合辨病选择使用,以加强治疗效果。

一般而言,外感咳嗽其病尚浅而易治,但燥与湿二者较为缠绵,因湿邪困脾,久则脾虚而致积湿生痰,转为内伤之痰湿咳嗽;燥伤肺津,久则肺阴亏耗,成为内伤阴虚肺燥之咳嗽。故方书有"燥咳每成痨"之说。内伤咳嗽多呈慢性反复发作过程,其病较深,治疗难取速效。痰湿咳嗽之部分老年患者,由于反复病久,肺脾两伤,可发展成为痰饮、咳喘,在病理演变上有两方面的转归,一因阳气渐衰,病延及肾,表现为"肺气虚寒"的虚性咳喘;或因痰湿转从寒化,气不布津,停而为饮,表现为本虚标实之"寒饮伏肺"证,二者之间又互有联系。至于肺虚咳嗽,虽然初起轻微,但如疏忽延误失治,则往往日益加重,趋于劳损之途。此外尤当注意辨证结合辨病,以测知其预后转归顺逆。

对于咳嗽的预防,首应注意气候变化,做好防寒保暖,避免受凉,饮食不宜甘肥、辛辣及过咸,戒烟酒,适当参加体育锻炼,以增强体质,提高抗病能力。内伤咳嗽在缓解期间,应坚守"缓则治其本"的原则,补虚固本以图根治。

结语

咳嗽是肺系疾病的主要证候之一,有外感、内伤两类。外感为六淫犯肺;内伤为脏腑功能失调而致肺失宣肃,肺气上逆,发为咳嗽。

辨证当分外感内伤,外感新病属于邪实,治应祛邪利肺;内伤久病多属邪实正虚,治应去邪止咳,扶正补虚,分别主次处理。

咳嗽的治疗,除直接治肺外,还应注意治脾、治肝、治肾等整体疗法。外感咳嗽一般均忌敛涩留邪,当因势利导,肺气宣畅则咳嗽自止。内伤咳嗽应防宣散伤正,须从调护正气着眼。总之,咳嗽是人体祛邪外达的一种病理表现,治疗决不能单纯的见咳止咳,必须按照不同的病因分别处理。一般说来,咳嗽轻重可以反映病邪的微甚,但在某些情况下,因正虚不能祛邪外达,咳虽轻微,但病情却重,应加警惕。

文献摘录

《活法机要》:"咳谓无痰而有声,肺气伤而不清也。嗽谓无声而有痰,脾湿动而为痰也。咳嗽是有痰而有声,盖因伤于肺气而咳,动于脾湿因咳而为嗽也。"

《景岳全书·咳嗽》:"外感之邪多有余,若实中有虚,则宜兼补以散之。内伤之病多不足,若虚中挟实,亦当兼清以润之。"

《医学入门·咳嗽》:"新咳有痰者外感,随时解散;无痰者便是火热,只宜清之。久咳有痰者燥脾化痰,无痰者,清金降火。盖外感久则郁热,内伤久则火炎,俱宜开郁润燥……苟不治本而浪用兜铃、粟壳涩剂,反致缠绵。"

《医宗必读·咳嗽》:"大抵治表者,药不宜静,静则留连不解,变生他病,故忌寒凉收敛,如《五脏生成篇》所谓肺欲辛是也。治内者,药不宜动,动则虚火不宁,燥痒愈甚,故忌辛香燥热,如《宣明五气篇》所谓辛走气,气病无多食辛是也。"

《医约·咳嗽》:"咳嗽毋论内外寒热,凡形气病气俱实者,宜散宜清,宜降痰,宜顺气。若形气病气俱虚者,宜补宜调,或补中稍佐发散清火。"

《医门法律·咳嗽门》:"凡邪盛咳频,断不可用劫涩药。咳久势衰,其势不锐,方可涩之。"

《证治汇补·咳嗽》:"肺居至高,主持诸气,体之至清至轻者也。外因六淫,内因七情,肺金受伤,咳嗽之病从兹作矣。"

《医学三字经·咳嗽》:"《内经》云:'五脏六腑皆令人咳。非独肺也。'然肺为气大主,诸气上逆干肺则呛而咳,是咳嗽不止于肺,而亦不离乎肺也。"

3 肺痿

肺痿，指肺叶痿弱不用，为肺脏的慢性虚损性疾患。临床以咳吐浊唾涎沫为主症。《金匮要略心典·肺痿肺痈咳嗽上气病》注说"痿者萎也，如草木之萎而不荣"，用形象比喻的方法以释其义。

本病首见于《金匮要略·肺痿肺痈咳嗽上气病》篇，该篇指出："寸口脉数，其人咳，口中反有浊唾涎沫者……为肺痿之病。"历代医家多在金匮的基础上予以引申阐述，共同认为总属肺虚不足之疾，并有"肺伤善痿"的解释。《外台秘要》十卷肺痿门，出炙甘草汤以治肺痿涎唾多，心中温温液液者。后世对虚热肺痿的治疗，主张用金匮肺痿篇中的麦门冬汤，或喻嘉言的清燥救肺汤，补充了该篇的不足。

根据《金匮要略》旨义及后世医家认识，本病多属肺部多种疾患伤肺，进一步演变发展成痿。如肺痈、肺痨、久嗽、喘、哮等伤肺，均有转化成为肺痿的可能。《金匮要略》将肺痿与肺痈、咳嗽上气并列一篇加以讨论，不仅是为了对照鉴别，还提示肺痈实热证，误治失治，或溃脓后正气渐虚，余邪不清，热毒结于上焦，熏灼肺阴，可以转为肺痿的虚热证。《外台秘要·咳嗽门》引许仁则论云："肺气嗽经久将成肺痿，其状不限四时冷热，昼夜嗽常不断，唾白如雪，细沫稠粘，喘息气上，乍寒乍热，发作有时，唇口喉舌干焦，亦有时唾血者，渐觉瘦悴，小便赤，颜色青白，毛耸，此亦成蒸。"说明肺痨久嗽进一步发展则成肺痿。他如内伤久咳，或喘、哮反复发作，伤津耗气，亦可形成肺痿。

从上可知，本篇所论范围，包括肺部多种疾病导致肺叶痿弱不用，表现以咳吐浊唾涎沫为主症的慢性虚损性病变。正如清江笔花《笔花医镜·虚劳》所说："肺金痿者，其受病不同，及其成劳一也。"

病因病机

本病原因可分肺燥津伤和肺气虚冷两个方面，而以前者为主。病变机理为肺虚津气失于濡养所致。

（1）肺燥津伤 此为肺有燥热，重亡津液。如肺痨久嗽，耗伤阴津，虚热内灼，肺痈热毒熏蒸伤阴，消渴津液耗伤，热病邪热伤津。或因误治（汗、吐、下利等）消亡津液，以致热壅上焦，消灼肺津，变生涎沫，肺燥阴竭，肺失濡养，日渐枯萎。《金匮要略·肺痿肺痈咳嗽上气病》说："热在上焦者，因咳为肺痿，肺痿之病……或从汗出，或从呕吐，或从消渴，小便利数，或从便难，又被快药下利，重亡津液，故得之。"

（2）肺气虚冷 大病久病之后，如内伤久咳、久喘等，耗气伤阳。或虚热肺痿，久延阴伤及阳。以致肺虚有寒，气不化津，津反为涎，肺失濡养，痿弱不用。此即《金匮要略》所谓"肺中冷"之类。

总之，本病由于肺虚，津气亏损，失于濡养，以致肺叶枯萎。但因发病机理的不同，而有虚热、虚寒之分。虚热肺痿，一为本脏自病所转归；一由失治误治或他脏之病导致。因热在上焦，消亡津液，阴虚生内热，津枯则肺燥，肺燥且热，清肃之令不行，脾胃上输之津转液从热化，煎熬而成涎沫，或因脾阴胃液耗伤，不能上输于肺，肺失濡养，遂致肺叶枯萎。虚寒肺痿为肺气虚冷,不能温化布散脾胃上输之津液,反而聚为涎沫,复因治节无权,上虚不能制下,膀胱失于约束,而小便不禁。《金匮要略心典·肺痿肺痈咳嗽上气病》说:"盖肺为娇脏,热则气灼,故不用而痿;冷则气沮,故亦不用而痿也。遗尿,小便数者,肺金不用而气化无权,斯膀胱无制而津液不藏也。"指出肺主气化,为水之上源,若肺气虚冷,不能温化,固摄津液,由气虚导致津亏,肺失濡养,亦可渐致肺叶枯萎不用。

类证鉴别

肺痿与肺痈二者同属肺脏疾患,但肺痿以咳吐浊唾涎沫为主症,而肺痈以咳则胸痛、吐痰腥臭,甚则咳吐脓血为主症。虽然多为肺中有热,但肺痈属实,肺痿属虚,肺痈失治久延,可以转为肺痿。肺痿与肺痨二者有轻重因果的关系,肺痨主症为咳嗽、咳血、潮热、盗汗等。肺痨后期可以转为肺痿重症。为此,既应注意肺痿与肺痈、肺痨的鉴别,又要了解其相互联系,可参阅有关篇章。

辨证论治

肺痿的特征为咳吐浊唾涎沫。临床症见咳嗽,或竟不咳,咯吐浊唾涎沫,或唾白如雪,细沫稠黏,或有时唾血,气息短促,或时有寒热,形体瘦削,皮毛干枯,头昏,神疲,面㿠色青等。由于病机不同,辨证有虚热、虚寒之分。如《医门法律·肺痿肺痈门》说:"肺痿者,其积渐已非一日,其寒热不止一端。"一般以虚热为多见,如久延伤气,亦可转为虚寒,但究属少数。

治疗总以补肺生津为原则。虚热证,治当生津清热,以润其枯;虚寒证,治当温肺益气,而摄涎沫。

(1) 虚热

[症状] 咳吐浊唾涎沫,其质较黏稠,或咳痰带血,咳声不扬,甚则音嗄,气急喘促,口渴咽燥,午后潮热,形体消瘦,皮毛干枯,舌红而干,脉虚数。

[证候分析] 肺阴亏耗,虚火内炽,肺失肃降,则气逆咳喘;热灼津液成痰,故咯吐浊唾涎沫,其质黏稠;燥热伤津,津液不能濡润上承,故咳声不扬,音嗄,咽燥,口渴;阴虚火旺,灼伤肺络,则午后潮热,咯痰带血;阴津枯竭,内不能洒陈脏腑,外不能充身泽毛,故形体消瘦,皮毛干枯。舌红而干,脉虚数,及是阴枯热灼之象。

[治法] 滋阴清热,润肺生津。

[方药] 麦门冬汤[169]、清燥救肺汤[340]加减。前方润肺生津,降逆下气,用于咳嗽气逆,咽喉干燥不利,咯痰黏浊不爽。后方养阴润燥,清金降火,用于阴虚燥火内盛,干咳痰少,咽痒气逆。药用麦冬滋阴润燥;人参益气生津;甘草、大枣、粳米甘缓补中;伍入半夏下气降逆,止咳化痰,以辛燥之品,反佐润燥之功;阿胶、胡麻仁以滋肺液;石膏、枇杷叶可清肺胃之热。如火盛,出现虚烦、咳呛、呕逆者,则去大枣,加竹茹、竹叶清热和胃降逆。如咳吐浊黏痰,口干欲饮,则可加天花粉、知母、川贝母。津伤甚者加沙参、玉竹以养肺津。潮热加银柴胡、地骨皮以清虚热退蒸。

(2) 虚寒

[症状] 咯吐涎沫,其质清稀量多,不渴,短气不足以息,头眩,神疲乏力,食少,形寒,小便数,或遗尿,舌质淡,脉虚弱。

[证候分析] 肺气虚寒,气不化津,津反为涎,故咯吐多量清稀涎沫,因非阴虚火旺故不渴,肺虚不能主气,则短气不足以息,脾肺气虚则神疲食少,清阳不升故头眩,阳不卫外则形寒,上虚不能制下,膀胱失约,故小便频数或遗尿。舌质淡,脉虚弱,皆属气虚有寒之征。

[治法] 温肺益气。

[方药] 甘草干姜汤[101]或生姜甘草[115]汤加减。前方甘辛合用,甘以滋液,辛以散寒。后方则以补脾助肺,益气生津为主。药用甘草入脾益肺,取甘守津回之意;干姜温肺脾,使气能化津,水谷归于正化,则吐沫自止。肺寒不著者亦可改用生姜以辛散宣通,并取人参、大枣甘温补脾,益气生津。另可加白术、茯苓增强健脾之功;尿频、涎沫多者加煨益智,喘息短气可配钟乳石、五味子,另吞蛤蚧粉。

总之,肺痿主要是肺脏多种疾病久延转归而成,属内伤虚证,难治之疾,宜缓图取效。若见张口短气,喉哑,声嘶,咯血,皮肤干枯,脉沉涩而急或细数无神者预后多不良。

结语

肺痿是肺叶萎弱不用的肺部慢性虚损疾患。临床主要症状为咳吐浊唾涎沫。

发病机理主要为热在上焦,肺燥津伤,或肺气虚冷,气不化津,以致津气亏损,肺失濡养,日渐肺叶枯萎而成。

辨证有虚热、虚寒两证,治疗总以补肺生津为原则。虚热证治当润肺生津、清金降火,虚寒证治当温肺益气。

临床以虚热证为多见,但久延伤气,亦可转为虚寒证。治应刻刻注意保护津液,重视调理脾、肾。脾胃为后天之本,肺金之母,培土有助于生金;肾为气之根,司摄纳,温肾可以助肺纳气,补上制下。不可妄投燥热之药,以免助火伤津;亦忌苦寒滋腻之品碍胃,切勿使用峻剂,祛逐痰涎,犯虚虚之戒。

文献摘录

《金匮要略·肺痿肺痈咳嗽上气病》:"问曰:热在上焦者,因咳为肺痿。肺痿之病,从何得之?"师曰:"或从汗出,或从呕吐,或从消渴,小便利数,或从便难,又被快药下利,重亡津液,故得之。""寸口脉数,其人咳,口中反有浊唾涎沫者何?"师曰:"为肺痿之病。若口中辟辟燥,咳即胸中隐隐痛,脉反滑数,此为肺痈,咳唾脓血。脉数虚者为肺痿,数实者为肺痈。"

《金匮要略·肺痿肺痈咳嗽上气病》:"肺痿吐涎沫而不咳者,其人不渴,必遗尿,小便数,所以然者,以上虚不能制下故也,此为肺中冷,必眩,多涎唾,甘草干姜汤以温之,若服汤已渴者,属消渴。"

《医门法律·肺痿肺痈门》:"肺痿者,其积渐已非一日,其寒热不止一端,总由肾中津液不输于肺,肺失所养,转枯转燥,然后成之……《金匮》治法,非不彰明,然混在肺痈一门,况难解其精义。大要缓而图之,生胃津,润肺燥,下逆气,开积痰,止浊唾,补真气以通肺之小管,散火热以复肺之清肃……凡治肺痿病,淹淹不振……故行峻法,大驱涎沫,图速效,反速毙,医之罪也。"

《高注金匮要略·肺痿肺痈咳嗽上气病》:"虚则补其母,非温脾胃之中土以温肺金,无他法也,重用甘以守中之甘草,使之径趋脾胃,佐以辛温之干姜,是直从中土,升其生金之化。"

《证治汇补·咳嗽》:"久嗽肺虚,寒热往来,皮毛枯燥,声音不清,或嗽血线,口中有浊唾涎沫,脉数而虚,为肺痿之病。"

《临证指南医案·肺痿门》:"肺痿一症,概属津枯液燥,多由汗下伤正所致。夫痿者,萎也,如草木之萎而不荣,为津亡而气竭也,然致痿之因,非止一端。金匮云:或从汗出,或从呕吐,或从消渴,小便利数,或从便难,又被快药下利,重亡津液,故令肺热干痿也。肺热干痿，则清肃之令不行，水精四布失度。脾气虽散津液上归于肺，而肺不但不能自滋其干，亦不能内洒陈于六腑，外输精于皮毛也。其津液留贮胸中，得热煎熬，变为涎沫，侵肺作咳，唾之不已。故干者自干，唾者自唾，愈唾愈干，痿病成矣。金匮治法，贵得其精意。大意生胃津，润肺燥，补真气，以通肺之小管，清火热，以复肺之清肃。故外台用炙甘草汤，在于益肺气之虚，润肺金之燥，千金用甘草汤及生姜甘草汤，用参甘以生津化热，姜枣以宣上焦之气，使胸中之阳不滞，而阴火自熄也。及观先生之治肺痿，每用甘缓理虚，或宗仲景甘药理胃，虚则补母之义，可谓得仲景心法矣。"

4　肺痈

肺痈是肺叶生疮,形成脓疡的一种症证。属于内痈之一。《金匮要略心典·肺痿肺痈咳嗽上气病脉证治》解释说:"痈者壅也,如土之壅而不通,为热聚而肺癰也。"临床以咳嗽,胸痛,发热,咯吐腥臭浊痰,甚则脓血相兼为主要特征。

本病首见于《金匮要略·肺痿肺痈咳嗽上气病》篇,该篇有"咳而胸满振寒,脉数,咽干不渴,时出浊唾腥臭,久久吐脓如米粥者,为肺痈"的记载。并提出"始萌可救,脓成则死"的预后判断,以强调早期治疗的重要性,同时还指出成脓者治以排脓,未成脓者治以泻肺,分别制订了相应的方药。后世各家又在实践中不断加以补充,如《备急千金方》创用苇茎汤以清热排脓;《张氏医通·肺痈》认为应"乘初起时极力攻之";《杂病源流犀烛》力主"清热涤痰"为原则;《医门法律》倡议"以清肺热,救肺气"为要著;《外科正宗》根据病机演变及证候表现,提出初起在表者宜散风清肺,已有里热者宜降火抑阴,成脓者宜平肺排脓,脓溃正虚者宜补肺健脾等治疗原则。当前在辨病施治方面,又进一步取得新的经验。

本病主要是风热火毒,壅滞于肺,热壅血瘀,蕴毒化脓而成痈,故治以清热解毒,化瘀排脓为法。

病因病机

肺痈的病因和发病机制,《金匮要略·肺痿肺痈咳嗽上气病》主要从外因立论,认为本病的形成,是因"风伤皮毛,热伤血脉,风舍于肺……热之所过,血为之凝滞,蓄结痈脓"。《诸病源候论·肺痈候》强调正虚是外邪乘袭致病的重要内因,提出"肺主气,候皮毛,劳伤血气,腠理则开,而受风寒,其气虚者,寒乘虚伤肺,寒搏于血,蕴结成痈,热又加之,积热不散,血败为脓"的论说。后世又进一步认识到与内因有关,如《外科精要》认为"由食啖辛热炙煿,或酣饮势酒,燥热伤肺所致",《张氏医通·肺痈》指出"或挟湿热痰涎垢腻蒸淫肺窍,皆能致此"。现概要列述于下:

(1) **感受风热**　多为风热上受,自口鼻或皮毛侵犯于肺,或因风寒袭肺,未得及时表散,内蕴不解,郁而化热。《张氏医通·肺痈》说:"肺痈者由感受风寒,未经发越,停留胸中,蕴发为热。"肺脏受邪热熏灼,肺气失于清肃,血热壅聚所致。

(2) **痰热素盛**　平素嗜酒太过,恣食辛辣煎炸炙煿厚味,蕴湿蒸痰化热,或原有其他宿疾,肺经及他脏痰浊瘀热蕴结日久,熏蒸于肺而成。

如宿有痰热蕴肺,复加外感风热,内外合邪,则更易引发本病。《医宗金鉴外科心法要诀·肺痈》即指出"此症系肺脏蓄热,复伤风邪,郁久成痈"。

劳累过度,正气虚弱,则卫外不固,外邪容易乘袭,原有内伏之痰热郁蒸,是致病的重要内因。

在发病机理方面,病变部位在肺,病理性质主要为邪盛的实热证候。因邪热郁肺,蒸液成痰,邪阻肺络,血滞为瘀,而致痰热与瘀血互结,蕴酿成痈,血败肉腐化脓,肺络损伤,脓疡溃破外泄,其成痈化脓的病理基础,主要在于热壅血瘀。《医门法律·肺痿肺痈门》即曾指出"肺痈属在有形之血",《柳选四家医案·环溪草堂医案·欬喘门》也认为"肺痈之病,皆因邪瘀阻于肺络,久蕴生热,蒸化成脓",明确地突出"瘀热"的病理概念。

其病理演变过程,可以随着病情的发展,邪正的消长,表现为初(表证)期,成痈期,溃脓期,恢复期等不同阶段。初期,因风热之邪侵犯卫表,内郁于肺,肺卫同病,蓄热内蒸,热伤肺气,肺失清肃,出现恶寒、发热、咳嗽等肺卫表证;成痈期为邪热壅肺,蒸液成痰,气分之热毒浸淫及血,热伤血脉,血为之凝滞,热壅血瘀,蕴酿成痈,表现高热、振寒、咳嗽、气急、胸痛等痰瘀热毒蕴肺之候;溃脓期,为痰热与瘀血壅阻肺络,肉腐血败化脓,肺损络伤,脓疡溃破,排出大量腥臭脓痰或脓血痰;恢复期,为脓疡内溃外泄之后,邪毒渐尽,病情趋向好转,但因肺体损伤,故可见邪去正虚,阴伤气耗的病理过程,继则正气逐渐恢复,痈疡渐告愈合。如溃后脓毒不尽,邪恋正虚,每致迁延反复,日久不愈,病势时轻时重而转为慢性。如《张氏医通·肺痈》即有"肺痈溃后,脓痰渐稀,气息渐减,忽然臭痰复盛,此余毒未净,内气复发……但虽屡发而势渐轻可,可许收功,若屡发而痰秽转甚,脉形转疾者终成不起也"的论述。

类证鉴别

由于肺痈初期与风温极为类似,故应注意两者之间的区别。风温起病多急,以发热、咳嗽、烦渴或伴气急胸痛为特征,与肺痈初期颇难鉴别,但肺痈之振寒,咯吐浊痰明显,喉中有腥味,特别是风温经正确及时治疗后,多在气分而解,如经一周身热不退,或退而复升,应进一步考虑肺痈之可能。

肺痿、肺痈两者同属肺部疾患,症状也有其相似之处,故在《金匮要略》中把这两种病证并列于一篇加以讨论,以资鉴别和了解其相互关系。具体言之,肺痿、肺痈虽然同为肺中有热,但肺痈为风热犯肺,热壅血瘀,肺叶生疮,病程短而发病急,形体多实,消瘦不甚,咳吐脓血腥臭,脉数实;肺痿为气阴亏损,虚热内灼,或肺气虚冷,以致肺叶痿弱不用,病程长而发病缓,形体多虚,肌肉消瘦,咳唾涎沫,脉数虚。两者一实一虚,显然有别。另一方面,若肺痈久延不愈,误治失治,痰热壅结上焦,熏灼肺阴,也可转成肺痿。如《外科正宗·肺痈论》云:"久嗽劳伤,咳吐痰血,寒热往来,形体消削,咯吐瘀脓,声哑咽痛,其候传为肺痿。"明确指出肺痈转为肺痿,标志着病情的由浅入深,由实转虚。

辨证论治

对于肺痈病的诊断,古代有倡用验痰法者,如《医学入门·痈疽总论》曾说:"咳唾脓血腥臭,置之水中即沉。"明·王绍隆《医灯续焰·肺痈脉证》记载"凡人觉胸中隐隐痛,咳嗽有臭痰,吐在水中,沉者是痈脓,浮者是痰。"

试验口味也可有助于诊断,《张氏医通·肺痈》说:"肺痈初起,疑似未真,以生大豆绞浆饮之,不觉腥味,便是真候。"《红炉点雪·肺痿肺痈》也有"口啖生豆不腥"的记载。

此外,慢性病变还可见"爪甲紫而带弯",指端呈鼓槌样。

本病发病多急,常突然出现恶寒或寒战,高热,午后热甚,咳嗽胸痛,咯吐黏浊痰,经过旬日左右,咳痰增多,咯痰如脓,有腥臭味,或脓血相兼,甚则咯血量多,随着脓血的大量排出,身热下降,症状减轻,病情有所好转,经数周逐渐恢复。如脓毒不净,持续咳嗽,咯吐脓血臭痰,低烧,出汗,形体消瘦者,则为转入慢性。

辨证总属实热证候,为热毒瘀结在肺,成痈酿脓,故发病急,病程短,邪盛证实。临床一般多按病程的先后各个阶段,分为初期(表证期)、成痈期、溃脓期、恢复期,以作为分证的依据。

治疗当以祛邪为原则,采用消热解毒,化瘀排脓的治法,脓未成应着重清肺消痈,脓已成需排脓解毒。具体处理可根据先后病机演变过程的各个病期,分别施治,有时还当有主次的配伍合用。初期治以清肺散邪;成痈期,清热解毒,化瘀消痈;溃脓期,应排脓解毒;恢复期,阴伤气耗者养阴益气,如久病邪恋正虚者,当扶正祛邪。

(1) 初期

[症状] 恶寒发热,咳嗽,咯白色黏沫痰,痰量由少渐多,胸痛,咳时尤甚,呼吸不利,口干鼻燥,苔薄黄或薄白,脉浮数而滑。

[证候分析] 风热初客,卫表不和,故见寒热表证,风热犯肺,肺气失于宣肃,而见咳嗽、胸痛、咯痰黏白。风热上受,则口干鼻燥。风热在表,故苔薄黄,脉浮滑数。

[治法] 清肺解表。

[方药] 银翘散[341]加减。本方为辛凉解表之剂,功能疏散风热,轻宣肺气。药用银花、连翘、芦根、竹叶疏风清热;桔梗、甘草、牛蒡子宣肺气、化痰止咳。荆芥、豆豉、薄荷解表,适宜表证轻者。内热转甚者,加生石膏、炒黄芩以清肺。咳甚痰多加杏仁、川贝母、前胡、桑皮、冬瓜子、枇杷叶。胸痛呼吸不利,加瓜蒌皮、广郁金。

(2) 成痈期

[症状] 身热转甚,时时振寒,继则壮热,汗出烦躁,咳嗽气急,胸满作痛,转侧不利,咳吐浊痰,呈黄绿色,自觉喉间有腥味,口干咽燥,苔黄腻,脉滑数。

[证候分析] 邪热从表入里,热毒内盛,正邪交争,故壮热、振寒、汗出、烦躁。热毒壅肺,肺气上逆,肺络不和,则咳嗽气急胸痛。痰浊瘀热郁蒸成痈,则咯吐黄浊痰,喉中有腥味。热入血分,耗津伤液,故口干咽燥而渴不多饮。痰热内盛,故苔黄腻,脉滑数。

[治法] 清肺化瘀消痈。

[方药] 《千金》苇茎汤[38]、如金解毒散[146]加减。前方重在化痰泄热,通瘀散结消痈,后者则以降火解毒,清肺消痈为长。药用苡仁、冬瓜仁、桃仁、桔梗化浊行瘀散结;甘草、芦根清肺解毒消痈;黄芩、黄连、栀子清火泻热。另可加入银花、红藤、鱼腥草、蒲公英、紫花地丁清热解毒。咯痰黄稠,酌配桑白皮、瓜蒌、射干等清化之品。如痰浊阻肺,咳而喘满,咯痰脓浊量多,不得卧者,当泻肺泄浊,加葶苈子。热毒瘀结,咯脓浊痰,腥臭味严重,可合犀黄丸[367]以解毒化瘀。

(3) 溃脓期

[症状] 咳吐大量脓血痰,或如米粥,腥臭异常,有时咯血,胸中烦懑而痛,甚则气喘不能卧,身热,面赤,烦渴喜饮,苔黄腻、质红,脉滑数或数实。

[证候分析] 血败肉腐,痈脓内溃外泄,故陡然咳吐大量腥臭脓血痰,热毒瘀结,肺损络伤则咯血,脓毒蕴肺,肺气不利,则胸中烦懑而痛,气喘,热毒内蒸,故身热,面赤,烦渴,苔黄腻,质红或绛,脉滑数或数实。

[治法] 排脓解毒。

[方药] 加味桔梗汤[133]增减。本方功能清肺化痰,排脓去壅。桔梗为排脓之主药,用量宜大;苡仁、贝母、橘红化痰散结排脓;银花、甘草清热解毒;白及凉血止血。另可加鱼腥草、野荞麦根、败酱草、黄芩清热解毒排脓。咯血酌配丹皮、栀子、藕节、白茅根、三七等加强凉血止血。烦渴可配天花粉,知母。津伤明显,口干舌红,可加沙参、麦冬。气虚不能托脓,加生黄芪补气托毒。胸部满胀,喘不得卧,大便秘结,脉滑数有力,可予桔梗白散[273]峻驱其脓,每服0.6克,药后其脓可吐下而出,如下不止,饮冷水一杯。因本方药性猛烈,峻下逐脓

的作用甚强，一般不宜轻易使用，体弱者禁用。

(4) 恢复期

[症状] 身热渐退，咳嗽减轻，咯吐脓血渐少，臭味亦减，痰液转为清稀，精神渐振，食纳好转，或见胸胁隐痛，难以久卧，气短，自汗，盗汗，低烧，午后潮热，心烦，口燥咽干，面色不华，形体消瘦，精神萎靡，舌质红或淡红，苔薄，脉细或细数无力。或见咳嗽，咯吐脓血痰日久不净，或痰液一度清稀而复转臭浊，病情时轻时重，迁延不愈。

[证候分析] 脓溃之后，邪毒已去，故热降咳轻，脓痰日少，痰转清稀，神振纳佳，但因肺损络伤，溃处未敛，故胸胁隐痛，难以久卧。肺气亏虚则气短，自汗。肺阴耗伤，虚热内灼则盗汗，低烧，潮热，心烦，口干。正虚未复，故面色不华，形瘦神疲。气阴两伤故舌质红或淡红，脉细或细数无力。若邪恋正虚，脓毒不尽，则转为慢性病变。

[治法] 养阴补肺。

[方药] 沙参清肺汤[186]、桔梗杏仁煎[274]加减。前者功能益气养阴，清肺化痰，为恢复期调治之良方；后者养肺滋阴，兼清脓毒。药用沙参、麦冬、百合滋阴润肺；太子参、黄芪益气生肌；象贝母、冬瓜子清肺化痰；阿胶、白及养阴止血；桔梗、甘草清热解毒排脓。如有低热，可酌配功劳叶、青蒿、白薇、地骨皮。如食纳不振、便溏，当培土生金，酌配白术、山药、茯苓；咳吐脓血不净，可酌配白蔹。若邪恋正虚，咯痰腥臭脓浊，反复迁延日久不净，当扶正祛邪，配合排脓解毒法，酌加鱼腥草、野荞麦根、败酱草。

治疗本病的简验方亦甚多，兹选数则，以备参考应用：

陈芥菜卤　每服半茶杯，一日2~3次，燉热服，亦可用沸豆浆冲服，脓尽为度。

鲜薏苡根　适量，捣汁，燉热服，日三次，或加红枣煨服，能下臭痰浊脓。

鲜构树根皮(桑科植物构树)　洗净，切碎，用量一斤，加水四斤，煎至二斤，一日三次分服，连服1~2周。愈后忌辛辣及臭卤百日。

荷叶　适量，煎浓汁，稍加白蜜服之。

野荞麦根茎　洗净晒干，去根须，切碎，以瓦罐盛干药半斤，加清水或黄酒1 250毫升，罐口用竹箬密封，隔水文火蒸者三小时，最后得净汁约1 000毫升(25%)，加防腐剂备用。成人每服30~40毫升，一日三次，儿童酌减。一般病例用水剂，如发热，臭痰排不出或排不尽，经久不愈，采用酒剂，亦可用野荞麦根茎60克煎服，日一剂，但效果较差。

凡患本病如能早期确诊，及时治疗，在成痈期能得到部分消散，则病情较轻，疗程较短。老人、儿童和饮酒成癖者患之，因正气虚弱，或肺有郁热，须防其病情迁延生变。

溃脓期是病情顺和逆的转折点：① 顺证　溃后声音清朗，脓血稀释而渐少，臭味亦减，饮食知味，胸肋稍痛，身体不热，坐卧如常，脉缓滑。② 逆证　溃后音嗄无力，脓血如败卤，瀹臭异常，气喘，鼻煽，胸痛，坐卧不安，饮食少进，身热不退，颧红，爪甲青紫带弯，脉短涩或弦急，为肺叶腐败之恶候。如《张氏医通·肺痈》即指出："若喘鸣不休，唇反，咳吐脓血，色如败卤，瀹臭异常，正气大败，而不知痛，坐不得卧，饮食难进，爪甲紫而带弯，手掌如枯树皮，面艳颧红，声哑鼻煽者不治。""肺痈初起，脉不宜数大，溃后最忌短濇，脉缓滑面白者生，脉弦急面赤者死。"

在预防方面，凡属肺虚或原有其他慢性疾患，肺卫不固，易感外邪者，当注意寒温适度，起居有节，以防受邪致病；并禁烟酒及辛辣炙煿食物，以免燥热伤肺。一旦发病，则当及早治疗，力求在成脓前得到消散，或减轻病情。

对于肺痈患者的护理,应做到安静卧床休息,每天观察记录体温、脉象的变化,咳嗽情况,咯痰的色、质、量、味,注意室温的调节,做好防寒保暖,以防复感。在溃脓期可根据肺部病位,予以体位引流,如见大量咯血,应警惕血块阻塞气道,按"咳血"采取相应的护理措施。

饮食宜食清淡蔬菜,不宜过咸,忌油腻厚味。发热者,可予半流质,多吃水果,如橘子、梨、枇杷、萝卜等,均有润肺生津化痰的作用,每天可用薏米煨粥食之,并取鲜芦根煎汤代茶。禁食一切辛辣刺激物品,如大椒、葱、韭菜,忌海膻发物,如鲨鱼、黄鱼、虾子、螃蟹等。吸烟饮酒者,一律均须戒除。

结语

肺痈的特征为咳吐大量腥臭脓血痰。病因风热犯肺,或痰热素盛,以致热伤肺气,蒸液成痰,热壅血瘀,肉腐血败,成痈化脓。

辨证为病位在肺,属于实热证候。根据病理演变过程,可分初期(表证期)、成痈期、溃脓期、恢复期。如邪恋正虚,则转成慢性。

治疗应以清热散结,解毒排脓为主。针对不同病期,分别采取相应治法。在未成脓前应予大剂清肺消痈之品以力求消散,已成脓者当解毒排脓,按照"有脓必排"的要求,尤以排脓为首要措施。脓毒清除后,再予补虚养肺。

在痈脓甫溃时,蓄结之脓毒尚盛,邪气仍实,决不能忽视脓毒的清除,脓毒去则正自易复,若早予补敛,反致助邪,延长病程,即使见有虚象,亦当分清主次,酌情兼顾。恢复期虽属邪衰正虚,阴气内伤,应以清养补肺为主,扶正以托邪,但仍需防其余毒不净,适当佐以解毒排脓之品。若溃后脓痰一度清稀而复转臭浊,或腥臭脓血迁延日久,反复不尽,时轻时重,此为邪恋正虚,脓毒未净,虚实错杂,提示复燃或转为慢性,更须重视解毒排脓之法。

一般而言,溃脓期是病情顺与逆的转折点。溃脓阶段若发生大量咳血、咯血,应警惕出现血块阻塞气道;或气随血脱的危象,当按照"血证"治疗,采取相应的急救措施。如脓溃后流入胸腔,是为严重的恶候。此外如迁延转为慢性,有手术指征者,可请外科处理。

文献摘录

《金匮要略·肺痿肺痈咳嗽上气病》:"风伤皮毛,热伤血脉;风舍于肺,其人则咳,口干喘满,咽燥不渴,多唾浊沫,时时振寒。热之所过,血为之凝滞,蓄结痈脓,吐如米粥,始萌可救,脓成则死。"

《张氏医通·肺痈》:"肺痈危证。乘初起时,极力攻之,庶可救疗……慎不可用温补保肺药,尤忌发汗伤其肺气……若溃后大热不止,时时恶寒,胸中隐痛,而喘汗面赤,坐卧不安,饮食无味,脓痰腥秽不已者难治,若喘鸣不休,唇反,咯吐脓血,色如败卤,瀜臭异常,正气大败,而不知痛,坐不得卧,饮食难进,爪甲紫而带弯,手掌如枯树皮,面艳颧红,声哑鼻煽者不治。"

《医门法律·肺痿肺痈门》:"凡治肺痈病,以清肺热,救肺气,俾其肺叶不致焦腐,其生乃全。故清一分肺热,即存一分肺气,而清热必须涤其壅塞,分杀其势于大肠,令秽浊脓血日渐下移为妙。"

《杂病源流犀烛·肺病源流》:"肺痈,肺热极而成病也,其症痰中腥臭,或带脓也,皆缘土虚金弱,不能生水,阴火烁金之败症,故补脾亦是要着,而其治之法,如初起,咳嗽气急,胸中隐痛,吐脓痰,急平之,或咳吐脓痰,胸膈胀满,喘气,发热,急清之,或病重不能卧,急安之,或已吐脓血,必以去脓补气为要。无论已成未成,总当清热涤痰,使无留壅,自然易愈,凡患肺痈,手掌皮粗,气急脉数,颧红鼻煽,不能饮食者,皆不治。"

《类证治裁·肺痈》:"肺痈毒结有形之血,血结者排其毒。""肺痈由热蒸肺窍,致咳吐臭痰,胸胁刺痛,呼吸不利,治在利气疏痰,降火排脓。"

《柳选四家医案·环溪草堂医案·欬喘门》:"肺痈之病,皆因邪瘀阻于肺络,久蕴生热,蒸化成脓……初用疏瘀散邪泻热,可冀其不成脓也,继用通络托脓,是不得散而托之,使速溃也,再用排脓泄热解毒,是既溃而用清泄,使毒热速化而外出也,终用清养补肺,是清化余热,而使其生肌收口也。"

5　哮证

哮证是一种发作性的痰鸣气喘疾患。发时喉中哮鸣有声,呼吸气促困难,甚则喘息不能平卧。

内经虽无哮证之名,但有"喘鸣"的记载,与本病的发作特点相似。如《素问·阴阳别论篇》说:"……起则熏肺,使人喘鸣。"《金匮要略·肺痿肺痈咳嗽上气病》篇:"咳而上气,喉中水鸡声,射干麻黄汤主之。"即指哮病发作时的证治。《痰饮咳嗽病》篇从病理角度,将其归属于痰饮病范畴,称为"伏饮"证,指出:"膈上病痰,满喘咳吐,发则寒热,背痛腰疼,目泣自出,其人振振身瞤剧,必有伏饮。"描述了哮证发作时的典型症状。此后还有"呷嗽""哮吼""齁䶎"等形象性的病名。朱丹溪首创哮喘之名,阐明病机专主于痰,提出未发以扶正气为主,既发以攻邪气为急的治疗原则。明代虞抟进一步对哮与喘作了明确的区别。后世医家鉴于哮必兼喘,故一般通称哮喘,而简名哮证。

本篇所论哮证,主要指一种发作性的疾病,至于因肺系或其他疾病所引起的气喘症状,则当另属于喘证、肺胀等病证范围,有时亦可与本篇辨证施治内容联系互参。

病因病机

哮证的发生,为宿痰内伏于肺,复加外感、饮食、情志、劳倦等因素,以致痰阻气道、肺气上逆所致。

(1) 外邪侵袭　外感风寒或风热之邪,未能及时表散,邪蕴于肺,壅阻肺气,气不布津,聚液生痰。如《临证指南·哮》说:"宿哮……沉痼之病……寒入背腧,内合肺系,宿邪阻气阻痰。"他如吸入花粉、烟尘,影响肺气的宣降,津液凝聚,痰浊内蕴,亦可导致哮证。

(2) 饮食不当　贪食生冷,寒饮内停,或嗜食酸咸甘肥,积痰蒸热,或因进食海膻发物,而致脾失健运,饮食不归正化,痰浊内生,上干于肺,壅阻肺气,亦可致成哮证。《医碥·喘哮》说:"哮者……得之食味酸咸太过,渗透气管,痰入结聚,一遇风寒,气郁痰壅即发。"故古有"食哮""鱼腥哮""卤哮""糖哮""醋哮"等名。

(3) 体虚病后　素质不强,或病后体弱,如幼年患麻疹、顿咳,或反复感冒、咳嗽日久等,以致肺气耗损,气不化津,痰饮内生;或阴虚火盛,热蒸液聚,痰热胶固。素质不强者多以肾为主,而病后导致者多以肺为主。

从上可知,哮证的病理因素以痰为主,痰的产生责之于肺不能布散津液,脾不能运输精微,肾不能蒸化水液,以致津液凝聚成痰,伏藏于肺,成为发病的"夙根"。此后如遇气候突变、饮食不当、情志失调、劳累等多种诱因,均可引起发作。这些诱因每多互相关联,其中尤以气候为主。如《景岳全书·喘促》说:"喘有夙根,遇寒即发,或遇劳即发者,亦名哮喘。"《症因脉治·哮病》亦指出:"哮病之因,痰饮留伏,结成窠臼,潜伏于内,偶有七情之犯,饮食之伤,或外有时令之风寒束其肌表,则哮喘之症作矣。"

发作期的基本病理变化为"伏痰"遇感引触,痰随气升,气因痰阻,相互搏结,壅塞气道,肺管狭窄,通畅不利,肺气宣降失常,引动停积之痰,而致痰鸣如吼,气息喘促。《证治汇补·哮病》说:"哮即痰喘之久而常发者,因内有壅塞之气,外有非时之感,膈有胶固之痰,三者相合,闭拒气道,搏击有声,发为哮病。"《医学实在易·哮证》亦说:"一发则肺腧之寒气,与肺膜之浊痰,狼狈相依,窒塞关隘,不容呼吸,而呼吸正气,转触其痰,鼾齁有声。"均扼要地指出哮证的病位主要在于肺系。发作时的病理环节为痰阻气闭,以邪实为主,故以呼气困难、自觉呼出为快。若病因于寒,素体阳虚,痰从寒化,属寒痰为患,则发为冷哮;病因于热,素体阳盛,痰从热化,属痰热为患,则表现为热哮。或由"痰热内郁,风寒外束"(《类证治裁·哮证》),而见寒包热证。

若长期反复发作,寒痰伤及脾肾之阳,痰热耗灼肺肾之阴,则可从实转虚,在平时表现肺、脾、肾等脏气虚弱之候。肺虚不能主气,气不化津,则痰浊内蕴,肃降无权,并因卫外不固,而更易受外邪的侵袭诱发;脾虚不能化水谷为精微,上输养肺,反而积湿生痰,上贮于肺,影响肺气的升降;肾虚精气亏乏,摄纳失常,则阳虚水泛为痰,或阴虚虚火灼津成痰,上干于肺,而致肺气出纳失司。由于三脏之间的交互影响,可致合并同病,表现肺、脾、肾的气虚及阳虚,或肺肾的阴虚。在间歇期感觉短气,疲乏,常有轻度哮症,难以全部消失。一旦大发作时,每易持续不解,邪实与正虚错综并见,肺肾两虚而痰浊又复壅盛,严重者因肺不能治理调节心血的运行,命门之火不能上济于心,则心阳亦同时受累,甚至发生"喘脱"危候。

类证鉴别

金元以前,哮证与喘证统属于喘促门。《医学正传·哮喘》将哮与喘分为两证。指出:"哮以声响名,喘以气息言,夫喘促喉间如水鸡声者谓之哮,气促而连续不能以息者谓之喘。"《临证指南·哮》认为喘证之因,若由外邪壅遏而致者,"邪散则喘亦止,后不复发……若因根本有亏,肾虚气逆,浊阴上冲而喘者,此不过一二日之间,势必危笃……若夫哮证……邪伏于里,留于肺俞,故频发频止,淹缠岁月"。分别从症状特点及有无复发说明两者的不同。概言之,哮指声响言,为喉中有哮鸣音,是一种反复发作的疾病;喘指气息言,为呼吸气促困难,是多种急慢性疾病的一个症状。两者虽有类似之处,但又有各自的特殊之处,必须明确予以区别。

同时,鉴于哮必兼喘,喘未必兼哮,哮病久延可发展成为经常性的痰喘,而将哮列入喘证范围。

此外,部分慢性咳嗽,经久反复,发展而成咳喘、支饮,虽然也有痰鸣气喘的症状,但多逐渐进展而加重,病势时轻时剧,与哮喘之反复间歇发作,突然发病,迅速缓解,哮吼声重而咳轻,均有显著的不同,临床不难识别。

辨证论治

哮证特点呈发作性,发无定时,以夜间较多见。发时痰鸣有声,呼吸困难,不能平卧。至于病势的轻重,发作频度的稀密,发作时间的长短,则随人而异,各有不同。发作短者仅几分钟,或几小时,甚者持续数天。一般说来,发作和缓解均迅速,多为突然而起,亦可有先兆症状。如鼻喉作痒,喷嚏,鼻流清涕,呼吸不畅,胸中不适,嗳气,呕吐,情绪不宁等。继则咽塞胸闷,微咳干呛,以致呼吸困难,呼气延长,喉中痰鸣有声,痰黏量少,咯吐不利,甚则张口抬肩,目胀睛突,不能平卧,端坐俯伏较舒,烦躁不安,面色苍白,唇甲青紫,额汗淋漓,或伴有寒热。若能将大量黏痰畅利地咳出,则窒闷之势得以渐减,呼吸渐感通畅,痰鸣气憋随之缓解,似如常人,或感疲劳,纳差。若病程日久,反复发作,导致身体虚弱,可常有轻度哮证,在大发作时甚至持续难平。

辨证总属邪实正虚,已发作的以邪实为主,未发作的以正虚为主。邪实当分寒痰、热痰的不同;正虚应审其阴阳之偏虚,区别脏腑之所属,了解肺、脾、肾的主次。治疗当根据"发时治标,平时治本"的原则。发时攻邪治标,去痰利气,寒痰宜温化宣肺,热痰当清化肃肺,反复日久,发时正虚邪实者,又当兼顾,不可单纯拘泥于攻邪。平时应扶正治本,阳气虚者应予温补,阴虚者则予滋养,分别采取补肺、健脾、益肾等法,以冀减轻、减少或控制其发作。如寒热虚实错杂者,当兼以治之。《景岳全书·喘促》说:"扶正气者,须辨阴阳,阴虚者补其阴,阳虚者补其阳,攻邪气者,须分微甚,或散其风,或温其寒,或清其痰火,然发久者,气无不虚……若攻之太过,未有不致日甚而危者",堪为哮证辨治的要领,临证应用的准则。

发作期

(1) 寒哮

[症状] 呼吸急促,喉中哮鸣有声,胸膈满闷如塞,咳不甚,痰少咯吐不爽,面色晦滞带青,口不渴,或渴喜热饮,天冷或受寒易发,形寒怕冷,舌苔白滑,脉弦紧或浮紧。

[证候分析] 寒痰伏肺,遇感触发,痰升气阻,以致呼吸急促而哮鸣有声。肺气郁闭,不得宣畅,则见胸膈满闷如塞,咳反不甚而咯痰量少。阴盛于内,阳气不能宣达,故面色晦滞带青,形寒怕冷。病因于寒,内无郁热,故口不渴而喜热饮。外寒每易引动内饮,故天冷或受寒则发,舌苔白滑,脉弦紧或浮紧,皆为寒盛之象。

[治法] 温肺散寒,化痰平喘。

[方药] 射干麻黄汤[294]。药用射干、麻黄宣肺平喘,豁痰利咽;干姜、细辛、半夏温肺蠲饮降逆;紫菀、款冬甘草化痰止咳;五味子收敛肺气,大枣和中。痰涌喘逆不得卧,加葶苈子泻肺涤痰,若表寒里饮,寒象较甚者,可用小青龙汤[43]。酌配杏仁、苏子、白前、橘皮等化痰利气。

哮证剧甚者,可考虑在密切观察下服用紫金丹[356]以劫痰定喘。每服米粒大 5~10 丸(不超过 150 毫克),临卧冷茶下,忌饮酒,连服 5~7 日,服药期间应慎加密切观察有无反应,如需续服,宜停药数日后再用。

若病久,阴盛阳虚,发作频繁,发时喉中痰鸣如鼾,声低,气短不足以息,咳痰清稀,面色苍白,汗出肢冷,舌苔淡白,脉沉细者,当标本同治,温阳补虚,降气化痰,用苏子降气汤[172]。酌配党参、胡桃肉、坎脐、紫石英、沉香、诃子之类;阳虚明显者,伍以附子、补骨脂、钟乳石等。

(2) 热哮

[症状] 气粗息涌,喉中痰鸣如吼,胸高胁胀,咳呛阵作,咳痰色黄或白,黏浊稠厚,排吐不利,烦闷不安,汗出,面赤,口苦,口渴喜饮,不恶寒,舌苔黄腻,质红,脉滑数或弦滑。

[证候分析] 痰热壅肺,肺失清肃,肺气上逆,故喘而气粗息涌,痰鸣如吼,胸高胁胀,咳呛阵作。热蒸液聚生痰,痰热胶结,故咯痰黏浊稠厚不利,色黄或白。痰火郁蒸,则烦闷,自汗,面赤,口苦。病因于热,肺无伏寒,故不恶寒而口渴喜饮。舌质红,苔黄腻,脉滑数,均是痰热内盛之征。

[治法] 清热宣肺,化痰定喘。

[方药] 定喘汤[216]。药用麻黄宣肺定喘,黄芩、桑白皮以清热肃肺,杏仁、半夏、款冬、苏子化痰降逆;白果以敛肺气。甘草和中。若寒邪外束,肺热内盛,可加石膏,以解肌清里;表寒重者酌配桂枝、生姜;肺气壅实,痰鸣息涌不得卧,加葶苈子、广地龙;内热壅盛,舌苔燥黄者可用大黄、芒硝通腑以利肺;痰吐稠黄胶黏,酌配知母、海蛤粉、射干、鱼腥草等加强清化之力。

若病久热盛伤阴,虚中夹实,气急难续,咳呛,痰少质黏,口燥咽干,烦热颧红,舌红少苔,脉细数者,又当养阴清热,敛肺化痰,可用麦门冬汤[168]加沙参、冬虫夏草、五味子、川贝母、天花粉;肾虚气逆,酌配地黄、当归、山萸肉、胡桃肉、紫石英、诃子等。

若哮证发作时以痰气壅实为主,寒与热俱不显著,喘咳胸满,但坐不得卧,痰涎涌盛,喉如曳锯,咯痰黏腻难出,舌苔厚浊,脉滑实者。当涤痰利窍,降气平喘,用三子养亲汤[19]加厚朴、半夏、光杏仁,另吞皂荚丸[198]。必要时可予控涎丹[321]泻其壅痰。

若久症正虚,发作时邪少虚多,肺肾两亏,痰浊壅盛,甚至出现喘脱危候者,当参照喘证辨治。

缓解期

哮证反复频发,正气必虚,故在平时缓解期,应培补正气,从本调治,根据体质和脏气的不同虚候,分别从肺、脾、肾着手。

(1) 肺虚

[症状] 自汗,怕风,常易感冒,每因气候变化而诱发,发前打嚏,鼻塞流清涕,气短声低,或喉中常有轻度哮鸣音,咳痰清稀色白,面色㿠白,舌苔薄白,质淡,脉细弱或虚大。

[证候分析] 卫气虚弱,不能充实腠理,外邪易侵,故自汗、怕风,常易感冒,每因气候变化而诱发。肺虚不能主气,气不化津,痰饮蕴肺,故气短声低,咯痰清稀色白。面色㿠白,舌淡苔白,脉象虚细,皆属肺气虚弱之征。

[治法] 补肺固卫。

[方药] 玉屏风散[86]。药用黄芪益气固表,白术健脾补肺;防风祛风以助黄芪实表固卫。若怕冷畏风明显,加桂枝、白芍、姜枣等调和营卫。若气阴两虚,咳呛,痰少质黏,口咽干,舌质红者,可用生脉散[113]加北沙参、玉竹、黄芪等益气养阴。

(2) 脾虚

[症状] 平素食少脘痞,大便不实,或食油腻易于腹泻,往往因饮食失当而诱发,倦怠,气短不足以息,语言无力,舌苔薄腻或白滑,质淡,脉细软。

[证候分析] 脾虚健运无权,故食少脘痞,大便不实,常因饮食不当而引发。中气不足则倦怠气短,语言无力。舌苔薄腻或白滑,质淡,脉象细软,皆属脾虚气弱之候。

[治法] 健脾化痰。

[方药] 六君子汤[67]加减。药用党参、白术、茯苓、甘草补气健脾;陈皮、半夏理气化痰;若脾阳不振,形寒肢冷便溏加桂枝、干姜以温脾化饮。

(3) 肾虚

[症状] 平素短气息促,动则为甚,吸气不利,心慌,脑转耳鸣,腰酸腿软,劳累后喘哮易发。或畏寒,肢冷,自汗,面色苍白,舌苔淡白,质胖嫩,脉沉细;或颧红,烦热,汗出粘手,舌质红少苔,脉细数。

[证候分析] 久病肾虚,摄纳失常,气不归元,故气短,动则喘甚,吸气不利。精气亏乏,不能充养,故脑转耳鸣,腰酸腿软,劳累易发。若属阳虚可见外寒之征,阴虚则生内热之候。

[治法] 补肾摄纳。

[方药] 金匮肾气丸[220]或七味都气丸[14],辨其阴阳进行化裁。前方偏于温肾助阳,后方偏于益肾纳气。阳虚明显者加补骨脂、仙灵脾、鹿角片;阴虚去温补之品,配麦冬、当归、龟版胶。肾虚不能纳气者,加胡桃肉、冬虫夏草、紫石英,或予参蛤散[227]。并可常服紫河车粉。

肺虚、脾虚、肾虚虽有各自的特点,但临床每多错杂并见,表现肺脾气虚、肺肾气虚或肺肾阴虚、脾肾阳虚等证,治疗既应区别主次,又需适当兼顾。

哮证未发之时可用平补肺肾之剂,如党参、黄芪、五味子、胡桃肉、冬虫夏草、紫河车之类。

治疗哮证的简验方甚多,但必须在辨证施治的原则下选择应用,兹简介如下:

曼陀罗叶制成卷烟状,发作时点燃吸入,可缓解喘哮。

地龙焙干,研粉,装胶囊,每服3克,一日二次。或制成30%地龙注射液,每用2毫升,肌内注射,每日一次。用于热哮。

玉涎丹:蛞蝓(蜒蚰)20条,大贝母10克,共捣为丸,每服1.5克,一日二次,或用活蛞蝓加糖水化服之。主治热哮。

皂角15克煎水,浸白芥子30克,12小时后焙干,每次1~1.5克,一日三次,用于发时痰涌气逆之证。

僵蚕5条,浸姜汁,晒干,瓦上焙脆,和入细茶适量,共研末,开水送服。

敷贴法(白芥子涂法):白芥子、元胡索各20克,甘遂、细辛各10克,共为末,加麝香0.6克,和匀,在夏季三伏中,分三次用姜汁稠敷肺俞、膏肓、百劳等穴,约1~2小时去之,每十日敷一次。

此外,针灸、割治、埋线等疗法,对本病也有一定的效果,可综合应用,以提高疗效。

本病极为顽固,经常反复发作,迁延难愈。部分儿童、青少年至成年时,肾气日盛,正气渐充,辅以药物治疗,可以自行停止发作。中年、老年、体弱病久,肾气渐衰,发作频繁者则不易根除,或在平时亦有轻度哮鸣气喘。若大发作时持续不已,喘急鼻煽,胸高气促,张口抬肩,汗出肢冷,面色青紫,甚则肢体浮肿、烦躁昏昧者,提示喘脱危象,需及时抢救,按《喘证》篇辨治。

对本病应重视预防。注意气候影响,做好防寒保暖,防止外邪诱发。忌吸烟和避免接触刺激性气体、灰尘。饮食忌生冷、肥腻、辛辣、海膻等物,薄滋味,以杜生痰之源。防止过度疲劳和情志刺激。避免易于诱发的各种因素,以冀减少发作的机会。

结语

哮喘是一种发作性的痰鸣气喘疾患,以喉中哮鸣有声、呼吸急促困难为特征。病理因素以痰为主,因痰伏于肺,遇感诱发。发时痰阻气道,肺气失于肃降,表现邪实之证;如反复久发,气阴耗损,肺、脾、肾渐虚,则在平时表现正虚的情况。当大发作时可见正虚与邪实相互错杂。辨治原则根据已发、未发,分虚实施治。发时以邪实为主,当攻邪治标,分别寒热,予以温化宣肺或清化肃肺,病久发时虚实夹杂者,又当兼顾。平时以正虚为主,当扶正治本,审察阴阳,分别脏器,采用补肺、健脾、益肾等法。

临证必须注意寒热的相兼、转化,寒包热证,寒痰化热,热证转从寒化等情况。了解邪实与正虚的错杂为患,一般病史不长者,发作时以邪实为主;久病可兼虚象,平时则表现正虚为主。治当根据病的新久,发作与否,区别邪正缓急、虚实主次,加以处理。重视平时治本的措施,区别肺、脾、肾的主次,在抓住重点的基础上适当兼顾,因肾为先天之本,五脏之根,其中尤以补肾为要者,精气充足则根本得固。

文献摘录

《诸病源候论·咳嗽病诸候·呷嗽候》:"呷嗽者……其胸膈痰饮多者,嗽则气动于痰,上搏喉咽之间,痰气相击,随嗽动息,呼呷有声。"

《诸病源候论·气病诸候·上气喉中如水鸡鸣候》:"肺病令人上气,兼胸膈痰满,气机壅滞,喘息不调,致咽喉有声,如水鸡之鸣也。"

《丹溪心法·哮喘》:"哮喘必用薄滋味,专主于痰。"

《医学统旨》:"哮证喘吼如水鸡之声,牵引背胸,气不得息,坐卧不安,或肺胀胸满,或恶寒肢冷,病者夙有此根,又因感寒作劳气恼,一时暴发,轻者三五日而宁,重者半月或一月而愈,治法专以去痰为先,兼用解散。"

《景岳全书·喘促》:"喘有夙根,遇寒即发,或遇劳即发者,亦名哮喘。未发时以扶正气为主,既发时以攻邪气为主,扶正气者须辨阴阳,阴虚者补其阴,阳虚者补其阳。攻邪气者,须分微甚,或散其风,或温其寒,或清其痰火,然发久者,气无不虚,故于消散中宜酌加温补,或于温补中宜量加消散。此等证候,当眷眷以元气为念,必使元气渐充,庶可望其渐愈,若攻之太过,未有不致日甚而危者。"

《时方妙用·哮证》:"哮喘之病,寒邪伏于肺腧,痰窠结于肺膜,内外相应,一遇风寒暑湿燥火六气之伤即发,伤酒伤食亦发,动怒动气亦发,劳役房劳亦发。"

6　喘证

喘证是以呼吸困难,甚至张口抬肩,鼻翼煽动,不能平卧为特征。严重者每致喘脱。可见于多种急、慢性疾病的过程中。

有关喘证,《内经》论述较多,如《灵枢·五阅五使》篇说:"故肺病者,喘息鼻张。"《灵枢·本脏》篇:"肺高则上气,肩息咳。"提示喘证以肺为主病之脏,并认为致喘的病因,既有外感,也有内伤。《灵枢·五邪》篇指出:"邪在肺,则病皮肤痛,寒热,上气喘,汗出,喘动肩背。"《素问·举痛论篇》又说:"劳则喘息汗出。"《金匮要略·肺痿肺痈咳嗽上气病》中,"上气"即指喘息不能平卧的证候,其中包括"喉中作水鸡声"的哮证和"咳而上气"的肺胀等病,并列方治疗。此后,金元医家又充实了内伤诸因致喘的证治。如《丹溪心法·喘》说:"六淫七情之所感伤,饱食动作,脏气不和,呼吸之息,不得宣畅而为喘急。亦有脾肾俱虚,体弱之人,皆能发喘。"《景岳全书·喘促》篇说:"实喘者有邪,邪气实也;虚喘者无邪,元气虚也。"把喘证归纳为虚实二大类,作为辨治纳领。《类证治裁·喘症》认为,"喘由外感者治肺,由内伤者治肾"。这些论点对指导临床具有重要的实践意义。

喘证涉及多种急慢性疾病,不但是肺系疾病的主要证候之一,且可因其他脏腑病变影响于肺所致。为此必要时需结合辨病,与有关病篇互参,以便全面分析疾病的特点,并掌握其不同的预后转归。

病因病机

喘证的成因虽多,但概要言之,不外外感与内伤两端。外感为六淫乘袭,内伤可由饮食、情志,或劳欲、久病所致。病理性质有虚实两方面,有邪者为实,因邪壅于肺,宣降失司;无邪者属虚,因肺不主气,肾失摄纳。

(1) 外邪侵袭　因重感风寒,邪袭于肺,内则壅遏肺气,外则郁闭皮毛,肺卫为邪所伤,肺气不得宣畅,或因风热犯肺,肺气壅实,甚则热蒸液聚成痰,清肃失司,以致肺气上逆作喘。若表寒未解,内已化热,或肺热素盛,寒邪外束,热不得泄,则热为寒郁,肺失宣降,气逆而喘。故《景岳全书·喘促》篇说:"实喘之证,以邪实在肺也,肺之实邪,非风寒则火邪耳。"

(2) 饮食不当　恣食肥甘、生冷,或嗜酒伤中,脾失健运,痰浊内生,上干于肺,壅阻肺气,升降不利,发为喘促。若湿痰久郁化热,或肺火素盛,痰受热蒸,则痰火交阻,清肃之令不行,肺气为之上逆。《仁斋直指附遗方论·喘嗽》指出:"惟夫邪气伏藏,凝涎浮涌,呼不得呼,吸不得吸,于是上气促急。"即指痰浊壅盛之喘证而言。如复加外感诱发,可见痰浊与风寒、邪热等内外合邪的错杂情况。

(3) 情志不调　情怀不遂,忧思气结,肺气痹阻,气机不利,或郁怒伤肝,肝气上逆于肺,肺气不得肃降,升多降少,气逆而喘。此即《医学入门·喘》所说:"惊忧气郁,惕惕闷闷,引息鼻张气喘,呼吸急促而无痰声者"之类。

(4) 劳欲、久病　久病肺弱,咳伤肺气,肺之气阴不足,以致气失所主而短气喘促,故《证治准绳·喘》说:"肺虚则少气而喘。"若久病迁延不愈,由肺及肾,或劳欲伤肾,精气内夺,肺之气阴亏耗,不能下荫于肾,肾之真元伤损,根本不固,则气失摄纳,上出于肺,出多入少,逆气上奔而为喘。此即《医贯·喘》所说:"真元损耗,喘出于肾气之上奔……及气不归元也。"若肾阳衰弱,水无所主,凌心射肺,肺气上逆,心阳不振而致喘者,则属虚中夹实之候。此外,中气虚弱,肺气失于充养,亦可导致气虚而为喘。

总之,喘证的发病机理主要在肺和肾,因肺为气之主,司呼吸,外合皮毛,内为五脏华盖,若外邪侵袭,或他脏病气上犯,皆可使肺失宣降,肺气胀满,呼吸不利而致喘促,如肺虚气失所主,亦可少气不足以息而为喘。肾为气之根,与肺同司气体之出纳,故肾元不固,摄纳失常则气不归元,阴阳不相接续,亦可气逆于肺而为喘。他如脾经痰浊(饮)上干以及中气虚弱,或肝气逆乘亦无不影响及肺。

喘证的病理性质有虚实两类。实喘在肺,为外邪、痰浊、肝郁气逆,邪壅肺气,宣降不利;虚喘当责之肺、肾两脏,因精气不足,气阴亏耗而致肺肾出纳失常,且尤以气虚为主。病情错杂者每可下虚上实并见。故叶天士有"在肺为实,在肾为虚"(《临证指南医案·喘》)之说,扼要地说明肺肾两脏病机的重点。概言之,皆为气机升降出纳失其常度所致。

本证的严重阶段,不但肺肾俱虚,在孤阳欲脱之时,每多影响到心。因心脉上通于肺,肺气治理调节心血的运行。宗气贯心肺而行呼吸,肾脉上络于心,心肾相互既济,心阳根于命门之火,心脏阳气的盛衰,与先天肾气及后天呼吸之气皆有密切关系。故肺肾俱虚,亦可导致心气、心阳衰惫,鼓动血脉无力,血行瘀滞,面色、唇舌、指甲青紫,甚则出现喘汗致脱,亡阳、亡阴的危局。

类证鉴别

喘证与气短同为呼吸异常,但喘证是以呼吸困难,张口抬肩,甚至不能平卧为特征;气短亦即少气,呼吸微弱而浅促,或短气不足以息,似喘而无声,亦不抬肩但卧为快。如《证治汇补·喘病》说:"若夫少气不足以息,呼吸不相接续,出多入少,名曰气短,气短者,气微力弱,非若喘症之气粗奔迫也。"

辨证论治

喘证辨证首应审其虚实,正如《景岳全书·喘促》所说:"气喘之病,最为危候,治失其要,鲜不误人,欲辨之者,亦惟二证而已。所谓二证者,一曰实喘,一曰虚喘也。"实喘呼吸深长有余,呼出为快,气粗声高,伴有痰鸣咳嗽,脉数有力。因于外感者,发病骤急,病程短,多有表证;因于内伤者,病程多久,反复发作,外无表证。虚喘呼吸短促难续,深吸为快,气怯声低,少有痰鸣咳嗽,脉象微弱或浮大中空,病势徐缓,时轻时重,遇劳则甚。肺虚者操劳后则喘,肾虚者静息时亦苦气息喘促,动则更甚,若心气虚衰,可见喘息持续不已。实喘其治主要在肺,治予祛邪利气,区别寒、热、痰的不同,采用温宣、清肃、化痰等法,虚喘治在肺、肾,而尤以肾为主,治予培补摄纳,针对脏腑病机,采用补肺、纳肾、益气、养阴等法。虚实夹杂,下虚上实者,当分清主次,权衡标本,适当处理。

实喘

(1) 风寒袭肺

[症状] 喘咳气急,胸部胀闷,痰多稀薄色白,兼有头痛,恶寒,或伴发热,口不渴,无汗。苔薄白而滑,脉浮紧。

[证候分析] 风寒上受,内合于肺,邪实气壅,肺气不宣,故喘咳气逆,胸部闷胀。寒邪伤肺,凝液成痰,则痰多稀薄色白。风寒束表,皮毛闭塞,故见恶寒、头痛、发热、无汗等表寒证。苔薄白而滑,脉浮紧亦为风寒在表之征。

［治法］ 宣肺散寒。

［方药］ 麻黄汤[327]加减。方中麻黄、桂枝宣肺散寒解表；杏仁、甘草化痰利气。若寒痰阻肺，痰气不利可加半夏、橘红、苏子、紫菀、白前等；若得汗而喘不平，可用桂枝加厚朴杏子汤[268]，和营卫，宣肺气；若属支饮复感外寒而喘咳，痰液清稀多泡沫，可用小青龙汤[43]，发表温里。

（2）表寒里热

［症状］ 喘逆上气，胸胀或痛，息粗，鼻煽，咳而不爽，痰吐稠黏，伴有形寒，身热，烦闷，身痛，有汗或无汗，口渴，苔薄白或黄，质红，脉浮数（滑）。

［证候分析］ 因寒邪束表，肺有郁热，或表寒未解，内已化热，热郁于肺，肺气上逆，而喘逆，息粗，鼻煽，胸部胀痛，咳痰稠黏不爽，热为寒郁则伴形寒、发热、烦闷、身痛。苔薄白或黄，质红，脉浮数为表寒肺热夹杂之象。

［治法］ 宣肺泄热。

［方药］ 麻杏石甘汤[326]加味。本方重用生石膏之辛寒，合麻黄共奏清里达表、宣肺平喘之效；杏仁、甘草化痰利气。可加黄芩、桑白皮、瓜蒌助其清热化痰之功。若痰多可加葶苈子、射干。

（3）痰热郁肺

［症状］ 喘咳气涌，胸部胀痛，痰多黏稠色黄、或夹血色，伴有胸中烦热，身热，有汗，渴喜冷饮，面红，咽干，尿赤，大便或秘，苔黄或腻，脉滑数。

［证候分析］ 邪热壅肺，灼津成痰，肃降无权，而致喘咳气涌，胸部胀痛，痰黏稠色黄，热伤肺络则见血痰，痰热郁蒸故伴有烦热、渴饮、咽干、面红等症。苔黄或腻、脉滑数为痰热之征。

［治法］ 清泄痰热。

［方药］ 桑白皮汤[302]加减。药用桑白皮、黄芩、黄连、栀子清泻肺热；贝母、杏仁、苏子、半夏降气化痰。身热甚者加石膏、知母；痰多黏稠加海蛤粉；口渴咽干加天花粉；喘不能卧，痰涌便秘酌加葶苈子、大黄、风化硝；痰有腥味配鱼腥草、冬瓜子、苡仁、芦根。

（4）痰浊阻肺

［症状］ 喘而胸满闷窒，甚则胸盈仰息，咳嗽痰多黏腻色白，咯吐不利，兼有呕恶、纳呆、口黏不渴，苔厚腻、色白，脉滑。

［证候分析］ 中阳不运，积湿成痰，痰浊壅肺，肺气失降，故喘满闷窒，胸盈仰息，痰多色白黏腻；痰湿蕴中，肺胃不和而见呕恶、纳呆、口黏，苔厚腻，脉滑。

［治法］ 化痰降气。

［方药］ 二陈汤[5]合三子养亲汤[19]加减。方中半夏、陈皮、茯苓化痰；苏子、白芥子、莱菔子化痰下气平喘。可加苍术、厚朴等燥湿理脾行气，以助化痰。

（5）肺气郁痹

［症状］ 每遇情志刺激而诱发，发时突然呼吸短促，但喉中痰声不著，气憋，胸闷胸痛，咽中如窒，或失眠，心悸，苔薄，脉弦。

［证候分析］ 郁怒伤肝，肝气冲逆犯肺，肺气不降，则喘促气憋，咽中如窒。肝肺络气不和而胸闷胸痛。心肝气郁则失眠，心悸，脉弦。

［治法］ 开郁降气平喘。

[方药] 五磨饮子[65]加减。本方用沉香、木香、槟榔、乌药、枳壳、白酒等开郁降气平喘，伴有心悸、失眠者加百合、合欢花、酸枣仁、远志等宁心安神。并宜劝慰病人心情开朗，配合治疗。

　　虚喘
　　（1）肺虚
　　[症状] 喘促短气，气怯声低，喉有鼾声，咳声低弱，痰吐稀薄，自汗畏风，或咳呛痰少质黏，烦热口干，咽喉不利，面潮红，舌质淡红或舌红苔剥，脉软弱或细数。

　　[证候分析] 肺虚气失所主，故喘促短气，气怯声低，喉有鼾声。肺气不足致咳声低弱。气不化津故咯痰稀白。肺虚卫外不固则自汗、畏风。舌质淡红，脉软弱，为肺气虚弱之象。若肺阴不足，虚火上炎，则见呛咳痰少质黏，烦热，咽喉不利，面潮红。舌红苔剥，脉细数，为阴虚火旺之征。

　　[治法] 补肺益气养阴。

　　[方药] 生脉散[113]合补肺汤[194]加减。方中人参、黄芪补肺益气；麦冬、熟地补阴；五味子收敛肺气；紫菀、桑白皮化痰清利肺气。若寒痰内盛，可加钟乳石、苏子、款冬花温肺化痰定喘，若肺阴虚甚，可加沙参、玉竹、百合等。

　　肺虚作喘，病情严重时常与肾虚并见，可配合补肾纳气之紫石英、胡桃肉等。因中气虚弱，脾肺同病，食少便溏、腹中气坠者，又当补脾养肺、益气升陷，用补中益气汤[190]加减。

　　（2）肾虚
　　[症状] 喘促日久，动则喘甚，呼多吸少，气不得续，形瘦神惫，跗肿，汗出肢冷，面青唇紫，舌苔淡白或黑润，脉微细或沉弱。或喘咳，面红烦躁，口咽干燥，足冷，汗出如油，舌红少津，脉细数。

　　[证候分析] 久病肺虚及肾，气失摄纳，故见呼多吸少，气不得续，动则喘甚；肾虚精气耗损，则见形瘦神惫；肾阳既衰，卫外之阳不固，故汗出；阳气不能温养于外，则肢冷、面青；阳虚气不化水而见跗肿。舌苔淡白、黑润，脉微细、沉弱，均为肾阳衰弱之征。若真阴衰竭，阴不敛阳，孤阳上越，气失摄纳，则见喘急面红，咽干，烦躁，足冷，汗出如油，舌红少津，脉细数等戴阳之征。

　　[治法] 补肾纳气。

　　[方药] 金匮肾气丸[220]、参蛤散[227]加减。前方温补肾阳，后方纳气归肾。若冲气上逆，脐下筑动，气从少腹上奔者加紫石英、磁石、沉香等镇纳之。肾阴虚可用七味都气丸[14]合生脉散[113]以滋阴纳气。如兼戴阳症加龙骨、牡蛎以潜阳。善后调理可常服紫河车粉、紫衣胡桃肉。本证一般以阳气虚者为多见，若阴阳两虚或偏阴虚，应权衡主次治之。

　　如兼标实，痰浊壅肺，喘咳痰多，气急，胸闷，苔腻，此为"上实下虚"之候，治宜化痰降逆，温肾纳气，用苏气降气汤[173]。如阳虚饮停，上凌心肺，而喘咳心悸或水邪泛滥而肢体浮肿、尿少，舌质淡胖，脉沉细者，可用真武汤[265]加桂枝、黄芪、防己、葶苈子、万年青根温肾益气行水。痰饮凌心，心阳不振，血脉瘀阻，面、唇、爪甲、舌质青紫者酌加丹参、红花、桃仁、川芎活血化瘀。

　　若喘逆剧甚，张口抬肩，鼻煽气促，端坐不能平卧，或有痰鸣，心慌动悸，烦躁不安，面青唇紫，汗出如珠，肢冷，脉浮大无根或见歇止，或模糊不清者，为肺气欲竭，心肾阳衰的喘脱危象，急宜扶阳固脱，镇摄肾气，可用参附汤[224]送服黑锡丹[258]蛤蚧粉。若伴有躁烦内热，口干颧红,汗出黏手,为气阴俱竭,可去附子加麦冬、西洋参、五味子等益气养阴,汗多气逆如龙骨、牡蛎敛汗固脱。

一般来说,实喘由于邪气壅阻,祛邪利气则愈,故治疗较易。虚喘为气衰失其摄纳,根本不固,补之未必即效,且易感邪诱致反复发作,往往喘甚而致汗脱,故难治。但实喘上气,身热不得卧,脉急数者重;虚喘见足冷头汗,如油如珠,喘急鼻煽,摇身撷肚,张口抬肩,胸前高起,面赤躁扰,直视便溏,脉浮大急促无根者;为下虚上盛,阴阳离决,孤阳浮越,冲气上逆之喘脱危候,必须及时急救,慎加处理。

凡有喘证病史者,平时应慎风寒,节饮食,戒烟酒,因情志致喘者,尤需怡情悦志,避免不良刺激,加强体疗、气功锻炼,以固根本。

结语

喘证是呼吸困难,甚至张口抬肩,鼻翼煽动,不能平卧的一种病证,严重者可致喘脱。为外感六淫,内伤饮食、情志,以及久病体虚所致。其病主要在于肺、肾,亦与肝、脾等脏有关。病理性质有虚实之分,实喘为邪气壅肺,气失宣降,治予祛邪利气;虚喘为精气不足,肺肾出纳失常,治予培补摄纳。

临证需注意寒热的转化、互见,如外寒内热者当解表清里,风寒化热或痰浊蕴肺而外感风寒、邪热者,当按照病情的转化处理,根据兼夹情况联系治疗。在反复发作过程中,每见邪气尚实而正气已虚,表现肺实肾虚的"下虚上实"证,治当疏泄其上、补益其下,权衡主次轻重处理。虚喘虽有补肺、补肾的不同,但每多相关,应予联系考虑,其中尤当重视治肾。同时还须辨清阴阳,阳虚者温养阳气,阴虚者滋填真阴,阴阳两虚者则根据主次酌情兼顾。若喘促不解,汗出肢冷,面青,肢肿,烦躁昏昧,心阳欲脱者,需及时抢救。

文献摘录

《素问·至真要大论篇》:"诸气膹郁。皆属于肺。"

《素问·大奇论篇》:"肺之壅,喘而两胠满。"

《素问·玉机真脏论篇》:"秋脉……不及则令人喘,呼吸少气而咳。"

《灵枢·经脉》:"肾足少阴之脉,是动则病……喝喝而喘。"

《素问·痹论篇》:"肺痹者,烦满喘而呕。心痹者,脉不通,烦则心下鼓,暴上气而喘。"

《素问·逆调论篇》:"不得卧卧则喘者,是水气之客也。"

《丹溪心法·喘》:"肺以清阳上升之气,居五脏之上,通荣卫,合阴阳,升降往来,无过不及,六淫七情之所感伤,饱食动作,脏气不和,呼吸之息,不得宣畅而为喘急。亦有脾肾俱虚,体弱之人,皆能发喘。又或调摄失宜,为风寒暑湿邪气相干,则肺气胀满,发而为喘。又因痰气皆能令人发喘。治疗之法,当究其源。如感邪气,则驱散之,气郁即调顺之,脾肾虚者温理之,又当于各类而求。"

《景岳全书·喘促》:"实喘者,气长而有余;虚喘者,气短而不续。实喘者胸胀气粗,声高息涌,膨膨然若不能容,惟呼出为快也;虚喘者,慌张气怯,声低息短,惶惶然若气欲断,提之若不能升,吞之若不相及,劳动则甚,而惟急促似喘,但得引长一息为快也。"

《仁斋直指附遗方论·喘嗽》:"有肺虚挟寒而喘者;有肺实夹热而喘者;有水气乘肺而喘者……如是等类,皆当审证而主治之。"

《医宗必读·喘》:"治实者攻之即效,无所难也。治虚者补之未必即效,须悠久成功,其间转折进退,良非易也。故辨证不可不急,而辨喘证为尤急也。"

《诸证提纲·喘证》:"凡喘至于汗出如油,则为肺喘,而汗出发润,则为肺绝……气壅上逆而喘,兼之直视谵语,脉促或伏,手足厥逆乃阴阳相背,为死证。"

《罗氏会约医镜·论喘、促、哮三证》:"三证相似,而实不同。须清析方可调治。喘者,气急声高,张口抬肩,摇身撷肚,惟呼出一息为快……促者,即经之所谓短气者也,呼吸虽急,而不能接续,似喘而无声,亦不抬肩,劳动则甚,此肾经元气虚也……哮者,其病似喘,但不如喘出气之多,而有呀呷之音……"

《医学衷中参西录·治喘息方》:"心有病可以累肺作喘,此说诚信而有证……由是言之,心累肺作喘之证,亦即肾虚不纳之证也。"

7 肺胀

肺胀是多种慢性肺系疾患反复发作迁延不愈,导致肺气胀满、不能敛降的一种病证。临床表现为胸部膨满,胀闷如塞,喘咳上气,痰多,烦躁,心慌等。其病程缠绵,时轻时重,日久则见面色晦暗,唇甲紫绀,脘腹胀满,肢体浮肿,甚或喘脱等危重证候。

肺胀病名首见于灵枢。《灵枢·胀论》篇说:"肺胀者,虚满而喘咳。"《灵枢·经脉》篇又说:"肺手太阴之脉……是动则病肺胀满膨膨而喘咳。"《金匮要略·肺痿肺痈咳嗽上气病》篇指出本病的主症为"咳而上气,此为肺胀,其人喘,目如脱状"。此外在《痰饮咳嗽病》篇中所述之支饮,症见"咳逆倚息,气短不得卧,其形如肿",亦与本病相类似。《诸病源候论·咳逆短气候》记载肺胀的发病机理是由于:"肺虚为微寒所伤则咳嗽,嗽则气还于肺间则肺胀,肺胀则气逆,而肺本虚,气为不足,复为邪所乘,壅否不能宣畅,故咳逆,短乏气也。"后世医籍多将本病附载于肺痿、肺痈之后,有时亦散见于痰饮、喘促、咳嗽等门,在认识上不断有所充实发展。如《丹溪心法·咳嗽》篇说"肺胀而咳,或左或右不得眠,此痰挟瘀血碍气而病",提示病理因素主要是痰、瘀阻碍肺气所致。《张氏医通·肺痿》篇说:"盖肺胀实证居多。"《证治汇补·咳嗽》篇认为肺胀:"又有气散而胀者,宜补肺,气逆而胀者,宜降气,当参虚实而施治。"说明对肺胀的辨证施治当分虚实两端。

由于本病是临床常见的老年性疾病,病理演变复杂多端,还当与咳嗽、痰饮(支饮、溢饮)等互参。注意与心悸、水肿(喘肿)、喘厥等病证的联系。

病因病机

本病的发生,多因久病肺虚,痰浊潴留,每因再感外邪诱使病情发作加剧。

(1)久病肺虚 如内伤久咳、支饮、喘哮、肺痨等肺系慢性疾患,迁延失治,痰浊潴留,气还肺间,日久导致肺虚,成为发病的基础。

(2)感受外邪 肺虚卫外不固,外邪六淫每易反复乘袭,诱使本病发作,病情日益加重。

病变首先在肺,继则影响脾、肾,后期病及于心。因肺主气,开窍于鼻,外合皮毛,主表,卫外,故外邪从口鼻、皮毛入侵,每多首先犯肺,导致肺气宣降不利,上逆而为咳,升降失常则为喘。久则肺虚而致主气功能失常。若肺病及脾,子耗母气,脾失健运,则可导致肺脾两虚。肺虚及肾,肺不主气,肾不纳气,可致气喘日益加重,吸入困难,呼吸短促难续,动则更甚。肺与心脉相通,肺气辅佐心脏运行血脉,肺虚治节失职,久则病及于心。心阳根于命门真火,如肾阳不振,进一步导致心肾阳衰,可以出现喘脱等危候。

病理因素主要为痰浊水饮与血瘀互为影响,兼见同病。痰的产生,病初由肺气郁滞、脾失健运、津液不归正化而成,渐因肺虚不能化津,脾虚不能转输,肾虚不能蒸化,痰浊愈益潴留,喘咳持续难已。久延痰从寒化成饮,若病程中复感风寒,则可成为外寒内饮之证。感受风热或痰郁化热,可表现为痰热证。如痰浊壅盛,阻塞气道或肺虚不能吸清呼浊,清气不足而浊气有余,浊邪害清,痰蒙神窍,则可发生烦躁、嗜睡、昏迷等变证。若痰热内郁,热动肝风,可见肉瞤、震颤,甚则抽搐;或因动血而致出血。

痰、饮、水、湿同出一源,俱属津液停积而成,又每可相互转化。如阳虚阴盛,气不化津,痰从阴化为饮为水,饮留上焦,迫肺则咳逆上气,凌心则心悸、气短;痰湿困于中焦,则纳减呕恶,脘腹胀满,便溏;饮溢肌肤则为水肿尿少;饮停胸胁、腹部而为悬饮、水臌之类。

痰浊蕴肺,病久势深,肺气郁滞,不能治理调节心血的循行,"心主"营运过劳,心气、心阳虚衰,无力推动血脉,可见心悸、脉结代,唇、舌、甲床紫绀,颈脉动甚。肺脾气虚,气不摄血,可致咳血、吐血、便血等。心主血而肝藏血,肝主疏泄,为调血之脏,心脉不利,肝脏疏调失职,血郁于肝,瘀结胁下,则致癥积。

从上可知,病理因素之间互有影响和转化,如痰从寒化则成饮;饮溢肌表则为水;痰浊久留,肺气郁滞,心脉失畅则血郁为瘀;瘀阻血脉,"血不利则为水"。但一般早期以痰浊为主,渐而痰瘀并见,终至痰浊、血瘀、水饮错杂为患。

病理性质多属标实本虚,但有偏实、偏虚的不同,且多以标实为急。感邪则偏于邪实,平时偏于本虚。早期多属气虚、气阴两虚,由肺而及脾、肾;晚期气虚及阳,以肺、肾、心为主,或阴阳两虚,但纯属阴虚者罕见。正虚与邪实每多互为因果,如阳气不足,卫外不固,易感外邪,痰饮难蠲;证属阴虚者侧外邪、痰浊易从热化,故虚实诸候常夹杂出现,每致愈发愈频,甚则持续不已。

类证鉴别

肺胀与哮证、喘证均以咳而上气、喘满为主证,有其类似之处。区别言之,肺胀是多种慢性肺系疾病日久积渐而成;哮是反复发作性的一个独立病种;喘是多种急、慢性疾病的一个症状。

从三者的相互关系来看,肺胀可以隶属于喘证的范畴,哮与喘病久不愈又可发展成为肺胀。此外,肺胀因外感诱发,病情加剧时,还可表现为痰饮病中的"支饮"证。凡此俱当联系互参,掌握其异同。

辨证论治

肺胀的主要症状为咳逆上气,痰多,胸闷,喘息、动则加剧,甚则鼻煽气促,张口抬肩,目胀如脱,烦躁不安。病情轻重不一,每因感受外邪加甚而致伴有寒热表证。危重者可见心慌动悸,面唇紫绀,肢体浮肿,吐血、便血,谵妄,嗜睡昏迷,抽搐,厥脱等候。

辨证总属标实本虚,但有偏实、偏虚的不同。一般感邪时偏于邪实,平时偏于本虚。偏实者须分清风寒、风热、痰浊(水饮)、痰热;偏虚者当区别气(阳)虚、阴虚的性质,肺、心、肾、脾病变的主次。治疗应抓住治标、治本两个方面。标实者,根据病邪的性质,分别采取祛邪宣肺(辛温或辛凉),降气化痰(温化、清化),温阳利水(通阳、淡渗),甚或开窍、熄风、止血等法。本虚者,当以补养心肺、益肾健脾为主,或气阴兼调,或阴阳两顾。正气欲脱时则应扶正固脱,救阴回阳。

(1) 痰浊壅肺

[症状] 咳嗽痰多,色白黏腻或呈泡沫,短气喘息,稍劳即著,怕风易汗,脘痞纳少,倦怠乏力,舌质偏淡,苔薄腻或浊腻,脉小滑。

[证候分析] 肺虚脾弱,痰浊内生,上逆干肺,则咳嗽、痰多色白黏腻;痰从寒化成饮,则痰呈泡沫状;肺气虚弱,复加气因痰阻,故短气喘息,稍劳即著;肺虚卫表不固则怕风、易汗;肺病及脾,脾气虚弱,健运失常,故见脘痞纳少,倦怠乏力。舌质偏淡、苔浊腻,脉小滑乃肺脾气虚,痰浊内蕴之候。

[治法] 化痰降气,健脾益肺。

[方药] 苏子降气汤[173]、三子养亲汤[19]、六君子汤[67]加减。前二方功能降气化痰平喘,但苏子降气汤偏温,以上盛兼有下虚,寒痰喘咳为宜;三子养亲汤偏降,以痰浊涌盛,肺实喘满,痰多黏腻为宜;六君子汤健脾燥湿化痰,偏补,以脾虚兼有痰湿者为宜,可作为症情稳定时之调治方。痰多胸满不能平卧加葶苈子泻肺祛痰;肺脾气虚,易汗、短气乏力,痰量不多,酌加党参、黄芪、白术、甘草、茯苓健脾益气,补肺固表。

痰从寒化为饮,外感风寒诱发,喘咳痰多黏白泡沫,见表寒里饮证者,宗小青龙汤[43]意加麻黄、桂枝、细辛、干姜散寒化饮。饮郁化热,烦躁而喘,脉浮,用小青龙加石膏汤[42]兼清郁热。

(2) 痰热郁肺

[症状] 咳逆喘息气粗,烦躁,胸满,痰黄或白,黏稠难咯。或身热微恶寒,有汗不多,溲黄,便干,口渴舌红,舌苔黄或黄腻,边尖红,脉数或滑数。

[证候分析] 痰浊内蕴化热,痰热壅肺,故痰黄、黏白难咯;肺热内郁,清肃失司,肺气上逆,则喘咳气逆息粗,烦躁,胸满,便干,溲黄;复感外邪,风热犯肺,故见发热微恶寒,有汗不多等表证;口渴,舌红,苔黄或黄腻,脉数或滑数均为痰热内郁之征。

[治法] 清肺化痰,降逆平喘。

[方药] 越婢加半夏汤[352]、桑白皮汤[302]加减。前方宣肺泄热,用于饮热郁肺,外有表邪,喘咳上气,目如脱状,身热,脉浮大;后方清肺化痰,用于痰热壅肺,喘急胸满,咳吐痰黄,或黏白稠厚者。痰热内盛,胶黏不易咯吐者,加鱼腥草、瓜蒌皮、海蛤粉、风化硝清热滑痰利肺;痰鸣喘息,不得平卧,加射干、葶苈子泻肺平喘;痰热伤津,口干舌燥,加花粉、知母、芦根以生津润燥;阴伤而痰量已少者,酌减苦寒之味,加沙参、麦冬等养阴。

(3) 痰蒙神窍

[症状] 神志恍惚,谵妄,躁烦不安,撮空理线,表情淡漠,嗜睡,昏迷,或肢体瞤动,抽搐,咳逆喘促,咯痰不爽,苔白腻或淡黄腻,舌质暗红或淡紫,脉细滑数。

[证候分析] 痰迷心窍,蒙蔽神机,故见神志恍惚,谵妄,躁烦,撮空,嗜睡,昏迷;肝风内动则瞤动抽搐;肺虚痰蕴故咳逆喘促而咯痰不爽。苔白腻或淡黄腻,脉细滑数为痰浊内蕴之象;舌暗红或淡紫乃心血瘀阻之征。

[治法] 涤痰、开窍、熄风。

[方药] 涤痰汤[286]加减,另服安宫牛黄丸[151]或至宝丹[148]。涤痰汤可涤痰开窍,熄风止痉,用于痰迷心窍,风痰内盛,神识昏蒙,嗜睡,痰多,肢体瞤动者,药用半夏、茯苓、橘红、胆星,涤痰熄风;竹茹、枳实清热化痰利膈;菖蒲,开窍化痰。至宝丹或安宫牛黄丸以清心开窍。若痰热内盛,身热,烦躁,谵语,神昏,苔黄舌红者,加葶苈子、天竺黄、竹沥;肝风内动,抽搐加钩藤、全蝎,另服羚羊角粉;血瘀明显,唇甲紫绀加丹参、红花、桃仁活血通脉;如皮肤黏膜出血、咯血、便血色鲜者,配清热凉血止血药,如水牛角、生地、丹皮、紫珠草等。

(4) 肺肾气虚

[症状] 呼吸浅短难续,声低气怯,甚则张口抬肩,倚息不能平卧,咳嗽,痰白如沫,咯吐不利,胸闷,心慌,形寒汗出,舌淡或黯紫,脉沉细数无力,或有结代。

[证候分析] 肺肾两虚,不能主气、纳气,故呼吸浅短,声低气怯,张口抬肩,不能平卧;寒饮伏肺,肾虚水泛则咳痰色白如沫,咯吐不利;肺病及心,心气虚弱,故心慌动悸,形寒,汗出;肺失治节,气不帅血,气滞血瘀,则见舌淡或黯紫,脉沉细虚数或结代。

[治法] 补肺纳肾,降气平喘。

[方药] 平喘固本汤[99]、补肺汤[194]加减。前方补肺纳肾,降气化痰,用于肺肾气虚,喘咳有痰者;后方功在补肺益气,用于肺气虚弱,喘咳短气不足以息者。药用党参(人参)、黄芪、炙甘草补肺;冬虫夏草、熟地、胡桃肉、坎脐益肾;五味子敛肺气;灵磁石、沉香纳气归元;紫菀、款冬、苏子、法半夏、橘红化痰降气。肺虚有寒,怕冷,舌质淡加肉桂、干姜、钟乳石;兼有阴伤,低热,舌红苔少加麦冬、玉竹、生地;气虚瘀阻,颈脉动甚,面唇紫绀明显,加当归、丹参、苏木活血通脉。如见喘脱危象者,急加参附汤[224]送服蛤蚧粉或黑锡丹[358]补气纳肾,回阳固脱。病情稳定阶段,可常服皱肺丸[295]。

(5) 阳虚水泛

[症状] 面浮,下肢肿,甚则一身悉肿,腹部胀满有水,心悸,喘咳,咯痰清稀,脘痞,纳差,尿少,怕冷,面唇青紫,苔白滑,舌胖质黯,脉沉细。

[证候分析] 肺脾肾阳气衰微,气不化水,水邪泛滥则面浮、肢体尽肿;水饮上凌心肺故心悸、喘咳、咯痰清稀;脾阳虚衰,健运失职则脘痞纳少;寒水内盛,故怕冷,尿少;阳虚血瘀则面唇青紫,舌质黯;脉沉细,舌胖,苔白滑为阳虚水停之征。

[治法] 温肾健脾,化饮利水。

[方药] 真武汤[265]合五苓散[62]加减。前方温阳利水,用于脾肾阳虚之水肿;后方通阳利水,配合真武汤可加强利尿消肿的作用。药用附子、桂枝温肾通阳,茯苓、白术、猪苓、泽泻、生姜健脾利水,赤芍活血化瘀。若水肿势剧加沉香、黑白丑、万年青根行气逐水;血瘀甚,紫绀明显,加泽兰、红花、北五加皮化瘀行水。

预后转归与体质、年龄、病程及治疗的及时与否均有关系。一般来说,因本病多属积渐而成,病程缠绵,经常反复发作,难期根治。故《金匮要略·肺痿肺痈咳嗽上气病》说:"上气,面浮肿,肩息,其脉浮大,不治,又加利,尤甚。"《证治汇补·咳嗽门》说:"若肺胀壅遏,不得卧眠,喘息鼻煽者难治。"临证所见,尤其是老年患者,发病后若不及时控制,极易发生变端。如见气不摄血,咳吐泡沫血痰,或吐血、便血;或痰迷心窍,肝风内动,谵妄昏迷、震颤、抽搐;或见喘脱,神昏,汗出,肢冷,脉微欲绝者,乃阴阳消亡危重之候。

在预防方面,应重视原发病的治疗。防止经常感冒、内伤咳嗽迁延发展成为慢性咳喘,是预防形成本病的关键。既病之后,更应注意保暖,秋冬季节,气候变化之际,尤需避免感受外邪。一经发病,立即治疗,以免加重。平时常服扶正固本方药增强正气,提高抗病能力,禁忌烟酒及恣食辛辣、生冷、咸、甜之品。有水肿者应进低盐或无盐饮食。

结语

肺胀是多种慢性肺系疾病后期转归而成。临床以喘咳上气,胸闷胀满,心慌等为主症。病久可见面唇紫绀,身肿,甚或昏迷、抽搐以至喘脱等危重证候。根据其症状表现与咳喘、痰饮、心悸、水肿、喘厥等证有关。

病因以久病肺虚为主,由于反复感邪,而使病情进行性加重。病位在肺,继则影响脾、肾,后期及心。病理性质多由气虚、气阴两虚发展为阳虚,在病程中且可形成痰、饮、瘀等病理产物。标本虚实常相兼夹或互为影响。最后因邪盛正虚,而致发生气不摄血,痰蒙神窍,或喘脱等严重变端。

治疗当根据感邪时偏于邪实,平时偏于正虚的不同,有侧重地分别选用扶正与祛邪的不同治法。

临床常见痰浊壅肺,痰热郁肺,痰蒙神窍,肺肾气虚,阳虚水泛等五个证候。各证常可互相兼夹转化。临证既需掌握其辨证常规,又要根据其错杂表现灵活施治,其中以痰蒙神窍,肺肾气虚,阳虚水泛尤为危重,如不及时控制则预后不良。

老年、久病体虚的后期患者,每因感邪使病情恶化,但因正气衰竭,无力抗邪,正邪交争之象可不显著,故凡近期内咳喘突然加剧,痰色变黄,舌质变红,虽无发热恶寒表证,亦要考虑有外邪的存在,应注意痰的色、质、量等变化,结合全身情况,综合判断。

文献摘录

《素问·大奇论篇》:"肺之雍,喘而两胠满。"

《金匮要略·肺痿肺痈咳嗽上气》:"上气喘而躁者,属肺胀,欲作风水,发汗则愈。"

《诸病源候论·上气鸣息候》:"肺主于气,邪乘于肺则肺胀,胀则肺管不利,不利则气道涩,故上气喘逆鸣息不通。"

《丹溪心法·咳嗽》:"有嗽而肺胀壅遏不得眠者,难治。"

《圣济总录·肺胀》:"其证气胀满,膨膨而咳喘。"

《寿世保元·痰喘》:"肺胀喘满,膈高气急,两胁煽动,陷下作坑,两鼻窍张,闷乱嗽渴,声嘎不鸣,痰涎壅塞……"

《证治汇补·咳嗽》:"肺胀者,动则喘满,气急息重,或左或右,不得眠者是也。如痰挟瘀血碍气,宜养血以流动乎气,降火以清利其痰,用四物汤加桃仁、枳壳、陈皮、瓜蒌、竹沥。又风寒郁于肺中,不得发越,喘嗽胀闷者,宜发汗以祛邪,利肺以顺气,用麻黄越婢加半夏汤,有停水不化,肺气不得下降者,其症水入即吐,宜四苓散加葶苈、桔梗、桑皮、石膏。有肾虚水枯,肺金不敢下降而胀者,其症干咳烦冤,宜六味丸加麦冬、五味。"

8 肺痨

肺痨是具有传染性的慢性虚损疾患。由于劳损在肺，故称肺痨，主要以咳嗽、咳血、潮热、盗汗及身体逐渐消瘦等为其特征。病轻者诸症间作，重者可以先后相继发生，或兼见并存。

本病名称，历代所用甚多，变迁不一，故李中梓曾有"使学者惑于多岐"之说。约而言之，说明其有传染性者，有尸疰、劳疰、虫疰、毒疰、传尸等名，根据症状特点为名者，《外台秘要》有肺痿疾、骨蒸，《儒门事亲》有"劳嗽"，《太平圣惠方》有"急痨"等；《三因极一病证方论》开始以"痨瘵"定名，《济生方》用"痨瘵"以统诸称，沿用直至晚清，现今一般通称肺痨。

早在《内经》对本病的临床特点，即已有所记载，如《素问·玉机真藏论篇》说："大骨枯槁，大肉陷下，胸中气满，喘息不便，内痛引肩项，身热，脱肉破䐃……肩髓内消。"《灵枢·玉版》篇说"咳，脱形，身热，脉小以疾"。均生动地描述了肺痨的主症。《金匮要略》中的虚劳病即包括本病在内，指出"若肠鸣、马刀挟瘿者皆为劳得之"。《中藏经·传尸》已认识到与患者直接接触可致感染，认为"人之血气衰弱，脏腑虚羸……或因酒食而迁……或问病吊丧而得……钟此病死之气，染而为疾"。《肘后方·治尸注鬼注方》言其"死后复传之旁人，乃至灭门"。《普济本事方》明确指出本病的病因为"肺虫"。如《诸虫飞尸鬼疰》篇说："肺虫居肺叶之内，蚀人肺系，故成瘵疾，咯血声嘶。"《备急千金要方》把"尸疰"列入肺脏病篇，明确病位主要在肺。《外台秘要·虚劳骨蒸方》对本病的临床表现观察尤为详细，指出："骨蒸……旦起体凉，日晚即热，烦躁寝不能安，食都无味……因兹渐渐瘦损，初著盗汗，盗汗以后即寒热往来，寒热往来以后即渐加咳，咳后面色白，两颊见赤，如胭脂色，团团如钱许大。左卧即右出，唇口非常鲜赤。"《外台秘要·灸骨蒸法图四首》又说"或腹中有块，或脑后近下两边有小结，多者乃至五六"。系统描述了本病的典型症状和发展经过及其兼证。迨近宋代，在前人认识到具有传染特点的基础上，复创"痨虫""瘵虫"之说，如《仁斋直指方》即提出"治瘵疾，杀瘵虫"的论点。元·葛可久《十药神书》收载十方，为治疗肺痨我国现存的第一部专著。《丹溪心法·劳瘵》倡"痨瘵主乎阴虚"之说，突出病理重点，确立了滋阴降火的治疗大法。《医学入门·劳瘵》指出"潮、汗、咳嗽、或见血，或遗精、泄分轻重，轻者六症间作，重者六症兼作"，概要地提示了本病的六个主症。《医学正传·劳极》确立杀虫与补虚的两大治疗原则。

本篇讨论内容，主要为因感染"瘵虫"所导致的肺脏劳损性疾患。

病因病机

概括历代医家认识，有关肺痨的致病因素，主要有两个方面，一为外因感染，"瘵虫"伤人；一为内伤体虚，气血不足，阴精耗损。病变主脏在肺，可累及脾肾，甚则传遍五脏。病理性质主要在于阴虚。兹分别阐述如下：

（1）感染"瘵虫" 自晋代起即认识到本病具有传染性，《肘后备急方·治尸注鬼注方》观察到"累年积月，渐就顿滞，以至于死，死后复传之旁人，乃至灭门"。同时还根据互相感染的情况，创立了"痨虫""瘵虫"之说，如《三因极一病证方论·痨瘵诸证》中明确指出："诸证虽曰不同,其根多有虫。"明确指出痨虫传染是形成本病的唯一因素,因直接接触本病患者,"痨虫"侵入人体而成病,如问病吊丧,看护,骨肉亲属与患者朝夕相处,都是导致感染的条件。这种感性认识,已为近百年来的发现所证实。

(2) 正气虚弱　凡先天禀赋不强,后天嗜欲无节,如酒色过度,青年早婚,忧思劳倦,或大病久病失于调治,如麻疹、外感久咳及胎产之后,耗伤气血津液,正气先虚,抗病力弱,而致"痨虫"乘虚伤人。如《外台秘要·灸骨蒸法图》,突出"婴孺之流,传注更苦",说明小儿发育未充,妇女胎产体弱者最易感染。《明医杂著·痨瘵》认为:"男子二十前后,色欲过度,耗伤精血,必生阴虚火动之病。"《古今医统·痨瘵门》说"凡人平素保养元气,爱惜精血,瘵不可得而传,惟夫纵欲多淫,苦不自觉,精血内耗,邪气外乘",并提出"气虚血痿,最不可入痨瘵之门,吊丧问疾,衣服器皿中皆能乘虚而染触"。指出青年早婚,摄生不当等导致正气内虚,实是发病的重要内因。他如生活贫困,营养不良而致正虚,也是罹病的重要因素,如《理虚元鉴·虚症有六因》即曾指出"因境遇者……贫贱而窘迫难堪"是构成本病的原因之一。

上述内外两个方面的因素,可以互为因果,但内因正虚是发病的主要关键,因正气旺盛,感染后不一定发病,正气不强则感染后易于致病,同时病情的轻重与内在正气的强弱,也有重大关系。同时,外因感染也是重要的致病条件,它既是耗伤人体气血的直接原因,同时又是决定发病后反映病变发展规律,区别于他病的特殊因素。如《古今医统·痨瘵门》即曾指出:"凡此诸虫……著于怯弱之人……日久遂成痨瘵之证。"

从"痨虫"侵犯的病变部位而言,则主要在肺,由于肺主呼吸,受气于天,吸清呼浊,若肺脏本体虚弱,卫外功能不强,或因其他脏器病变耗伤肺气,导致肺虚,则"痨虫"极易犯肺,侵蚀肺体,而致发病,《证治汇补·传尸痨》说"虽分五脏见症,然皆统归于肺",均明确突出病位主要在肺,因而在临床表现上,多见干咳、咽燥、痰中带血,以及喉疮声嘶等肺系症状。故痨疾中以肺痨为最常见。

由于脏腑之间有互相资生、制约的关系,因此在病理情况下,肺脏局部病变,也必然会影响其他脏器和整体,故有"其邪展转,乘于五脏"之说。其中与脾肾两脏的关系最为密切,同时也可涉及心肝。

脾为肺之母,肺虚耗夺脾气以自养则脾亦虚;脾虚不能化水谷为精微上输以养肺,则肺亦虚。终致肺脾同病,伴见疲乏、食少、便溏等脾虚症状。

肾为肺之子,肺虚肾失滋生之源,或肾虚相火灼金,上耗母气,则可致肺肾两虚,伴见骨蒸、潮热、男子失精、女子月经不调等肾虚症状,若肺虚不能制肝,肾虚不能养肝,肝火偏旺,上逆侮肺,可见性急善怒、胁肋掣痛等症,如肺虚心火乘客,肾虚水不济火,还可伴见虚烦不寐、盗汗等症。

久延而病重者,可以演变发展至肺、脾、肾三脏同病。或因肺病及肾,肾虚不能纳气;或因脾虚及肾,脾不能化精以资肾,由后天而损及先天,甚则肺虚不能佐心治节血脉之运行,而致气虚血瘀,出现气短、喘急、心慌、唇紫、浮肿、肢冷等症。

在病理性质方面,基本以阴虚为主,并可导致气阴两虚,甚则阴损及阳,因肺为喜润恶燥之脏,肺体受病,阴分先伤,故见阴虚肺燥之候,表现为"阴虚者,十常八九,阳虚者,十之一二"(《医门法律·虚劳门》),具体言之,由于病情有轻重之分,病变发展阶段不同,涉及脏器不一,因此病理也有转化演变。一般说来,初起肺体受损,肺阴受耗,肺失滋润,表现肺阴亏损之候,继则肺肾同病,兼及心肝,而致阴虚火旺,或因肺脾同病,导致气阴两伤,后期肺脾肾三脏交亏,阴损及阳,可趋于阴阳两虚的严重局面。

类证鉴别

《内经》、《金匮要略》均将肺痨归属于"虚劳""虚损"的范围,揭示本病的发展,每可导致患者身体日益消瘦,体虚不复,形成劳损。但肺痨具有传染特点,是一个独立的慢性传染性疾病,虚劳病缘内伤亏损,是多种慢性疾病虚损证候的总称,肺痨病位主要在肺,不同于虚劳的五脏并重,以肾为主;肺痨的病理主在阴虚,不同于虚劳的阴阳为纲,但合而言之,肺痨后期表现同于虚劳重证者,也可按照虚者补之、损者益之的原则施治。

肺痨与肺痿两者也有一定的联系和区别。肺痿是肺部多种慢性疾患后期转归而成,如肺痈、肺痨、久嗽等导致肺叶痿弱不用,俱可成痿。临床上是以咳吐浊唾涎沫为主症。而肺痨是以咳嗽、咳血、潮热盗汗为特征,《外台秘要·传尸方》即指出:"传尸之疾……气急咳者名曰肺痿。"提示肺痨后期可以转成肺痿,但必须明确,肺痨并不等于就是肺痿,两者有因果的关系。

辨证论治

本病临床特点有咳嗽、咳血、潮热、盗汗四大主症。病情轻者,诸症未必悉具,重者则各种症状大多俱呈,或先后相继发生,或合并出现。发病多慢,常逐渐加重,但亦偶有急骤发病,很快恶化者。其证候表现和经过每不一致,一般初起病情多轻,微有咳嗽,疲乏无力,逐渐消瘦,食欲不振,偶或痰中挟有少量血丝,继则咳嗽加剧,干咳少痰,或痰多黄白不一,午后发热,掌心尤甚,两颧红艳,唇红、口干多饮,或有形寒,时时咳血,甚则大量咯血,盗汗,失眠,胸部闷痛,心烦易怒,男子梦遗失精,女子月经不调或停闭,如病重而未能及时治疗,可发展至大骨枯槁,大肉陷下,骨髓内消,发焦毛耸,肌肤甲错,音哑气喘,面唇发紫,大便溏泄,肢体浮肿,以致出现危候。

对于本病的辨证,当前有按病理属性,从阴阳分型者,有按脏腑病机,从肺、脾、肾分型者,有按病情轻重,从初、中、末病期分型者,一般多按病理属性,结合脏腑病机进行分证。区别阴虚、阴虚火旺、气虚的不同,掌握肺与脾、肾的关系。临床总以肺阴亏损为多见,如进一步演变发展,则表现为阴虚火旺,或气阴耗伤,甚至阴阳两虚。病位主要在肺。肺阴虚为主的,常易及肾,并可涉及心肝,而致阴虚火旺;肺气亦虚的,常易及脾,而致气阴耗伤,久延症重,由气虚而致阳虚,则可病损及肾,表现阴阳两虚之候。同时还当注意四大主症的主次轻重及其病理特点,结合其他兼症,辨其证候所属。

治疗当以补虚培元和治痨杀虫为原则,根据体质强弱分别主次,但尤需重视补虚培元,增强正气,以提高抗病能力。调补脏器重点在肺,并应注意脏腑整体关系,同时补益脾肾。治疗大法应根据"主乎阴虚"的病理特点,以滋阴为主,火旺的兼以降火,如合并气虚、阳虚见症者,则当同时兼顾。杀虫主要是针对病因治疗。如《医学正传·劳极》即提出"一则杀其虫,以绝其根本,一则补其虚,以复其真元"的两大治则。

(1) 肺阴亏损

[症状] 干咳,咳声短促,痰中有时带血,如丝如点,色鲜红,午后手足心热,皮肤干灼,或有少量盗汗,口干咽燥,胸部隐隐闷痛,苔薄,边尖质红,脉细或兼数。

[证候分析] 阴虚肺燥,肺失滋润,故干咳痰少。肺损络伤,则痰中时夹血丝、血点,而胸闷隐痛。阴虚内热,可见手心皮肤灼热。肺阴耗伤,故口干咽燥。苔薄质红,脉细或兼数俱属阴虚之候。

[治法] 滋阴润肺。

[方药] 月华丸[73]加减。本方功能补虚杀虫,滋阴镇咳,化痰止血。药用沙参、麦冬、天冬、生地、熟地滋阴润肺;百部、獭肝、川贝润肺止嗽,兼能杀虫;阿胶、三七有止血和营之功;茯苓、山药健脾补气,以资生化之源。另再可加玉竹、百合、羊乳等滋补肺阴,白及补肺生肌止血。痰中血丝可加仙鹤草、藕节、白茅根(花)、蛤粉炒阿胶等和络止血。低热可酌加银柴胡、功劳叶、地骨皮、青蒿等清热除蒸。并可另服琼玉膏[344]滋阴润肺。

(2) 阴虚火旺

[症状] 咳呛气急,痰少质黏,或吐稠黄多量之痰,时时咯血,血色鲜红,午后潮热、骨蒸、五心烦热、颧红、盗汗量多、口渴、心烦、失眠、性急善怒,胸胁掣痛,男子可见遗精,女子月经不调,形体日渐消瘦,舌质红绛而干,苔薄黄或剥,脉细数。

[证候分析] 肺病及肾,肺肾阴伤,虚火内灼,炼津成痰,故咳呛气急,痰黏或质稠色黄。虚火灼伤血络可致咯血反复发作,水亏火旺则潮热骨蒸,营阴外泄故夜卧盗汗,肝肺络脉不和乃致胸胁掣痛,心肝火炎故心烦失眠、善怒。相火偏旺则梦遗失精。冲任失养故月经不调,阴精耗伤以致形体日瘦。舌绛苔黄或剥,脉细数显系阴虚燥热内盛之象。

[治法] 滋阴降火。

[方药] 百合固金丸[138]合秦艽鳖甲散[263]加减。方中百合、麦冬、玄参、生地、熟地滋阴润肺生津;鳖甲、知母滋阴清热;秦艽、柴胡(用银柴胡)、地骨皮、青蒿清热除蒸;川贝母、百合补肺止咳。另可加白及、百部补肺止血杀虫;龟版、阿胶、五味子滋肾养阴。如咳嗽痰黏或色黄量多者酌加桑白皮、马兜铃、鱼腥草等清化痰热,咳血不止可加丹皮、栀子、紫珠草、大黄炭、煅人中白等凉血止血,血出紫黯成块伴胸痛可加三七、血余炭、花蕊石、广郁金等化瘀和络止血,盗汗甚者可加乌梅、煅龙骨、瘪桃干、煅牡蛎、麻黄根、浮小麦等敛营止汗,失音或声音嘶哑可加诃子、凤凰衣、胡桃肉、白蜜以调肺肾、通音声。

(3) 气阴耗伤

[症状] 咳嗽无力,气短声低,痰中偶或夹血,血色淡红,午后潮热,热势一般不剧,面色㿠白,颧红,舌质嫩红,边有齿印,苔薄,脉细弱而数。

[证候分析] 肺脾同病,阴伤气耗,清肃失司,肺不主气而为咳,气不化津而成痰,肺虚络损则痰中夹血,气虚不能卫外,阳陷入阴,故见气虚身热、怕风、自汗,阴虚则内热、盗汗;脾虚不健则食少、便溏,气阴两伤故面白颧红、舌质嫩红、脉细弱而数。

[治法] 益气养阴。

[方药] 保真汤[258]加减。本方功能补气养阴,兼清虚热。药用党参、太子参、黄芪、白术、茯苓、炙甘草补益肺脾之气;天冬、麦冬、生地、熟地、当归、白芍以育阴养荣,填补精血;地骨皮、黄柏、知母以滋阴退热。并可加白及、百部以补肺杀虫。咳嗽痰稀,可加紫菀、款冬、苏子等温润止嗽。夹有湿痰症状者,可配半夏、陈皮、茯苓。咳血可酌加阿胶、仙鹤草、三七配合补气药共奏益气摄血之功。骨蒸、盗汗者可加鳖甲、牡蛎、乌梅、银柴胡等补阴配阳,清热除蒸。如便溏、腹胀、食少等脾虚症状明显者,应酌加扁豆、苡仁、橘白、建莲肉等甘淡健脾。忌用地黄、麦冬、阿胶等滋腻之品。

(4) 阴阳两虚

[症状] 咳逆喘息少气,痰中或见夹血,血色暗淡,潮热、形寒、自汗、盗汗,声嘶失音,面浮肢肿,心慌,唇紫,肢冷,五更腹泻,口舌生糜,大肉尽脱,男子滑精、阳痿,女子经少、经闭,

舌光质红少津,或舌淡体胖边有齿痕,脉微细而数,或虚大无力。

[证候分析] 阴伤及阳,肺脾肾三脏并损,肺虚气逆则喘咳,声道失润,金碎不鸣而声嘶。脾肾两虚,故见浮肿、肾泄。病及于心乃致心慌、唇紫,虚火上炎则口舌生糜。卫虚则形寒自汗。阴伤则潮热盗汗。精气虚竭,无以充养形体,资助冲任之化源。故女子经少或经闭,大肉尽脱。命门火衰故男子滑精、阳痿。舌光质红少津,或舌淡体胖边有齿痕,脉微细数、虚大,俱系阴阳交亏之候。

[治法] 滋阴补阳。

[方药] 补天大造丸[189]加减。本方功能温养精气,培补阴阳。药取人参、黄芪、山药补肺脾之气;杞子、龟版可育阴精;鹿角、紫河车以助阳气;地黄可滋肾阴。另可酌加麦冬、阿胶、五味子、当归、白芍滋养肺肾。由于阴阳两虚证是气阴耗伤的进一步发展,故可参照上证。但病损日久,必下损及肾,病情深重,当注意温养精气,以培根本。若肾虚气逆喘息可配冬虫夏草、诃子、钟乳石等摄纳肾气;心慌可加紫石英、丹参合方中远志镇心宁神;五更肾泻者,则当伍入煨肉豆蔻、补骨脂以补火煖土,忌投地黄、阿胶等滋腻之品。

以上各个类型在辨证论治的基础上,还可以根据不同的主症配合以下方法治疗。

(1)咳嗽 用润肺宁嗽法。方取海藏紫菀汤[283]、加味百花膏[132],偏于气虚者予补肺汤[194]。

(2)咳血、咯血 用补络止血法。方取白及枇杷丸[119]、补络补管汤,有瘀象者应祛瘀止血,配花蕊石、广郁金、血余炭,另吞三七粉。

(3)潮热、骨蒸 用清热除蒸法。方取柴胡清骨散[280],如属气虚劳热,则当合入甘温除热之意,用黄芪鳖甲散[316]固卫助阳,清热养阴。

(4)盗汗、自汗 用和营敛汗法,方取当归六黄汤[153],气虚明显者,可用牡蛎散[196]、玉屏风散[86]以补气实表,固卫止汗。

(5)泄泻 用培土生金法以补脾助肺。方取参苓白术散[225]。

(6)遗精、月经不调 用滋肾保肺法以资化源。方取大补元煎[25]加减。男子遗精酌加煅龙骨、煅牡蛎、金樱子、芡实、莲须、鱼鳔胶等固肾涩精,女子月经不调,合入芍药、丹参、丹皮、益母草调其冲任。

此外,治疗本病的单方、验方亦甚多,兹举数则以供选用:

白及散《南京中医学院附院方》 白及、百部、牡蛎、炮山甲等分研粉,如症状严重,百部加倍,每服3~5克,一日二至三次。

断龟片 摄龟,俗名克蛇龟,烧炭,研粉轧片,每片0.5克,每服四片,每日三次。

羊胆 烘干,研粉,装胶囊,每服一粒,一日三次。

蓖草合剂 蓖草1 500克,百部、白及各500克,夏枯草250克,糖2 000克,反复加水蒸馏浓缩至5 000克,每天50毫升,分三次服。

外治法:净灵脂、白芥子各15克,生甘草6克研末,大蒜泥15克同捣匀,入醋少量,摊纱布上,敷颈椎至腰椎夹脊旁开1寸半,约1~2小时皮肤有灼热感去之。七日一次。(理瀹骈文原方有白鸽粪15克,麝香0.3克)

雾化吸入:大蒜30~35克捣碎,放入装置器内,通过雾化吸入,每周二次,每次30~60分钟。3个月为一疗程。

预后好坏则与体质强弱,病情轻重,治疗迟早有很大关系,如《肘后备急方·治尸注鬼注方》说："觉知此候者,便宜急治之。"《明医杂著·劳瘵》说："此病治之于早则易,若到肌肉消灼,沉困着床,脉沉伏细数,则难治矣。"提出早期治疗的重要性。

一般而言,凡病情轻浅,为时短暂,早期治疗者,均可获康复。若治疗不及时,迁延日久,全身虚弱症状明显,表现极度消瘦,肌肤甲错,喉呛声哑,久泻不能自制,内热不退,汗出如水,咯血浅红色,喘息短气,口如鱼口,面浮足肿,面色青晦,脉小数疾者,俱属难治的恶候。

在预防及护理方面,历代医家一贯强调对本病应注意防重于治,如元代上清紫庭追痨仙方,就主张病者死后将尸体火化,防其传染旁人,以致灭门。《古今医统》指出:气虚饥饿忌接近,以免在吊丧问疾时乘虚染触。并对家属、医生提出保健预防措施和药物消毒方法,要求在接触患者时,须要饮食适宜,不可饥饿,体若虚时,可服补药,身佩安息香、或用雄黄擦鼻。只要平素保养元气,爱惜精血,瘵不可得而传,认为增强正气是防止传染的重要措施。

既病之后,不但要耐心治疗,更应重视摄生,戒酒色,节起居,禁恼怒,息妄想,慎寒温,适当进行体疗锻炼,如太极拳、气功等。加强食养,可吃甲鱼、团鱼、雌鸡、老鸭、牛羊乳、蜂蜜,或常食猪羊肺以脏补脏,以及白木耳、百合、山药、梨、藕、枇杷之类,以补肺润燥生津。忌辛辣刺激动火燥液之物,如辣椒、葱、姜等。

结语

肺痨是具有传染性的慢性虚损疾患。主症为咳嗽,咳血,潮热,盗汗,身体逐渐消瘦等。

病因为感染"瘵虫",但发病与否与正气强弱有很大关系。病位主要在肺,并与脾、肾等脏有关。病理特点主在阴虚,进而阴虚火旺,或气阴两虚,久延病重,阴伤及阳者,可见阴阳两虚,在临床先后表现各个不同证候类型。

治疗当以补虚培元和治痨杀虫为原则,根据邪正两者的主次予以相应处理。补虚重点在肺,同时予以补脾和补肾,治疗大法以滋阴为主,火旺的兼以清火,气虚的同时补气。若阴阳两虚则当滋阴补阳。区别四大主症的主次,有重点的随证施治。

临证必须重视补脾助肺的治法,以助生化之源,不但肺脾气虚者用之,即使阴虚,亦当在甘寒滋阴的同时,兼伍甘淡实脾之药,如橘白、谷芽、山药、于术、扁豆等,帮助脾胃对滋阴药的运化吸收,以免纯阴滋腻碍脾,但用药不宜辛燥,以防耗气劫液动血。对虚中夹实的特殊情况,要掌握补虚不忘治实的要求,凡阴虚火旺、灼津为痰、痰热内郁者,当在滋阴的同时清化痰热;气虚不能化津、痰浊内生者,当在补益肺脾之气的同时,宣化痰湿,咳血瘀阻肺络;内有蓄瘀者,又当祛瘀止血。因阴虚肺弱,外邪易于乘虚而入,如患感冒等外感症,应急于益肺祛邪。

由于本病虽具火旺之症,但本质在于阴虚,故当以甘寒养阴为主,适当佐以清火,即使肺火、痰热明显的,亦只宜暂予清肺火,化痰热,中病即止,不可过量或久用苦寒之品,以免苦燥伤阴,寒凉败胃伤脾。

一般而言,本病多属慢性病变,但亦有急骤发病,病情严重,表现为"急痨""百日痨"特殊情况,或出现类似湿温、类疟等证候者,临证必须予以注意,做到早期辨病,以免贻误治疗。

文献摘录

《外台秘要·传尸方》:"大都此病相克而生,先内传毒气,周遍五脏,渐就羸瘦,以至于死,死讫复易家亲一人,故曰传尸,亦名转注。以其初得,半卧半起,号曰殗殜,气急欬者,名曰肺痿疾,骨髓中热,称为骨蒸,内传五脏,名曰伏连,不解疗者,乃至灭门。"

《严氏济生方·劳瘵论治》:"夫劳瘵一证,为人之大患,凡受此病者,传变不一,积年疰易,甚至灭门,可胜叹哉!大抵合而言之,曰传尸,别而言之,曰骨蒸、殗殜、复连、尸疰、劳疰、蛊疰、毒疰、热疰、冷疰、食疰、鬼疰是也。"

《明医杂著·劳瘵》:"男子二十前后,色欲过度,损伤精血必生阴虚火动之病,睡中盗汗,午后发热,哈哈咳嗽,倦怠无力,饮食少进,甚则痰涎带血,咯吐出血,或咳血、吐血、衄血、身热,脉沉数,肌肉消瘦,此名痨瘵。最重难治,轻者必用药数十服,重者期以岁年。然必须病人爱命,坚心定志,绝房室,息妄想,戒恼怒,节饮食,以自培其根,否则虽服良药,亦无用也,此病治之于早则易,若到肌肉消灼,沉困着床,脉沉伏细数,则难为矣。"

9　痰饮

痰饮是指体内水液输布运化失常,停积于某些部位的一类病证。痰,古作"淡",淡与"澹"通,形容水的淡荡流动;饮,水也,故亦有称为"淡饮""流饮"者。

早在《内经》即有"积饮"之说,如《素问·六元正纪大论篇》说:"太阴所至,为积饮否隔。"《素问·至真要大论篇》说:"湿淫所盛……民病积饮……"奠定了痰饮的理论基础。《金匮要略》首创痰饮病名,予以专篇论述,其含义有广义与狭义之分,广义的痰饮是诸饮的总称,狭义的痰饮是诸饮中的一个类型,由于水饮停积的部位不同,而分为痰饮、悬饮、溢饮、支饮四类;又以长期留而不去的为留饮,伏而时发的为伏饮,但实际仍属四饮的范围;对脉证治疗阐发甚详,成为后世辨证论治的主要依据。自隋唐以至金元,在痰饮病的基础上,逐渐发展了痰的病理学说,倡百病兼痰的论点,从而有痰证与饮证之分。

本篇讨论范围以《金匮要略》之痰饮病为主,包括四饮在内的饮证。至于痰证,可参阅总论所述,这里不予重复。

病因病机

饮证的成因为感受寒湿,饮食不当,或劳欲所伤。以致肺脾肾三脏的气化功能失调,水谷不得化为精微输布周身,津液停积,变生痰饮。

(1)外感寒湿　凡气候湿冷,或冒雨涉水,经常坐卧湿地,水湿之邪侵袭卫表,卫外之阳先伤,肺气不得宣布,湿邪浸渍肌肉,由表及里,困遏脾胃之气化功能,以致水津停滞,积而成饮。《素问·至真要大论篇》说:"太阴之胜……独胜则湿气内郁……饮发于中。"即指此类情况。

(2)饮食不当　暴饮过量茶水,或夏暑及酒后,恣饮冷水,或进生冷之物,因热伤冷,冷与热结,中阳暴遏,脾不能运,湿从内生,津液停而为饮。如《金匮·痰饮咳嗽病》篇说:"夫病人饮水多,必暴喘满,凡食少饮多,水停心下……"《儒门事亲·饮当去水温补转剧论》说:"因隆暑津液焦涸,喜饮寒水,本欲止渴,乘快过多,逸而不动,亦为留饮。"

(3)劳欲所伤　劳倦、纵欲太过,或久病体虚,伤及脾肾之阳,水液失于输化,亦能停而成饮。若体虚气弱之人,一旦伤于水湿,更易停蓄致病。如《儒门事亲·饮当去水温补转剧论》认为"人因劳役远来,乘困饮水,脾胃力衰",亦属成为留饮的因素。

在正常生理情况下,水液的输布排泄,主要依靠三焦的作用。三焦主持全身的气化,为内脏的外府,是运行水谷津液的道路,气化则水行。若三焦气化失宣,阳虚水液不运,必致停积为饮。故《圣济总录·痰饮统论》说:"三焦者,水谷之道路,气之所终始也。三焦调适,气脉平匀,则能宣通水液,行入于经,化而为血,灌溉周身;若三焦气塞,脉道壅闭,则水饮停积,不得宣行,聚成痰饮。"

从三焦分部与所属脏器的关系而言,肺居上焦,有通调水液的作用;脾主中焦,有运输水谷精微的功能;肾处下焦,有蒸化水液,分清泌浊的职责。饮食经胃腐熟后,水精通过脾的转输上行,肺的通调下降,肾的蒸化开合,共同完成水液吸收、运行、排泄的整个过程。《素问·经脉别论篇》说:"饮入于胃,游溢精气,上输于脾,脾气散精,上归于肺,通调水道,下输膀胱,水精四布,五经并行。"即指出了水液的运行与脾肺肾三脏有关,如三脏功能失调,肺之通调涩滞,脾之转输无权,肾之蒸化失职,则三者互为影响,导致水液停积为饮。三脏之中,脾运失司,首当其要。因脾阳一虚,则上不能输精以养肺,水谷不从正化,反为痰饮而干肺;下不能助肾以制水,水寒之气反伤肾阳。由此必致水液内停中焦,流溢各处,波及五脏。

论其病理性质,则总属阳虚阴盛,输化失调,因虚致实,水液停积为患。虽然间有因时邪与里水相搏,或饮邪久郁化热,表现饮热相杂之候,但究属少数。中阳素虚,脏气不足,实是发病的内在病理基础。因水为阴类,非阳不运,若阳气虚衰,气不化津,则阴邪偏盛,寒饮内停。

类证鉴别

痰、饮、水、湿同出一源,俱为津液不归正化,停积而成。分别言之,源虽同而流则异,各有不同特点(相对的)。从形质言,饮为稀涎,痰多厚浊,水属清液,湿性黏滞;从病证言,饮之为病,多停于体内局部,痰、湿为病,无处不到,变化多端,水之为病,可泛滥体表、全身;从病理属性而言,饮主要因寒积聚而成,痰多因热煎熬而成,水属阴类,由于导致发病之因不一,而有阳水、阴水之分,湿为阴邪,但无定体,可随五气从化相兼为病。合而言之,因四者源出一体,在一定条件下又可相互转化。故历来医家著作中有"积饮不散,亦能变痰""停水则生湿"(《证治汇补·饮证》),"痰化……为水"(《证治汇补·痰证》),"水泛为痰""饮因于湿"(《类证治裁·痰饮》)等的论述,指出相互之间的联系转变。

在病证关系方面,溢饮属水气病之类,如《医宗金鉴·金匮要略注痰饮咳嗽病》说:"溢饮者……即今之风水水肿病也。"但溢饮水泛肌表成肿者,具有无汗、身体疼重之症,风水水肿可见汗出恶风之表虚证,二者同中有异。支饮和伏饮还与肺胀、喘、哮等病证有一定的联系。肺胀在急性发病阶段,可以表现支饮证候,喘证的肺寒、痰浊两类,又常具支饮特点,哮证的发作期与伏饮基本类同,如陈修园即认为膈上伏饮,俗谓哮喘。为此应予对照互参,同中求异,了解支饮、伏饮是从病理角度命名,而肺胀、喘、哮则据病证特点为名;支饮、伏饮是肺胀、喘、哮的一个证候,或出现于病的某一阶段;肺胀病是肺系多种慢性疾患日久积渐而成;喘是多种急慢性疾病的重要主症,哮是呈反复发作性的一个病种。其发生、发展、转归俱有一定的区别。

辨证论治

痰饮的辨证,首应根据其停积的部位区别四类不同的证型。如停留胃肠者为痰饮,水流胁下者为悬饮,淫溢肢体者为溢饮,支撑胸肺者为支饮。同时尚须掌握阳虚阴盛,本虚标实的特点,本虚为阳气不足,标实指水饮留聚,无论病之新久,俱应根据症状,辨别二者的主次。

治疗当以温化为原则,由于饮为阴邪,遇寒则聚,得温则行。故《金匮·痰饮咳嗽病》篇提出"病痰饮者,当以温药和之",同时还当分别标本缓急,根据表里虚实的不同,采取相应的处理,水饮壅盛者祛饮治标,阳微气虚者温阳治本。在表者宜温散发汗,在里者宜温化利水,正虚者宜补,邪实者当攻,如属邪实正虚,治当消补兼施,饮热相杂者又当温凉并用。《医门法律·痰饮留伏论》提出虚实分治之法,临床可作为辨治饮病的要领,凡饮邪壅实者,分别治以攻逐、利水、发汗等法,因势利导以祛除饮邪;阳虚饮微者,治以健脾温肾为主,阳气通则饮自化。即使实证,当饮邪基本消除后,如正气虚馁者,亦需继用健脾温肾之剂,以固其本。

痰饮

病因素体脾虚,运化不健,复加饮食不当,或外湿所伤,而致脾阳虚弱,饮留胃肠。由于

虚实主次的不同,可以分为两类:

(1) 脾阳虚弱

[症状] 胸胁支满,心下痞闷,胃中有振水音,脘腹喜温畏冷,背寒,呕吐清水痰涎,水入易吐,口渴不欲饮,心悸、气短、头昏目眩、食少、大便或溏,形体逐渐消瘦,舌苔白滑,脉弦细而滑。

[证候分析] 胃中停饮,支撑胸胁,故胸满脘痞,胃中有振水音。寒饮内聚,阳气不能外达,则见脘冷、背寒。水饮上逆故呕吐痰涎,水入易吐。水停中焦,津不上承则渴不欲饮;饮凌心肺故心悸、气短。水饮中阻,清阳不升,则头昏目眩。脾运不健故食少、便溏。脾虚水谷不能化为精微充养形体,而致形体日瘦。舌苔白滑,脉弦细滑,均系阳虚饮停之征。

[治法] 温脾化饮。

[方药] 苓桂术甘汤[207]合小半夏加茯苓汤[40]。前方温脾阳,利水饮,用于胸胁支满,目眩、气短;后方和胃降逆,用于水停心下,脘痞、呕吐、眩悸。药用桂枝、甘草,通阳化气,白术、茯苓健脾渗湿,半夏、生姜,和胃降逆。若眩冒、小便不利,加泽泻、猪苓以渗湿升清;若脘部冷痛、吐涎沫,酌配干姜、吴萸、川椒目、肉桂等温中和胃;若心下胀满加枳实以开痞。

(2) 饮留胃肠

[症状] 心下坚满或痛,自利,利后反快,虽利心下续坚满;或水走肠间,沥沥有声,腹满、便秘、口舌干燥,舌苔腻、色白或黄,脉沉弦或伏。

[证候分析] 水饮留胃,则心下坚满或痛。水饮下行故利后反快。饮去难尽,新饮复积,故虽利心下续坚满。饮邪从胃下流于肠,则肠间沥沥有声。饮结于中而致腹满、便秘。饮郁化热故口舌干燥、苔黄。脉沉弦或伏,舌苔白腻为水饮壅盛,阳气郁遏之象。

[治法] 攻下逐饮。

[方药] 甘遂半夏汤[104]或己椒苈黄丸[39]。前方攻守兼施,因势利导,用于水饮在胃。药取甘遂、半夏逐饮降逆;白芍、蜂蜜酸甘缓中,以防伤正,借遂、草相反相激,祛逐留饮。后方苦辛宣泄,前后分消,用于水饮在肠,饮郁化热之证。药用大黄、葶苈,攻坚决壅,泻下逐水;防己、椒目辛宣苦泄,导水利尿。饮邪上逆,胸满者加枳实、厚朴以泄满,但不能徒快一时,攻逐太过,损伤正气。

悬饮

多因素体不强,或原有其他慢性疾病,肺虚卫弱,时邪外袭,肺失宣通,饮停胸胁,而致络气不和。若饮阻气郁,久则可以化火伤阴,或耗损肺气。在病程发生、发展全过程中,可见下列各证:

(1) 邪犯胸肺

[症状] 寒热往来,身热起伏,汗少,或发热不恶寒,有汗而热不解,咳嗽,少痰,气急,胸胁刺痛,呼吸、转侧疼痛加重,心下痞硬,干呕,口苦,咽干,舌苔薄白或黄,脉弦数。

[证候分析] 肺居胸中,两胁为少阳经脉分布循行之处,今时邪外袭,热郁胸肺,少阳枢机不和,则寒热往来起伏,胸胁疼痛。肺热内蕴,肺气失宣,故身热有汗,不恶寒,咳而气急少痰。热郁少阳则心下痞硬,干呕,口苦,咽干。舌苔薄白或黄,脉弦数,乃属肺卫受感,邪在上焦之候。

[治法] 和解宣利。

[方药] 柴枳半夏汤[282]加减。本方功能和解清热,涤痰开结。用于初期寒热往来,胸

胁闷痛等症。药用柴胡、黄芩和解清热；瓜蒌、半夏化痰开结；枳壳、桔梗、赤芍理气和络。咳逆气急，胁痛，加白芥子、桑白皮；心下痞硬，口苦，干呕，加黄连以与半夏、瓜蒌合伍；热盛有汗，咳嗽气粗，去柴胡，合入麻杏石甘汤[326]以清热宣肺化痰。如寒热未罢，胸胁已见停饮，可同时结合饮停胸胁证治疗。

(2) 饮停胸胁

[症状] 咳唾引痛，但胸胁痛势较初期减轻，而呼吸困难加重，咳逆气喘息促不能平卧，或仅能偏卧于停饮的一侧，病侧肋间胀满，甚则可见偏侧胸廓隆起。舌苔薄白腻，脉沉弦或弦滑。

[证候分析] 肺气郁滞，气不布津，停而为饮。饮停气滞，脉络受阻，故咳唾引痛。因水饮已成，气机升降痹室，反见痛轻喘息加重。饮邪上迫肺气，则咳逆不能平卧。饮在胸胁，故肋胀满隆起。舌苔白，脉沉弦，为水结于里之候。

[治法] 逐水祛饮。

[方药] 十枣汤[11]或控涎丹[321]。二方均为攻逐水饮之剂。前方力峻，体实证实，积饮量多者用之，取甘遂、大戟、芫花研末，大枣煎汤送下，空腹顿服。后方药力较缓，反应较轻，系十枣汤去芫花加白芥子为丸，善祛皮里膜外之痰水，有宣肺理气之功。剂量均宜小量递增，连服3~5日，必要时停二三日再服。如呕吐、腹痛、腹泻过剧，应减量或停服，同时服用椒目瓜蒌汤以泻肺祛饮，降气化痰。药用葶苈子、桑白皮泻肺逐饮；苏子、蒌皮、陈皮、半夏降气化痰；椒目、茯苓、生姜皮利水导饮。痰浊偏盛，胸部满闷、舌苔浊腻加薤白、杏仁。如水饮久停难去，胸胁支满，体弱，食少者，加桂枝、白术、甘草等通阳健脾化饮，不宜再予峻攻。若见络气不和之候，可同时配合理气和络之剂，以冀气行水行。

(3) 络气不和

[症状] 胸胁疼痛，胸闷不适，胸痛如灼，或感刺痛，呼吸不畅，或有闷咳，甚则迁延经久不已，天阴时更为明显，舌苔薄，质暗，脉弦。

[证候分析] 饮邪久郁之后，气机不利，络脉痹阻，故胸胁疼痛，闷塞不舒。气郁化火则痛势如灼。气滞血瘀则刺痛经久不已。脉弦，苔薄，质暗，乃属气滞络痹之候。

[治法] 理气和络。

[方药] 香附旋覆花汤[251]加减。本方功能理气化痰和络。药用旋覆花、苏子、杏仁、半夏、苡仁、茯苓降气化痰；香附、陈皮理气解郁。痰气郁阻，胸闷苔腻加瓜蒌、枳壳；久痛入络，痛势如刺，加当归须，赤芍、桃仁、红花、乳香、没药；水饮不净加通草、路路通、冬瓜皮等。

(4) 阴虚内热

[症状] 咳呛时作，咯吐少量黏痰，口干咽燥，或午后潮热，颧红，心烦，手足心热，盗汗，或伴胸胁闷痛，病久不复，形体消瘦，舌质偏红，少苔，脉小数。

[证候分析] 饮阻气郁，化热伤阴，阴虚肺燥，故咳呛痰黏量少，口干咽燥，阴虚火旺则潮热，颧红，心烦，盗汗，手足心热。络脉不和故胸胁闷痛。病久正虚而致形体消瘦。舌红少苔，脉小数，乃系阴虚内热之候。

[治法] 滋阴清热。

[方药] 沙参麦冬汤[185]、泻白散[212]加减。前方清肺润燥，养阴生津，用于干咳，痰少，口干，舌质红。后方清肺降火，用于咳呛气逆，肌肤蒸热。药用沙参、麦冬、玉竹、天花粉养阴生津；桑白皮、地骨皮、甘草等清肺降火。潮热加鳖甲、功劳叶；咳嗽配百部、川贝母；胸胁闷

痛,酌加瓜蒌皮、枳壳、广郁金、丝瓜络;积液未尽,加牡蛎、泽泻。兼有气虚、神疲、气短、易汗、面色㿠白者,酌加太子参、黄芪、五味子。本证须防迁延日久,趋向劳损之途。

溢饮

病因外感风寒,玄府闭塞,以致肺脾输布失职,水饮流溢四肢肌肤,水寒相杂为患,若饮郁化热,则可见饮溢体表,热郁于里之候。表里俱寒的,多为宿有寒饮,复加外寒客表所致,如支饮遇寒触发而见形体浮肿者应与溢饮互参。表寒里热者,可见于新发之饮病,应与风水表实证互参。

[症状] 身体疼痛而沉重,甚则肢体浮肿、恶寒、无汗,或有喘咳,痰多白沫,胸闷,干呕,口不渴,舌苔白,脉弦紧。

[证候分析] 水饮流溢四肢体表,则身体重痛、浮肿。风寒束表,故恶寒、无汗。寒饮内伏,上逆迫肺,则喘咳、痰多白沫、胸闷、干呕。口不渴,苔白,脉弦紧,为表里俱寒之象。

[治法] 发表化饮。

[方药] 小青龙汤[43]加减。本方发表温里,用于表寒里饮之证。药取麻黄、桂枝解表散寒;干姜、细辛温化寒饮;半夏、甘草化痰利气;佐以五味子、白芍,使散中有收。肢体浮肿明显,尿少,可配茯苓、猪苓、泽泻等利水祛饮。若伴有发热、烦躁、苔白兼黄,为表寒外束,内有郁热,可加石膏以清内热。寒象不著者,去干姜、细辛。处方可改用大青龙汤意以发表清里。

支饮

病因受寒饮冷,久咳致喘,迁延反复伤肺,肺气不能布津,阳虚不运,饮邪留伏,支撑胸膈,上逆迫肺。在感寒触发时以邪实为主,缓解时以正虚为主。

(1) 寒饮伏肺

[症状] 咳逆喘满不得卧,痰吐白沫量多,往往经久不愈,天冷受寒加重,甚至引起面浮跗肿。或平素伏而不作,每值遇寒即发,发则寒热,背痛、腰疼、目泣自出、身体振振瞤动。舌苔白滑或白腻,脉弦紧。

[证候分析] 饮邪上逆犯肺,肺气不降,故咳喘不能卧。津液遇寒而凝聚为饮,以致痰多白沫。饮邪恋肺因而久病不愈。饮为阴邪故受寒每易诱发。水饮泛溢则面浮肢肿。伏饮因新寒触发,故见外寒束表之候。饮邪迫肺,痰阻气壅喘剧,则目泣自出,身体瞤动。舌苔白滑或白腻,脉弦紧,为寒饮内盛之征。

[治法] 温肺化饮。

[方药] 小青龙汤[43]加减。本方有温里发表之功,用于支饮遇寒触发,表寒里饮之证。药用麻黄、桂枝、干姜、细辛温肺散寒;半夏、甘草等化痰利气;佐以五味子、白芍,使散中有收。体虚表证不著者,可改用苓甘五味姜辛汤[206],不宜再用麻黄表散。若饮多寒少,外无表证,喘咳痰盛不得息,可用葶苈大枣泻肺汤[349]泻肺逐饮,痰多黏腻,胸满气逆,苔浊,配白芥子、莱菔子豁痰降气。饮邪壅实,咳逆喘急,胸痛,烦闷,可仿十枣意,配甘遂、大戟以泻之。

若邪实正虚,饮郁化热,喘满胸闷,心下痞坚,烦渴,面色黧黑,苔黄而腻,脉沉紧,或经吐下而不愈者。当行水散结,补虚清热,用木防己汤[53];水邪结实者,去石膏加茯苓、芒硝导水破结。若痰饮郁久化为痰热,伤及阴津,咳喘咯痰稠厚,口干咽燥,舌红少津,脉细滑数,用麦门冬汤加蒌、川贝母、木防己、海蛤粉养肺生津,清化痰热。

(2) 脾肾阳虚

[症状] 喘促动则为甚,气短,或咳而气怯,痰多,食少,胸闷,怯寒肢冷,神疲,小腹拘急

不仁,脐下悸动,小便不利,足跗浮肿,或吐涎沫而头目昏眩,舌苔白润或灰腻,舌质胖大,脉沉细兼滑。

[证候分析] 久病及肾,肾不纳气,则喘促气短,动则为甚。肺脾气虚,痰饮内蕴,故咳而气怯、痰多、胸闷、食少。肾阳虚弱,不能温养形体则怯寒肢冷。肾虚气化无权,水饮停蓄下焦,故小便不利,小腹拘急不仁,或冲动而为悸。饮溢于外则足肿。饮逆于上故吐涎沫而头目昏眩。舌胖苔白,脉沉细而滑,亦属阳虚饮聚之象。

[治法] 温补脾肾,以化水饮。

[方药] 金匮肾气丸[220]、苓桂术甘汤[207]加减。二方均能温阳化饮,但前方补肾,后方温脾,主治各异。药用附子、桂枝助阳化饮;怀山药、白术、炙甘草补气健脾;茯苓、泽泻利水祛饮;熟地、山萸肉补肾纳气。食少,痰多配半夏、陈皮;如脐下悸、吐涎沫、头目昏眩,是饮邪上逆、虚中夹实之候,可先用五苓散[62]化气行水。

《金匮要略》根据脉诊,推断痰饮病的预后,认为久病正虚而脉弱者,是脉证相符,可治;如脉反实大而数是正衰邪盛,属于重危之候。脉弦而数亦为难治之症,因饮为阴邪,脉当弦或沉,如弦而数乃脉证相反之征。临证可作参考。

凡有痰饮病史者,平时应避免风寒湿冷,注意保暖,饮食宜清淡,忌甘肥、生冷,戒烟酒,注意劳逸适度,以防诱发。

结语

痰饮是体内水液不得输化,停聚在某些部位而形成的一类病证。其含义有广义和狭义之分,广义的痰饮为诸饮的总称,狭义的痰饮是诸饮中的一个类型。

发病机理主要责之中阳素虚,复加外感寒湿、饮食、劳欲所伤,三焦气化失宣,肺脾肾对津液的通调转输蒸化失职,阳虚阴盛,水饮内停。

辨证首应根据饮停部位,分别痰饮、悬饮、溢饮、支饮四类。同时还当掌握体虚邪实的特点,从症状区别标实与本虚的主次。

治疗当以温化为原则。因痰饮总属阳虚阴盛,本虚标实之证,故健脾、温肾为其正治,发汗、利水、攻逐,乃属治标的权宜之法,待水饮渐去,仍当温补脾肾,扶正固本,以杜水饮生成之源。

文献摘录

《金匮要略·痰饮咳嗽病》:"问曰,夫饮有四,何谓也?师曰:有痰饮、有悬饮、有溢饮、有支饮。问曰:四饮何以为异?师曰:其人素盛今瘦,水走肠间,沥沥有声,谓之痰饮。饮后水流在胁下,咳唾引痛,谓之悬饮。饮水流行,归于四肢,当汗出而不汗出,身体疼重,谓之溢饮。咳逆倚息,短气不得卧,其形如肿,谓之支饮。"

《儒门事亲·饮当去水温补转剧论》:"此论饮之所得,其来有五:有愤郁而得之者,有困乏而得之者,有思虑而得之者,有痛饮而得之者,有热时伤冷而得之者,饮证虽多,无出于此。"

《医门法律·痰饮门》:"金匮即从水精不四布,五经不并行之外,以言其患……浅者在于躯壳之内,藏府之外……一由胃而下流于肠,一由胃而旁流于胁,一由胃而外出于四肢,一由胃而上入于胸膈。始先不觉,日积月累,水之精华,转为混浊,于是遂成痰饮。必先团聚于呼吸大气难到之处,故由肠而胁,而四肢,至渐渍于胸膈,其势愈逆矣。痰饮之患,未有不从胃起者矣。"

《景岳全书·痰饮》:"痰之与饮,虽曰同类,而实有不同也。盖饮为水液之属,凡呕吐清水及胸腹膨满,吞酸嗳腐,渥渥有声等证,此皆水谷之余停积不行,是即所谓饮也。若痰有不同于饮者,饮清澈而痰稠浊;饮惟停积肠胃而痰则无处不到。水谷不化而停为饮者,其病全由脾胃;无处不到而化为痰者,凡五脏之伤皆能致之。故治此者,当知所辨,而不可不察其本也。"

《类证治裁·痰饮》:"若夫肾阳虚,火不制水,水泛为痰,为饮逆上攻,故清而澈,治宜通阳泄湿,忌用腻品助阴。肾阴虚,火必烁金,火结为痰,为痰火上升,故稠而浊,治宜滋阴清润,忌用温品助燥。"

10 自汗、盗汗

自汗、盗汗是由于阴阳失调,腠理不固,而致汗液外泄失常的病证。不因外界环境因素的影响,而白昼时时汗出,动辄益甚者称为自汗;寐中汗出,醒来自止者称为盗汗。

早在《内经》即对汗的生理及病理有相当认识。如指出汗液为血液所化生,为心所主。生理性的出汗,与外界气温有密切关系,如《灵枢·五癃津液别》篇说:"天暑衣厚则腠理开,故汗出……天寒则腠理闭,气湿不行,水下留于膀胱,则为溺与气。"《三因极一病证方论·自汗证治》对自汗、盗汗作了鉴别,"无问昏醒,浸浸自出者,名曰自汗;或睡著汗出,即名盗汗,或云寝汗。若其饮食劳役,负重涉远,登顿疾走,因动汗出,非自汗也"。并指出其他疾病中表现的自汗,应着重针对病源进行治疗。"历节、肠痈、脚气、产褥等病,皆有自汗,治之当推其所因为病源,无使混滥"。朱丹溪对自汗、盗汗的病理属性作了概括。《丹溪心法·自汗》说:"自汗属气虚、血虚、湿、阳虚、痰。"《丹溪心法·盗汗》说:"盗汗属血虚、阴虚。"《景岳全书·汗证》对汗证作了系统的整理,认为自汗属阳虚,盗汗属阴虚。但是他认为:"自汗盗汗,亦各有阴阳之证,不得谓自汗必属阳虚,盗汗必属阴虚也。"《临证指南医案·汗》谓:"阳虚自汗,治宜补气以卫外;阴虚盗汗,治当补阴以营内。"《医林改错·血府逐瘀汤所治之症目》说:"竟有用补气、固表、滋阴、降火,服之不效,而反加重者,不知血瘀亦令人自汗、盗汗,用血府逐瘀汤。"对血瘀导致自汗、盗汗的治疗作了补充。

自汗、盗汗这一病证,既可单独出现,也可作为症状而伴见于其他疾病的过程中。本篇所讨论的自汗、盗汗系属前者,因其他疾病所致者,在治疗原发疾病的基础上,亦可参照本篇辨证论治。

病因病机

出汗是人体的生理现象。在天气炎热,穿衣过厚,渴饮热汤,情绪激动,劳动奔走等情况下,出汗量增加,此属正常现象。在感受表邪时,出汗又是驱邪的一种方法。外感病邪在表,需要发汗以解表。

汗为心之液,由精气所化,不可过泄。以出汗增多为主要症状的病理变化,主要由以下原因所引起。

(1) 肺气不足　素体薄弱,病后体虚,或久患咳喘,耗伤肺气。肺与皮毛相表里,肺气不足之人,肌表疏松,表卫不固,腠理开泄而致自汗。

(2) 营卫不和　由于体内阴阳的偏盛、偏衰,或表虚之人微受风邪,以致营卫不和,卫外失司,而致汗出。

(3) 阴虚火旺　烦劳过度、亡血失精,或邪热耗阴,以致阴精亏虚,虚火内生,阴津被扰,不能自藏而外泄作汗。

(4) 邪热郁蒸　由于情志不舒,肝气郁结,肝火偏旺,或嗜食辛辣厚味,或素体湿热偏盛等,以致肝火或湿热内盛,邪热郁蒸,津液外泄而致汗出增多。

类证鉴别

自汗、盗汗,应着重与脱汗、战汗、黄汗相鉴别。脱汗发生于病情危重之时,正气欲脱,阳不敛阴,以致汗液大泄,表现大汗淋漓或汗出如珠,常同时伴有声低息短,精神疲惫,四肢厥冷,脉微欲绝或散大无力等症状。战汗则发生于急性热病过程中,症见发热烦渴,突然全身恶寒战栗,继而汗出,热势渐退,多为正气拒邪,若正胜邪退,乃属病趋好转之象。黄汗则以汗出色黄如柏汁,染衣着色为特点,多因湿热内蕴所致。

辨证论治

对于自汗、盗汗的辨证,应着重辨别阴阳虚实。一般来说,汗证以属虚者为多。自汗多属气虚不固,盗汗多属阴虚内热。但因肝火、湿热等邪热郁蒸所致者,则属实证。病程久者,或病变重者,则会出现阴阳虚实错杂的情况。自汗久则可以伤阴,盗汗久则可以伤阳,出现气阴两虚,或阴阳两虚之证。邪热郁蒸,病久伤阴,则见虚实兼夹之证。

治疗原则,虚证应益气养阴,固表敛汗;实证当清肝泄热,化湿和营;虚实夹杂者,则根据虚实的主次而适当兼顾。此外,由于自汗、盗汗均以腠理不固,津液外泄为共同病变,故可酌加麻黄根、浮小麦、糯稻根、五味子、瘪桃干、牡蛎等固涩之品。以增强止汗的作用。

(1) 肺卫不固

[症状] 汗出恶风,稍劳尤甚,易于感冒,体倦乏力,面色少华,脉细弱,苔薄白。

[证候分析] 肺气亏虚,肌表疏松,表卫不固而汗出恶风,且易于感冒。动则耗气,气不摄汗,故汗出益甚。面色少华,脉细弱为气虚之象。

[治法] 益气固表。

[方药] 玉屏风散[86]加味。方中黄芪益气固表止汗;白术健脾除湿,助黄芪益气固表;少佐防风走表,而助黄芪固表之力。

汗出多者,可加浮小麦、糯稻根、牡蛎固表敛汗。气虚甚者,加党参、黄精益气固摄。兼有阴虚,而见舌红、脉细数者,加麦冬、五味子养阴敛汗。

(2) 营卫不和

[症状] 汗出恶风,周身酸楚,时寒时热,或表现半身、某局部出汗,脉缓,苔薄白。

[证候分析] 本证多见于体弱、失眠、阴阳失调、表虚或微受风邪的患者。因营卫失和,腠理不密,故致汗出恶风,周身酸楚,时寒时热。脉缓、苔薄白为营卫不和之象。

[治法] 调和营卫。

[方药] 桂枝汤[266]加味。方中以桂枝温经解肌,白芍和营敛阴,二药合用,一散一收,调和营卫;配以生姜、大枣、甘草,助其调和营卫之功。汗出多者,酌加龙骨、牡蛎固涩敛汗。兼气虚者,加黄芪益气固表。兼阳虚者,加附子温阳敛汗。如半身或局部出汗者,可配合甘麦大枣汤[100]之甘润缓急,加以治疗。

(3) 阴虚火旺

[症状] 夜寐盗汗,或有自汗,五心烦热,或兼午后潮热。两颧色红。口渴,舌红少苔。脉细数。

[证候分析] 阴精亏虚,虚火内生,热逼津液外泄,故见盗汗。虚热内蒸,故见五心烦热、潮热、颧红。阴虚有热而津液不足,故见口渴。舌红少苔,脉细数,为阴虚火旺之象。

[治法] 滋阴降火。

[方药] 当归六黄汤[153]加减。方中用当归、生地黄、熟地黄滋阴养血,壮水之主以制阳光;黄连、黄芩、黄柏苦寒清热,泻火坚阴;黄芪益气固表。

汗出多者,加牡蛎、浮小麦、糯稻根固涩敛汗。潮热甚者,加秦艽、银柴胡、白薇清退虚热。

以阴虚为主,而火热不甚者,可改用麦味地黄丸[170]补益肺肾,滋阴清热。

（4）邪热郁蒸

[症状] 蒸蒸汗出,汗液易粘或衣服黄染,面赤烘热,烦躁,口苦,小便色黄、舌苔薄黄,脉象弦数。

[证候分析] 肝火亢盛或湿热内蒸,故见面热、烦躁、口苦、尿黄。热蒸津液外泄,故汗出。舌苔薄黄,脉象弦数为内有积热之象。

[治法] 清肝泄热,化湿和营。

[方药] 龙胆泻肝汤[92]加减。方中以龙胆草、黄芩、栀子、柴胡清肝泄热;泽泻、木通、车前子清利湿热;当归、生地滋阴养血和营;甘草调和诸药,泻火清热。

湿热内蕴,而热势不盛者,亦可改用四妙丸[107]。方中以苍术、黄柏、苡仁清热除湿;牛膝通利筋脉。

简易方

① 黄芪15克,大枣5枚,浮小麦15克,煎服,治气虚自汗。

② 乌梅10枚,浮小麦15克,大枣5枚,煎服,治阴虚盗汗。

③ 瘪桃干15枚,红枣10枚,煎服,治盗汗。

汗出之时,腠理空虚,易感外邪,故当避风寒,以防感冒。汗出之后应及时揩拭。出汗较多者,应经常更换内衣,以保持清洁。

单纯出现的自汗、盗汗,一般预后较好。伴见于其他疾病过程中的自汗、盗汗,则病情往往较重,且需原发疾病好转、治愈,自汗、盗汗才会减轻或消失。

结语

自汗、盗汗是由于人体阴阳偏盛、偏虚,腠理不固,汗液外泄失常所致。自汗多属气虚不固,盗汗多属阴虚内热,但由肝火、湿热所致者,则属实证。病久则可见气阴两虚、阴阳两虚及虚实错杂之证。益气固表,调和营卫,滋阴降火,清化湿热是主要的治法。可在辨证用药的基础上,酌加固涩敛汗之品,以提高疗效。

文献摘录

《素问·宣明五气篇》:"五藏化液,心为汗。"

《素问·评热病论篇》:"汗者,精气也。"

《伤寒明理论·自汗》:"自汗之证,又有表里之别焉,虚实之异焉。"

《证治要诀·盗汗自汗》:"眠熟而汗出者,曰盗汗,又名寝汗。不分坐卧而汗者,曰自汗。伤风、伤暑、伤寒、伤湿、痰嗽等自汗,已各载本门。其无病而常自汗出,与病后多汗,皆属表虚,卫气不固,荣血漏泄。"

《医学正传·汗证》:"其自汗者,无时而濈濈然出,动则为甚,属阳虚,胃气之所司也;盗汗者,寐中而通身如浴,觉来方知,属阴虚,营血之所主也。大抵自汗宜补阳调卫,盗汗宜补阴降火。"

《景岳全书·汗证》:"收汗止汗之剂,如麻黄根、浮小麦、乌梅、北五味、小黑豆、龙骨、牡蛎之属,皆可随宜择用。"

11　血证

　　凡血液不循常道,或上溢于口鼻诸窍,或下泄于前后二阴,或渗出于肌肤所形成的疾患,统称为血证。

　　早在《内经》即对血的生理及病理有较深入的认识。在有关篇章里对血溢、血泄、衄血、咳血、呕血、溺血、溲血、便血等病证作了记载,并对引起出血的原因及部分血证的预后有所论述。《金匮·惊悸吐衄下血胸满瘀血病》最早记载了泻心汤、柏叶汤、黄土汤等治疗吐血、便血的方剂,沿用至今。《诸病源候论·血病诸候》对各种血证的病因病理作了较详细的论述。《备急千金要方》收载了一些较好的治疗血证的方剂,至今仍广泛应用的犀角地黄汤即首载于《备急千金要方·吐血》。《济生方·吐衄》认为血证"所致之由,因大虚损,或饮酒过度,或强食过饱,或饮啖辛热,或忧思恚怒",而对于血证的病机,则强调因于热者为多。朱丹溪对于阴虚导致的出血有所阐发,《平治会萃·血属阴难成易亏论》说:"阴气一亏伤,所变之证,妄行于上则吐衄,衰涸于外则虚劳,妄返于下则便红。"《医学正传·血证》将各种出血归在一起,并以"血证"之名概之。《先醒斋医学广笔记·吐血》提出了治吐血三要法,对血证的治疗有重要参考意义。《景岳全书·血证》对血证的内容作了比较系统的归纳,将引起出血的病机提纲挈领地概括为"火盛"及"气伤"两个方面。《血证论》是论述血证的专著,对各种血证的病因病理、辨证施治均有许多精辟论述,该书所提出的止血、消瘀、宁血、补血的治血四法,确实是通治血证之大纲。

　　血证的范围相当广泛,凡以出血为主要表现的病证,均属本证的范围。本篇讨论内科常见的鼻衄、齿衄、咳血、吐血、便血、尿血、紫斑等血证。

　　病因病机

　　血由水谷之精气所化生。《灵枢·决气》说:"中焦受气取汁,变化而赤,是谓血。"血液生化于脾、藏受于肝,总统于心、输布于肺、化精于肾,脉为血之府。血液生成之后,在脉中运行不息,环周不休,以充润营养全身。当各种原因导致脉络损伤或血液妄行时,就会引起血液溢出脉外而形成血证。故《景岳全书·血证》概括血证的原因说:"故有以七情而动火者,有以七情而伤气者,有以劳倦色欲而动火者,有以劳倦色欲而伤阴者,或外邪不解而热郁于经,或纵饮不节而火动于胃,或中气虚寒则不能收摄而注陷于下,或阴盛格阳则火不归原而泛滥于上;是皆动血之因也。"引起血证的主要原因,可归为以下五类。

　　(1) 感受外邪　由于外邪侵袭,损伤脉络而引起出血。其中尤以感受热邪所导致者为多。如风、热、燥等外邪犯肺,引起衄血、咳血。

　　《临证指南医案·吐血》说:"若夫外因起见,阳邪为多,盖犯是症者,阴分先虚,易受天之风热燥火也。至阴邪为患,不过其中之一二耳。"湿热之邪侵及肠道则引起便血。热犯下焦则致尿血。《金匮要略·五脏风寒积聚病》说:"热在下焦者,则尿血。"

　　(2) 饮酒过多或嗜食辛辣厚味　过食辛辣厚味醇酒,主要引起两个方面的病理变化:一是滋生湿热,湿热内蕴,熏灼血络,迫血妄行而引起衄血、吐血、便血等症。如《临证指南医案·吐血》说"酒热戕胃之类,皆能助火动血";二是过食辛辣醇酒厚味,损伤脾胃,脾胃虚衰,失其健运统摄之职,以致血溢脉外而发生血证。

(3) 情志过极　情志过极则火动于内,气逆于上,迫血妄行而成血证。如郁怒伤肝,肝气横逆犯胃,胃络损伤而引起吐血,《素问·举痛论篇》说:"怒则气逆,甚则呕血。"肝气郁结,肝火犯肺,血随火升则导致衄血、咳血。

(4) 劳倦过度　心主神明,神劳伤心;脾主肌肉,体劳伤脾;肾主藏精,房劳伤肾。劳倦过度会导致心、脾、肾气阴的损伤。若损伤于气,则气虚不能摄血,以致血液外溢而形成衄血、吐血、便血、紫斑;若损伤于阴,则阴虚火旺,迫血妄行而致衄血、尿血、紫斑。

(5) 久病或热病之后　久病或热病导致血证的机理主要有三个方面:一是久病或热病使阴津伤耗,以致阴虚火旺,迫血妄行而致出血;二是久病或热病使正气亏损,气虚不摄,血溢脉外而致出血;三是久病入络,使血脉瘀阻,血行不畅,血不循经而致出血。

上述各种原因之所以导致血证,其共同的病理变化可归结为火热熏灼,迫血妄行及气虚不摄,血溢脉外两类。正如《景岳全书·血证》说:"血本阴精,不宜动也,而动则为病。血主营气,不宜损也,而损则为病。盖动者多由于火,火盛则逼血妄行;损者多由于气,气伤则血无以存。"在火热之中,又有实火及虚火之分。外感风热燥火,湿热内蕴,肝郁化火等,均属实火;而阴虚火旺之火则属虚火。气虚之中,又有仅见气虚及气损及阳,阳气亦虚之别。从证候之虚实来说,由火热亢盛所致者属于实证,而由阴虚火旺及气虚不摄所致者则属于虚证。实证和虚证虽各有其不同的病因病理,但在疾病发展变化的过程中,又常发生实证向虚证的转化。如开始为火盛气逆,迫血妄行,但在反复出血之后,则会导致阴血亏损,虚火内生;或因出血过多,血去气伤,以致气虚阳衰,不能摄血。因此,在有的情况下,阴虚火旺及气虚不摄,既是导致出血的病理因素,又是出血所导致的后果。

此外,出血之后,已离经脉而未排出体外的血液,留积体内,蓄结而为瘀血,妨碍新血的生长及气血的正常运行。

辨证论治

对于血证的辨证,首先应辨清出血的部位及脏腑病位。例如同属鼻衄,但其脏腑病位有在肺、在胃、在肝的不同,应根据病史及临床表现等,加以辨识;其次应辨清证候的虚实,分清实热、阴虚和气虚的不同。

治疗血证,应针对各种血证引起原因及损伤脏腑的不同,结合证候的虚实及病情轻重而辨证施治。《景岳全书·血证》说:"凡治血证,须知其要,而血动之由,惟火惟气耳。故察火者但察其有火无火,察气者但察其气虚气实,知此四者而得其所以,则治血之法无余义矣。"又《明医杂著·劳瘵》说:"若先见血证,或吐衄盛大者,宜先治血。"概而言之,对血证的治疗可归纳为治火、治气、治血这样三个原则。一曰治火,实火当清热泻火,虚火当滋阴降火;二曰治气,实证当清气降气,虚证当补气益气;三曰治血,如《血证论·吐血》说:"则存得一分血,便保得一分命。"应根据情况结合应用凉血止血,收敛止血或活血止血的方药。因血证之中,以热迫血行所致者最多,所以凉血止血药相应地应用得较多。

下面分别叙述各种血证的辨证治疗。

鼻衄

鼻中出血,称为鼻衄。它是血证中最常见的一种。鼻衄多由火热迫血妄行所致,其中尤以肺热、胃热、肝火为常见。另有少数病人,可由正气亏虚,血失统摄引起。

(1) 热邪犯肺

[症状] 鼻燥衄血,口干咽燥,或兼有身热、咳嗽痰少等症,舌质红,苔薄,脉数。

[证候分析] 鼻为肺窍,肺内积热,耗伤肺阴,血热妄行,上循清窍,则鼻燥衄血。若风热上受,表卫受遏,则身热咽痛。热邪犯肺,肺气不宣,则咳嗽痰少。口干,舌红,脉数,为热盛阴伤之象。

[治法] 清泄肺热,凉血止血。

[方药] 桑菊饮[304]加减。方中以桑叶、菊花、薄荷、连翘辛凉轻透,宣散风热;桔梗、杏仁、甘草宣降肺气,利咽止咳;苇根清热生津。可加丹皮、茅根、旱莲草、侧柏叶凉血止血。肺热盛而无表证者,去薄荷、桔梗,加黄芩、栀子清泄肺热。阴伤较甚,口、鼻、咽干燥显著者,加玄参、麦冬、生地养阴润肺。

(2) 胃热炽盛

[症状] 鼻衄,或兼齿衄,血色鲜红,口渴欲饮,鼻干,口干臭秽,烦躁,便秘,舌红,苔黄,脉数。

[证候分析] 足阳明胃之经脉上交鼻额,齿龈为阳明经脉所过之处,胃火上炎,热迫血行,故致鼻衄、齿衄,血色鲜红。胃火消灼胃津,故致鼻干,口渴引饮,便秘。胃热忧心则致烦躁。舌红,苔黄,脉数,均为胃热炽盛之征。

[治法] 清胃泻火,凉血止血。

[方药] 玉女煎[84]加减,方中用石膏、知母清胃泻火;地黄、麦冬养阴清热;牛膝引血下行。可加茅根、大蓟、小蓟、藕节之类凉血止血。热势甚者,加栀子、丹皮、黄芩清热泻火。大便秘结加生大黄通腑泻热。阴伤较甚,口渴、舌红苔少、脉细数者,加天花粉、石斛、玉竹养胃生津。

(3) 肝火上炎

[症状] 鼻衄,头痛,目眩,耳鸣,烦躁易怒,两目红赤,口苦,舌红,脉弦数。

[证候分析] 气郁化火,火热迫血上溢清窍,故致鼻衄,肝火上炎,故致头痛、目眩、耳鸣、口苦、烦躁。肝开窍于目,肝火上乘,故两目红赤。舌红,脉弦数,为肝经实火之象。

[治法] 清肝泻火,凉血止血。

[方药] 龙胆泻肝汤[92]加减。方中以龙胆草、柴胡、栀子、黄芩清肝泻火;木通、泽泻、车前子清利湿热;生地、当归、甘草滋阴养血,泻中有补,清中有养。可酌加白茅根、蒲黄、大蓟、小蓟、藕节等凉血止血。若阴液亏耗,口鼻干燥,舌红少津,脉细数者,可去车前、泽泻、当归,酌加玄参、麦冬、女贞子、旱莲草养阴清热。

(4) 气血亏虚

[症状] 鼻衄,或兼齿衄、肌衄,神疲乏力,面色㿠白,头晕,耳鸣,心悸,夜寐不宁,舌质淡,脉细无力。

[证候分析] 气虚不能统摄血液,故致鼻衄,甚或齿衄、肌衄。气血亏虚,失于温煦濡养,脑海失养则头晕耳鸣。心失所养则心悸。四肢百骸失养则神疲乏力。血虚不能上荣于面,故面色㿠白。气血不足,血脉不充,故致舌淡,脉细无力。

[治法] 补气摄血。

[方药] 归脾汤[127]加减。本方具有补养气血、健脾养心及益气摄血的作用。可加仙鹤草、阿胶、茜草等加强其止血作用。

对以上各种证候的鼻衄,除内服汤药治疗外,鼻衄当时,应结合局部用药治疗,以期及时止血。可选用:① 局部用云南白药止血。② 用棉花蘸青黛粉塞入鼻腔止血。③ 用湿棉条蘸塞鼻散(百草霜15克,龙骨15克,枯矾60克,共研极细末)塞鼻等。

齿衄

齿龈出血称为齿衄,又称为牙衄。以阳明经脉入于齿龈,齿为骨之余,故齿衄主要与胃肠及肾的病变有关。内科范围的齿衄主要有以下两种证候。

(1) 胃火炽盛

[症状] 齿衄血色鲜红,齿龈红肿疼痛,头痛,口臭,舌红,苔黄,脉洪数。

[证候分析] 上龈属足阳明经,下龈属手阳明经,胃火炽盛,循阳明经脉上薰,以致齿龈红肿疼痛。络损血溢则齿龈出血。胃热上蒸故头痛,口臭。热结阳明故大便秘结。苔黄,脉洪数,为阳明热盛之象。

[治法] 清胃泻火,凉血止血。

[方药] 加味清胃散[134]合泻心汤[211]加减。加味清胃散中,以生地、丹皮、犀角(可用水牛角屑)清热凉血;黄连、连翘清热泻火;当归、甘草养血和中。合用泻心汤以增强其清胃泻火的作用。可酌加白茅根、大蓟、藕节以凉血止血。

(2) 阴虚火旺

[症状] 齿衄,血色淡红,常因受热及烦劳而诱发,齿摇不坚,舌红苔少,脉细数。

[证候分析] 肾主骨,齿为骨之余,肝肾阴亏,相火上浮,热迫血行,以致齿龈出血,齿摇不坚。舌红少苔,脉细数为阴虚火动之象。

[治法] 滋阴降火,凉血止血。

[方药] 滋水清肝饮[362]合茜根散[235]加减。滋水清肝饮重在补养肝肾,滋阴降火;茜根散重在凉血止血,滋阴养血,故宜合用,随证化裁。

咳血

血由肺内而来,经气道咳嗽而出,或痰中带有血丝,或痰血相兼,或纯血鲜红,间夹泡沫,均称为咳血。亦有称为嗽血者,如《丹溪心法·咳血》说:"咳血者,嗽出痰内有血者。"《症因脉治·嗽血论》说:"咳血即嗽血。"

咳血总由肺络受损所致。因肺为娇脏,又为脏腑之华盖,喜润恶燥,喜清恶浊,不耐寒热。故邪气犯肺,使肺失清肃则为咳嗽,损伤肺络,血溢脉外,则为咳血。

(1) 燥热伤肺

[症状] 喉痒咳嗽,痰中带血,口干鼻燥,或有身热,舌红,少津,苔薄黄,脉数。

[证候分析] 感受风热燥邪,损伤于肺,使肺失清肃,肺络受损,故致喉痒咳嗽,痰中带血。燥热伤津,故口干鼻燥。舌红少津,苔薄黄,脉数,为燥热伤津之象。

[治法] 清热润肺,宁络止血。

[方药] 桑杏汤[303]加减。方中以桑叶、栀子、淡豆豉清宣肺热;沙参、梨皮养阴清热;杏仁、贝母润肺化痰止咳。可加白茅根、藕节、茜草、侧柏叶凉血止血。兼有发热、头痛、咳嗽、咽痛、脉浮数等外感风热的表证时,可酌加银花、连翘、牛蒡子辛凉解表,清热利咽。津伤较甚者,可加麦冬、玄参、天花粉养阴润燥。

(2) 肝火犯肺

[症状] 咳嗽阵作,痰中带血或纯血鲜红,胸胁胀痛,烦躁易怒,口苦,舌质红,苔薄黄,

脉弦数。

［证候分析］ 肝火上逆犯肺,使肺失清肃,肺络受损,故咳嗽、咳血。肝之脉络布于胁肋,肝火偏亢,脉络壅滞,故胸胁胀痛。肝火上炎,故口苦,烦躁易怒。舌质红,苔薄黄,脉弦数,为肝火偏亢之象。

［治法］ 清肝泻肺,凉血止血。

［方药］ 泻白散[212]合黛蛤散[386],以桑白皮、地骨皮清泻肺热;海蛤壳、甘草清肺化痰;青黛清肝凉血。可酌加生地、旱莲草、茅根、大小蓟等凉血止血。肝火较甚,头晕目赤,心烦易怒者,加丹皮、栀子、黄芩清肝泻火。若咳血量较多,纯血鲜红,可用犀角地黄汤[365]加三七粉冲服,以清热泻火,凉血止血。

(3) 阴虚肺热

［症状］ 咳嗽痰少,痰中带血或反复咳血,血色鲜红,口干咽燥,颧红,潮热盗汗,舌质红,脉细数。

［证候分析］ 阴虚肺热,肺失清肃,故咳嗽痰少。火热灼肺,损伤肺络,故痰中带血或反复咳血。阴虚津乏,不能上承,故口干咽燥。阴虚火旺,则颧红、潮热、盗汗。舌红,脉细数为阴虚有热之象。

［治法］ 滋阴润肺,宁络止血。

［方药］ 百合固金丸[138]加减。本方以百合、麦冬、玄参、生地、熟地滋阴清热,养肺生津;当归、白芍柔润养血;贝母、甘草肃肺化痰止咳。方中之桔梗其性升提,于咳血不利,在此宜去。可加白及、藕节、白茅根、茜草等止血,或合十灰散[10]凉血止血。反复咳血及咳血量多者,加阿胶、三七养血止血。潮热、颧红者,加青蒿、鳖甲、地骨皮、白薇等清退虚热。盗汗加糯稻根、浮小麦、五味子、牡蛎等收敛固涩。

吐血

血由胃来,经呕吐而出,血色红或紫黯,常夹有食物残渣,称为吐血,亦称为呕血。如《丹溪心法·吐血》说:"呕吐血出于胃也。"《医碥·吐血》说:"吐血即呕血。旧分无声曰吐,有声曰呕,不必。"

因吐血与咳血二者均经口而出,应注意鉴别。《症因脉治·吐血咳血总论》说得好:"胃中呕出名吐血,肺中嗽出名咳血。吐血阳明胃家症,咳血太阴肺家症……咽中胃管呕出名吐血,喉中肺管嗽出名咳血,则经络分明,治法不混。"一般来说,咳血之血色鲜红,常混有泡沫痰涎。咳血之前多有咳嗽、喉痒、胸闷等症状。较大量的咳血之后,可见痰中带血数天。而吐血之血色则紫黯,常夹有食物残渣,吐血之前多有胃脘不适或胃痛、恶心等症状。吐血之后无痰中带血,但大便多呈黑色。

(1) 胃热壅盛

［症状］ 脘腹胀闷,甚则作痛,吐血色红或紫黯,常夹有食物残渣,口臭,便秘或大便色黑,舌红,苔黄腻,脉滑数。

［证候分析］ 胃中积热,胃失和降,气血不和,故脘腹胀闷,甚则作痛。热伤胃络,故吐血色红或紫黯。胃为水谷之海,胃主纳谷,其性主降,胃气上逆,故呕血夹食。胃热耗津,故大便秘结。血随糟粕而下,则使大便色黑。舌红,苔黄腻,脉滑数,为内有积热之象。

［治法］ 清胃泻火,化瘀止血。

［方药］ 泻心汤[211]合十灰散[10]加减。泻心汤由黄芩、黄连、大黄组成,具有苦寒泻火

的作用。《血证论·吐血》说:"方名泻心,实则泻胃。"十灰散凉血止血,兼能化瘀,止血而无凝滞留瘀之弊。胃气上逆而致恶心呕吐者,加代赭石、竹茹、旋覆花和胃降逆。

(2) 肝火犯胃

[症状] 吐血色红或紫黯,口苦胁痛,心烦易怒,寐少梦多,舌质红绛,脉弦数。

[证候分析] 肝火横逆犯胃,胃络损伤则吐血。肝火上炎,则口苦、胁痛、易怒。热扰心神,故心烦、寐少梦多。舌红绛,脉弦数,为肝火亢盛、耗伤胃阴之象。

[治法] 泻肝清胃,凉血止血。

[方药] 尤胆泻肝汤[92]加减。可加白茅根、藕节、旱莲草、茜草,或合用十灰散[10]凉血止血。

(3) 气虚血溢

[症状] 吐血缠绵不止,时轻时重,血色暗淡,神疲乏力,心悸气短,面色苍白,舌质淡,脉细弱。

[证候分析] 脾气亏虚,统摄无能,血液外溢,故吐血缠绵不止,时轻时重,血色暗淡。脾气本已虚衰,加之反复出血,气随血去,气血亏虚,心失所养则心悸气短。血虚不能上荣于面,则面色苍白。舌质淡,脉细弱,为气血亏虚之征。

[治法] 健脾益气,摄血。

[方药] 归脾汤[127]加减。可酌加仙鹤草、白及、乌贼骨、炮姜炭等温经固涩止血。

若气损及阳,脾胃虚寒,症见肢冷、畏寒、便溏者,可改用柏叶汤[229],合理中丸[306]方中以侧柏叶凉血止血;艾叶、炮姜炭温经止血;童便化瘀止血,理中汤温补脾气以摄血,共奏温经止血之效。若出血过多,气随血脱,症见面色苍白、四肢厥冷、汗出、脉微者,应急服独参汤[259]益气固脱,并积极抢救。

本病除药物治疗外,应特别注意饮食适宜,严防暴饮暴食,忌食烟酒及辛辣动火之品,并要注意精神及生活起居的调养。

便血

凡血从肛门排出体外,无论在大便前,或大便后下血,或单纯下血,或与粪便混杂而下,均称为便血。正如《三因极一病证方论·便血证治》说:"病者大便下血,或清或浊,或鲜或黑,或在便前,或在便后,或与泄物并下……亦妄行之类,故曰便血。"

《金匮要略》有远血、近血之分。《景岳全书·血证》指出:"血在便前者,其来近,近者或在广肠,或在肛门,血在便后者,其来远,远者或在小肠,或在于胃。"以血在便前、便后分血来之近远并不可靠,而且在不少情况下,血和大便混杂而下,难于分辨其前后。而便血的颜色,可作为诊断便血部位远近的参考。一般情况下,便血色鲜红者,其来较近,便血色紫黯者,其来较远。古代医家有的又以血色之清浊,而立肠风,脏毒之名。如《济生方·下痢》说:"大便下血,血清而色鲜者,肠风也;浊而色黯者,脏毒也。"

便血均由胃肠之脉络受损所致。临床上主要有肠道湿热及脾胃虚寒两类。

(1) 肠道湿热

[症状] 便血鲜红,大便不畅或稀溏,或有腹痛,口苦,苔黄腻,脉濡数。

[证候分析] 湿热蕴结肠道,肠道脉络受损,以致便血。肠道传化失常则大便不畅或稀溏,肠道气机阻滞,则腹痛。苔黄腻,脉濡数为内有湿热之象。

[治法] 清化湿热,凉血止血。

[方药] 地榆散[141]或槐角丸[376]加减。地榆散以地榆、茜草凉血止血；栀子、黄芩、黄连清热燥湿,泻火解毒；茯苓淡渗利湿。槐角丸以槐角、地榆凉血止血；黄芩清热燥湿；防风、枳壳、当归疏风利气活血。两方相比较,地榆散清化湿热之力较强,而槐角丸则兼能补气活血,可酌情选用。

(2) 脾胃虚寒

[症状] 便血紫黯,甚则黑色,腹部隐痛,喜热饮,面色不华,神倦懒言,便溏,舌质淡,脉细。

[证候分析] 脾胃虚寒,中气不足,统血无力,血溢肠内,随大便而下,故血色紫黯,甚至色黑。中虚有寒,寒凝气滞,健运失司,故腹部隐痛,喜热饮,便溏。脾胃虚寒,气血不足,故面色不华,神倦懒言,舌淡,脉细。

[治法] 健脾温中,养血止血。

[方药] 黄土汤[307]加减。方中以灶心土温中止血；白术、附子、甘草温中健脾；阿胶、地黄养血止血。黄芩苦寒坚阴,起反佐作用。可加白及、乌贼骨收敛止血,三七、花蕊石活血止血。阳虚较甚,畏寒肢冷者,加鹿角霜、炮姜、艾叶等温阳止血。

尿血

小便中混有血液甚至血块的病症称为尿血。随出血量多少的不同,而使小便呈淡红色、鲜红色,或茶褐色。

尿中有血,分为尿血及血淋两种情况。临床上以排尿不痛或痛不明显者称为尿血；尿血而兼小便滴沥涩痛者称为血淋。如《丹溪心法·尿血》说:"尿血,痛者为淋,不痛者为尿血。"血淋在淋证中讲述,本节讲述尿血的辨证论治。

尿血的病位在肾及膀胱。其主要的病机是热伤脉络及脾肾不固。而热伤脉络之中又有实热和虚热之分；脾肾不固之中又有脾虚及肾虚之别。

(1) 下焦热盛

[症状] 小便黄赤灼热,尿血鲜红,心烦口渴,面赤口疮,夜寐不安,舌红,脉数。

[证候分析] 热邪盛于下焦,故小便黄赤灼热。脉络受损,血渗膀胱,故尿血鲜红。热扰心神,则心烦,夜寐不安。火热上炎,故面赤、口疮。热伤津液则口渴。舌红,脉数,属热证之象。

[治法] 清热泻火,凉血止血。

[方药] 小蓟饮子[48]加减。方中以小蓟、生地、藕节、蒲黄凉血止血；栀子、木通、竹叶清热泻火；滑石、甘草利水清热,导热下行；当归养血活血,共奏清热泻火、凉血止血之功。

(2) 肾虚火旺

[症状] 小便短赤带血,头晕耳鸣,神疲,颧红潮热,腰膝酸软,舌质红,脉细数。

[证候分析] 肾阴亏虚,虚火内炽,灼伤脉络,故小便短赤带血。肾阴亏乏,髓海不足,故头晕耳鸣。肾虚失养,故腰膝酸软,神疲。虚火上炎,故颧红,潮热。舌质红,脉细数,为阴虚火旺之象。

[治法] 滋阴降火,凉血止血。

[方药] 知柏地黄丸[218]加减。方中以地黄丸滋补肾阴,"壮水之主,以制阳光"；知母、黄柏滋阴降火。可加旱莲草,大小蓟、藕节、蒲黄等凉血止血。

(3) 脾不统血

[症状] 久病尿血,面色不华,体倦乏力,气短声低,或兼齿衄、肌衄,舌质淡,脉细弱。

［证候分析］ 脾气亏虚,统血无力,血不循经,故见尿血甚或齿衄、肌衄。脾虚运化失职,气血生化乏源,故食少、体倦、气短声低、面色不华。舌质淡,脉细弱,为气血亏虚、血脉不充之象。

［治法］ 补脾摄血。

［方药］ 归脾汤[127]加减。可加熟地、阿胶、仙鹤草、槐花等养血止血。气虚下陷而见少腹坠胀者,可加升麻、柴胡,配合原方中的参、芪、术以起到益气升阳的作用。对于有气虚下陷表现者,亦可采用补中益气汤[190]加减。

(4) 肾气不固

［症状］ 久病尿血,色淡红,头晕耳鸣,精神困惫,腰脊酸痛,舌质淡,脉沉弱。

［证候分析］ 劳倦或久病及肾,肾气不固,封藏失职,血随尿出,故久病尿血。肾气亏虚,肾精不足,失于濡养,故精神困惫,腰脊酸痛,头晕耳鸣。舌质淡,脉沉弱,为肾气虚衰之象。

［治法］ 补益肾气,固摄止血。

［方药］ 无比山药丸[51]加减。方中以熟地、山药、山茱萸、怀牛膝补肾益精;肉苁蓉、菟丝子、杜仲、巴戟温肾助阳;茯苓健脾;五味子、赤石脂益气固涩。可加仙鹤草、蒲黄、槐花、紫珠草等止血,必要时再加牡蛎、金樱子、补骨脂等固涩止血。腰脊酸痛、畏寒神怯者,可加鹿角片、狗脊温补督脉。

紫斑

血液溢出于肌肤之间,皮肤表现青紫斑点或斑块的病症,称为紫斑,亦有称为肌衄及葡萄疫者。如《医宗金鉴·失血总括》说:"皮肤出血曰肌衄。"《医学入门·斑疹门》说:"内伤发斑,轻如蚊迹疹子者,多在手足,初起无头疼身热,乃胃虚火游于外。"《外科正宗·葡萄疫》说:"感受四时不正之气,郁于皮肤不散,结成大小青紫斑点,色若葡萄,发在遍体头面……邪毒传胃,牙根出血,久则虚人,斑渐方退。"

本节主要论述内科杂病范围的紫斑。

(1) 血热妄行

［症状］ 皮肤出现青紫斑点或斑块,或伴有鼻衄、齿衄、便血、尿血,或有发热,口渴,便秘,舌红,苔黄,脉弦数。

［证候分析］ 热壅脉络,迫血妄行,血出于肌腠之间,故见青紫斑点或斑块。若热毒极甚,损伤鼻、齿、肠、胃等处之脉络,则伴见鼻衄、齿衄、便血、尿血。内热郁蒸,故发热。热盛津伤,故口渴、便秘。舌红苔黄,脉弦数,为实热之征象。

［治法］ 清热解毒,凉血止血。

［方药］ 犀角地黄汤[365]。方中以犀角、地黄清热解毒,滋阴凉血;丹皮、赤芍清热凉血,活血散瘀。为治疗血热妄行的常用有效方剂。可合十灰散[10]凉血止血。

热毒炽盛,发热,出血广泛者,加生石膏、龙胆草、紫草,冲服紫雪丹[357]。热壅胃肠,气血郁滞,症见腹痛、便血者,加白芍、甘草、木香、地榆、槐花缓急止痛,凉血止血。邪热阻滞经络,兼见关节肿痛者,酌加秦艽、木瓜、桑枝等疏经通络。

(2) 阴虚火旺

［症状］ 皮肤青紫斑点或斑块时发时止,常伴鼻衄、齿衄或月经过多,颧红,心烦,口渴,手足心热,或有潮热,盗汗,舌质红,苔少,脉细数。

［证候分析］ 阴虚则火旺,而火旺更易伤阴,虚火伤及脉络,故见肌衄或他处出血。水亏不能济火,心火扰动,故心烦。火热逼津液外泄则盗汗,阴虚火旺,故潮热、盗汗。舌红,苔少,脉细数,为火旺而阴液不足之象。

［治法］ 滋阴降火,宁络止血。

［方药］ 茜根散[234]加减。方中用茜草根、侧柏叶、黄芩清热凉血止血；生地、阿胶滋阴养血止血；甘草调中解毒。阴虚较甚者,酌加玄参、龟版、女贞子、旱莲草等养阴清热。对于本证候中之肾阴亏虚而火热不甚,症见腰膝酸软、头晕、乏力、手足心热、舌红少苔、脉沉细数者,可用六味地黄丸[68]滋补肾阴,加茜草根、紫草、仙鹤草凉血止血。

(3) 气不摄血

［症状］ 久病不愈,反复发生肌衄,神疲乏力,头晕目眩,面色苍白或萎黄,食欲不振,舌质淡,脉细弱。

［证候分析］ 气虚不能摄血,故反复出血,久病不愈。气血亏耗,筋脉百骸失于濡养,故神疲乏力,头晕目眩,面色苍白。脾虚不能运化水谷,故食欲不振。舌质淡,脉细弱为气血亏虚之象。

［治法］ 补气摄血。

［方药］ 归脾汤[127]加味。可酌情选加仙鹤草、棕榈炭、地榆、蒲黄、茜草根、紫草等,以增强止血及化瘀消斑的作用。若兼肾气不足而见腰膝酸软者,可加山茱萸、菟丝子、续断补益肾气。

简易方

① 红枣 20 枚。煎汤连枣服,可常服。

② 大枣 4 份,藕节 1 份,先加水煮藕节至水成粘胶状,再加入大枣同煮,每天吃适量大枣。

③ 连翘 30 克,水煎,分三次服。

④ 肌衄而兼有齿衄较甚者,可合用漱口药：生石膏 30 克,黄柏 15 克,五倍子 15 克,儿茶 6 克,浓煎漱口,每次 5~10 分钟。

血证的预后,主要与下述三个因素有关：一是引起血证的原因。一般来说,外感易治,内伤难治,新病易治,久病难治。如《症因脉治·嗽血论》说："外感咳血,壅于肺者易治；内伤门损于肺者之难治也。"二是与出血量的多少密切有关。出血量少者病轻,出血量多者病重,甚至形成气随血脱的危急重症。三是与兼见症状有关。出血而伴有发热、咳喘、脉数等症者,一般病情较重。如《丹溪心法·吐血》说："诸见血,身热脉大者难治,是火邪胜也；身凉脉静者易治,是正气复也。"《景岳全书·血证》亦说："凡失血等证,身热脉大者难治,身凉脉静者易治。若喘咳急而上气逆,脉见弦紧细数,有热不得卧者死。"

结语

血证可由外感、内伤的多种原因引起,而基本病机可以归纳为火热熏灼及气虚不摄两大类。在火热之中有实火、虚火之分,在气虚之中有气虚及气损及阳之别。证候的虚实方面,由火热亢盛所致者属实证；由阴虚火旺及气虚不摄所致者属虚证。治疗血证主要应掌握治火、治气、治血三个基本原则。实火当清热泻火,虚火当滋阴降火；实证当清气降气,虚证当补气益气。各种血证应酌情配伍凉血止血、收敛止血或活血止血的方药。

文献摘录

《灵枢·百病始生》："阳络伤则血外溢,血外溢则衄血；阴络伤则血内溢,血内溢则后血。"

《素问·六元正纪大论篇》:"不远热则热至,不远寒则寒至……热至则……血溢血泄……之病生矣。"

《素问·大奇论篇》:"脉至而搏,血衄身热者死。"

《金匮·惊悸吐衄下血胸满瘀血病》:"吐血不止者,柏叶汤主之。""下血,先便后血,此远血也,黄土汤主之。""下血,先血后便,此近血也,赤小豆当归散主之。"

《三因极一病证方论·失血叙论》:"夫血犹水也,水由地中行,百川皆理,则无壅决之虞。血之周流于人身荣、经、府、俞,外不为四气所伤,内不为七情所郁,自然顺适,万一微爽节宣,必至壅闭,故血不得循经流注,荣养百脉,或泣,或散,或下而亡反,或逆而上溢,乃有吐、衄、便、利、汗、痰诸证生焉。"

《济生方·吐衄》:"夫血之妄行也,未有不因热之所发,盖血得热则淖溢,血气俱热,血随气上,乃吐衄也。"

《明医指掌·衄血》:"衄血,鼻中出血也。"

《明医指掌·溺血》:"尿血者,小便血也。盖心主血,通行经络,循环脏腑,若得寒则凝涩,得热则妄行。失其常道,则溢渗于胞,小便出血也。"

《先醒斋医学广笔记·吐血》:"吐血三要法:宜行血不宜止血。血不行经络者,气逆上壅也,行血则血循经络,不止自止。止之则血凝,血凝则发热恶食,病日痼矣;宜补肝不宜伐肝。经曰:五脏者,藏精气而不泻者也。肝为将军之官,主藏血。吐血者,肝失其职也。养肝则肝气平而血有所归,伐之则肝虚不能藏血,血愈不止矣;宜降气不宜降火。气有余即是火,气降即火降,火降则气不上升,血随气行,无溢出上窍之患矣。降火必用寒凉之剂,反伤胃气,胃气伤则脾不能统血,血愈不能归经矣。"

《景岳全书·血证》:"血从齿缝牙龈中出者为齿衄。此手足阳明二经及足少阴肾家之病。盖手阳明入下齿中,足阳明入上齿中,又肾主骨,齿者骨之所终也。此虽为齿病,然血出于经,则惟阳明为最。""便血之与肠澼,本非同类。盖便血者,大便多实而血自下也;肠澼者,因泻痢而见脓血,即痢疾也。"

12　心悸

心悸包括惊悸和怔忡，是指病人自觉心中悸动、惊惕不安，甚则不能自主的一种病证，临床一般多呈阵发性，每因情志波动或劳累过度而发作。且常与失眠、健忘、眩晕、耳鸣等症同时并见。

追溯《内经》虽无心悸（惊悸、怔忡）一类的病名，但已经有了类似的记载。《素问·举痛论篇》指出："惊则心无所倚，神无所归，虑无所定，故气乱矣。"《素问·至真要大论篇》讲的"心澹澹大动"和《灵枢·本神》篇讲的"心怵惕"，也是类似心悸的描述。到了汉代，张仲景在《金匮要略》和《伤寒论》两部名著中，才正式提出了悸与惊悸的病名，并对它的发病原因作了扼要的叙述，认为主要原因是由惊扰、水饮、虚劳及汗后受邪等因素引发的。《金匮要略·惊悸吐衄下血胸满瘀血病》篇还对惊悸的发病原因以及审证求因的方法，作了专门论述，指出："寸口脉动而弱，动则为惊，弱则为悸。"后世医家系统地总结了临床实践的经验，对此进一步作了详细的说明，认为"惊自外至者也，惊则气乱，故脉动而不宁；悸自内惕者也，悸因中虚，故脉弱而无力"（《医宗金鉴·惊悸吐衄下血胸满瘀血病》）。从脉象表现来分析和认识惊悸发生的原因，必外有惊扰，内有所虚，内外相合，引发本证。《济生方》不仅对惊悸有所载述，还提出了怔忡的病名，"夫怔忡者，此心血不足也"。《济生方·怔忡论治》指出，怔忡发病的原因，在于"真血虚耗，心帝失辅，渐成怔忡"；另外"冒风寒暑湿，闭塞诸经""五饮停蓄，湮塞中脘"，亦能令人怔忡。其后《丹溪心法》又提出了"责之虚与痰"的理论，认为血虚与痰火是怔忡致病的根本原因。如《惊悸怔忡门》指出："怔忡者血虚，怔忡无时，血少者多。有思虑便动，属虚。时作时止者，痰因火动。"《医林改错·心慌》则认为瘀血内阻亦能导致心悸怔忡。

病因病机

心悸的形成，常与心虚胆怯、心血不足、心阳衰弱、水饮内停、瘀血阻络等因素有关。《杂病源流犀烛·怔忡源流》说："怔忡，心血不足病也……心血消亡，神气失守，则心中空虚，怏怏动摇不得安宁，无时不作，名曰怔忡；或由阳气内虚，或由阴血内耗，或由水饮停于心下，水气乘心……或事故烦冗，用心太劳……或由气郁不宣而致心动……以上皆怔忡所致之由也。"临床上常见的病因病机有如下几类：

（1）心虚胆怯　平素心虚胆怯之人，由于突然惊恐，如耳闻巨响，目睹异物，或遇险临危，使心惊神慌不能自主，渐至稍惊则心悸不已，如《济生方·惊悸论治》指出："惊悸者，心虚胆怯之所致也，且心者君主之官，神明出焉，胆者中正之官，决断出焉，心气安逸，胆气不怯，决断思虑，得其所矣。或因事有所大惊，或闻巨响，或见异相，登高涉险，惊忤心神，气与涎郁，遂使惊悸。"此外，如大怒伤肝，大恐伤肾，怒则气逆，恐则精却，阴虚于下，火逆于上，亦可动撼心神，而发惊悸。如痰热内蕴，复加郁怒，胃失和降，痰火互结，上扰心神，亦可导致心悸的发生，此即《丹溪心法·惊悸怔忡》篇所说的"痰因火动"之说。

（2）心血不足　心主血，心血不足，常能导致心悸、怔忡。《丹溪心法·惊悸怔忡》篇指出："怔忡者血虚，怔忡无时，血少者多。"阴血亏损，心失所养，不能藏神，故神不安而志不宁，发为本证。所以久病体虚，失血过多容易导致心悸。如果思虑过度，劳伤心脾，不但耗伤心血，又能影响脾胃生化之源，渐至气血两亏，不能上奉于心者，亦能发生心悸。

（3）阴虚火旺　久病体虚，或房劳过度，或遗泄频繁，伤及肾阴；或肾水素亏，水不济火，虚火妄动，上扰心神，亦能导致本病。如《素问玄机原病式·火类》指出的"水衰火旺而扰火之动也，故心胸躁动，谓之怔忡"。

（4）心阳不振　大病久病之后，阳气衰弱，不能温养心脉，故心悸不安。此即《伤寒明理论·悸》篇所说："其气虚者，由阳气内弱，心下空虚，正气内动而悸也。"

（5）水饮凌心　脾肾阳虚，不能蒸化水液，停聚而为饮，饮邪上犯，心阳被抑，因而引起心悸。这就是《伤寒明理论·悸》篇说："其停饮者，由水停心下，心主火而恶水，水既内停，心自不安，则为悸也。"

（6）瘀血阻络　一是由于心阳不振，血液运行不畅；一是由于痹证发展而来。如《素问·痹论篇》指出："脉痹不已，复感于邪，内舍于心。""心痹者，脉不通，烦则心下鼓。"《医宗必读·悸》解释说："鼓者，跳动如击鼓也。"可见风寒湿邪搏于血脉，内犯于心，以致心脉痹阻，营血运行不畅，亦能引起心悸怔忡。

类证鉴别

惊悸与怔忡的异同：

惊悸与怔忡的病因不同，病情程度上又有轻重之别。所以《秘传证治要诀及类方·怔忡》篇指出："怔忡……与惊悸若相类而实不同。"怔忡每由内因引起，并无外惊，自觉心中惕惕，稍劳即发，病来虽渐，但全身情况较差，病情较为深重；惊悸则相反，常由外因而成，偶受外来刺激，或因惊恐，或因恼怒，均可发病，发则心悸，时作时止，病来虽速，但全身情况较好，病势浅而短暂。故《红炉点雪·惊悸怔忡健忘》篇指出："惊者，心卒动而不宁也；悸者，心跳动而怕惊也；怔忡者，心中躁动不安，惕惕然如人将捕之也。"足见惊悸与怔忡在病因、病情程度上是有明显差异的。但是二者亦有密切的联系。一方面，惊悸日久可以发展为怔忡，正如《医学入门·惊悸怔忡健忘》篇说："怔忡因惊悸久而成。"另一方面，怔忡患者，又易受外惊所扰，而使动悸加重，《石室秘录·内伤门·怔忡》篇说："怔忡之证，扰扰不宁，心神恍惚，惊悸不已。"

辨证论治

临床辨证首先掌握的要点：一是要看病人是否有"心跳""心慌"而不能自主的自觉症状；其次要根据症情区别心悸的性质，是实证还是虚证，是心阳虚还是心阴虚，是挟痰还是挟瘀；第三要掌握惊悸与怔忡的区别。惊悸之证，临床常因惊而悸，初起虽由外因而成，以实证为多，但也有内虚的因素存在；怔忡之证，则与一般惊悸不同，以虚证为多，并无外因，经常心悸，胸闷不舒，发则悸跃不能自控，甚则心痛阵发。惊悸日久不愈，亦可发展成为怔忡。此外，亦有虚中夹实的。临证时应予详细辨别。虚证当以养血安神为主，如心阳不足或阳虚饮逆，当补养心气，温通心阳为治。实证如因瘀血所致，当以活血化瘀为法，如果病由痰热引发，治疗又当从清热化痰着手为妥。若是久病，虚中有实，病情较为复杂者，则宜标本兼顾，攻补兼施。

（1）心虚胆怯

［症状］　心悸，善惊易恐，坐卧不安，少寐多梦，舌苔薄白或如常，脉象动数或虚弦。

［证候分析］　惊则气乱，心神不能自主，故发为心悸。心不藏神，心中惕惕，则善惊易

恐,坐卧不安,少寐多梦。脉象动数或虚弦,为心神不安、气血逆乱之象。本型病情较轻者,时发时止;重者怔忡不宁,心慌神乱,不能自主。

[治法] 镇惊定志,养心安神。

[方药] 安神定志丸[152]加琥珀、磁石、朱砂治之。方中龙齿、琥珀、磁石以镇惊宁心,朱茯神、菖蒲、远志以安神定志,人参补益心气。

若惊悸心胆虚怯可加炙甘草以补益心气,心阴不足加柏子仁、五味子、酸枣仁以养心安神收敛心气。

若心悸而烦,善惊痰多,食少泛恶,舌苔黄腻,脉象滑数者,系痰热内扰,胃失和降,心神不安之故,可用黄连温胆汤[312]以清痰热,痰热清则心自安宁。方中亦可加入枣仁、远志等以安神养心。

(2) 心血不足

[症状] 心悸头晕,面色不华,倦怠无力,舌质淡红,脉象细弱。

[证候分析] 心主血脉,其华在面,血虚故面色不华。心血不足,不能养心,故而心悸。心血亏损不能上营于脑,故而头晕。血亏气虚故倦怠无力。舌为心苗,心主血脉,心血不足,故舌质淡红,脉象细弱。

[治法] 补血养心,益气安神。

[方药] 以归脾汤[127]加减,方中以当归、龙眼肉补养心血;用人参、黄芪、白术、炙甘草益气健脾,以资生血之源;酸枣仁、茯神、远志安神定志;再辅木香行气,使之补而不滞。

如见心动悸而脉结代者,乃气虚血少,血不养心之故,宜用炙甘草汤益气养血,滋阴复脉,方中炙甘草甘温复脉,以利心气,人参、大枣补气益胃;桂枝、生姜辛温通阳;地黄、阿胶、麦冬、麻仁为伍,滋阴补血,以养心阴,诸药配合,能使气血充盈,则心动悸而脉结代之症可解。

若热病后期,损及心阴而致心悸者,则用生脉散[113]以益气养阴。本方人参补益元气;麦冬养阴;五味子收敛耗散之心气,三药合用,有益气养阴补心之功。

(3) 阴虚火旺

[症状] 心悸不宁,心烦少寐,头晕目眩,手足心热,耳鸣腰酸,舌质红,少苔或无苔,脉象细数。

[证候分析] 肾阴不足,水不济火,不能上济于心,以致心火内动,扰动心神,故心悸而烦,不得安寐。阴亏于下,则见腰酸。阳扰于上,则眩晕耳鸣。手足心热,舌质红,脉细数,均为阴虚火旺之征。

[治法] 滋阴清火,养心安神。

[方药] 用天王补心丹[49]或朱砂安神丸[159]为治。

若阴虚而火不旺者,可用天王补心丹加减。方中生地、玄参、麦冬、天冬养阴清热;当归、丹参补血养心;人参补益心气;朱砂、茯苓、远志、枣仁、柏子仁安养心神;五味子收敛心气之耗散;桔梗引药上行,以通心气。

若见虚烦咽燥、口干口苦等热象较著者,可用朱砂安神丸主之。方中朱砂重镇安神;当归、生地养血滋阴;黄连清热泻火;诸药为伍,有泻心火、养心阴、补心血、宁心神四种功效,为治疗心神不安、烦躁心悸的常用方药。

如阴虚火旺而兼见五心烦热、梦遗腰酸者,乃阴虚相火妄动之故。可用知柏地黄丸[218]

化裁,以滋阴降火。

(4) 心阳不振

[症状] 心悸不安,胸闷气短,面色苍白,形寒肢冷,舌质淡白,脉象虚弱或沉细而数。

[证候分析] 久病体虚,损伤心阳,心失温养,故心悸不安。胸中阳气不足,故胸闷气短。心阳虚衰,血液运行迟缓,肢体失于温煦,故形寒肢冷,面色苍白。舌质淡白,脉象虚弱或沉细而数,均为心阳不足、鼓动无力之征。

[治法] 温补心阳,安神定悸。

[方药] 用桂枝甘草龙骨牡蛎汤[267]加味。方中桂枝、甘草温补心阳;龙骨、牡蛎安神定悸。可加人参、附子以温阳益气。

如病情严重,汗出肢冷,面青唇紫,喘不得卧者,上方重用人参、附子,加服黑锡丹[358]以回阳救逆。

(5) 水饮凌心

[症状] 心悸眩晕,胸脘痞满,形寒肢冷,小便短少,或下肢浮肿,渴不欲饮,恶心吐涎,舌苔白滑,脉象弦滑。

[证候分析] 水为阴邪,赖阳气化之,今阳虚不能化水,水邪内停,上凌于心,故见心悸。阳气不能达于四肢,不能充于肌表,故形寒肢冷。饮阻于中,清阳不升,则见眩晕。气机不利,故胸脘痞满。如气化不利,水液内停,则渴不欲饮,小便短少或下肢浮肿。饮邪上逆,则恶心吐涎。舌苔白滑,脉象弦滑,亦为水饮内停之象。

[治法] 振奋心阳,化气行水。

[方药] 苓桂术甘汤[207]加减。方中茯苓淡渗利水;桂枝、甘草通阳化气;白术健脾去湿。如水饮上逆,恶心呕吐者,加半夏、陈皮、生姜之品以和胃降逆。

如肾阳虚衰不能制水,水气凌心,症见心悸喘咳,不能平卧,小便不利,浮肿较甚者,宜用真武汤[265]加减,以温阳行水。正如离照当空,则阴霾自散。

(6) 心血瘀阻

[症状] 心悸不安,胸闷不舒,心痛时作,或见唇甲青紫,舌质紫暗或有瘀斑,脉涩或结代。

[证候分析] 心主血脉,心脉瘀阻,心失所养,故心悸不安。血瘀气滞,心阳被遏,则胸闷不舒。心络挛急,则心痛时作。脉络瘀阻,故见唇甲青紫。舌质紫暗或有瘀斑,脉涩或结代,均为瘀血蓄积、心阳阻遏之征。

[治法] 活血化瘀,理气通络。

[方药] 桃仁红花煎[272]加减,方中桃仁、红花、丹参、赤芍、川芎活血化瘀;延胡索、香附、青皮理气通脉;生地、当归养血和血,可加入桂枝、甘草以通阳气;龙骨、牡蛎以镇心神。诸药合用,使心络通畅,则悸痛自止。

结语

综上所述,心悸在临床上大致分为以上六种类型,这六种不同性质的心悸,各有特点,凡心虚胆怯所致者,多与精神因素有关,故常有善惊易恐、少寐多梦等症,治以镇惊安神为主,稍佐补益之品。凡心血不足而成者,多有面色少华、倦怠舌淡等心血亏虚之象,治宜益气养血为主。亦可略佐安神定志之品。凡阴虚火旺而致心悸者,则必有心烦舌燥、舌红无苔、脉象细数等阴虚热盛之象,治应滋阴养心为主。凡由心阳不足所致者,则病情较重,常见面色白而少气、形寒肢冷等兼证。治宜补益心气,温通心阳为主。凡由水饮凌心所致者,常兼眩晕、胸脘痞满等症,治宜温阳行水。凡由心血瘀阻所致者,则常兼有心痛脉涩,治宜化瘀通络为主。临证时当详细辨别,随证施治,才能取得应有的疗效。心悸初起,治疗及时,比较容易恢复。若失治或误治,病情亦可由轻转重,由实转虚。如年迈体衰,心病及肾,真气亏损者,治疗较难,恢复亦慢。所以掌握心悸发生的时间长短以及服药后病情的转归,是好转还是恶化,是极为重要的。在治疗期间应尽量避免精神上的刺激,给予良好的安静环境,充分休息,加强生活护理,少食辛辣食物,对本病恢复也有辅助作用。

文献摘录

《证治汇补·惊悸怔忡》:"人之所主者心,心之所养者血,心血一虚,神气失守,神去则舍空,舍空则郁而停痰,痰居心位,此惊悸之所以肇端也。""有停饮水气乘心者,则胸中漉漉有声,虚气流动;水既上乘,心火恶之,故筑筑跳动,使人有怏怏之状,其脉偏弦。""有阳气内虚,心下空豁,状如惊悸,右脉大而无力者是也。""有阴气内虚,虚火妄动,心悸体瘦,五心烦热,面赤唇燥,左脉微弱,或虚大无力者是也。"

《景岳全书·怔忡惊恐》:"怔忡之病,心胸筑筑振动,惶惶惕惕,无时得宁者是也……此证惟阴虚劳损之人乃有之,盖阴虚于下,则宗气无根,而气不归源,所以在上则浮撼于胸臆,在下则振动于脐旁,虚微者动亦微,虚甚者动亦甚。"

《医学衷中参西录·论心病治法》:"有其惊悸恒发于夜间,每当交睫于甫睡之时,其心中即惊悸而醒,此多因心下停有痰饮。心脏属火,痰饮属水,火畏水迫,故作惊悸也。宜清痰之药与养心之药并用。方用二陈汤加当归、菖蒲、远志煎汤送服硃砂细末三分,有热者加玄参数钱,自能安枕稳睡而无惊悸矣。"

13 胸痹

胸痹是指胸部闷痛,甚则胸痛彻背、短气、喘息不得卧为主症的一种疾病,轻者仅感胸闷如窒、呼吸欠畅,重者则有胸痛,严重者心痛彻背、背痛彻心。

胸痹的临床表现最早见于《内经》。《灵枢·五邪》篇指出:"邪在心,则病心痛。"《素问·藏气法时论篇》亦说:"心病者,胸中痛,胁支满,胁下痛,膺背肩胛间痛,两臂内痛。"《灵枢·厥论》篇还说:"真心痛,手足青至节,心痛甚,旦发夕死,夕发旦死。"这种真心痛讲的就是胸痹的重证。

在汉代张仲景《金匮要略》正式提出胸痹的名称,并且进行了专门的论述。如该书《胸痹心痛短气病》篇说:"胸痹之病,喘息咳唾,胸背痛,短气,寸口脉沉而迟,关上小紧数,瓜蒌薤白白酒汤主之。""胸痹不得卧,心痛彻背者,瓜蒌薤白半夏汤主之。"

《圣济总录·胸痹门》指出:"胸痛者,胸痹痛之类也……胸膺两乳间刺痛,甚则引背胛,或彻背膂。"

到了明代,对胸痹的认识有了进一步提高。例如《症因脉治·胸痛论》指出:"岐骨之上作痛,乃为胸痛。""内伤胸痛之因,七情六欲,动其心火,刑及肺金;或怫郁气逆,伤其肺道,则痰凝气结;或过饮辛热,伤其上焦,则血积于内,而闷闷胸痛矣。"

在治疗方面,《内经》已经提出了针刺治疗的穴位的方法,虽然未列方药,但《灵枢·五味》篇已有了"心病宜食薤"的记载。《金匮要略》强调以宣痹通阳为主,其所载之方剂,至今在临床上仍有指导意义。《世医得效方·心痛门》提出了用苏合香丸芳香温通的方法"治卒暴心痛"。后世医家总结了前人的经验,又提出了活血化瘀的治疗方法,如《证治准绳·诸痛门》提出用大剂红花、桃仁、降香、失笑散等治疗死血心痛,《时方歌括》用丹参饮治心腹诸痛,《医林改错》用血府逐瘀汤治疗胸痹心痛等。所有这些,均为治疗胸痹开辟了广阔的途径。

病因病机

本病的发生多与寒邪内侵,饮食不当,情志失调,年老体虚等因素有关。其病机有虚实两方面:实为寒凝、气滞、血瘀、痰阻,痹遏胸阳,阻滞心脉;虚为心脾肝肾亏虚,心脉失养。在本病的形成和发展过程中,大多先实而后致虚,亦有先虚而后实者。但临床表现,多虚实夹杂,或以实证为主,或以虚证为主,兹就不同的病因病机分述如下:

(1)寒邪内侵 素体阳衰,胸阳不足,阴寒之邪乘虚侵袭,寒凝气滞,痹阻胸阳,而成胸痹,诚如《医门法律·中寒门》所说:"胸痹心痛,然总因阳虚,故阴得乘之。"《类证治裁·胸痹》也说:"胸痹胸中阳微不运,久则阴乘阳位,而为痹结也。"

(2)饮食不当 饮食不节,如过食肥甘生冷,或嗜酒成癖,以致脾胃损伤,运化失健,聚湿成痰,痰阻脉络,则气滞血瘀,胸阳失展,而成胸痹。

(3)情志失调 忧思伤脾,脾虚气结,气结则津液不得输布,遂聚而为痰;郁怒伤肝,肝失疏泄,肝郁气滞,甚则气郁化火,灼津成痰。无论气滞或痰阻,均可使血行失畅,脉络不利,而致气血瘀滞,或痰瘀交阻,胸阳不运,心脉痹阻,不通则痛,而发为胸痹。

(4) 年迈体虚　本病恒见于中、老年之人,年过半百,肾气渐衰,如肾阳虚衰,则不能鼓舞五脏之阳,可致心气不足或心阳不振;肾阴亏虚,则不能滋养五脏之阴,可引起心阴内耗。心阴亏虚,心阳不振,又可使气血运行失畅。凡此均可在本虚的基础上形成标实,导致气滞、血瘀,而使胸阳失运,心脉阻滞,发生胸痹。

以上病因病机可以二者或三者并存,或交互为患。

病情的进一步发展,瘀血闭阻心脉,可心胸猝然大痛,而发为真为痛。如心阳阻遏,心气不足,鼓动无力,可见心动悸、脉结代;若心肾阳虚,水邪泛滥,水饮凌心射肺,可出现咳喘、肢肿等症,又当与有关各篇联系互参。

类证鉴别

本病应与悬饮、胃脘痛、真心痛等进行鉴别:

(1) 悬饮　悬饮的胸痛与胸痹相似,但胸痹为当胸闷痛,并可引及左侧肩背或左臂内侧,常于劳累、饱餐、受寒、情绪激动后突然发作,历时短暂,休息或用药后得以缓解;而悬饮胸胁胀痛,持续不解,且多伴有咳唾、转侧、呼吸时疼痛加重,肋间饱满,并有咳嗽、咯痰等肺系证候。

(2) 胃脘痛　胸痹之不典型者,其疼痛可在胃脘部,而易与胃脘痛混淆,但胃脘痛多伴有嗳气、呃逆、泛吐酸水或清涎等脾胃证候,可予以鉴别。

(3) 真心痛　真心痛乃胸痹的进一步发展,症见心痛剧烈,甚则持续不解,伴有汗出、肢冷、面白、唇紫、手足青至节、脉微细或结代等危重证候。

辨证论治

本病的主要特征是胸部憋闷疼痛,甚则胸痛彻背、短气喘息、不得安卧,其病位主要在心,但与脾肾也有一定关系。

一般说来,胸痹总属本虚标实之证,辨证首先当掌握虚实,分清标本,标实应区别阴寒、痰浊、血瘀的不同;本虚又应区别阴阳气血亏虚的不同。

本病的治疗原则应先治其标,后顾其本;先从祛邪入手,然后再予扶正;必要时可根据虚实标本的主次,兼顾同治。祛邪治标常以活血化瘀、辛温通阳、泄浊豁痰为主,扶正固本常用温阳补气、益气养阴、滋阴益肾为法。

(1) 心血瘀阻

[症状]　胸部刺痛,固定不移,入夜更甚,时或心悸不宁,舌质紫暗,脉象沉涩。

[证候分析]　气郁日久,瘀血内停,络脉不通,故见胸部刺痛。血脉凝滞,故痛处固定不移。血属阴,夜亦属阴,故入夜痛甚。瘀血阻塞,心失所养,故心悸不宁。舌质紫暗,脉象沉涩,均为瘀血内停之候。

[治法]　活血化瘀,通络止痛。

[方药]　以血府逐瘀汤[160]加减。方中当归、赤芍、川芎、桃仁、红花等均为活血祛瘀之品;柴胡疏肝,枳壳理气,一升一降,调整气机。取气为血帅,气行则血行之意。若胸痛甚者,可酌加降香、郁金、延胡索以活血理气止痛。

若血瘀轻者,则可改用丹参饮[74]为治。方中丹参活血化瘀,能治血瘀作痛;檀香温中理气,兼治心腹诸痛;砂仁温胃畅中,能疏散胸中郁闷。三药相伍配用,能活血化瘀,理气止痛。

(2) 痰浊壅塞

[症状]　胸闷如窒而痛,或痛引肩背,气短喘促,肢体沉重,形体肥胖,痰多,苔浊腻,

脉滑。

[证候分析] 痰浊盘踞,胸阳失展,故胸闷如窒而痛。阻滞脉络,故痛引肩背。气机痹阻不畅,故见气短喘促。脾主四肢,痰浊困脾,脾气不运,故肢体沉重。形体肥胖,痰多,苔浊腻,脉滑,均为痰浊壅阻之征。

[治法] 通阳泄浊,豁痰开结。

[方药] 栝蒌薤白半夏汤[276]加味。方中栝蒌开胸中痰结;半夏化痰降逆;薤白辛温通阳、豁痰下气;本方如再加入干姜、陈皮、白蔻仁等以通阳豁痰、温中理气,则效果更佳。

临证时,痰浊与血瘀往往同时并见,因此,通阳豁痰和活血化瘀法亦经常并用,但必须根据两者的偏盛而有所侧重。

(3) 阴寒凝滞

[症状] 胸痛彻背,感寒痛甚,胸闷气短,心悸,重则喘息,不能平卧,面色苍白,四肢厥冷,舌苔白,脉沉细。

[证候分析] 诸阳受气于胸中而转行于背,寒邪内侵致使阳气不运,气机阻痹,故见胸痛彻背,感寒则痛甚。胸阳不振,气机受阻,故见胸闷气短,心悸,甚则喘息不能平卧。阳气不足,故面色苍白,四肢厥冷。舌苔白,脉沉细,均为阴寒凝滞、阳气不运之候。

[治法] 辛温通阳,开痹散寒。

[方药] 栝蒌薤白白酒汤[277]加枳实、桂枝、附子、丹参、檀香。方中桂枝、附子、薤白辛温通阳、开痹散寒;栝蒌、枳实化痰散结,泄满降逆;檀香理气温中;丹参活血通络。若痰湿内盛,胸痛伴有咳唾痰涎,可加生姜、橘皮、茯苓、杏仁等以行气化痰。

若症见心痛彻背,背痛彻心,痛剧而无休止,身寒肢冷,喘息不得卧,脉象沉紧,此为阴寒极盛,胸痹之重症,宜用乌头赤石脂丸[77]和苏合香丸[174]以芳香温通而止疼痛。方中蜀椒干姜温中散寒,附子、乌头以治心痛厥逆,赤石脂在此用以养心气,和苏合香丸同用以开胸止痛。临床附子与乌头同用者较少,故可去乌头加肉桂其效更佳。现在常用冠心苏合丸即从苏合香丸化裁而来。

(4) 心肾阴虚

[症状] 胸闷且痛,心悸盗汗,心烦不寐,腰酸膝软,耳鸣,头晕,舌红或有紫斑,脉细带数或见细涩。

[证候分析] 病延日久,长期气血运行失畅,瘀滞痹阻,故见胸闷且痛。不能充润营养五脏,而致心肾阴虚。心阴虚,故见心悸盗汗,心烦不寐。肾阴虚,故见耳鸣,腰酸膝软。水不涵木,肝阳偏亢,故见头晕。舌红或有紫斑,脉细带数或细涩,均为阴血亏虚、心脉瘀阻之征。

[治法] 滋阴益肾,养心安神。

[方药] 左归饮[94]加减。方中熟地、山茱萸、杞子滋阴益肾;怀山药、茯苓、甘草健脾以助生化之源。若心阴亏虚而见心悸、盗汗、心烦不寐者,可加麦冬、五味子、柏子仁、酸枣仁等以养心安神,麦冬可以重用。若胸闷且痛者,可加当归、丹参、川芎、郁金等以养血通络。若阴虚阳亢而见头晕目眩、舌麻肢麻、面部烘热者,可酌加制首乌、女贞子、钩藤、生石决、生牡蛎、鳖甲等以滋阴潜阳。

(5) 气阴两虚

[症状] 胸闷隐痛,时作时止,心悸气短,倦怠懒言,面色少华,头晕目眩,遇劳则甚,舌

偏红或有齿印,脉细弱无力或结代。

[证候分析] 胸痹日久,气阴两虚,气虚则无以行血,阴虚则脉络不利,均可使血行不畅,气血瘀滞,故见胸闷隐痛,时作时止。心脉失养,故见心悸。气虚故见短气、倦怠懒言,面色少华。阴虚阳亢故见头晕目眩。虚不耐劳,故遇劳则甚。舌嫩红或有齿印,脉细弱无力,或结代,均为气阴两虚之征。

[治法] 益气养阴,活血通络。

[方药] 生脉散[113]合人参养营汤[15]加减。方中人参、黄芪、白术、茯苓、甘草,健脾益气,以助生化气血之源;麦冬、地黄、当归、白芍,滋养阴血;远志、五味子,养心安神。若胸闷胸痛,可加丹参、参三七、益母草、郁金、五灵脂等以活血通络。若脉结代,为气虚血少、血不养心所致,可合炙甘草汤[222]以益气养血,滋阴复脉。

(6) 阳气虚衰

[症状] 胸闷气短,甚则胸痛彻背,心悸,汗出,畏寒,肢冷,腰酸,乏力,面色苍白,唇甲淡白或青紫,舌淡白或紫暗,脉沉细或沉微欲绝。

[证候分析] 阳气虚衰,胸阳不运,气机痹阻,血行瘀滞,故见胸闷气短,甚则胸痛彻背。心阳不振,故见心悸、汗出。肾阳虚衰,故见畏寒肢冷,腰酸,乏力。面色苍白,唇甲淡白或青紫,舌淡白或紫暗,脉沉细或沉微欲绝,均为阳气虚衰、瘀血内阻之征。

[治法] 益气温阳,活血通络。

[方药] 参附汤[224]合右归饮[97]加减。方中人参大补元气;附、桂温壮真阳;熟地、山茱萸、杞子、杜仲以补益肾精。若见面色唇甲青紫、大汗出、四肢厥冷、脉沉微欲绝者,乃心阳欲脱之危候,可重用红参(或别直参)、附子,并加用龙骨、牡蛎,以回阳救逆固脱。若阳损及阴,阴阳两虚者,可再加麦冬、五味子,以温阳滋阴并用。若肾阳虚衰,不能制水,水气凌心,症见心悸、喘促、不能平卧、小便短少、肢体浮肿者,可用真武汤[265]加汉防己、猪苓、车前子,以温阳利水。

近年来,治疗胸痹的各种单方、成药种类较多,均有一定疗效。有些方药已经剂型改良,制成注射剂、喷雾剂或膏药,既便于临床应用,又利于提高疗效。兹择其常用者介绍如下,可参考选用。

① 冠心苏合丸(苏合香油、檀香、硃砂、冰片、青木香、乳香),每服一粒,痛时服用,或每日2~3次。

② 复方丹参注射液(每毫升含生药丹参、降香各2克),肌内注射,每次2毫升,每日1~2次。亦可作静脉注射,用2毫升加入50%葡萄糖20毫升内静脉推注,或用4至8毫升加入5%葡萄糖液250毫升中静脉滴注。

③ 毛冬青注射液(每支含生药8克或黄酮贰20毫升),每次肌内注射一支,每日1~2次。

④ 苏冰滴丸(苏合香酯、冰片),每服2~3丸,每日2次。

⑤ 栝蒌片:每次服4片,每日3次。

结语

胸痹的临床特征为当胸闷痛,甚则胸痛彻背,短气、喘息,不得安卧。其病因与寒邪内侵、饮食不当、情志失调、年迈体虚等有关。其病位在心,但与脾肾有关。其病机总属本虚标实,本虚为阴阳气血的亏虚,标实为阴寒、痰浊、血瘀交互为患。辨证当分清标本虚实,实证宜用活血化瘀、辛温通阳、泄浊豁痰等法，以治标为主；虚证宜以补养扶正为主，或滋阴益肾，或益气养阳，或温阳补气。但临证所见，多虚实夹杂，故常按虚实的主次缓急而兼顾同治，并配合运用有效的成药，每可取得较好的效果。

文献摘录

《素问·藏气法时论篇》："心病者，胸中痛，胁支满，胁下痛，膺背肩甲间痛，两臂内痛……"

《灵枢·厥病》篇："真心痛，手足青至节，心痛甚，旦发夕死，夕发旦死。"

《难经·六十难》："其五脏气相干，名厥心痛……其痛甚，但在心，手足青者，即名真心痛。其真心痛者，旦发夕死，夕发旦死。"

《金匮要略·胸痹心痛短气病》："胸痹，心中痞气。气结在胸，胸满，胁下逆抢心，枳实薤白桂枝汤主之。人参汤亦主之"；"心痛彻背，背痛彻心，乌头赤石脂丸主之。"

"胸痹之病，喘息咳唾，胸背痛，短气，寸口脉沉而迟，关上小紧数，栝蒌薤白白酒汤主之。"

"胸痹，不得卧，心痛彻背者，栝蒌薤白半夏汤主之。"

《类征治裁·胸痹》篇："胸痹胸中阳微不运，久则阴乘阳位而为痹结也，其症胸满喘息，短气不利，痛引心背。由胸中阳气不舒，浊阴得以上逆，而阻其升降，甚则气结咳唾，胸痛彻背。夫诸阳受气于胸中，必胸次空旷，而后清气转运，布息展舒，胸痹之脉，阳微阴弦，阳微知在上焦，阴弦则为心痛，以金匮、千金均以通阳主治也。"

14　不寐

不寐亦称失眠或"不得眠""不得卧""目不瞑",是指经常不能获得正常睡眠为特征的一种病证。不寐的证情轻重不一,轻者有入寐困难,有寐而易醒,有醒后不能再寐,亦有时寐时醒等,严重者则整夜不能入寐。

早在《素问·逆调论篇》中,就有"胃不和则卧不安"的记载。在《金匮要略·血痹虚劳病》中,亦有"虚劳虚烦不得眠"的论述。《景岳全书·不寐》进一步对形成不寐的原因作了精辟的分析:"不寐证虽病有不一,然惟知邪正二字则尽之矣。盖寐本乎阴,神其主也。神安则寐,神不安则不寐;其所以不安者,一由邪气之扰,一由营气之不足耳。有邪者多实,无邪者皆虚。"

不寐一证,既可单独出现,也可与头痛、眩晕、心悸、健忘等证同时出现。

病因病机

形成不寐的原因很多。思虑劳倦,内伤心脾,阳不交阴,心肾不交,阴虚火旺,肝阳扰动,心胆气虚以及胃中不和等因素,均可影响心神而导致不寐。

(1) 思虑劳倦太过,伤及心脾　心伤则阴血暗耗,神不守舍;脾伤则食少纳呆,生化之源不足,营血亏虚,不能上奉于心,以致心神不安。如《景岳全书·不寐》指出:"劳倦思虑太过者,必致血液耗亡,神魂无主,所以不眠。"《类证治裁·不寐》也说:"思虑伤脾,脾血亏损,经年不寐。"可见,心脾不足造成的血虚,会导致不寐。

(2) 阳不交阴,心肾不交　素体虚弱,或久病之人,肾阴耗伤,不能上奉于心,水不济火,则心阳独亢;或五志过极,心火内炽,不能下交于肾,心肾失交,心火亢盛,热扰神明,神志不宁,因而不寐,正如《景岳全书·不寐》所说:"真阴精血之不足,阴阳不交,而神有不安其室耳。"

(3) 阴虚火旺,肝阳扰动　情志所伤,肝失条达,气郁不舒,郁而化火,火性上炎,或阴虚阳亢扰动心神,神不安宁以致不寐。

(4) 心虚胆怯,心神不安　心虚胆怯,决断无权,遇事易惊,心神不安,亦能导致不寐。如《沈氏尊生书·不寐》指出:"心胆俱怯,触事易惊,梦多不详,虚烦不眠。"此属体弱心胆素虚,善惊易恐,夜寐不宁,亦有因暴受惊骇,情绪紧张,终日惕惕,渐至心虚胆怯而不寐者,正如《类证治裁·不寐》所说:"惊恐伤神,心虚不安。"不论因虚、因惊二者又往往互为因果。

(5) 胃气不和,夜卧不安　饮食不节,肠胃受伤,宿食停滞,酿为痰热,壅遏于中,痰热上扰,胃气不和,以致不得安寐。这就是《素问·逆调论篇》说的"胃不和则卧不安"。《张氏医通·不得卧》又进一步阐明了胃不和则卧不安的原因:"脉数滑有力不眠者,中有宿食痰火,此为胃不和则卧不安也。"

综上所述,不寐的原因很多,但总是与心脾肝肾及阴血不足有关,其病理变化,总属阳盛阴衰,阴阳失交。因为血之来源,由水谷之精微所化。上奉于心,则心得所养;受藏于肝,则肝体柔和;统摄于脾,则生化不息;调节有度,化而为精,内藏于肾,肾精上承于心,心气下交于肾,则神志安宁。若暴怒、思虑、忧郁、劳倦等伤及诸脏,精血内耗,彼此影响,每多形成顽固性不寐。所以,不寐之证,虚者尤多。

辨证论治

临床辨证,首先要明确本病主要特征为入寐艰难,或寐而不酣,或时寐时醒,或醒后不能再寐,或整夜不能入寐。其次要分清虚实。虚证多属阴血不足,责在心脾肝肾。实证多因肝郁化火,食滞痰浊,胃腑不和。

在治疗上当以补虚泻实,调整阴阳为原则。虚者宜补其不足,益气养血,滋补肝肾;实者宜泻其有余,消导和中,清火化痰。实证日久,气血耗伤,亦可转为虚证。虚实夹杂者,应补泻兼顾为治。

实证

(1) 肝郁化火

[症状] 不寐,性情急躁易怒,不思饮食,口渴喜饮,目赤口苦,小便黄赤,大便秘结,舌红、苔黄,脉弦而数。

[证候分析] 本证多因恼怒伤肝,肝失条达,气郁化火,上扰心神则不寐。肝气犯胃则不思饮食。肝郁化火,肝火乘胃,胃热则口渴喜饮。肝火偏旺,则急躁易怒。火热上扰,故目赤口苦。小便黄赤,大便秘结,舌红、苔黄,脉弦而数,均为热象。

[治法] 疏肝泻热,佐以安神。

[方药] 龙胆泻肝汤[92]加味。方中龙胆草、黄芩、栀子清肝泻火;泽泻、木通、车前子清利肝经湿热;当归、生地养血和肝;柴胡疏畅肝胆之气;甘草和中。可加硃茯神、龙骨、牡蛎以镇心安神。如胸闷胁胀,善太息者,加郁金、香附之类以疏肝开郁。

(2) 痰热内扰

[症状] 不寐头重,痰多胸闷,恶食嗳气,吞酸恶心,心烦口苦,目眩,苔腻而黄,脉滑数。

[证候分析] 本证多因宿食停滞,积湿生痰,因痰生热,痰热上扰则心烦不寐。因宿食痰湿壅遏于中,故而胸闷。清阳被蒙,故头重目眩。痰食停滞则气机不畅,胃失和降,故症见恶食、嗳气或呕恶。苔腻而黄,脉滑数,均为痰热、宿食内停之征。

[治法] 化痰清热,和中安神。

[方药] 温胆汤[360]加黄连、栀子主之。方用半夏、陈皮、竹茹、枳实理气化痰,和胃降逆;黄连、栀子清心降火;茯苓宁心安神。若心悸惊惕不安者,再可加入珍珠母、硃砂之类以镇惊定志。若痰食阻滞,胃中不和者,可合用半夏秫米汤[125]加神曲、山楂、莱菔子以消导和中。

痰热重而大便不通者,可用礞石滚痰丸[388]降火泻热,逐痰安神。

虚证

(1) 阴虚火旺

[症状] 心烦不寐,心悸不安,头晕,耳鸣,健忘,腰酸梦遗,五心烦热,口干津少,舌红,脉细数。

[证候分析] 肾阴不足,不能上交于心,心肝火旺,火性炎上,虚热扰神,故心烦不寐,心悸不安。肾精亏耗,髓海空虚,故头晕、耳鸣、健忘。腰府失养,则腰酸。心肾不交,精关不固,故梦遗。口干津少,五心烦热,舌红,脉细数,均为阴虚火旺之象。

[治法] 滋阴降火,养心安神。

［方药］ 黄连阿胶汤[309]、硃砂安神丸[159]二方同为清热安神之剂,可随证选用。黄连阿胶汤重在滋阴清火,适用于心烦不寐,若阳升面热微红、眩晕、耳鸣可加牡蛎、龟版、磁石等重镇潜阳,阳升得平,阳入于阴,即可入寐,疗效更为显著。硃砂安神丸亦以黄连为主,方义相似,作丸便于常服,再可加入柏子仁、枣仁养心安神,诸药相合,可奏滋阴降火、养心安神之功。

(2) 心脾两虚

［症状］ 多梦易醒,心悸健忘,头晕目眩,肢倦神疲,饮食无味,面色少华,舌淡,苔薄,脉细弱。

［证候分析］ 心主血,脾为生血之源,心脾亏虚,血不养心,神不守舍,故多梦易醒,健忘心悸。气血亏虚,不能上奉于脑,清阳不升,则头晕目眩。血虚不能上荣于面,故面色少华,舌色淡。脾失健运,则饮食无味。血少气虚,故精神不振,四肢倦怠,脉细弱。

［治法］ 补养心脾,以生气血。

［方药］ 用归脾汤[127]主之。方中人参、白术、黄芪、甘草补气健脾;远志、枣仁、茯神、龙眼肉补心益脾,安神定志;当归滋阴养血;木香行气舒脾,使之补而不滞。诸药相合,养血以宁心神,健脾以资化源。如心血不足者,可加熟地、白芍、阿胶以养心血。如不寐较重者,酌加五味子、柏子仁有助养心宁神,或加合欢花、夜交藤、龙骨、牡蛎以镇静安神。如兼见脘闷纳呆,苔滑腻者,加半夏、陈皮、茯苓、厚朴等,以健脾理气化痰。本证亦有以归脾汤、养心汤[245]二方化裁同用而收效者。

(3) 心胆气虚

［症状］ 不寐多梦,易于惊醒,胆怯心悸,遇事善惊,气短倦怠,小便清长,舌淡,脉弦细。

［证候分析］ 心虚则心神不安,胆虚则善惊易恐,故多梦易醒,心悸善惊。气短倦怠,小便清长均为气虚之象,舌色淡,脉弦细,均为气血不足的表现。

［治法］ 益气镇惊,安神定志。

［方药］ 安神定志丸[152]主之。方中人参益气;龙齿镇惊为主。配茯苓、茯神、石菖蒲补气益胆安神。若血虚阳浮,虚烦不寐者,宜用酸枣仁汤[152]。药用酸枣仁安神养肝为主;川芎调血,以助枣仁养心;茯苓化痰宁心,以助枣仁安神;知母清胆宁神。证情较重者,二方可以合用。

此外,若病后虚烦不寐,形体消瘦,面色㿠白,容易疲劳,舌淡,脉细弱,或老年人夜寐早醒而无虚烦之证的,多属气血不足,治宜养血安神,一般可用归脾汤。

病后血虚肝热而不寐者,宜用琥珀多寐丸[346]。

若心肾不交,虚阳上扰者,可用交泰丸[150],方中以黄连清火为主,反佐肉桂之温以入心肾,取引火归元之意。

结语

不寐一证,多为情志所伤,劳逸失度、久病体虚、五志过极、饮食不节等都能引起阴阳失交、阳不入阴而形成不寐。临床症状有轻重之别,轻者仅入寐不酣,重者可彻夜不寐。辨证以虚证尤多。治疗用药物之外,还须注意病人的精神因素,劝其解除烦恼,消除思想顾虑,避免情绪激动,睡前不吸烟,不喝酒和浓茶等东西,每天应参加适当的体力劳动,加强体育锻炼,增强体质,养成良好的生活习惯,也可配合气功治疗。这些都是防治不寐的有效方法。单纯依靠药物,不注意精神治疗和生活调摄,往往影响疗效。

【附】 多寐

多寐就是一般所谓"嗜眠证"。其特点是不论昼夜,时时欲睡,唤之能醒,醒后复睡。《灵枢·寒热病》篇说:"阳气盛则瞋目,阴气盛则瞑目。"这说明多寐的病理主要是由于阴盛阳虚所致,因阳主动,阴主静,阴盛故多寐。后世医家对多寐一证又有进一步的阐述。如《脾胃论·肺之脾胃虚论》认为:"脾胃之虚怠惰嗜卧。"《丹溪心法·中湿》指出:"脾胃受湿,沉困无力,怠惰好卧。"可见多寐主要由于脾虚湿胜所引起。此外,病后或高年阳气虚弱,营血不足,困倦无力而多寐者,亦有所见。至于在某种热性或慢性疾病过程中出现的嗜眠,每为病情严重的预兆,不在本篇讨论范围之内。下面将多寐的证治,分述如下:

(1) 湿胜　多发于雨湿之季,或见于体质丰肥之人。胸闷纳少,身重嗜睡,苔白腻,脉多濡缓,属痰湿内困、脾阳不振而成。治宜燥湿健脾,方用平胃散[98]为主方。方中苍术燥湿健脾;厚朴燥湿除满;陈皮理气化痰祛湿;草、姜、枣和中,另入藿香、佩兰、苡仁以芳香利湿;痰多者可加半夏、南星等化痰降逆之品。

(2) 脾虚　由于中气不足,脾弱运迟,故食后困倦多寐。一般舌脉均无异常。治宜益气健脾,用六君子汤[67]加麦芽、神曲、山楂消痰导滞。

(3) 阳虚　病后或年高之人,神疲食少,懒言易汗,畏寒肢冷,脉弱而嗜睡者,多属阳气虚弱。治宜温阳益气。中阳不足者用理中丸[306]治之,气虚下陷者用补中益气汤[190]主之。

此外,热病愈后,津气得复,人喜恬睡,睡后清醒爽适,这与多寐有所区别,它与热病昏睡,亦有明显差异,故不属本篇讨论之例。

【附】 健忘

健忘是由于脑力衰弱,记忆减退,遇事善忘的一种病证。医籍中称为"喜忘"或"善忘"。它与生性迟钝、天资不足者不同。历代医家认为本病与心脾肾有关。《医方集解·补养之剂》曾经指出:"人之精与志,皆藏于肾,肾精不足则志气衰,不能上通于心,故迷惑善忘也。"《三因极一病证方论·健忘证治》说:"脾主意与思,意者记所往事,思则兼心之所为也……今脾受病,则意舍不清,心神不宁,使人健忘,尽心力思量不来者,是也……二者通治。"可见本病多由心脾不足、肾精虚衰而起。盖心脾主血,肾主精髓,思虑过度,伤及心脾,则阴血损耗;房事不节,精亏髓减,则脑失所养,皆能令人健忘。高年神衰,亦多患此。

健忘常与不寐并见,二者在病因证治方面亦有密切联系,治疗原则一般以养心血、补脾肾为主。

(1) 思虑伤脾　症见精神疲倦,食少心悸,不寐健忘。治宜补养心脾,用归脾汤[127]主之。

(2) 肾精亏耗　症见腰酸乏力,甚则滑精早泄。若阴虚则舌红,脉细数,用六味地黄丸[68]加酸枣仁、五味子、远志、菖蒲之类;若阴阳两虚,舌淡,脉沉细者,则六味地黄丸加鹿角胶、苁蓉、巴戟天、紫河车等品。

(3) 素体不足,劳心过度　症见精神恍惚健忘者,可用枕中丹[208]主之。

至于年老神衰而健忘,多属生理衰退的现象,与因病而致健忘不同,药难取效。

文献摘录

《素问·逆调论篇》:"阳明者胃脉也,胃者,六腑之海,其气亦下行,阳明逆,不得从其道,故不得卧也。下经曰'胃不和则卧不安',此之谓也。"

《景岳全书·不寐》:"如痰如火,如寒气水气,如饮食忿怒之不寐者,此皆内邪滞逆之扰也……思虑劳倦,惊恐忧疑,及别无所累而常多不寐者,总属真阴精血之不足,阴阳不交,而神有不安其室耳。"《景岳全书·不寐》引徐东皋曰:"痰火扰乱,心神不宁,思虑过伤,火炽痰郁而致不眠者多矣。有因肾水不足,真阴不升,而心阳独亢者,亦不得眠……有体气素盛偶为痰火所致,不得眠者,宜先用滚痰丸,次用安神丸清心凉膈之类。有体素弱,或因过劳,或因病后,此为不足,宜用养血安神之类。凡病后及妇人产后不得眠者,此皆血气虚而心脾二脏不足,虽有痰火,亦不宜过于攻,治仍当以补养为君,或佐以清痰降火之药。"

《类证治裁·不寐》:"阳气自动而之静,则寐;阴气自静而之动,则寤;不寐者,病在阳不交阴也。"

15 厥证

厥证是以突然昏倒、不省人事、四肢厥冷为主要表现的一种病证。轻者昏厥时间较短，自会逐渐苏醒，清醒后无偏瘫、失语、口眼㖞斜等后遗症。严重的，则会一厥不醒而导致死亡。故《类经·厥逆》指出："厥者，逆也，气逆则乱，故忽为眩仆脱绝，是名为厥……轻则渐苏，重则即死，最为急候。"

中医有关厥证的记载，最早始于《内经》，不仅论述甚多，而且涉及范围相当广泛。概括起来，可分为两种情况：一种是指突然昏倒，不知人事。如《素问·厥论篇》指出："厥……或令人暴不知人，或至半日，远至一日乃知人者……"《素问·大奇论篇》亦认为："暴厥者，不知与人言。"另一种是指肢体和手足逆冷。如《素问·厥论篇》讲："阳气衰于下，则为寒厥……寒厥之为寒也，必从五指而上于膝……"《金匮要略》、《伤寒论》论厥，主要以手足逆冷为主。《伤寒明理论·厥》认为："伤寒厥者，何以明之？厥者，冷也，甚于四逆也。"《儒门事亲》对厥证则立有专篇论述，不仅记载了手足逆冷之厥，而且还论证了昏不知人之厥，并将昏厥分为尸厥、痰厥、酒厥、气厥、风厥等证。如该书《指风痹痿厥近世差互说》指出："厥之为状，手足及膝下或寒或热也……厥亦有令人腹暴满不知人者，或一二日稍知人者，或卒然闷乱无觉知者……有涎如拽锯，声在喉咽中为痰厥，手足搐搦者为风厥，因醉而得之为酒厥，暴怒而得之为气厥……"其后《医学入门》、《医贯》、《景岳全书》等书，又在总结前人经验的基础上，结合临床实际，对厥证的理论不断充实、完善和系统化，提出了气、血、痰、食、暑、尸、酒、蛔等厥，并以此作为辨证分型的主要依据，来指导临床治疗。

病因病机

厥证的病机。主要是由于气机突然逆乱，升降乖戾，气血运行失常造成的。故《素问·方盛衰论篇》说："逆皆为厥。"《景岳全书·厥逆》亦认为："厥逆之证……即气血败乱之谓也。"但气机逆乱又有虚实之分。大凡气盛有余者，气逆上冲，血随气逆，或挟痰挟食，壅滞于上，以致清窍暂闭，发生厥证；气虚不足者，清阳不升，气陷于下，血不上达，以致精明失养，也可发生厥证。具体的病因，可分为以下四类：

（1）气厥　恼怒惊骇，情志过极，以致气机逆乱，上壅心胸，蒙闭窍隧，而引起昏倒。此外，由于元气素弱，又遇悲恐，或因疲劳过度，以致阳气消乏，气虚下陷，从而清阳不升，造成突然昏厥。

（2）血厥　由于肝阳素旺，又加暴怒，以致血随气逆，气血上壅，清窍不利，昏倒无知。此即《素问·生气通天论篇》讲："大怒则形气绝，而血菀于上，使人薄厥。"另外，久病血虚及产后或其他疾病失血过多，气随血脱，亦可发生昏厥。

（3）痰厥　形盛气弱之人，嗜食酒酪甘肥之品，脾胃受伤，运化失常，聚湿生痰，痰浊内阻，气机不利，偶因恼怒气逆，痰随气升，上蒙清窍，以致突然眩仆而厥。

（4）食厥　饮食不节，积滞内停，转输失常，气机受阻，以致窒闷而厥。此类情况常见于儿童，但成人饱食之后，骤逢恼怒，气逆夹食，食填中脘，上下痞隔，气机受阻，壅塞清窍，亦可导致昏厥。

类证鉴别

厥证与中风、痫证、暑厥、蛔厥诸证,既有相似之点,又有不同之处。相同之点:厥证、中风、痫证、暑厥都有突然昏迷这一症状,厥证和蛔厥都有手足厥冷之特点。不同之处:中风和痫证详见中风、痫证篇;暑厥发生在夏令炎暑季节,多见于久曝烈日之下,或久劳于高温之室的人,感受暑邪,热郁气逆,阻遏气机,闭塞清窍而卒然发厥,兼见头晕、头痛、胸闷身热、面色潮红,或有谵妄等症;蛔厥是由于蛔虫扭结成团,阻塞肠道,逆行入胃,胃气上逆,钻孔乱窜,进入胆道,以致出现脘腹剧痛,按之有瘕块,甚则呕吐蛔虫,汗出肢冷等症。因其呕吐蛔虫加上四肢厥冷故称蛔厥。在临证之时,应根据其不同症状和本证加以区别。

辨证论治

厥证的发生,常有明显的诱因。所以辨证过程中对病史的了解极为重要。例如气厥虚证,多属平素体质虚弱,厥前有过度疲劳、睡眠不足、饥饿受寒等诱因;血虚厥证,则与失血有关,常发生于大出血、月经过多或分娩之后;痰厥,好发于恣食肥甘、体丰湿盛之人;食厥多发于暴饮暴食之后。

对于厥证的治疗,首先应分别虚实,进行急救。实证常见气壅息粗,四肢僵直,牙关紧闭,脉沉实或沉伏。一般先用搐鼻散[370]取嚏,继用苏合香丸[174]或玉枢丹[85],开窍醒神。虚证则见气息微弱,张口自汗,肤冷肢凉,脉沉微细。可急用参附汤[224]灌救,以回阳固脱;若见面白气微,汗出而热,舌红,脉象微细数者,宜用生脉散[113]益气救阴。此外,可配合针刺疗法,促其清醒。清醒以后,则应分辨气、血、痰、食诸厥进行调治。

气厥

(1)实证

[症状] 突然昏倒,不省人事,口噤拳握,呼吸气粗,或四肢厥冷,苔薄白,脉伏或沉弦。

[证候分析] 由于肝气不疏,气机逆乱,上壅心胸,阻塞清窍,故见突然昏倒,不省人事,口噤握拳。而肝气上逆,气机闭塞,肺气不宣,则呼吸气粗。阳气被郁,不能外达,则四肢厥冷。气闭于内,则见脉伏,肝气郁滞未畅,则脉见沉弦。

[治法] 顺气开郁。

[方药] 五磨饮子[65]加减。方中以沉香、乌药降气调肝;槟榔、枳实、木香行气破滞。本方亦可加入白豆蔻、檀香、丁香、藿香之类以理气宽胸。若肝阳偏亢,症见头晕而痛,面赤升火,可加入钩藤、石决明、磁石等药以平肝潜阳。若醒后时时啼哭,哭笑无常,睡眠不宁者,可加茯神、远志、酸枣仁等药以安神宁志。若痰声辘辘,痰多气塞者,可加胆星、贝母、橘红、竹沥等药以涤痰清热。

精神刺激常可导致本证反复发作。因此,平时可服逍遥散[296]以理气达郁,调和肝脾,防止复发。

(2)虚证

[症状] 眩晕昏仆,面色苍白,呼吸微弱,汗出肢冷,舌质淡,脉沉微。

[证候分析] 由于元气素虚,又因悲恐或疲劳过度,一时气机不相顺接,中气下陷,清阳不升,因而眩晕昏仆,面色苍白,气息低弱。阳气虚衰,难以温通,则见肢冷;卫外不固,则见汗出。舌质淡,脉沉微,为正气不足之征。

[治法] 补气回阳。

[方药] 四味回阳饮[109]加减。方中以人参补气;附子、炮姜回阳,甘草和中。若表虚自

汗者,可加黄芪、白术等以益气固表。若汗出不止者,可加龙骨、牡蛎等以固涩止汗。若纳食不香,咳嗽痰多者,可加白术、茯苓、陈皮、半夏等以健脾化痰。若心悸不宁者,可加远志、酸枣仁等以养心安神。

本证亦有反复发作的倾向,平时可常服香砂六君子丸[253]健脾益气和中,以防患于未然。另可加用甘麦大枣汤[100]养心宁神,甘润缓急,合前方则心脾同调,更加强疗效。并可治神伤气厥之厥证。四味回阳饮乃治厥脱之重证,临证时必须慎加辨别。

血厥

(1) 实证

[症状] 突然昏倒,不省人事,牙关紧闭,面赤唇紫,舌红,脉多沉弦。

[证候分析] 由于暴怒,肝气上逆,血随气升,上蔽神明,清窍闭塞,因而突然昏厥,不省人事,牙关紧闭。面赤唇紫,舌红,脉多沉弦,皆气逆血菀于上之象。

[治法] 活血顺气。

[方药] 通瘀煎[301]为主。方中以归尾、红花、山楂活血散瘀;乌药、青皮、木香、香附等顺气开郁。若急躁易怒、少寐多梦者,可加钩藤、石决明、龙胆草、丹皮、远志、菖蒲等以平肝潜阳、清肝宁神。若肝阳未平、眩晕头痛者,可加菊花、珍珠母、枸杞子等以育阴潜阳。

(2) 虚证

[症状] 突然昏厥,面色苍白,口唇无华,四肢震颤,目陷口张,自汗肤冷,呼吸微弱,舌质淡,脉芤或细数无力。

[证候分析] 由于失血过多,血虚不能上承,故突然晕厥,面色苍白,口唇无华。气血不能达于四末,筋失所养,则四肢震颤。营阴内衰,正气不固,故目陷口张,自汗肤冷,气息低微。舌淡,脉细数无力,乃血去过多而阴伤之征。

[治法] 补养气血。

[方药] 急用独参汤[259]灌服,继用人参养营汤[15]。血脱必须益气,故本方以人参、黄芪为主;佐当归、熟地以养血;白芍、五味子以敛阴。若出血不止者,可加仙鹤草、藕节、侧柏叶以止血。若自汗肤冷、呼吸微弱者,可加附子、干姜等以温阳。若心悸寐少者,可加龙眼肉、远志、酸枣仁等以养心安神。若口干少津者,可加麦冬、玉竹、北沙参等以养胃生津。

痰厥

[症状] 突然昏厥,喉有痰声,或呕吐涎沫,呼吸气粗,苔白腻,脉沉滑。

[证候分析] 由于平素多湿多痰,复因恼怒气逆,痰随气升,上闭清窍,故突然眩仆。因痰阻气道,痰气相击,故喉中痰鸣,或呕吐涎沫。痰浊阻滞,气机不利,则胸闷气粗。苔白腻,脉沉滑,为痰浊内阻之征。

[治法] 行气豁痰。

[方药] 导痰汤[164]为主。方中以陈皮、枳实理气降逆,半夏、南星、茯苓燥湿祛痰。若痰气壅盛者,可加苏子、白芥子以化痰降气。若痰湿化热,症见口干便秘、苔黄腻、脉滑数者,可加黄芩、栀子、竹茹、栝蒌仁等以清热降火,或用礞石滚痰丸[388]以豁痰清热降火。

食厥

[症状] 暴饮过食之后,突然昏厥,气息窒塞,脘腹胀满,苔厚腻,脉滑实。

[证候分析] 由于暴饮多食,复遇恼怒,以致食填中脘。胃气不降,气逆于上,清窍闭塞,故突然昏厥。胃府浊气,壅于胸中,肺气不利,故气息窒塞,食滞内停。气与食并,则脘腹

胀满。苔厚腻,脉滑实,为食滞不消,浊气不降之候。

[治法] 和中消导。

[方药] 昏厥时若在食后未久,应先用盐汤探吐以去实邪。再以神术散[247]合保和丸[257]加减治之。方中以山楂、神曲、莱菔子消食;藿香、苍术、厚朴、砂仁等理气化浊;半夏、陈皮、茯苓和胃化湿。若腹胀而大便不通者,可用小承气汤[50]导滞下行。

结语

厥证是以突然昏倒、不省人事或有四肢厥冷为主要表现的一种病证。临床上有气、血、痰、食四厥之分。气厥、血厥尤宜详辨虚实。而二者之实证又有相似之处,如形体壮实,情志引发,发作时均见卒然昏厥、牙关紧闭、脉沉弦等症,但气厥实证是因肝气上逆所致,常见情绪改变、反复发作之特点,醒后也可出现哭笑无常等表现,治宜顺气开郁;血厥实证是由肝气上逆、血随气升引起,平素多有阳亢表现,治宜活血顺气;而气厥虚证,则多见于元气素虚之人,加以惊恐、过劳、饥饿、失眠等诱发,因一时气机不相顺接,清阳不升所致,治宜益气回阳;血厥虚证,则多见于失血之人,血虚不能上荣所致,治宜补气养血。至于痰厥乃痰气交阻,上蒙清窍所致,治宜行气豁痰。食厥乃食气相并,气机痞膈所成,治宜消导和中,此型比较少见。

文献摘录

《灵枢·五乱》:"乱于臂胫,则为四厥;乱于头,则为厥逆,头重眩仆。"

《医学纲目·癫痫》:"凡癫痫及中风、中寒、中暑、中湿、气厥、尸厥,而昏眩倒仆,不省人事者,皆由邪气逆上阳分,而乱于头中也……邪气逆上则头中气乱,头中气乱则脉道闭塞,孔窍不通,故耳不闻声,目不识人,而昏眩无知,仆倒于地也。"

《证治准绳·诸中门》:"中食之证,忽然厥逆昏迷,口不能言,肢不能举,状似中风,皆因饮食过伤,醉饱之后,或感风寒,或着气恼,以致填塞胸中,胃气有所不行,阴阳痞隔,升降不通,此内伤之至重者。"

《景岳全书·厥逆》:"气厥之证有二,以气虚气实皆能厥也。气虚卒倒者,必其形气索然,色清白,身微冷,脉微弱,此气脱证也……气实而厥者,其形气愤然勃然,脉沉弦而滑,胸膈喘满,此气逆证也。""血厥之证有二,以血脱血逆皆能厥也。血脱者如大崩大吐或产血尽脱,则气亦随之而脱,故致卒仆暴死……血逆者,即经所云,血之与气并走于上之谓。"

《石室秘录·厥症》:"人有忽然厥,口不能言,眼闭手撒,喉中作酣声,痰气甚盛,有一日即死者,有二、三日而死者,此厥多犯神明,然亦因素有痰气而发也。"

《张氏医通·厥》:"今人多不知厥证,而皆指为中风也。夫中风者,病多经络之受伤;厥逆者,直因精气之内夺。表里虚实,病情当辨,名义不正,无怪其以风治厥也。"

16 郁证

郁证是由于情志不舒、气机郁滞所引起的一类病证。主要表现为心情抑郁,情绪不宁,胁肋胀痛,或易怒善哭,以及咽中如有异物梗阻、失眠等各种复杂症状。元·王安道在《医经溯洄集·五郁论》中说:"凡病之起也,多由乎郁,郁者,滞而不通之义。"在《丹溪心法·六郁》中提出:"气血冲和,万病不生,一有怫郁,诸病生焉,故人身诸病,多生于郁。"可见情志波动,失其常度,则气机郁滞,气郁日久不愈,由气及血,变生多端,可以引起多种症状,故有"六郁"之说。即气郁、血郁、痰郁、湿郁、热郁、食郁等六种,其中以气郁为先,而后湿、痰、热、血、食等诸郁才能形成。在《景岳全书·郁证》中提出:五气之郁,因病而郁;情志之郁,因郁而病,两者有所不同。本篇着重讨论情志致郁,尤以气郁为主的病机和证治。

病因病机

郁证的发生,是由于情志所伤,肝气郁结,逐渐引起五脏气机不和所致。但主要是肝、脾、心三脏受累以及气血失调而成。兹述其病机如下:

(1)郁怒不畅,使肝失条达,气失疏泄,而致肝气郁结。气郁日久可以化火,气滞又可导致血瘀不行。若肝郁及脾,或思虑不解,劳倦伤脾,均能使脾失健运,蕴湿生痰,导致气滞痰郁。若湿浊停留,或食滞不消,或痰湿化热,则可发展为湿郁、食郁、热郁等证。

(2)情志不遂,肝郁抑脾,耗伤心气,营血渐耗,心失所养,神失所藏,即所谓忧郁伤神,可以导致心神不安。正如《灵枢·口问》篇中说:"悲哀愁忧则心动,心动则五脏六腑皆摇。"若久郁伤脾,饮食减少,生化乏源,则气血不足,心脾两虚,郁久化火易伤阴血,累及于肾,阴虚火旺,由此发展可成种种虚损之候。

总之郁证的发生,因郁怒、思虑、悲哀、忧愁七情之所伤,导致肝失疏泄,脾失运化,心神失常,脏腑阴阳气血失调而成。初病因气滞而挟湿痰、食积、热郁者,则多属实证;久病由气及血,由实转虚,如久郁伤神,心脾俱亏,阴虚火旺等均属虚证。

辨证论治

郁证初起,总属情志所伤,气分郁结。其临床表现为悒郁不畅,精神不振,胸闷胁痛,善太息,不思饮食等症。《素问·六元正纪大论篇》指出:"木郁达之。"《证治汇补·郁证》提出:"郁病虽多,皆因气不周流,法当顺气为先。"《医方论·越鞠丸》中亦说:"凡郁病必先气病,气得流通,郁于何有?"因此,疏通气机为郁证总的治则;早期疏通气机对于防止病情的发展,发生他病,具有重要意义。当然临床治疗时,又应明辨虚实,实证以疏肝理气为主,依其病情分别配以行血、化痰、利湿、清热、消食之剂,虚证则以益气血扶正为法。兹分别论述如下:

实证

(1)肝气郁结

[症状]精神抑郁,情绪不宁,善太息,胸胁胀痛,痛无定处,脘闷嗳气,腹胀纳呆,或呕吐,大便失常,女子月事不行,苔薄腻,脉弦。

［证候分析］ 情志所伤,肝失条达,故精神抑郁,情绪不宁。厥阴肝经循少腹,挟胃,布于胸胁,因肝气郁滞,气机不畅,气滞血瘀,肝络失和,故见腹胀、胸闷、胁痛,以及女子月事不行等症。肝气犯胃,胃失和降,故脘闷嗳气,纳呆,呕吐。肝气乘脾,则腹胀,大便失常。苔薄腻,脉弦,为肝胃不和之象。

［治法］ 疏肝理气解郁。

［方药］ 柴胡疏肝散[279]加减。方中柴胡、枳壳、香附疏肝行气解郁；陈皮理气和中；川芎、芍药、甘草活血化瘀止痛。可加郁金、青皮以助解郁之功。五郁为病,先起于肝气郁结,在服汤药的同时,可以常服越鞠丸[353],以行气解郁。因气行则血行,气畅则痰、火、湿、食诸郁自解。如嗳气频频,胸脘不畅,酌加旋覆花、代赭石、陈皮以平肝降逆。兼有食滞腹胀者,加神曲、山楂、鸡内金以消食化滞。若胸胁胀痛不移,或女子月事不行,脉弦涩者,此乃气滞血瘀之象,宜加当归、丹参、桃仁、红花之类以活血化瘀。

(2) 气郁化火

［症状］ 性情急躁易怒,胸闷胁胀,嘈杂吞酸,口干而苦,大便秘结,或头痛、目赤、耳鸣,舌质红,苔黄,脉弦数。

［证候分析］ 气郁化火,火性炎上,循肝脉上行,则头痛,目赤,耳鸣。肝火犯胃,胃肠有热,故口干而苦,大便秘结。性情急躁易怒,舌红,苔黄,脉弦数,均为肝火有余之象。

［治法］ 清肝泻火,解郁和胃。

［方药］ 丹栀逍遥散[75]合左金丸[95]治之。前方疏肝解郁清热；后方泻肝和胃。如口苦、苔黄、大便秘结者,可加龙胆草、大黄以泻火通便。

(3) 气滞痰郁

［症状］ 咽中不适,如有物梗阻,咯之不出,咽之不下,胸中窒闷,或兼胁痛,苔白腻,脉弦滑。

［证候分析］ 肝郁乘脾,脾运不健,生湿聚痰,痰气郁结于胸膈之上,故自觉咽中不适如有物梗阻感,咯之不出,咽之不下,亦称"梅核气"。气失舒展则胸中窒闷。胁为肝经之所过,经络郁滞,故胁痛。苔白腻,脉弦滑,为肝郁挟痰湿之征。

［治法］ 化痰利气解郁。

［方药］ 半夏厚朴汤[124]加减。方中半夏、厚朴、茯苓降逆化痰；紫苏、生姜利气散结。酌加制香附、枳壳、佛手、旋覆花、代赭石等以增强理气开郁,化痰降逆之效。如兼见呕恶,口苦,苔黄而腻,证属痰热,可用温胆汤[360]加黄芩、贝母、栝蒌皮之类,以化痰清热,而利气机。

虚证

(1) 忧郁伤神

［症状］ 精神恍惚,心神不宁,悲忧善哭,时时欠伸,舌质淡,苔薄白,脉弦细。

［证候分析］ 忧郁不解,心气耗伤,营血暗亏,不能奉养心神,故见精神恍惚、心神不宁等症。此即《金匮要略》所谓"脏躁"证,多发于女子。舌质淡,苔薄白,脉弦细,为气郁血虚之象。

［治法］ 养心安神。

［方药］ 甘麦大枣汤[100]加味。本方甘草缓急,养心润燥,取其益心气而安心神。可加柏子仁、枣仁、茯神、合欢花等以加强药力。

(2) 心脾两虚

[症状] 多思善虑,心悸胆怯,少寐健忘,面色不华,头晕神疲,食欲不振,舌质淡,脉细弱。

[证候分析] 劳心思虑,心脾两虚,心失所养,故见心悸胆怯、少寐健忘等症。脾胃为生化气血之源,脾不健运,饮食减少,气血来源不足,故见面色少华、头晕、神疲、舌质淡、脉细弱等症。

[治法] 健脾养心,益气补血。

[方药] 归脾汤[127]加减。本方是四君子汤和当归补血汤加味组成。四君子汤补气健脾,脾胃为后天生化之源,脾胃强健,则气血自生,当归、黄芪补气生血;枣仁、远志、龙眼肉补心益脾,安神定志;木香理气醒脾,使之补而不滞。并可酌加郁金、合欢花之类以开郁安神。但总以补气健脾为主,取其阳生而阴长,补气以生血,即能养心之意。

(3) 阴虚火旺

[症状] 眩晕,心悸,少寐,心烦易怒,或遗精腰酸,妇女则月经不调,舌质红,脉弦细而数。

[证候分析] 脏阴不足,营血暗耗,阴亏则虚阳上浮,故见眩晕易怒。阴血亏耗,心神失养以及阴虚生热,虚热扰神,则心悸少寐而烦躁。肾阴不足,腰府失养,则腰酸。阴虚火旺,扰动精室,精关不固,则遗精。肝肾失养,冲任不调,故月经不调。舌质红,脉弦细而数,均为阴虚有火之象。

[治法] 滋阴清热,镇心安神。

[方药] 滋水清肝饮[362]加减。本方以六味地黄丸滋阴补肾,壮水制火;柴胡、栀子、丹皮以清泄肝火。或加入珍珠母、磁石、生铁落等重镇安神。腰酸,遗精,乏力者,加龟版、知母、杜仲、牡蛎等以益肾固精。月经不调者,加香附、益母草以理气开郁调经。

结语

郁证是由于情志不畅,气机郁滞所引起的一类病证。日久可以耗伤心气营血,以致心神不安,脏腑阴阳失调。

郁证可分虚实两大类,初起多实,无不以理气为主;久病多虚,则以养血滋阴,益气扶正为主。应注意理气药多为香燥之品,病久阴血暗耗,自当慎用。而香橼、佛手等,其性和平,理气而不伤阴,无论新恙久病,均可选用。

本证除上述药物治疗外,精神治疗极为重要。正如《临证指南医案·郁证》所说:"郁症全在病者能移情易性。"所以医者应关心病人的疾苦,做好思想工作,充分调动病人的积极因素,正确对待客观事物,解除思想顾虑,树立革命乐观主义精神和战胜疾病的信心,实有助于疗效的提高。如配合气功,太极拳等治疗,更可收事半功倍之效。否则郁结不解,徒恃药石,其效不著。

文献摘录

《素问·六元正纪大论篇》:"木郁达之,火郁发之,土郁夺之,金郁泄之,水郁折之。"

《丹溪心法·六郁》:"气血冲和,百病不生,一有怫郁,诸病生焉。故人身诸病,多生于郁……戴云:郁者,结聚而不得发越也,当升者不得升,当降者不得降,当变化者不得变化也;此为传化失常,六郁之病见矣。"

《景岳全书·郁证》:"凡五气之郁,则诸病皆有,此因病而郁也。至若情志之郁,则总由乎心，此因郁而病也。"

《临证指南医案·郁证》："郁则气滞，气滞久则必化热，热郁则津液耗而不流，升降之机失度，初伤气分，久延血分，延及郁劳沉疴。故先生用药大旨，每以苦辛凉润宣通，不投燥热敛涩呆补，此其治疗之大法也。"

17 癫狂

癫与狂都是精神失常的疾患。癫证以沉默痴呆，语无伦次，静而多喜为特征；狂证以喧扰不宁，躁妄打骂，动而多怒为特征。因二者在症状上不能截然分开，又能相互转化，故癫狂并称。本证多见于青壮年。

本证在《内经》中早有记载，且对其病因病机及治疗均有较系统描述。如《素问·至真要大论篇》说："诸躁狂越，皆属于火。"《素问·病能论篇》又说："有病狂怒者，此病安生？岐伯曰生于阳也……治之奈何？岐伯曰夺其食即已……使之服以生铁落为饮。"对癫狂证的病因、治法和处方，都作了详细的论述。至《难经》则详叙了癫与狂的不同临床表现。如《难经·五十九难》说："狂癫之病，何以别之？然，狂疾之始发，少卧而不饥，自高贤也，自辨智也，自倨贵也，妄笑好歌乐，妄行不休是也。癫疾始发，意不乐，僵仆直视。"

金元时期《河间六书·狂越》认为是"心火旺，肾阳衰，乃失志而狂越"。《丹溪心法·癫狂》篇说"癫属阴，狂属阳……大率多因痰结于心胸间"，并提出了癫狂与"痰"有密切关系的理论，不仅对当时影响颇大，且为后世用吐法治疗本证建立了理论基础。秦汉至金元时期，对癫狂证临床表现的认识，基本是一致的，虽有癫、狂、痫、五痫、风痫的提法，但始终未能明确分清，往往是癫、狂、痫同时并称，混而不清。到了明代，王肯堂始将其详细分辨，提出了癫狂与痫之不同。如《证治准绳·癫狂痫总论》指出："癫者或狂或愚，或歌或笑，或悲或泣，如醉如痴，言语有头无尾，秽洁不知，积年累月不愈。""狂者病之发时猖狂刚暴，如伤寒阳明大实发狂，骂詈不避亲疏，甚则登高而歌，弃衣而走，逾垣上屋，非力所能，或与人语所未尝见之事。""痫病发则昏不知人，眩仆倒地，不省高下，甚而瘛疭抽掣，目上视，或口眼㖞斜，或口作六畜之声。"给后世辨证治疗提示了正确方向。

病因病机

癫狂证的病因病机，是以阴阳失调，七情内伤，痰气上扰，气血凝滞为主要因素。分述于下：

（1）阴阳失调　历代医家认为阴阳的盛衰是癫狂证的主要因素。如《素问·生气通天论篇》说："阴不胜其阳，则脉流薄疾，并乃狂。"《素问·宣明五气论篇》说："邪入于阳则狂，邪入于阴则痹，搏阳则为巅疾。"《难经·二十难》说："重阳者狂，重阴者癫。"《诸病源候论·风狂病候》说："气并于阳则为狂发。"这说明机体阴阳平衡失调，不能互相维系，以致阴虚于下，阳亢于上，心神被扰，神明逆乱而发癫狂。

（2）情志抑郁　恼怒惊恐，损伤肝肾，或喜怒无常，心阴亏耗，肝肾阴液不足，木失濡润，屈而不伸，则默默寡言痴呆，语无伦次；或心阴不足，心火暴张，则狂言狂语，骂詈不休，逾垣上屋；或所欲不遂，思虑过度，损伤心脾，心虚则神耗，脾虚则不能生化气血，心神失养，神无所主；或脾胃阴伤，胃热炽盛，则心肝之火上扰，神明逆乱；如此等等，都能发为癫狂。如《景岳全书·癫狂痴呆》说"凡狂病多因于火，此或以谋为失志，或以思虑郁结，屈无所伸，怒无所泄，以致肝胆气逆"，都是指情志而言。

（3）痰气上扰　由于痰气上扰清窍，以致蒙蔽心神，神志逆乱，狂躁不宁，歌笑骂詈，逾垣上屋而为癫狂。如《证治要诀·癫狂》说:"癫狂由七情所郁,遂生痰涎,迷塞心窍。"《临证指南医案·癫痫》说:"狂由大惊大恐,病在肝胆胃经,三阳并而上升,故火炽则痰涌,心窍为之闭塞。癫由积忧积郁,病在心脾胞络,三阴蔽而不宣,故气郁则痰迷,神志为之混淆。"

(4) 气血凝滞　脑气与脏腑之气不相连接而发狂。如清《医林改错·癫狂梦醒汤》说:"癫狂一症,哭笑不休,骂詈歌唱,不避亲疏,许多恶态,乃气血凝滞脑气,与脏腑气不接,如同作梦一样。"

此外,癫狂证与先天禀赋和体质强弱亦有密切关系,如禀赋素足,体质健壮,阴平阳秘,虽受七情刺激亦只有短暂的情志失畅,并不为病。反之,遇有惊骇悲恐,意志不遂,则往往七情内伤,阴阳失调而发病。禀赋不足往往是家族性的,故癫狂证患者的家族往往亦有类似病史。

类证鉴别

癫与狂,均属精神失常,这是共同特征。但癫者静,狂者动;癫者多喜,狂者多怒。痫证平素如常人,发则眩仆倒地,昏不知人。

辨证论治

癫狂证的主要病因病机为气郁痰火,阴阳失调。其病变在肝胆心脾。临床首应区分癫证与狂证之不同。癫证表现为精神抑郁,沉默痴呆,喃喃自语。治疗当以疏肝理气,化痰开窍,及养血安神,补养心脾为主。狂证表现为喧扰打骂,狂躁不宁。治疗当以镇心祛痰,清肝泻火,或滋阴降火,安神定志为主。二者在临床上表现有所不同,但是又不能截然分开,癫证可以转化为狂证,狂证日久往往又多转为癫证。故癫狂证在初发病时多属实证,宜以清热涤痰,疏肝理气,或者以安神定志为主。如病情久久不愈,正气渐衰,应根据气血阴阳亏损的不同,予以健脾益气,滋阴养血等法以调理之。如有瘀血内阻,又当活血化瘀。

癫

(1) 痰气郁结

[症状]　精神抑郁,表情淡漠,神志痴呆,语无伦次,或喃喃独语,喜怒无常,不思饮食,舌苔腻,脉弦滑。

[证候分析]　由于思虑太过,所求不得,肝气被郁,脾气不升,气郁痰结,阻蔽神明,故表现表情淡漠,神志痴呆等种种精神异常的证候。痰浊中阻,故不思饮食,舌苔腻,脉弦滑。

[治法]　理气解郁,化痰开窍。

[方药]　顺气导痰汤[255]加远志、郁金、菖蒲等。方中半夏、陈皮、胆星、茯苓利气化痰,香附、木香、菖蒲等解郁开窍。甚者可用控涎丹[321]以除胸膈之痰浊,倘痰浊壅盛,胸膈督闷,口多痰涎,脉象滑大有力,形体壮实者,可暂用三圣散[21]取吐,劫夺痰涎,惟药性猛悍,自当慎用;吐后形神俱乏,宜以饮食调养。如神思迷惘,表情呆钝,言语错乱,目瞪不瞬,舌苔白腻,为痰迷心窍,治宜豁痰宣窍,理气散结。先用苏合香丸[174]芳香开窍,继用四七汤[106]加陈胆星、郁金、菖蒲、远志之类,以化痰行气。如见不寐易惊、躁烦不安、舌红苔黄、脉滑数等症,系痰气郁而化热、痰热交蒸、上扰心神所致,宜清热化痰,可用温胆汤[360]加黄连合白金丸[120]。神昏志乱者,用至宝丹[148]以清心开窍,如逐渐出现高声吵嚷,动手毁物,则为火盛欲狂之征,当从狂证论治。

(2) 心脾两虚

[症状]　神思恍惚,魂梦颠倒,心悸易惊,善悲欲哭,肢体困乏,饮食衰少,舌色淡,脉细

无力。

［证候分析］ 癫病日久,心血内亏,心神失养,故见心悸易惊、神思恍惚、善悲哭等症。血少气衰,脾失健运,故饮食量少,肢体乏力。舌色淡,脉细无力,均为心脾两亏、气血俱衰之征。

［治法］ 健脾养心,益气安神。

［方药］ 以养心汤[245]为主方。方中人参、黄芪、甘草补脾气；川芎、当归养心血；茯苓、远志、柏子仁、酸枣仁、五味子宁心神；更有肉桂引药入心,以奏养心安神之功。亦可与甘麦大枣汤[100]合用。方中甘草甘以缓急,淮小麦、大枣养心润燥,为治疗癫证悲伤欲哭,精神恍惚之常用良方。

狂

（1）痰火上扰

［症状］ 病起急骤,先有性情急躁,头痛失眠,两目怒视,面红目赤,突然狂乱无知,逾垣上屋,骂詈叫号,不避亲疏,或毁物伤人,气力逾常,不食不眠,舌质红绛,苔多黄腻,脉象弦大滑数。

［证候分析］ 暴怒伤肝,肝火暴张,鼓动阳明痰热,上扰神明,故性情急躁,头痛失眠。蒙闭清窍,则狂乱无知,骂詈不避亲疏。四肢为诸阳之本,阳盛则四肢实,实则能登高而气力逾常。肝火暴盛,上扰清窍,故头痛,面红,目赤。舌绛苔黄,脉弦大滑数,均属痰火壅盛、阳气独盛之象。火属阳,阳主动,故发病急剧,狂暴不休。

［治法］ 镇心涤痰,泻肝清火。

［方药］ 以生铁落饮[114]为主方。方中生铁落重镇降逆,胆星、贝母、橘红等清涤痰浊；菖蒲、远志、茯神、辰砂宣窍安神；二冬、玄参、连翘养阴清热。如痰火壅盛而舌黄腻甚者同时用礞石滚痰丸[388]泻火逐痰,再用安宫牛黄丸[151]清心开窍。脉弦实、肝胆火盛者,可用当归龙荟丸[154]泻肝清火。

如属阳明热盛、大便秘结、舌苔黄糙、脉实大者,可用加减承气汤[135]以荡涤秽浊,清泄胃肠实火。烦渴引饮,则加石膏、知母以清热。甚者酌用龙虎丸[91]以劫夺痰火。但本方服后,往往吐泻交作,只可暂用,不可多服,以免损伤肠胃。如神志较清、痰热未尽、心烦不寐者,可用温胆汤[360]合朱砂安神丸[159],以化痰安神。若火势渐衰而痰浊留恋,神志不清,其状如癫,即可按癫证论治。

（2）火盛伤阴

［症状］ 狂病日久其势渐减,且有疲惫之象,多言善惊,时而烦躁,形瘦面红,舌质红,脉细数。

［证候分析］ 狂久不已,耗气伤阴,气不足则狂势渐减,精神疲惫。阴不足则不能制心火,虚火上炎,故见烦躁、形瘦、面红、舌红。心神失养又为虚火所扰,故多言善惊。脉细数,亦为阴虚有热之象。

［治法］ 滋阴降火,安神定志。

［方药］ 二阴煎[6]。方中生地、麦冬、玄参养阴清热；黄连、木通、竹叶、灯芯泄热清心安神；茯神、酸枣仁、甘草养心安神。亦可合用《千金》定志丸[214]以资调理。

此外癫狂二证常有瘀血内阻,除上述癫狂的相应表现外还有：面色晦滞,舌质紫黯,舌下脉络瘀阻,脉象沉涩。治疗应予活血化瘀法,方用血府逐瘀汤[160]或癫狂梦醒汤[391]加减。

可选用当归、赤芍、桃仁、红花、川芎、柴胡等药。

结语

癫证与狂证,均属精神失常的疾患。主要病因病机为阴阳失调,情志抑郁,痰气上扰,气血凝滞。其病变在肝、胆、心、脾。癫证表现为沉默痴呆,喃喃自语,静而多喜,治当疏肝理气,化痰开窍,以及补养心脾等法。狂证表现为喧闹不宁,躁妄打骂,动而多怒,治当镇心祛痰,清肝泻火,以及安神定志等法。由于癫狂二证,常与气血凝滞有关,故可根据不同证候,适当参用活血化瘀之品。

此外,除药物治疗,必须重视生活调摄,精神安慰及必要的安全护理,以防发生意外。

文献摘录

《素问·阳明脉解篇》:"阳明者……病甚则弃衣而走,登高而歌,或至不食数日,逾垣上屋,所上之处,皆非素所能也。"

《素问·脉要精微论篇》:"衣被不敛,言语善恶,不避亲疏者,此神明之乱也。"

《医家四要·病机约论·癫狂者审阴阳之邪并》:"癫疾始发,志意不乐,甚则精神痴呆,言语无伦,而睡于平时,乃邪开于阴也。狂疾始发,多怒不卧,甚则凶狂欲杀,目直骂詈,不识亲疏,乃邪并于阳也。故经曰:'重阴者癫。重阳者狂'。盖癫之为病,多因谋为不遂而得,宜以安神定志丸治之,狂之为病,多因痰火结聚而得,宜以生铁落饮主之。"

《证治汇补·癫狂》:"二症之因,或大怒而动肝火,或大惊而动心火,或痰为火升,升而不降,壅塞心窍,神明不得出入,主宰失其号令,心反为痰火所役。一时发越,逾垣上屋,持刀杀人,裸体骂詈,不避亲疏,飞奔疾走,涉水如陆,此肝气太旺,木来乘心,名之曰狂,又谓之大癫。法当抑肝镇心,降龙丹主之。若抚掌大笑,言出不伦,左顾右盼,如见神灵,片时正性复明,深为报悔,少顷态状如故者。此膈上顽痰,泛滥洋溢,塞其道路,心为之碍。痰少降则正性复明,痰复升则又举发,名之曰癫。法当利肺安心,安神滚痰丸主之。"

18 痫证

痫证是一种发作性神志异常的疾病,又名"癫痫"或"羊痫风"。其特征为发作性精神恍惚,甚则突然仆倒,昏不知人,口吐涎沫,两目上视,四肢抽搐,或口中如作猪羊叫声,移时苏醒。

《内经》所记述之"巅疾"包括本证在内。《素问·奇病论篇》说:"人生而有病巅疾者……此得之在母腹中时,其母有所大惊,气上而不下,精气并居,故令子发为巅疾也。"明确指出了先天因素在本证发生中的作用。后代医家多认为本证系各种因素导致"脏气不平""痰涎壅塞"所致。如《三因极一病证方论·癫痫叙论》说:"夫癫痫病,皆由惊动,使脏气不平,郁而生涎,闭塞诸经,厥而乃成。或在母胎中受惊,或少小感风寒暑湿,或饮食不节,逆于脏气。"《丹溪心法·痫》篇也指出本证之发生"非无痰涎壅塞,迷闷孔窍"。

对于痫证的临床表现,历代也有确切的描述。如《古今医鉴·五痫》篇说:"发则卒然倒仆,口眼相引,手足搐搦,背脊强直,口吐涎沫,声类畜叫,食顷乃苏。"至于痫证分类,古有五痫之别,又有风痫、惊痫、食痫之分,但对临床价值不大。

病因病机

本证之形成,大多由于七情失调,先天因素,脑部外伤,饮食不节,劳累过度,或患他病之后,造成脏腑失调,痰浊阻滞,气机逆乱,风阳内动所致,而尤以痰邪和祟最为重要。《医学纲目·癫痫》说:"癫痫者,痰邪逆上也。"即是此意。

(1) 七情失调　主要责之于惊恐。《素问·举痛论篇》说:"恐则气下""惊则气乱。"由于突受大惊大恐,造成气机逆乱,进而损伤脏腑,肝肾受损,则易致阴不敛阳而生热生风。脾胃受损,则易致精微不布,痰浊内聚,经久失调,一遇诱因,痰浊或随气逆,或随火炎,或随风动,蒙闭心神清窍,是以痫证作矣。

小儿脏腑娇嫩,元气未充,神气怯弱,或素蕴风痰,更易因惊恐而发生本证。因此。《景岳全书·癫狂痴呆》篇指出:小儿痫证"有从胎气而得者,有从生后受惊而得者,盖小儿神气尚弱,惊则肝胆夺气而神不守舍,舍空则正气不能主而痰邪足以乱之"。

(2) 先天因素　痫证之始于幼年者,与先天因素有密切关系,所谓"病从胎气而得之"。前人多责之于"在母腹中时,其母有所大惊"所致。若母体突受惊恐,一则导致气机逆乱,一则导致精伤而肾亏,所谓"恐则精却"。母体精气之耗伤,必使胎儿的发育产生异常,出生后,遂易发生痫证。

(3) 脑部外伤　由于跌仆撞击,或出生时难产,均能导致颅脑受伤。《本草纲目》指出:"脑为元神之府。"《本草备要》认为:"人之记性皆在脑中。"外伤之后,则神志逆乱,昏不知人,气血瘀阻,则络脉不和,肢体抽搐,遂发癫痫。

此外,或因六淫之邪所干,或因饮食失调,或患他病之后,均可致脏腑受损,积痰内伏,一遇劳作过度,生活起居失于调摄,遂致气机逆乱而触动积痰,痰浊上扰,闭塞心窍,壅塞经络,发为痫证。

综上所述,可知导致肝脾肾的损伤是痫证的主要病理基础,而风阳痰浊,蒙闭心窍,流窜经络，则是造成痫证发作的基本病理因素。

若痫证久发不愈，必致脏腑愈虚，痰浊愈结愈深，而成顽痰；痰浊不除，则痫证复作，乃成痼疾。

类证鉴别

本证与中风、厥证均有突然仆倒、昏不知人的主症，不同之点就在于本证常伴见口吐涎沫，两目上视，四肢抽搐，或口中发出猪羊叫声等候。临床上不难区别。

辨证论治

痫证虽有比较典型的证候，但病情各有不同。发作持续时间有长有短，有数秒钟、数分钟至数小时。发作间歇有久有暂，有每日发作或日发数次，乃至数日一发者，长则几年一发。发作程度又有轻重之别，轻则仅有呆木无知，不闻不见，不动不语，面色苍白，但无抽搐，病人可突然中断活动，手中物件突然落下，或头突然向前倾下而又迅速抬起，或短暂时间眼睛上翻，或两目上视，经数秒钟或数分钟后即可恢复，事后对发作情况完全不知。重则来势急骤，猝倒号叫，抽搐涎涌，小便自遗，昏不知人，苏醒后对发作情况一无所知，常遗有头昏乏力等症。本证的轻重常与痰浊的深浅，正气的盛衰有关。一般初起正气未衰，痰浊不重，故发作持续时间短，间歇期长。如反复发作，正气渐衰，痰浊不化，愈发愈频，使正气更衰，互为因果，其病亦渐重。所以治疗方面，宜分标本虚实。频繁发作时，以治标为主，着重豁痰顺气，熄风开窍定痫。平时以治本为重，宜健脾化痰，补益肝肾，养心安神。而调摄精神，注意饮食，避免劳逸无度，亦属重要。现将其不同证治，分述如下：

（1）风痰闭阻

[症状] 在发作前常有眩晕，胸闷，乏力等症（亦有无明显先兆者）。发则突然跌倒，神志不清，抽搐吐涎，或伴尖叫与二便失禁。也有短暂神志不清，或精神恍惚而无抽搐者。舌苔白腻，脉多弦滑。

[证候分析] 眩晕、头昏、胸闷乏力等症，均为风痰上逆之先兆症状。肝风内动，痰随风动，风痰闭阻，心神被蒙，则痫证发作。肝郁则脾不健运，痰浊内生，风痰上涌而吐涎沫。苔白腻，脉弦滑，均为肝风挟痰浊之象。

[治法] 涤痰熄风，开窍定痫。

[方药] 定痫丸[215]为主方。方用竹沥、菖蒲、胆星、半夏等以豁痰开窍；天麻、全蝎、僵蚕以平肝熄风镇痉；琥珀、辰砂、茯神、远志以镇心安神。

（2）痰火内盛

[症状] 发作时昏仆抽搐吐涎，或有叫吼，平日情绪急躁，心烦失眠，咯痰不爽，口苦而干，便秘，舌红苔黄腻，脉弦滑数。

[证候分析] 肝火偏旺，火动生风，煎熬津液，结而为痰，风动痰升，阻塞心窍，则昏仆抽搐吐涎。肝气不疏，则情绪急躁。火扰心神，则心烦失眠。舌红苔黄腻，脉弦滑数，均为肝火痰热偏盛之征。

[治法] 清肝泻火，化痰开窍。

[方药] 龙胆泻肝汤[92]合涤痰汤[286]加减。前方用龙胆草、木通、生地等泻肝清热为主；后方用半夏、南星、枳实、菖蒲等涤痰开窍为主。并可加入石决明、钩藤、竹沥、地龙等以加强平肝熄风，化痰定痫之力。若痰火壅实，大便秘结，可用竹沥达痰丸[157]以祛痰泻火通腑。

(3) 心肾亏虚

[症状] 癫痫发作日久,健忘,心悸,头晕目眩,腰膝酸软,神疲乏力,苔薄腻,脉细弱。

[证候分析] 由于癫痫反复发作,日久不愈,导致心血不足,肾气亏虚,故健忘,心悸,头晕目眩,腰膝酸软。精气亏耗,故见神疲乏力,脉象细弱。

[治法] 补益心肾,健脾化痰。

[方药] 大补元煎[25]、六君子汤[67]加减。前方用熟地、山药、萸肉、杞子、当归、杜仲以补养肝肾,人参、甘草补益心气。后方着重益气健脾化痰。可加菖蒲、远志以安神宣窍。偏于肾虚为主者,亦可用河车大造丸[210]调治。若痫证日久不愈,而见神志恍惚、恐惧、抑郁、焦虑,可合甘麦大枣汤[100]甘以缓急,养心润燥。

上述各种证型的癫痫。均可在辨证处方中,加入全蝎、蜈蚣等虫等药物,以熄风解痉镇痫,可以提高临床疗效。一般以研粉吞服为宜,每服1～1.5克,日服2次。如全蝎、蜈蚣并用,可各服0.5～1克,日服2次。小儿剂量酌减。癫痫常与气血瘀滞有关,尤以外伤引起本病证者为最多见。故可配合丹参、红花、桃仁、川芎等活血化瘀之品。

结语

痫证多由骤受惊恐,先天禀赋不足,跌仆撞击等因素。导致风痰闭阻,痰火内盛,心肾亏虚,气血瘀滞,引发癫痫。

痫证之治疗当依其标本缓急而有所区别。发作之时,以治标、控制发作为当务之急,可按病情选用豁痰顺气、平肝熄风、通络镇痉、宁心安神定惊、清肝泻火等法为治。病情骤急,不及煎药内服者,可先用针刺,以促其苏醒,后再投以煎剂。间歇期当调理脏腑以治本为主,或佐除痰、清热、平肝、通络、宁心诸法以标本兼顾。间歇期长者,可用丸剂缓图,以期根治,防止复发。

生活的调理在痫证的治疗上占有重要地位。患者必须避免劳累过度及精神刺激,保持心情舒畅,力求去除发病之诱因;羊肉、酒浆等燥热之品,常易诱发痫证,应当禁忌。本证患者不宜从事驾驶工作、高空及水上作业,不宜骑自行车,以免发生意外。发作期间,须注意去除义齿,保护舌头。昏迷时间较长者,要特别注意口腔卫生及痰液排出的通畅。

文献摘录

《古今医鉴·五痫》:"夫痫者有五等,而类五畜,以应五脏。发则猝然倒仆,口眼相引,手足搐搦,背脊强直,口吐涎沫,声类畜叫,食倾乃苏,原其所由,或因七情之气郁结,或为六淫之邪所干,或因受大惊恐,神气不守,或自幼受惊,感触而成,皆是痰迷心窍,如痴如愚。治之不须分五,俱宜豁痰顺气,清火平肝。"

《寿世保元·痫证》:"盖痫疾之原,得之惊,或在母腹之时,或在有生之后,必因惊恐而致疾。盖恐则气下,惊则气乱,恐气归肾,惊气归心。并于心肾,则肝脾独虚,肝虚则生风,脾虚则生痰,蓄极而通,其发也暴,故令风痰上涌而痫作矣。"

《证治准绳·癫狂痫总论》:"痫病发则昏不知人,眩仆倒地,不省高下,甚至瘛疭抽掣,目上视,或口眼㖞斜,或口作六畜之声。"

《证治准绳·痫》篇:"痫病与卒中痉病相同,但痫病仆时口中作声,将醒时吐涎沫,醒后又复发,有连日发者,有一日三五发者。中风中寒中暑之类则仆时无声,醒时无涎沫,醒后不复再发。痉病虽亦时发时止,然身强直反张如弓,不如痫之身软,或如猪犬牛羊之鸣也。"

《临证指南医案·癫痫》:"痫病或由惊恐,或由饮食不节,或由母腹中受惊,以致内脏不平,经久失调,一触积痰,厥气内风,猝焉暴逆,莫能禁止,待其气反然后已。"

《刘惠民医案选·癫痫》:"本病机理可概括为脏腑机能失调,阴阳升降失职,以致风、痰、火、气四者交杂,但以脏腑病变为主,与肝脾心肾关联密切。如肝肾阴虚,水不涵木,木旺化火,热极生风,肝风内动,出现肢体抽搐,角弓反张。若脾虚不能运化,津液水湿积聚成痰,痰迷心窍,则出现神不守舍,意识丧失。"

19 胃痛

胃痛,又称胃脘痛,是以上腹胃脘部近心窝处经常发生疼痛为主症。如《素问·六元正纪大论篇》说:"木郁之发,民病胃脘当心而痛。"《灵枢·邪气脏腑病形》篇指出:"胃病者,腹䐜胀,胃脘当心而痛。"《外台秘要·心痛方》说:"足阳明为胃之经,气虚逆乘心而痛,其状腹胀归于心而痛甚。谓之胃心痛也。"这里的心痛都是指胃脘痛。在《伤寒论》中所谓的心下痞,按之濡,或心下痞,按之痛等,实皆指胃部而言。古方九种心痛之说,亦多指胃痛而言。为此,古代文献多把属于胃脘痛的心痛和属于心经本身病变的心痛混为一谈。后世医家,根据各自的实践经验,对胃痛与心痛,有了明确的区分。《证治准绳·心痛胃脘痛》曰:"或问丹溪言痛即胃脘痛然乎?曰心与胃各一脏,其病形不同,因胃脘痛处在心下,故有当心而痛之名,岂胃脘痛即心痛者哉?"《医学正传·胃脘痛》也说:"古方九种心痛……详其所由。皆在胃脘,而实不在于心也。"就是很好的说明。

病因病机

胃痛发生的常见原因有寒邪客胃,饮食伤胃,肝气犯胃,脾胃虚弱等几个方面。

(1)寒邪客胃　外感寒邪,内客于胃,寒主收引,致胃气不和而痛。《素问·举痛论篇》说:"寒邪客于肠胃之间,膜原之下,血不得散,小络引急,故痛。"

(2)饮食伤胃　饮食不节,或过饥过饱,致胃失和降。《素问·痹论篇》指出:"饮食自倍,肠胃乃伤。"《医学正传·胃脘痛》亦有"致病之由,多由纵恣口腹,喜好辛酸,恣饮热酒煎煿,复餐寒凉生冷,朝伤暮损,日积月深……故胃脘疼痛"的说法。

(3)肝气犯胃　肝为刚脏,性喜条达而主疏泄,若忧思恼怒,则气郁而伤肝,肝木失于疏泄,横逆犯胃,致气机阻滞,因而发生疼痛。如《沈氏尊生书·胃痛》所说:"胃痛,邪干胃脘病也……唯肝气相乘为尤甚,以木性暴,且正克也。"

(4)脾胃虚弱　脾胃为仓廪之官,主受纳和运化水谷,若饥饱失常,或劳倦过度,或久病脾胃受伤等,均能引起脾阳不足,中焦虚寒,或胃阴受损,失其濡养而发生疼痛。此外,亦有过服寒凉药物而导致脾胃虚寒而痛者,所以《证治汇补·心痛选方》有"服寒药过多,致脾胃虚弱,胃脘作痛"的说法。

胃为五脏六腑之大源,主受纳腐熟水谷,上述各种原因,皆能引起胃受纳腐熟之功能失常,胃失和降,而发生疼痛,若寒客胃中,则气机受阻而为痛。或暴饮多食,胃之受纳过量,纳谷不下,腐熟不及,食谷停滞而痛。或饮酒过度,嗜食肥甘辛辣之品,则易耗损胃阴,或过食生冷、寒凉药物,则易耗伤中阳。日积月累,则胃之阴阳失调,而出现偏胜,产生偏寒偏热或寒热错杂的胃痛证。

肝与胃是木土乘克的关系,若忧思恼怒,气郁伤肝,肝气横逆,势必克脾犯胃,致气机阻滞,胃失和降而为痛。如肝气久郁,既可出现化火伤阴,又能导致瘀血内结,病情至此,则胃痛加重,每每缠绵难愈。

脾与胃同居腹内,以膜相连,一脏一腑,互为表里,共主升降,故胃病多涉于脾,脾病亦可及于胃。若禀赋不足,后天失调,或饥饱失常,劳倦过度,以及久病正虚不复等,均能引起脾胃虚弱而为胃痛。脾阳不足，则寒自内生；致胃失温养，而成虚寒胃痛；如脾润不及，或胃燥太过，致胃失濡养，而成阴虚胃痛。阳虚寒化，则血行不畅，涩而成瘀；阴虚热化，则灼伤胃络而溢血，因而胃痛出血的病理机转，应分寒热两端。

上述几种原因，单一出现者有之，合并出现者亦有之，单一出现者，其病理变化与临床证候比较单纯，故为易治；而合并出现者，其病理变化与临床证候比较复杂，故为难治。肝与胃木土相克，胃与脾，表里相关。故胃痛与肝脾的关系最为密切，且肝脾为藏血统血之脏，而胃为多气多血之腑，胃痛初起，多在气分，迁延日久，则深入血分，所以久痛胃络受伤，则多见呕血或便黑等症。气病较轻，血病较重。胃痛的病因虽有种种不同，但其发病机理确有共同之处，即所谓"不通则痛"，有寒凝而痛、食积而痛、气滞而痛、火郁而痛、血瘀而痛、阳虚胃失温养而痛、阴虚胃失濡养而痛等。其因虽各不同，而其"不通而痛"则是一致的。但在痛的程度上又各有特征和差异，临床是不难分辨的。

类证鉴别

胃痛应与真心痛、胁痛、腹痛等病证进行鉴别。真心痛系心经病变所引起的心痛证。《灵枢·厥论》篇曾经指出："真心痛手足青至节，心痛甚，旦发夕死，夕发旦死。"心居胸中，其病变部位，疼痛程度与特征及其预后等方面，与胃痛是有明显区别的。胁痛是以两胁胀痛为主证，肝气犯胃的胃痛有时亦可攻痛连胁，但仍以胃脘部疼痛为主症。两者具有明显的区别。腹痛是指胃脘部以下，耻骨毛际以上整个位置疼痛为主症。胃痛是以上腹胃脘部近心窝处疼痛为主症。两者仅就疼痛部位来说，是有区别的。但胃处腹中，与肠相连，因而在个别特殊病证中，胃痛可以影响及腹，而腹痛亦可牵连于胃，这就要从其疼痛的主要部位和如何起病来加以辨别。总之，必须根据临床具体证候而辨，只要医者细心询问，详审病情，是不难分辨的。

辨证论治

胃痛之主要部位系在上腹胃脘部近心窝处，痛时可以牵连胁背，或兼见胸脘痞闷，恶心呕吐，纳差，嘈杂，嗳气，或吐酸，或吐清水，大便溏薄或秘结，甚至呕血、便血等症，至于临床辨证，当分虚实两类：如寒邪客胃，饮食伤胃，肝气犯胃，瘀血停胃等，多属实证；如胃阴不足，脾胃阳虚，多属虚证，若久病因虚而导致气滞血瘀者，属于本虚标实。实证则多痛急而拒按，治疗较易收效；虚证则多痛缓而有休止，痛而喜按，病情缠绵往往难愈，这是辨证的关键。

至于治疗，以理气和胃止痛为主，再须审证求因，辨证施治。邪盛以祛邪为急，正虚以养正为先。虚实夹杂者，则又当邪正兼顾，古虽有"通则不痛"的治疗原则，但决不能局限于狭义的"通"之一法。要从广义的角度去理解和运用"通"法，如属于胃寒者，散寒即所以通；属于食停者，消食即所以通；属于气滞者，理气即所以通；属于热郁者，泄热即所以通；属于血瘀者，化瘀即所以通；属于阴虚者，益胃养阴即所以通；属于阳弱者，温运脾阳即所以通，只有结合具体病机采取相应治法，使之丝丝入扣，才能善用"通"法。

(1) 寒邪客胃

［症状］ 胃痛暴作，恶寒喜暖，脘腹得温则痛减，遇寒则痛增，口和不渴，喜热饮，苔薄白，脉弦紧。

［证候分析］ 寒主收引，寒邪内客于胃，则阳气被寒邪所遏而不得舒展，致气机阻滞，故胃痛暴作。寒邪得阳则散，遇阴则凝，所以得温则痛减，遇寒则痛增。胃无热邪，故口和不渴。热能胜寒，故喜热饮。苔薄白属寒，脉弦主痛，紧主寒，在辨证时，既要询问过去是否有

胃痛史,又要了解近日是否有感寒或偶食生冷史。辨证以胃痛暴作,恶寒喜温为特点。

[治法] 散寒止痛。

[方药] 轻症可用局部温熨,或服生姜红糖汤即可止痛。较重者可用良附丸[187]加味。本方具有温中散寒、理气止痛之功。寒甚者可加吴茱萸、陈皮等加强散寒理气之力。如兼见形寒、身热等风寒表证者,可加香苏散[250]以疏散风寒。或内服生姜、胡椒汤以散寒止痛。若兼见胸脘痞闷、不食、嗳气或呕吐者,是为寒挟食滞,可加枳实、神曲、鸡内金、半夏、生姜等以消食导滞,温胃降逆。

(2) 饮食停滞

[症状] 胃痛,脘腹胀满,嗳腐吞酸,或吐不消化食物,吐食或矢气后痛减,或大便不爽,苔厚腻,脉滑。

[证候分析] 暴食多饮,饮停食滞,致胃中气机阻塞,故胃痛脘腹胀满。健运失司,腐熟无权,谷浊之气不得下行而上逆,所以嗳腐吞酸,吐不消化食物。吐则宿食上越,矢气则腐浊下排,故吐食或矢气痛减。胃中饮食停滞,导致肠道传导受阻,故大便不爽。苔厚腻为食滞之象,脉滑为宿食之征。本型多数患者有暴饮多食史。辨证以脘胀腹满不食,嗳腐吞酸或吐食等为要点。

[治法] 消食导滞。

[方药] 保和丸[257]加减,方中山楂、神曲、莱菔子消导食积;半夏、陈皮、茯苓和胃化湿;连翘散结清热。诸药合用,共奏消积和胃之效。若脘腹气多胀甚者,可加枳实、砂仁、槟榔等以行气消滞。如服上药不效,胃脘痛胀而便闭者,可合用小承气汤[45]加木香、香附等以通腑行气,或胃痛急剧而拒按,伴见苔黄燥便秘者,为食积化热成燥,则合用大承气汤[30]以泄热解燥,通腑荡积。

(3) 肝气犯胃

[症状] 胃脘胀闷;攻撑作痛,脘痛连胁,嗳气频繁,大便不畅,每因情志因素而痛作,苔多薄白,脉沉弦。

[证候分析] 肝主疏泄而喜条达,若情志不舒,则肝气郁结不得疏泄,横逆犯胃而作痛。胁乃肝之分野,而气多走窜游移,故疼痛攻撑连胁。气机不利,肝胃气逆,故脘胀嗳气。气滞肠道传导失常,故大便不畅。如情志不和,则肝郁更甚,气结复加,故每因情志而痛作。病在气分而湿浊不甚,故苔多薄白。病在里而属肝主痛,故见脉沉弦。要详问是否有情志不遂,或精神刺激的病史,辨证以胃痛胀闷,攻撑连胁为特点。

[治法] 以疏肝理气为主。

[方药] 柴胡疏肝散[279]为主方。方中以柴胡、芍药、川芎、香附疏肝解郁;陈皮、枳壳、甘草理气和中,共奏理气止痛之功。可选加郁金、青皮、木香等以加强理气解郁之效。若疼痛较甚者,可加川楝子、延胡索以加强理气止痛。延胡索能活血祛瘀,孕妇须慎用。嗳气较频者,可加沉香、旋覆花以顺气降逆。也可用沉香降气散[183]。方中沉香、香附降气;砂仁、甘草和胃,再加白蒺藜、广郁金、绿萼梅、降香增强泄肝理气之功。前方疏肝理气,此方降气散郁。

(4) 肝胃郁热

[症状] 胃脘灼痛,痛势急迫,烦躁易怒,泛酸嘈杂,口干口苦,舌红苔黄,脉弦或数。

[证候分析] 肝气郁结,日久化热,邪热犯胃,故胃脘灼痛,痛势急迫。肝胃郁热,逆而

上冲,故烦躁易怒,泛酸嘈杂。肝胆互为表里,肝热夹胆火上乘,故口苦口干。舌红苔黄,为里热之象。脉见弦数,乃肝胃郁热之征。辨证以胃脘灼痛势急,烦怒,口干苦为特点。

[治法] 疏肝泄热和胃。

[方药] 化肝煎[71]为主方。方中陈皮、青皮理气;芍药敛肝;丹皮、栀子清肝泄热。可加左金丸[95]辛开苦降,重用黄连苦以清火,稍佐吴萸辛以散郁,郁散则火随之得泄。内热最易伤阴,此时投药慎用香燥,可选加香橼、佛手、绿萼梅等理气而不伤阴的解郁止痛药。故叶桂主张"忌刚用柔",实属经验之谈。

亦有火热内盛,灼伤胃络而导致吐血者,常见胃脘疼痛痞满、面赤舌红、心烦便秘、脉弦数有力等症,是为肝胃郁热,迫血妄行,治以《金匮要略》泻心汤[211]苦寒清泄,直折其火,使火降气顺则血亦自止。

(5) 瘀血停滞

[症状] 胃脘疼痛,痛有定处而拒按,或痛有针刺感,食后痛甚,或见吐血便黑,舌质紫黯,脉涩。

[证候分析] 气为血帅,血随气行,气滞日久,则导致血瘀内停,由于瘀血有形,故痛有定处而拒按。瘀停之处,脉络壅而不通,故痛如针刺。进食则触动其瘀,故食后痛甚。若瘀停于胃者,则多见呕血;瘀停于肠者,则多见便黑;瘀停于胃肠者,则呕血与便黑同时并见。血瘀则舌少滋荣,故舌色紫黯。血瘀则血行不通,故脉来艰滞而涩,辨证以痛有定处,或有针刺感为其特点。

[治法] 活血化瘀。

[方药] 实证用失笑散[116]合丹参饮[74]加大黄、甘草。前方行血散瘀止痛;后方理气和胃止痛,加入大黄逐瘀通腑,甘草缓急和中。

虚证可用调营敛肝饮[292]。方中当归、川芎、阿胶养血止血;枸杞、五味子、枣仁、茯神柔肝敛肝。如血出不止,可加三七、白及以化瘀止血。若呕血便黑,面色萎黄,四肢不温,舌淡脉弱无力者,属脾胃虚寒,脾不统血,可用黄土汤[307]以温脾摄血。如出血兼见舌质光红,口咽干燥,脉细数者,为阴虚血热。当加沙参、生地、麦冬、丹皮、阿胶等以滋阴凉血止血。若失血日久,心悸少气,多梦少寐,体倦纳差,唇白舌淡,脉虚弱者,可用归脾汤[127]以健脾养心,益气补血。

(6) 胃阴亏虚

[症状] 胃痛隐隐,口燥咽干,大便干结,舌红少津,脉细数。

[证候分析] 胃痛日久,郁热伤阴,胃失濡养,故见胃痛隐隐。阴虚津少,无以上承,则口燥咽干,阴虚液耗,无以下溉,则肠道失润而大便干结。舌红少津,为阴虚液耗之象。脉象细数,乃阴虚内热之证。辨证以胃痛隐隐,口燥咽干,舌红为特点。

[治法] 养阴益胃。

[方药] 一贯煎[1]合芍药甘草汤[144]。前方用沙参、麦冬,和养胃阴;生地、杞子滋养肝阴胃液;当归养肝活血,且有流通之性;川楝子疏肝理气。后方芍药、甘草和营缓急止痛。另再选加香橼、佛手、绿萼梅等药。若见胃脘灼痛,嘈杂泛酸者,仍可斟酌配用左金丸[92]。

(7) 脾胃虚寒

[症状] 胃痛隐隐,喜温喜按,空腹痛甚,得食痛减,泛吐清水,纳差,神疲乏力,甚则手足不温,大便溏薄,舌淡苔白,脉虚弱或迟缓。

［证候分析］ 脾胃虚寒,病属正虚,故胃痛隐隐。寒得温而散,气得按而行,所以喜温喜按。脾虚中寒,水不运化而上逆,故泛吐清水。脾胃虚寒,则受纳运化失常,故食纳较差。胃虚得食,则产热助正以抗邪,所以进食痛止。脾主肌肉而健运四旁,中阳不振,则健运无权,肌肉筋脉皆失其温养,所以疲乏手足不温。脾虚生湿下渗汤间,故大便溏薄。舌淡脉虚弱或迟缓,皆为脾胃虚寒,中气不足之象。辨证以胃痛隐隐,喜温喜按为其特点。

［治法］ 温中健脾。

［方药］ 黄芪建中汤[315]为主方。方中黄芪益气补中;小建中汤温脾散寒,缓急止痛。若泛酸者,可加吴茱萸暖肝温胃以制酸,另可再加瓦楞子。泛吐清水较多者,可加干姜、陈皮、半夏、茯苓等以温胃化饮。再可加椒目、防己则化饮之功更大。如寒胜而痛甚,呕吐肢冷,可用大建中汤[89]建立中气,或理中丸[306]以温中散寒,中阳得运,则寒邪自散,诸证悉除。痛止之后,可用香砂六君子汤[253]调理。

又有胃痛治不及时或治不如法,形成寒热错杂者,常见胃脘痞硬,干噫食臭,腹中雷鸣下利,舌苔黄白相兼,脉弦数者,可与《伤寒论》之甘草泻心汤[102]以辛开苦降,和胃消痞。对于胃热肠寒或胃寒肠热所导致的消化不良,吸收障碍者皆可适用。但必须详辨其寒热之偏胜,而调整姜、连用量之轻重,恰到好处,才能达到预期的疗效。

结语

上述胃痛七种证型,临床以寒邪、食停、气滞、热郁、血瘀为常见,五者多属实证,治宜祛邪为主;如脾胃虚寒和胃阴亏虚胃痛,临床亦不鲜见,二者多属虚证,治宜养正为先。但各类证型,往往不是单独出现或一成不变的。若见虚实互见者,治宜邪正兼顾;寒热错杂者,治宜寒热平调。而必须审证求因,辨证施治。

胃为水谷之海,仓廪之官,凡饮食不节,饥饱失常,或冷热不适等,皆能直接影响胃之功能而发生病变或加重病情。胃为燥土,其性喜润恶燥,因而醇酒辛辣,肥甘厚味之品食饮过度,均能生热化燥伤胃而引起病变,在饮食上须少吃多餐,禁酒忌辣,注意调摄。

【附】 吐酸

泛吐酸水,有寒热之分。高鼓峰《四明心法·吞酸》说:"凡为吞酸尽属肝木,曲直作酸也。河间主热,东垣主寒,毕竟东垣是言其因,河间言其化也。盖寒则阳气不舒,气不舒则郁而为热,热则酸矣;然亦有不因寒而酸者,尽是木气郁甚,熏蒸湿土而成也,或吞或吐也。又有饮食太过,胃脘膜塞,脾气不运而酸者,是佛郁之极,湿热蒸变,如酒缸太甚则酸也。然总是木气所致。"可知吐酸一证,虽分寒热而端,总之治肝为根本。兹分述于下:

(1) 热证　吐酸而并见心下烦,咽干,口苦,苔黄,脉多弦数。宜泄肝清火,用左金丸[95]为主方,或加白螺丝壳、瓦楞子等以抑酸和胃。

(2) 寒证　吐酸而并见胸脘胀闷,嗳气臭腐,苔白,脉多弦缓。治宜温养脾胃,以香砂六君子汤[253]为主方,加吴茱萸以温散肝郁。倘发于食后,纳少苔厚,则加神曲、谷芽、麦芽等以消滞和胃。如湿浊留恋,苔白腻不化者,可加砂仁、苍术、藿香、佩兰之属,以化湿醒脾。

【附】 嘈杂

嘈杂是脘中饥嘈,或作或止。《景岳全书·嘈杂》说:"其为病也,则腹中空空,若无一物,似饥非饥,似辣非辣,似痛非痛,而胸膈懊侬。莫可名状,或得食而暂止,或食已而复嘈,或兼恶心,而渐见胃脘作痛。"其病因有胃热、胃虚、血虚之不同。

(1) 胃热　嘈杂而兼见口渴喜冷,口臭心烦,苔黄,或见脉数。宜和中清热,用温胆汤[360]为主方,热盛者可加黄连、山栀之类。

(2) 胃虚　嘈杂而兼见口淡无味,食后脘胀,舌淡脉虚。宜健脾和胃,用四君子汤[108]加山药、扁豆之类。

(3) 血虚　嘈杂而兼见面萎唇淡。心悸头眩,舌淡红,脉细。宜补益心脾,用归脾汤[127]为主方。

文献摘录

《素问玄机原病式·六气为病·吐酸》:"酸者肝木之味也。由火盛制金,不能平木,则肝木自甚,故为酸也。如饮食热则易于酸矣。或言吐酸为寒者误也。又如酒之味苦而性热……烦渴呕吐,皆热证也;其吐必酸,为热明矣。"

《医学正传·胃脘痛》:"胃脘当心而痛……未有不由清痰食积郁于中,七情九气触于内之所致焉。"

《景岳全书·心腹痛》:"痛有虚实……辨之之法,但当察其可按者为虚,拒按者为实;久痛者多虚,暴痛者多实;得食稍可者为虚,胀满畏食者为实;痛徐而缓莫得其处者多虚,痛剧而坚一定不移者为实;痛在肠脏中有物有滞者多实,痛在腔胁经络不于中脏而牵连腰背无胀无滞者多虚。脉与证参,虚实自辨。"

《医学真传·心腹痛》:"所痛之部,有气血阴阳之不同,若概以行气消导为治,漫云通者不痛,夫通者不痛,理也,但通之之法,各有不同。调气以和血,调血以和气,通也;下逆者使之上行,中结者使之旁达,亦通也;虚者助之使通,寒者温之使通,无非通之之法也。若必以下泄为通,则妄矣。"

《程杏轩医述·吞酸》引李东垣:"吐酸者,甚则酸水浸其心。令上下牙酸涩,不能相对,以辛热疗之必减。酸者收气也,西方金旺也,寒水乃金之子,子能令母实,故用热剂泻其子,以泻肺之实。若以病机之法,作热攻之,误矣。杂病醋心,浊气不降,欲为中满,寒药岂能治乎。"

20 噎膈

噎即噎塞，指吞咽之时梗噎不顺；膈为格拒，指饮食不下，或食入即吐。所以古有"因噎废食"的成语。正如张石顽《千金方衍义》所指出："噎之与膈，本同一气，膈证之始，靡不由噎而成。"据临床所见。噎虽可单独出现，而又每为膈的前驱，故往往以噎膈并称。

噎膈的形成，《内经》首先指出与人身之津液有关，如《素问·阴阳别论篇》说："三阳结谓之膈。"又认为与精神因素有关，《素问·通评虚实论篇》说："膈塞闭绝，上下不通，出暴忧之病也。"此后《济生方·噎膈》又提出乃"寒温失宜……饮食乖度"所致。《景岳全书·噎膈》则认为与"酒色过度"有关，并谓"少年少见此证"，对于病因的认识有一定发展。关于噎膈的病理。历代医家有不同的说法：有强调热结津血亏耗者，如《局方发挥》"血液俱耗，胃脘干槁"致生噎膈之论；有认为以阳气衰弱为主者，如《景岳全书·噎膈》说，此证"惟中衰耗伤者多有之""正以命门无火，气不化精，所以凝结于下而治节不行……即噎膈之属是也"。由于噎膈可见于多种成因，临床上阴伤与阳衰之证均能出现，故两说有并存之必要，不宜偏废。

病因病机

（1）忧思郁怒　忧思可以伤脾，脾伤则气结，气结则津液不得输布，遂聚而为痰，痰气交阻食道，于是渐生噎膈。《医宗必读·反胃噎膈》说："大抵气血亏损，复因悲思忧患，则脾胃受伤，血液渐耗，郁气生痰，痰则塞而不通，气则上而不下，妨碍道路，饮食难进，噎塞所由成也。"正指噎膈初起而言。若因郁怒伤肝，肝为藏血之脏，肝郁则血液不能畅行，久之积而成瘀。痰瘀二者，又往往互相搏结，阻塞胃口，则食不得下。徐灵胎评《临证指南医案·噎膈》说："噎膈之证，必有瘀血、顽痰、逆气，阻膈胃气。"即指此类情况。

（2）酒食所伤　酒食助湿生热，若嗜酒无度，又多进肥甘之品，则易酿成痰浊；若恣食辛香燥热等物，则易致津伤血燥，前者使食道窄隘，后者使咽管干涩，均能妨碍咽食而发生噎膈。《临证指南医案·噎膈反胃》谓："酒湿厚味，酿痰阻气。"《医碥·反胃噎膈》说："酒客多噎膈，饮热酒者尤多，以热伤津液，咽管干涩，食不得入也。"即包括了上述两个方面。《景岳全书·噎膈》说："酒色过度则伤阴，阴伤则精血枯涸，气不行则噎膈病于上，精血枯涸则燥结病于下。"其病机亦不外精少液枯，气不运行，导致血液枯竭，为内耗肾阴而然。

本证的病位在于食道，属胃气所主。《古今医案按》引叶天士"食管窄隘使然"之说，即明确指出噎膈的基本病理改变为食道狭窄。但就其发病机理而言，除胃以外，又与肝、脾、肾都密切有关。因三脏与食道、胃皆有其经络联系。在功能上，脾为胃行其津液，肝气之疏泄及肾阳之温煦亦有助于胃气和降，而肾之精液循足少阴之脉濡润咽嗌。以上因素，对于食物咽下入胃，均有协同作用。故脾、肝、肾有病，可累及胃与食道渐生噎膈。噎膈由轻而重，逐步发展，也往往波及脾、肝、肾等脏。一般而言，噎膈轻证，或由于肝脾气结，痰气交阻；或因胃津亏虚，食道涩滞，均使食物咽下不顺。如在痰气交阻的基础上又形成血瘀，以致痰瘀互结，阻膈胃气，或胃津亏耗而损及肾阴，皆属于噎膈重证，每使食物咽下即发生疼痛，甚至食入即吐，水饮亦难以咽下。倘病变继续发展，由阴损以致阳衰，则肾之精气并耗，脾之生化告竭。必形体羸瘦日甚，或伴有肢体浮肿，病情已属危笃。在此阶段，如因阳竭于上而水谷不入,阴竭于下而二便不通,称为关格,系开合之机已废,为阴阳离决的一种表现。

类证鉴别

本病应与反胃进行鉴别,反胃一证,古代亦名翻胃,《金匮要略》名为胃反。在《呕吐哕下利病》指出:"朝食暮吐,暮食朝吐,宿谷不化,名曰胃反。"其证是食入之后,停留胃中不化,朝食者则暮吐,暮食者则朝吐,与噎膈之食不得入或食入即吐不同。《景岳全书·噎膈》说:"反胃者,食犹能入,入而反出,故曰反胃;噎膈者,隔塞不通,食不能下,故曰噎膈。"将二者作了简明的鉴别,对临床具有指导意义。此外,噎膈初起,尚须与梅核气鉴别:前者系饮食吞咽受阻;反者惟自觉咽中如物梗塞不适,与进食并无妨碍,是为不同之处。

辨证论治

本病初起为吞咽困难,尤其是固体食物,虽勉强咽入,亦必阻塞不下,随即吐出,甚则吐出物如赤豆汁。逐渐发展,则胸膈疼痛,全身消瘦,面容憔悴,精神衰惫。

在辨证方面,首先应察其虚实。实者系指气、血、痰三者互结于食道,虚者系属津血之日渐枯槁。由于病期太长,故往往由实转虚,由气及血,而治法亦当权衡其虚实之程度,与气、血、痰郁结之微甚,适当加以处理。初期以标实为主,根据气结、痰阻、血瘀的不同,分别进行治疗,但均需加入滋阴养血润燥之品;后期以本虚为主,应根据津血枯涸及阳气衰弱的程度,给予不同治疗。兹就临床所见,分述证治如下。

(1) 痰气交阻

[症状] 吞咽梗阻,胸膈痞闷,情志舒畅时可稍减轻,口干咽燥,舌质偏红,苔薄腻,脉弦滑。

[证候分析] 痰气交阻,食道不利,则吞咽困难,胸膈痞满,遇情绪舒畅则病证稍可减轻者,此属气结初期特征。气结津液不能上承,且郁热伤津,故口燥咽干。舌质偏红,脉弦滑,为气郁痰阻兼有郁热伤津之象。

[治法] 开郁,化痰,润燥。

[方药] 用启膈散[188]为主方。方中丹参、郁金、砂仁壳化瘀利气以开郁;沙参、川贝、茯苓润燥化痰以散结;荷叶蒂、杵头糠化浊和胃以降逆。同时可加栝蒌、陈皮以增加化痰力量。如津伤便秘,可配增液汤[380]加白蜜以助生津润燥之力。

(2) 津亏热结

[症状] 吞咽梗涩而痛,固体食物难入,汤水可下,形体逐渐消瘦,口干咽燥,大便干结,五心烦热,舌质红干,或带裂纹,脉弦细数。

[证候分析] 胃津亏耗,食道失于濡润,故吞咽时梗涩作痛,尤以进食固体食物为甚。口干咽燥,大便干结,亦为胃肠津亏热结所致。如五心烦热,形体消瘦,则已由化源告竭进而累及肝肾,肝血肾精交亏。舌质红干,或带裂纹,脉弦细数,均属津亏内热之候。

[治法] 以滋养津液为主。

[方药] 五汁安中饮[60]加味。方以梨汁、藕汁、牛乳养胃生津,生姜汁和胃降逆,韭汁活血行瘀。并可加沙参、石斛、生地、熟地等,双补胃肾之阴,以增加疗效。用法宜少量多次,频频呷服,不可操之过急,以免泥胃不化。如肠中燥结,大便不通,可酌用大黄甘草汤[33],但宜中病即止,以免重伤津液。

(3) 瘀血内结

[症状] 胸膈疼痛,食不得下而复吐出,甚至水饮难下,大便坚如羊屎,或吐出物如赤豆

汁,面色晦滞,形体更为消瘦,肌肤枯燥,舌红少津,或带青紫,脉细涩。

[证候分析] 瘀血内结,阻于食道,因而痛有定所,食入即吐,甚至水饮难下。由于病久,阴血更伤,肠失润泽,故大便干结,坚如羊屎。倘络伤渗血,则吐出物如赤豆汁。长期饮食不入,化源告竭,必形体更为消瘦,肌肤枯燥,面色晦滞。舌红或带青紫,脉细涩,为血亏瘀结之征。

[治法] 滋阴养血,破结行瘀。

[方药] 通幽汤[297]为主方。方中地黄、当归滋阴养血,桃仁、红花破结行瘀。甚者可加三七、乳香、没药、丹参、赤芍、五灵脂、蜣螂虫之类以祛瘀通络,海藻、昆布、贝母、栝蒌以软坚化痰。如服药即吐,难于下咽。可先服玉枢丹[85];或用烟斗盛药,点燃吸入,以开膈降逆,随后再服煎药。

(4) 气虚阳微

[症状] 长期饮食不下,面色㿠白,精神疲惫,形寒气短,泛吐清涎,面浮,足肿,腹胀,舌淡苔白,脉细弱。

[证候分析] 病情严重发展,由阴损及阳。脾胃之阳气衰微,饮食无以受纳和运化,津液输布无权,故长期饮食不下,泛吐清涎,精神疲惫。面浮、足肿、腹胀,则为脾肾俱败、阳气无以化津之象。面色㿠白,形寒气短,舌淡苔白,脉细弱,亦属气微阳虚之征。

[治法] 温补脾肾。

[方药] 温脾用补气运脾汤[191],温肾用右归丸[96]。前方用人参、黄芪、白术、茯苓等补气益脾为主;半夏、陈皮、生姜等和胃降逆为辅。并可加入旋覆花、代赭石等以增强降逆止吐之力。后方以熟地、山茱萸、当归、枸杞等滋肾阴,又用鹿角胶、肉桂、附子、杜仲等温肾阳,为阴中养阳之法。噎膈至脾肾俱败阶段,一般宜先进温脾益气之剂,以救后天生化之源,待能稍进饮食与药物,再以暖脾温肾之方,汤丸并进,或两方交替服用。

结语

噎膈一证,为胃与食道的病变,属于本虚标实之证。病标常有气郁、痰阻、血瘀等方面,三者每多兼杂互见,有时难以截然划分。病本有津亏、血耗、阴损及阳等阶段。故治法以开郁理气,滋阴润燥为原则。如理气化痰,破结行瘀,滋阴养血,补脾益肾等法,亦每需根据具体病情,有所侧重地结合运用。胃为阳土,喜润而恶燥,既忌温燥之品以劫胃阴,又忌苦寒之属以伤胃阳,还忌滋腻之剂以滞胃气,投药当以清润和降为顺,步步应以"顾胃气"为主。胃气一振,则化源充足,诸脏皆得其养,于是重病可以转轻,危病可以转安,甚至侥幸而愈。若胃气一绝,则诸药罔效,势必不救,医者所宜深慎。然而本病多与饮食情志有关,至于精神的安慰与饮食的调摄,对于配合治疗,提高疗效,很有必要,临床亦不可忽视。

【附】 反胃

反胃,《金匮要略·呕吐哕下利病》称为"胃反",《圣惠方·治反胃呕哕诸方》则称为"反胃"。其证是食入之后,停留胃中,朝食暮吐,暮食朝吐,皆属未经消化的食物。本病多因饮食不当,饮饱不常,或嗜食生冷,损及脾阳,或忧愁思虑,有伤脾胃,以致中焦虚寒,不能消化谷食,饮食停留,终至呕吐而出。正如《圣济总录·呕吐门》所说:"食久反出,是无火也。"如反胃日久,可导致肾阳亦虚,所谓下焦火衰,釜底无薪,不能腐熟水谷,则病情更为严重。

[症状] 食后脘腹胀满,朝食暮吐,暮食朝吐,吐出宿谷不化,吐后即觉舒适,神疲乏力,面色少华,舌淡苔薄,脉象细缓无力。

[证候分析] 中虚有寒,宿食停留不化,故食后脘腹胀满,吐出宿谷,即觉舒适。由于久吐伤气,食物又不能生化精微,故神疲乏力,面色少华。舌淡苔薄,脉象细缓无力,乃脾胃虚寒之征。

[治法] 温中健脾,降气和胃。

[方药] 用丁沉透膈散[12]。本方用人参、白术、木香等以温中健脾;砂仁、丁香、沉香、神曲、麦芽等以降气和胃。吐甚者可加旋覆花、代赭石等以镇逆止呕。

如面色㿠白,四肢清冷,舌淡白。脉沉细者,为久吐累及肾阳亦虚。治宜益火之源,以温运脾阳。用附子理中丸[306]加吴茱萸、丁香、肉桂之类。

如唇干口燥,大便不行,舌红脉细者,是由久吐伤津,胃液不足、气阴并虚之象。治宜益气生津,降逆止吐,可用大半夏汤[24]。

总之,噎膈是食不得入,多为阴虚有火;反胃是食入反出,多为阳虚有寒。而二者俱属难愈之疾,且病程经过较长,必须说服患者注意精神愉快,饮食调养。如病退之后,亦宜继续调理,以扶养胃气为主,俾能巩固疗效。

文献摘录

《灵枢·四时气》:"饮食不下,膈塞不通,邪在胃脘。"

《景岳全书·噎膈》:"噎膈一证,必以忧悉思虑,积劳积郁,或酒色过度,损伤而成。盖忧思过度则气结,气结则施化不行。酒色过度则伤阴,阴伤则精血枯涸。气不行则噎膈病于上,精血枯涸则燥结病于下。且凡人之脏气,胃司受纳,脾主运化,而肾为水火之宅,化生之本,今既食饮停膈不行,或大便燥结不通,岂非运化失职,血脉不通之病乎?而运行血脉之权。其在上者,非脾而何?其在下者,非肾而何?矧少年少见此证,而惟中衰耗伤者多有之,此其为虚为实,概可见矣。"

《医学心语·噎膈》:"古方治噎膈,多以止吐之剂通用,不思吐,湿症也,宜燥;噎膈,燥症也,宜润。经云:三阳结谓之膈,结,结热也。热甚则物干,凡噎膈症,不出胃脘干槁四字。槁在上脘者,水饮可行,食物难入。槁在下脘者,食虽可入,久而复出。"

《临证指南医案·噎膈反胃》:"夫反胃乃胃中无阳,不能容受食物,命门火衰,不能熏蒸脾土。以致饮食入胃,不能运化,而为朝食暮吐,暮食朝吐。治宜益火之源,以消阴翳,补土通阳以温脾胃。"

21 呕吐

呕吐是一个症状,由于胃失和降、气逆于上所引起的病证。所以任何病变,有损于胃,皆可发生呕吐。前人以有物有声谓之呕,有物无声谓之吐,无物有声谓之干呕。其实呕与吐同时发生,很难截然分开,故一般并称为呕吐。呕吐与干呕两者虽有区别,但在辨证治疗方面大致相同,所以合并在一起讨论。

《素问·举痛论篇》谓:"寒气客于肠胃,厥逆上出,故痛而呕也。"《素问·六元正纪大论篇》说:"火郁之发,民病呕逆。"《素问·至真要大论篇》说:"太阴之复,湿变乃举……饮食不化……呕而密默,唾吐清液。"《素问·脉解篇》谓:"所谓食则呕者,物盛满而上逆,故呕也。"《灵枢·四时气》篇谓:"邪在胆,逆在胃,胆液泄,则口苦,胃气逆,则呕苦。"认为呕吐可由寒气、火热、湿浊、饮食以及胆气犯胃等引起。《金匮要略》对呕吐脉证治疗阐发甚详,不仅提出了一些现在仍然行之有效的方剂,而且认识到呕吐有时又是人体排出胃中有害物质的保护性反应,此时治疗,不应止呕。如《金匮要略·呕吐哕下利病》说:"夫呕家有痈脓,不可治呕,脓尽自愈。"《金匮要略·黄疸篇》说:"酒疸,心中热,欲吐者,吐之愈。"《直指方·呕吐》则提出呕吐的证型有胃寒、有胃热、有痰水、有宿食、有脓血、有气攻,又有所谓风邪入胃的不同。

病因病机

胃主受纳和腐熟水谷,其气主降,以下行为顺,若邪气犯胃或胃虚失和,气逆而上,则发生呕吐。《圣济总录·呕吐》说:"呕吐者,胃气上而不下也。"引起呕吐的原因有:

(1) 外邪侵袭　风、寒、暑、湿之邪,以及秽浊之气,侵犯胃腑,以致胃失和降,水谷随气上逆,发生呕吐。正如《古今医统·呕吐哕门》所指出:"卒然而呕吐,定是邪客胃腑,在长夏暑邪所干,在秋冬风寒所犯。"

(2) 饮食不节　饮食过多,或过食生冷油腻、不洁等食物,皆可伤胃滞脾,而致食停不化,胃气不能下行,上逆而为呕吐。

(3) 情志失调　恼怒伤肝,肝失条达,横逆犯胃,胃气上逆,忧思伤脾,脾失健运,食停难化,胃失和降,均可发生呕吐。

(4) 脾胃虚弱　因劳倦太过,耗伤中气,或久病中阳不振,脾虚不能承受水谷,水谷精微不能化生气血,以致寒浊中阻而引起呕吐,或聚而成饮成痰,积于胃中,当饮邪上逆之时,每能发生呕吐。亦有因胃阴不足,失其润降,引起呕吐。正如《证治汇补·呕吐》中说:"阴虚成呕,不独胃家为病,所谓无阴则呕也。"

总之,外感六淫,内伤七情,以及饮食不节,劳倦过度,引起胃气上逆,都可发生呕吐。由于病因不同,体质各异,故在临床上有虚实之分,实者因邪气所干,虚者由于胃虚不降、其中又有阴虚、阳虚之别。《景岳全书·呕吐》说:"或暴伤寒凉,或暴伤饮食,或因胃火上冲,或因肝气内逆,或以痰饮水气聚于胸中,或以表邪传里,聚于少阳阳明之间,皆有呕证,比皆呕之实邪也。所谓虚者,或其本无内伤,又无外感而常为呕吐者,此既无邪,必胃虚也。"

类证鉴别

呕吐、反胃、呃逆三者,都是胃部的病变,但呕吐是以有声有物为特征;反胃是以朝食暮吐为特征;而呃逆古名为"哕",是以喉间呃呃连声,声短而频,令人不能自制为特征。在病位上,呕吐、反胃在胃,呃逆在喉。在病机上,三者都有胃气上逆,而呃逆还有膈间不利的因素存在。故临床特征各异,是不难分辨的。

辨证论治

呕吐一证,当详辨虚实,实证多由外邪、饮食所伤,发病较急,病程较短;虚证多为脾胃运化功能减退,发病缓慢,病程较长。《景岳全书》将呕吐分为虚实两类进行辨证论治。实证因邪气犯胃,浊气上逆所致,治以祛邪化浊,和胃降逆;虚证乃中阳不振,或胃阴不足,失其和降而成,治以扶正为主,或温中健胃,或滋养胃阴。

实证

(1) 外邪犯胃

[症状] 突然呕吐,可伴发热恶寒,头身疼痛,胸脘满闷,苔白腻,脉濡缓。

[证候分析] 外受风寒之邪,或夏令暑湿秽浊之气,内扰胃府,浊气上逆,故突然呕吐。邪束肌表,营卫失和,故发热恶寒,头身疼痛。湿浊中阻,气机不利,故胸脘满闷,苔白腻,脉濡缓。皆是湿浊蕴阻之征。本病以突然呕吐,头身疼痛或有寒热为临床特征。

[治法] 疏邪解表,芳香化浊。

[方药] 以藿香正气散[387]为主方。方以藿香、紫苏、厚朴疏邪化浊为主;半夏、陈皮、茯苓、大腹皮等降逆和胃为佐。如并有宿滞、胸闷腹胀者,去白术、甘草、大枣,加神曲、鸡内金以消导积滞。如表邪偏重,寒热无汗,加防风、荆芥之类以祛风解表。夏令感受暑湿,呕吐而并见心烦口渴者,本方去香燥甘温之药,加入黄连、佩兰、荷叶之属以清暑解热,如感受秽浊之气,忽然呕吐,可先吞服玉枢丹[85]以辟浊止呕。

(2) 饮食停滞

[症状] 呕吐酸腐,脘腹胀满,嗳气厌食,得食愈甚吐后反快,大便秽臭或溏薄或秘结,苔厚腻,脉滑实。

[证候分析] 食滞内阻,浊气上逆,故呕吐酸腐。升降失常,传导失司,则大便不正常。食滞中焦,气机不利,故脘腹胀满,嗳气厌食。苔厚腻,脉滑实,为食滞内停之候。

本病以呕吐酸腐,嗳气厌食为临床特点。

[治法] 消食化滞,和胃降逆。

[方药] 保和丸[257]为主方。方中神曲、山楂、莱菔子、茯苓可以消食和胃;陈皮、半夏理气降逆;连翘以清积滞中的伏热。如积滞较多,腹满便秘,可合用小承气汤[45]以导滞通腑,使浊气下行,则呕吐可止。若由胃中积热上冲,食已即吐,口臭而渴,苔黄脉数者,宜用竹茹汤[158]以清胃降逆。

(3) 痰饮内阻

[症状] 呕吐多为清水痰涎,脘闷不食,头眩心悸,苔白腻,脉滑。

[证候分析] 脾不运化,痰饮内停,胃气不降,则脘闷不食,呕吐清水痰涎。水饮上犯,清阳之气不展,故头眩。水气凌心则心悸。苔白腻,脉滑,为痰饮内停之征。本证以呕吐清水痰涎与头眩心悸为临床特点。

[治法] 温化痰饮,和胃降逆。

［方药］ 小半夏汤[41]合苓桂术甘汤[207]加减。前者半夏、生姜和胃降逆；后者茯苓、桂枝、白术、甘草健脾燥湿，温化痰饮。如吐清水痰涎多者，可加用牵牛子、白芥子各2克，研末装胶囊，每日分三次吞服，可增强化痰蠲饮。如痰郁化热，壅阻于胃，胃失和降，出现眩晕、心烦、少寐、恶心呕吐等症，可用温胆汤[360]以清胆和胃，除痰止呕。

(4) 肝气犯胃

［症状］ 呕吐吞酸，嗳气频繁，胸胁闷痛，舌边红，苔薄腻，脉弦。

［证候分析］ 肝气不疏，横逆犯胃，胃失和降，因而呕吐吞酸，嗳气频繁，胸胁闷痛。舌边红，脉弦，为气滞肝旺之征。

［治法］ 舒肝和胃，降逆止呕。

［方药］ 半夏厚朴汤[124]合左金丸[95]加减。前方中厚朴、紫苏理气宽中；半夏、生姜、茯苓降逆和胃止呕。后方中黄连、吴萸辛开苦降以止呕。如并见口苦嘈杂，大便秘结者，稍加大黄、枳实以通腑降浊。如热象较甚，可加竹茹、栀子以清肝降火。

虚证

(1) 脾胃虚寒

［症状］ 饮食稍有不慎，即易呕吐，时作时止，面色㿠白，倦怠乏力，口干而不欲饮，四肢不温，大便溏薄，舌质淡，脉濡弱。

［证候分析］ 脾胃虚弱，中阳不振，水谷熟腐运化不及，故饮食稍有不慎即吐，时作时止。阳虚不能温布，则面色㿠白，四肢不温，倦怠乏力。中焦虚寒，气不化津，故口干而不欲饮。脾虚则运化失常，故大便溏薄。舌质淡，脉濡弱，乃脾阳不足之象。本证以饮食稍有不慎即吐，肢冷便溏为临床特点。

［治法］ 温中健脾，和胃降逆。

［方药］ 用理中丸[306]为主方。方以人参、白术健脾益胃；干姜、甘草甘温和中；并可加砂仁、半夏、陈皮之类以理气降逆。如呕吐清水不止，可再加吴茱萸以温中降逆，而止呕吐。若呕吐日久，肝肾俱虚，冲气上逆者可用来复丹[179]镇逆止吐。

(2) 胃阴不足

［症状］ 呕吐反复发作，时作干呕，口燥咽干，似饥而不欲食，舌红津少，脉多细数。

［证候分析］ 胃热不清，耗伤胃阴，以致胃失濡养，气失和降，所以呕吐反复发作，时作干呕，似饥而不欲食。津液不能上承，因而口燥咽干。舌红津少，脉细数，为津液耗伤、虚中有热之象。本证以干呕，口燥咽干，舌红津少为临床特点。

［治法］ 滋养胃阴，降逆止呕。

［方药］ 用麦门冬汤[169]为主方。方以人参、麦冬、粳米、甘草等滋养胃阴；半夏降逆止呕。如津伤过甚，则半夏宜轻用。可再加石斛、花粉、知母、竹茹之类以生津养胃。

结语

综上所述，呕吐当分虚实两类。一般暴病呕吐多属邪实，治宜祛邪为主。如外邪犯胃，必兼表证；饮食停滞，则呕吐脘胀厌食，嗳腐吞酸；肝气犯胃，则呕吐胀连胁肋；痰饮内阻，则呕吐清水痰涎。久病呕吐多属正虚，治宜扶正为主。脾胃阳虚，呕吐则劳倦乏力，肢冷便溏；胃阴不足，则多干呕，口燥咽干。凡正虚呕吐，多起于病后，反复发作，时作时止，每因饮食不慎或微劳即发。如迁延日久，必会影响水谷精微的吸收，导致化源不足，加剧病情。必需给予及时治疗，促进病体的康复。

文献摘录

《金匮要略·呕吐哕下利病》:"诸呕吐,谷不得下者,小半夏汤主之。"

《外台秘要·许仁则疗呕吐篇》:"呕吐病有两种,一者积热在胃,呕逆不下食,一者积冷在胃,亦呕逆不食。二事正反,须细察之,必其食饮寝处将息伤热,又素无冷病,年壮力强,肤肉充满,此则是积热在胃,致此呕逆。如将息食饮寝处不热,又素有冷病,年衰力弱,肤肉瘦悴,此则积冷在胃,生此呕逆。若是积冷呕逆经久,急须救之,不尔甚成反胃病。"

《济生方·呕吐翻胃噎膈》:"若脾胃无所伤,则无呕吐之患。其或饮食失节,温凉不调,或喜餐腥脍乳酪,或贪食生冷肥腻,露卧湿处,当风取凉,动扰于胃。胃既病矣,则脾家停滞,清浊不分,中焦为之痞塞,遂成呕吐之患焉……又如忧思伤感,宿寒在胃,中脘伏痰,胃受邪热,瘀血停蓄,并能令人呕吐。"

《景岳全书·呕吐》:"呕吐一证,最当详辨虚实,实者有邪,去其邪则愈;虚者无邪,则全由胃气之虚也。所谓邪实者,或暴伤饮食,或因胃火上冲,或因肝气内逆,或以痰饮水气聚于胸中,或以表邪传里,聚于少阳,阳明之间,皆有呕证,此皆呕之实邪也。所谓虚者,或其本无内伤,又无外感,而常为呕吐者,此既无邪,必胃虚也。或微遇寒,或微遇劳,或遇饮食稍有不调,或肝气微逆。即为呕吐者,总胃虚也。"

《临证指南医案·呕吐》(华岫云按):"今观先生之治法,以泄肝安胃为纲领。用药以苦辛为主,以酸佐之,如肝犯胃而胃阳不衰有火者,泄肝则用芩、连、楝之苦寒。如胃阳衰者,稍减苦寒,用苦辛酸热。此大旨也,若肝阴胃汁皆虚,肝风扰胃呕吐者,则以柔剂滋液养胃,熄风镇逆。若胃阳虚,浊阴上逆者,用辛热通之,微佐苦降,若但中阳虚,而肝木不甚亢者,专理胃阳,或稍佐椒梅。若因呕伤,寒郁化热,劫灼胃津,则用温胆汤加减。若久呕延及肝肾皆虚,冲气上逆者。用温通柔润之补下焦主治。若热邪内结,则用泻心法。若肝火冲逆伤肺,则用养金制木,滋水制火。"

22 呃逆

呃逆以气逆上冲,喉间呃呃连声,声短而频,令人不能自制为主症。本证古称"哕",又称"哕逆"。《内经》首先提出为中上二焦病,如《素问·宣明五气篇》说:"胃为气逆为哕……"《灵枢·口问》篇说:"谷入于胃,胃气上注于肺,令有故寒气与新谷气,俱还入于胃,新故相乱,真邪相攻,气并相逆,复出于胃,故为哕。"阐发了中上二焦产生呃逆的病理机制。在治疗上,《内经》又记载了取嚏及转移病人注意力以达到止呃等简易方法,如《灵枢·杂病》篇说:"哕,以草刺鼻嚏,嚏而已;无息,而疾迎引之,立已;大惊之,亦可已。"至今对呃逆之轻者,仍有其实用价值。《金匮要略·呕吐哕下利病》把它分为三种类型:属于寒呃者,如"干呕哕,若手足厥者,橘皮汤主之"。属于虚热者,如"哕逆者,橘皮竹茹汤主之"。属于实热者,如"哕而腹满,视其前后,知何部不利,利之愈"。这种分类和治法,为后世划分寒热虚实辨证施治奠定了基础。

本病自唐末以来,有以欬逆为哕者,如孙思邈之说是;有以干呕为哕者,如海藏、河间之说是;亦有以噫气为哕者,如圣惠以呃逆为哕癔(癔,或作噫)。以上诸说,都是欠妥的,直至景岳,才有了明确的分析,《景岳全书·呃逆》篇说:"哕者呃逆也,非欬逆也,欬逆者欬嗽之甚也,非呃逆也;干呕者无物之吐即呕也,非哕也;噫者饱食之息即嗳气也,非欬逆也。后人但以此为鉴,则异说之疑可尽释矣。"

病因病机

(1) 饮食不节　如过食生冷或寒凉药物,则寒气蕴蓄于胃,并循手太阴之脉上膈、袭肺,胃气失于和降,气逆而上、复因膈间不利,故呃呃声短而频,不能自制。若过食辛热煎炒之品,或过用温补之剂,燥热内盛,阳明腑实,气不顺行,亦可动膈而发生呃逆。《类证活人书·问咳逆》说:"凡咳逆多有先热而吃生冷,或凉药多,相激而成。"《景岳全书·呃逆》又指出:"皆其胃中有火,所以上冲为呃。"即包括上述寒、热两个方面。

(2) 情志不和　恼怒抑郁,气机不利,则津液失布而滋生痰浊,若肝气逆乘肺胃,导致胃气挟痰上逆,亦能动膈而发生呃逆。《古今医统大全·咳逆门》谓:"凡有忍气郁结积怒之人,并不得行其志者,多有咳逆之证。"《证治准绳·呃逆》亦有因"暴怒气逆痰厥"而发生呃逆的记载,均指出与情志有关。

(3) 正气亏虚　重病久病之后,或因病而误用吐、下之剂,耗伤中气,或损及胃阴,均可使胃失和降而发生呃逆。如病深及肾,则呃逆多为肾气失于摄纳,引动冲气上乘,挟胃气动膈所致。《素问·宝命全形论篇》说:"病深者,其声哕。"《证治汇补·呃逆》更具体指出:"伤寒及滞下后,老人、虚人、妇人产后,多有呃症者,皆病深之候也。"

综上所述,呃逆总由胃气上逆动膈而成。而引起胃失和降的病理因素,则有寒气蕴蓄、燥热内盛、气郁痰阻及气血亏虚等方面。此外,肺气失于宣通,在发病过程中也起了一定的作用。因手太阴肺经之脉,还循胃口,上膈,属肺;肺胃之气又同主于降,故两脏在功能上互相促进,在病理变化时亦互为影响。且膈居肺胃之间,当各种致病因素乘袭肺胃之时,亦每使膈间之气不畅,故胃气上逆时,往往断续冲出喉间,而引起呃逆之证。《内经》取嚏使肺及膈间之气疏通,以助胃气复降的治法,对于理解呃逆的发病机制,当有一定帮助。

类证鉴别

呃逆古名为"哕",应与干呕和噫气加以鉴别。干呕为有声无物而呕吐涎沫之证,《金匮要略·呕吐哕下利病》篇说:"干呕吐逆,吐涎沫,半夏干姜散主之。""干呕吐涎沫,头痛者,吴茱萸汤主之。"噫为胃气因阻郁而上升有声之证,《灵枢·口问》篇:"寒气客于胃,厥逆从下上散,复出于胃,故为噫。"《伤寒论·辨太阳病》:"伤寒发汗,若吐若下,解后,心下痞硬,噫气不除者,旋覆代赭石汤主之。"以上两病证,或作或止,止则安然无恙,预后一般良好,与本病呃呃连声,声短而频,令人不能自制者有别。本证若出现于急慢性病中的严重阶段,多属难治。呃逆、干呕、噫气三者,同属于胃气上逆所致的病变,但特征各异,在临床上是不难分辨和区别的。

辨证论治

呃逆一证,在辨证上首先必须掌握虚实,分辨寒热。在治疗方面,则以和胃降气平呃为主。实证中,属于胃家寒冷者,治宜温中祛寒;属于胃火上逆的,治以清降泄热。虚证中,属于脾胃阳虚者,治宜补中益气,降逆和胃;属于胃阴不足者,治以生津养胃。《景岳全书·呃逆》篇说:"凡杂证之呃,虽由气逆,然有兼寒者,有兼热者,有因食滞而逆者,有因气滞而逆者,有因中气虚而逆者,有因阴气竭而逆者,但察其因而治其气,自无不愈……然实呃不难治,而惟元气败竭者,乃最危之候也。"兹以虚实为纲,分别讨论于下:

实证

(1) 胃中寒冷

[症状] 呃声沉缓有力,膈间及胃脘不舒,得热则减,得寒愈甚,食欲减少,口中和而不渴,舌苔白润,脉象迟缓。

[证候分析] 寒邪阻遏,肺胃之气失降,故膈间及胃脘不舒。胃气上冲喉间,故呃声沉缓有力。寒气遇热则易于流通,遇寒则益增邪势,所以得热则减,遇寒愈甚。食少,口和不渴,舌苔白润,脉象迟缓,均属胃中有寒之象。

[治法] 温中祛寒止呃。

[方药] 丁香散[13]为主方。方中丁香、柿蒂降逆止呃;良姜温中散寒。另可加刀豆子温中止呃,如寒重者,加吴萸、肉桂以温阳散寒降逆。若挟寒滞不化,脘闷嗳腐,可加厚朴、枳实、陈皮、半夏、茯苓等以行气化痰消滞。

(2) 胃火上逆

[症状] 呃声洪亮,冲逆而出,口臭烦渴,喜冷饮,小便短赤,大便秘结,舌苔黄,脉象滑数。

[证候分析] 多因嗜食辛辣炙煿及醇酒,或过用温补之剂,胃肠蕴积实热。胃火上冲,故呃声洪亮。胃热伤津,肠间燥结,则口臭烦渴而喜冷饮,便结尿赤。舌苔黄,脉象滑数,皆为胃热内盛之征。

[治法] 清降泄热止呃。

[方药] 用竹叶石膏汤[156]加柿蒂、竹茹以清火降逆。方中人参可改用沙参,配合石膏、竹叶、麦冬以清阳明胃火;半夏、柿蒂以化痰降逆。如大便秘结,脘腹痞满,可合用小承气汤[45]以通腑泄热,腑气通则胃气降,而呃逆自止。

(3) 气机郁滞

[症状] 呃逆连声,常因情志不畅而诱发或加重,伴有胸闷,纳减,脘胁胀闷,肠鸣矢气,

舌苔薄白,脉象弦。

[证候分析] 情志抑郁,肝气上乘肺胃,胃气上冲,故呃逆连声。病由情志而起,故常因情志不畅而诱发或加重。气逆于胸,则胸闷。木郁克土,脾运失司,故纳减。脘乃胃之所属,胁为肝之分野,肝胃不和,则脘胁胀闷。气多流窜,下趋肠道,故肠鸣矢气。舌苔薄白,脉象弦,皆为气滞之征。

[治法] 顺气降逆。

[方药] 五磨饮子[65]加减。方中木香、乌药顺气;枳壳、沉香宽中降气。可加丁香、代赭石降逆止呃;川楝子、郁金舒肝解郁。如气郁化火,心烦、便结、口苦、舌质红,脉象弦数者,可加栀子、黄连等,泄肝和胃。若气逆痰阻,则可有头目昏眩,或时有恶心,舌苔薄腻,脉象弦滑,可合旋覆代赭汤[330]、二陈汤[5]化裁,以顺气降逆,化痰和胃。

虚证

(1) 脾胃阳虚

[症状] 呃声低弱无力,气不得续,面色苍白,手足不温,食少困倦,舌淡苔白,脉象沉细弱。

[证候分析] 脾胃职司受纳运化,能升清降浊。如脾胃虚弱,虚气上逆,则呃声低弱无力,气不得续,食少困倦。甚者生化之源不足,可面色苍白无华,阳气不布,故手足不温。若导致肾阳亦虚,则腰膝无力,终致肾气不能摄纳,呃声断续而病转严重。舌淡苔白,脉象沉细弱,为阳衰气弱之征。

[治法] 温补脾胃,和中降逆。

[方药] 以理中丸[306]加吴茱萸、丁香为主方。方中人参、白术、甘草甘温益气;干姜扶阳温中;吴萸、丁香温胃透膈以平呃逆。另可加刀豆子温中止呃。若呃逆不止,心下痞硬,可合用旋覆代赭汤[330]以重镇和中降逆。如肾阳亦虚,见形寒肢冷,腰膝酸软,舌质胖嫩,脉象沉迟者,可加附子、肉桂以温肾助阳。如兼有食滞,可稍佐陈皮、麦芽之类以理气化滞。若中气大亏,呃声低弱难续,食少便溏,体倦乏力,脉虚者,宜用补中益气汤[190]。

(2) 胃阴不足

[症状] 呃声急促而不连续,口干舌燥,烦躁不安,舌质红而干或有裂纹,脉象细数。

[证候分析] 由于热病耗伤胃阴,胃失濡润,难以和降,故呃声急促。气逆无力,故不连续发作。虚热内扰,液耗津伤,所以口干舌燥、烦躁不安。舌质红干或有裂纹,脉象细数,亦属津液亏耗之征。

[治法] 生津养胃止呃。

[方药] 益胃汤[289]加枇杷叶、石斛、柿蒂等以降逆止呃。方中沙参、麦冬、生地、玉竹滋养胃阴,是为甘寒生津之法。加石斛可增强养阴之功,又加枇杷叶、柿蒂以和降肺胃而平呃逆。如胃气大虚,不思饮食,则合用橘皮竹茹汤[383]以益气和中。

结语

呃逆一证,轻重差别极为明显。如偶然发作,大都轻浅,常可自行消失。或刺鼻取嚏,或突然给以惊恐,或闭气不令出入,皆可取效。若持续不断,则需根据寒热虚实辨证,及时给以适当的药物治疗,始能渐平。若在其他急、慢性病之严重阶段出现,又每为病势转向危重的一种表现,谓之"土败胃绝",预后欠佳,更应加以注意。

文献摘录

《三因极一病证方论·哕逆论证》:"大率胃实即噫,胃虚则哕,此由胃中虚,膈上热,故哕。"

《景岳全书·呃逆》:"然致呃之由,总由气逆。气逆于下,则直冲于上,无气则无呃,无阳亦无呃,此病呃之源,所以必由气也……然病在气分,本非一端,而呃之大要,亦惟三者而已,则一曰寒呃,二曰热呃,三曰虚脱之呃。"

《医部全录·呃门》陈梦雷注:"阳明所受谷气,欲从肺而达表,肺气逆还于胃,气并相逆,复出于胃,故为哕。以草刺鼻,取嚏以通肺,肺气疏通,则谷气得以转输而哕逆止矣。鼻气不通而无息,则疾迎引之,连取其嚏也,大惊则肝心之气分散,胃之逆气,亦可从之而外达也。"

《张氏医通·呃逆》:"呃逆在辨寒热,寒热不辨,用药立毙。凡声之有力而连续者,虽有手足厥逆,大便必坚,定属火热,下之则愈……其声低怯而不能上达于咽喉,或时郑声,虽无厥逆,定属虚寒。"

23 泄泻

泄泻,是指排便次数增多,粪便稀薄,甚至泻出如水样而言。前贤以大便溏薄而势缓者为泄,大便清稀如水而直下者为泻。本病一年四季均可发生,但以夏秋两季为多见。

本证在《内经》称为泄,有"濡泄""洞泄""飧泄""注泄"等。《难经》有五泄之分,汉唐时代称为"下利",宋代以后统称"泄泻"。亦有根据病因或病机而称为"暑泄""大肠泄"者,名称虽多,但都不离"泄泻"二字。《丹台玉案·泄泻门》指出:"泄者,如水之泄也,势犹绐缓;泻者,势似直下,微有不同,百其病则一,故总名之曰泄泻。"

病因病机

历代医书中,对本病的脉、因、证、治都有较详细的记载。《素问·阴阳应象大论篇》说:"清气在下,则生飧泄……湿胜则濡泄。"《素问·举痛论篇》指出:"寒邪客于小肠,小肠不得成聚,故后泄腹痛矣。"《灵枢·师传》篇说:"胃中寒,则腹胀,肠中寒,则肠鸣飧泄,胃中寒,肠中热,则胀而且泄。"《素问·阴阳应象大论篇》说:"春伤于风,夏生飧泄。"《素问·至真要大论篇》说:"暴注下迫,皆属于热……澄彻清冷,皆属于寒。"以上都说明了温、热、寒、风皆能引起泄泻。《景岳全书·泄泻》说:"泄泻……或为饮食所伤,或为时邪所犯……因食生冷寒滞者。"《张聿青医案·泄泻》指出:"上则嗳噫,下则便泄,厥气不和,克制脾土。"说明本证的发生,主要由于正气内虚、感受外邪、饮食不节或七情不和,损伤脾胃所致。

泄泻的主要病变在于脾胃与大小肠。其致病原因,有感受外邪,饮食所伤,七情不和及脏腑虚弱等,但主要关键在于脾胃功能障碍。脾胃功能障碍是由多种原因引起的,有外邪影响、脾胃本身虚弱、肝脾不和以及肾阳不足等,均可导致脾胃功能失常,而发生泄泻。

至于导致脾胃功能障碍而发生泄泻的因素,有如下几种:

(1)**感受外邪** 六淫之邪,能使人发生泄泻,但其中以寒湿暑热等因引起的,较为多见。脾脏喜燥而恶湿,湿邪最能引起泄泻,《难经》所谓:"湿多成五泄。"其他寒邪或暑热之邪,除了侵袭皮毛肺卫之外,也能直接影响于脾胃,使脾胃功能障碍,而引起泄泻,但仍多与湿邪有关。所以《杂病源流犀烛·泄泻源流》说:"湿盛则飧泄,乃独由于湿耳。不知风寒热虚,虽皆能为病,苟脾强无湿,四者均不得而干之,何自成泄?是泄虽有风寒热虚之不同,要未有不原于湿者也。"

(2)**饮食所伤** 饮食过量,宿食内停;或过食肥甘,呆胃滞脾;或多食生冷,误食不洁之物,损伤脾胃,传导失职,升降失调,而发生泄泻。《景岳全书·泄泻》篇说:"若饮食失节,起居不时,以致脾胃受伤,则水反为湿,谷反为滞,精华之气不能输化,乃致合污下降而泻痢作矣。"

(3)**情志失调** 平时脾胃素虚,复因情志影响,忧思恼怒,精神紧张,以致肝气郁结,横逆乘脾,运化失常,而成泄泻。正如《景岳全书·泄泻》篇说:"凡遇怒气便作泄泻者,必先以怒时挟食,致伤脾胃,故但有所犯,即随触而发,此肝脾二脏之病也。盖以肝木克土,脾气受伤而然。"

(4)**脾胃虚弱** 脾主运化,胃主受纳,若因长欺饮食失调,劳倦内伤,久病缠绵,均可导致脾胃虚弱,不能受纳水谷和运化精微,水谷停滞,清浊不分,混杂而下,遂成泄泻。

(5) 肾阳虚衰　久病之后,损伤肾阳,或年老体衰,阳气不足,脾失温煦,运化失常,而致泄泻。《景岳全书·泄泻》篇指出:"肾为胃关,开窍于二阴,所以二便之开闭,皆肾脏之所主,今肾中阳气不足,则命门火衰……阴气盛极之时,即令人洞泄不止也。"

总之,脾虚湿胜是导致本证发生的重要因素。外因与湿邪关系最大,湿邪侵入,损伤脾胃,运化失常,所谓"湿胜则濡泄"。内因则与脾虚关系最为密切,脾虚失运,水谷不化精微,湿浊内生,混杂而下,发生泄泻。《景岳全书·泄泻》所谓:"泄泻之本,无不由于脾胃。"肝肾所引起的泄泻,也多在脾虚的基础上产生的。脾虚失运,可造成湿盛,而湿盛又可影响脾的运化,故脾虚与湿盛是互相影响,互为因果的。

类证鉴别

本病与痢疾的病变部位都在肠间,应予鉴别。以腹痛,里急后重,痢下赤白黏液者为痢疾;以排便次数增多,粪便稀溏,甚至如水样者为泄泻。泄泻亦有腹痛证,但多与肠鸣脘胀同时出现,其痛便后即减;而痢疾之腹痛是与里急后重同时出现,其痛便后不减。二者是不难分辨的。

至于泄泻,证型虽多,但各有特点。外感泄泻,多挟表证,当辨其寒湿与湿热而分别论治。食滞肠胃之泄泻,以腹痛肠鸣,粪便臭如败卵,泻后痛减为特点;肝气乘脾之泄泻,以胸胁胀闷,嗳气食少,每因情志郁怒而增剧为特点;脾胃虚弱之泄泻,以大便时溏时泻,水谷不化,稍进油腻之物,则大便次数增多,面黄肢倦为特点;肾阳虚衰之泄泻,多在黎明之前,以腹痛肠鸣即泻,泻后则安,形寒肢冷,腰膝酸软为特点。

辨证论治

泄泻是以排便次数增多,粪便清稀为特征。在辨证时,首先应区别寒、热、虚、实。一般而言,大便清稀,完谷不化,多属寒证;大便色黄褐而臭,泻下急迫,肛门灼热,多属热证;泻下腹痛,痛势急迫拒按,泻后痛减,多属实证;病程较长,腹痛不甚,喜温喜按,神疲肢冷,多属虚证。但病变过程较为复杂,往往出现虚实兼挟,寒热互见,故而辨证时,应全面分析。在治法上,《医宗必读》提出治泻有九法:即淡渗、升提、清凉、疏利、甘缓、酸收、燥脾、温肾、固涩,在治法上有了较大的发展。

感受外邪

(1) 寒湿(风寒)

[症状]　泄泻清稀,甚至如水样,腹痛肠鸣,脘闷食少,或并有恶寒发热,鼻塞头痛,肢体酸痛,苔薄白或白腻,脉濡缓。

[证候分析]　外感寒湿或风寒之邪,侵袭肠胃,或过食生冷,脾失健运,升降失调,清浊不分,饮食不化,传导失司,故大便清稀。寒湿内盛,肠胃气机受阻,则腹痛肠鸣。寒湿困脾,则脘闷食少。恶寒发热,鼻塞头痛,肢体酸痛,是风寒外束之征。苔白腻,脉濡缓,为寒湿内盛之象。

[治法]　解表散寒,芳香化湿。

[方药]　藿香正气散[387]为主方。方中藿香辛温散寒,芳香化湿,是为主药;白术、茯苓健脾除湿;陈皮、厚朴、大腹皮理气消满,疏利气机;紫苏、白芷解表散寒;半夏醒脾燥湿。本方既能疏风散寒,又能化湿除满,健脾宽中,调理脾胃,使湿浊内化,风寒外解,脾胃功能得到恢复,而泄泻自止。若感受暑湿,或饮食不慎,引起泄泻,可用纯阳正气丸,服用简便,疗效

较好。

若表邪较重,可加荆芥、防风以增疏风散寒的能力。如湿邪偏重,症见胸闷腹胀尿少,肢体倦怠,苔白腻者,可用胃苓汤[241]以健脾燥湿,淡渗分利。

(2) 湿热(暑湿)

[症状] 泄泻腹痛,泻下急迫,或泻而不爽,粪色黄褐而臭,肛门灼热,烦热口渴,小便短黄,舌苔黄腻,脉濡数或滑数。

[证候分析] 湿热之邪,或夏令暑湿伤及肠胃,传化失常,而发生泄泻。暴注下迫,皆属于热,肠中有热,故泻下急迫。湿热互结,则泻而不爽。湿热下注,故肛门灼热,粪便色黄褐而臭,小便短黄。烦热口渴,舌苔黄腻,脉濡数或滑数,均为湿热内盛之征。

[治法] 清热利湿。

[方药] 葛根芩连汤[348]加味。方中黄芩、黄连苦寒清热燥湿;葛根解肌清热,升清止泻。可加银花助其清热之力;茯苓、木通、车前子增强利湿之效,使其湿热分消,则泄泻可止。

若湿邪偏重,症见胸腹满闷,口不渴,或渴不欲饮,舌苔微黄厚腻,脉濡缓,可合平胃散[98]燥湿宽中。挟食滞者宜加神曲、麦芽、山楂以消食化滞。夏季盛暑之时,发生泄泻,证见泄泻如水,自汗面垢,烦渴尿赤,可加藿香、香薷、扁豆衣、荷叶等药,以清暑化湿。

食滞肠胃

[症状] 腹痛肠鸣,泻下粪便臭如败卵,泻后痛减,伴有不消化之物,脘腹痞满,嗳腐酸臭,不思饮食,舌苔垢浊或厚腻,脉滑。

[证候分析] 饮食不节,宿食内停,阻滞肠胃,传化失常,故腹痛肠鸣,脘腹痞满。宿食不化,则浊气上逆,故嗳腐酸臭。宿食下注,则泻下臭如败卵。泻后腐浊外泄,故腹痛减轻。舌苔厚腻,脉滑,是为宿食内停之象。

[治法] 消食导滞。

[方药] 保和丸[257]为主方。本方消食导滞为主,并能和胃除湿。方中山楂、神曲、莱菔子消导食滞,宽中除满为主药;佐以陈皮、半夏、茯苓和胃祛湿;连翘以消食滞之郁热。若食滞较重化热,脘腹胀满,泻而不爽者,可因势利导,采用"通因通用"之法,用枳实导滞丸[230]以消导积滞,清利湿热。

肝气乘脾

[症状] 平时多有胸胁胀闷,嗳气食少,每因抑郁恼怒或情绪紧张之时,发生腹痛泄泻,舌淡红,脉弦。

[证候分析] 七情所伤,情绪紧张之时,气机不利,肝失条达,横逆侮脾,失其健运,故腹痛泄泻。肝失疏泄,故胸胁胀闷、嗳气食少。舌淡红,脉弦,是为肝旺脾虚之象。

[治法] 抑肝扶脾。

[方药] 痛泻要方[359]为主方。方中白术健脾补虚;白芍养血柔肝;陈皮理气醒脾;防风升清止泻。

脾胃虚弱

[症状] 大便时溏时泻,水谷不化,稍进油腻之物,则大便次数增多,饮食减少,脘腹胀闷不舒,面色萎黄,肢倦乏力。舌淡苔白,脉细弱。

[证候分析] 脾胃虚弱,运化无权,水谷不化,清浊不分,故大便溏泄。脾阳不振,运化

失常,则饮食减少,脘腹胀闷不舒,稍进油腻之物,大便次数增多。久泻不止,脾胃虚弱,气血来源不足,故面色萎黄,肢倦乏力。舌淡苔白,脉细弱,乃脾胃虚弱之象。

[治法] 健脾益胃。

[方药] 参苓白术散[226]为主方。本方用四君子汤以补气健脾为主,加入和胃理气渗湿之品,标本兼顾。若脾阳虚衰,阴寒内盛,腹中冷痛,手足不温,宜用附子理中丸[200]加吴萸、肉桂以温中散寒。若久泻不止,中气下陷,而致脱肛者,可用补中益气汤[190]。益气升清,健脾止泻。

肾阳虚衰

[症状] 泄泻多在黎明之前,腹部作痛,肠鸣即泻,泻后则安,形寒肢冷,腰膝酸软,舌淡苔白,脉沉细。

[证候分析] 泄泻日久,肾阳虚衰,不能温养脾胃,运化失常,黎明之前阳气未振,阴寒较盛,故腹部作痛,肠鸣即泻,又称为"五更泻"。泻后则腑气通利,故泻后则安。形寒肢冷,腰膝酸软,舌淡苔白,脉沉细,为脾肾阳气不足之征。

[治法] 温肾健脾,固涩止泻。

[方药] 四神丸[111]加味。方中以补骨脂补肾阳;吴萸、肉豆蔻温中散寒;五味子涩肠止泻。酌加附子、炮姜以增强其温肾暖脾之力。若年老体衰,久泻不止,中气下陷,宜加黄芪、党参、白术益气健脾,合桃花汤[271]以固涩止泻。

慢性泄泻,虚证居多,治用温补固涩,但亦有虚中夹实者,固涩后泄泻次数虽然减少,而腹胀或痛,纳减不适,而有血瘀者可用桂枝汤[266]加当归、川芎、赤芍等,以养血和血。

结语

上述各型泄泻,有单一出现者,有合并出现者,亦有互相传化者。所以各种治法,应随证灵活选用,一般而论,外邪侵袭,或饮食所伤,多属实证,治以祛邪为主。若风寒外束宜疏解,暑热宜清化,伤食宜消导,湿盛则应分利。泄泻日久,或反复发作,耗伤正气,多属虚证,治以扶正为主。脾肾阳虚宜温补,中气下陷宜升提,七情不和宜疏理,久泄不止宜固涩,泄泻初起,不可骤用补涩,以免固闭邪气;久泻不止,不可分利太过,以免重伤阴液。此外,在治疗的同时,应注意饮食,避免生冷,禁食荤腥油腻等物。

文献摘录

《素问·厥论篇》:"少阴厥逆,虚满呕变,下泄清,治主病者。"

《伤寒论》一五九条:"伤寒,服汤药,下利不止,心下痞硬,服泻心汤已,复以他药下之,利不止,医以理中与之,利益甚,理中者,理中焦,此利在下焦,赤石脂禹余粮汤主之,复利不止者,当利其小便。"

《古今医鉴·泄泻》:"夫泄泻者,注下之症也,盖大肠为传送之官,脾胃为水谷之海,或为饮食生冷之所伤,或为暑湿风寒之所感,脾胃停滞,以致阑门清浊不分,发注于下,而为泄泻也。"

《景岳全书·泄泻》:"泄泻之病,多见小水不利,水谷分则泻自止,故曰:治泻不利小水,非其治也。"

《临证指南医案·泄泻》:"泄泻,注下症也。经云:湿多或五泄,曰飧,曰溏,曰鹜,曰濡,曰滑,飧濡之完谷不化,湿兼风也;溏泄之肠垢污积,湿兼热也;鹜溏之澄清溺白,湿兼寒也;濡泄之身重软弱,湿自胜也;滑泄之久下不能禁固,湿胜气脱也。"

《医学心悟·泄泻》:"书云,湿多成五泻,泻之属湿也,明矣。然有湿热,有湿寒,有食积,有脾虚,有肾虚,皆能致泻,宜分而治之。"

《时病论·食泻》:"食泻者,即胃泻也。缘于脾为湿困,不能健运,阳明胃府,失其消化,是以食积太仓,遂成便泻。"

24 痢疾

痢疾是以腹痛、里急后重、下痢赤白脓血为主症。多发于夏秋季节。

本病《内经》谓之肠澼，《难经》谓之大瘕泄，《伤寒论》谓之热利下重与下利便脓血。至晋唐方谓之痢。《诸病源候论·痢病诸候》中有赤白痢、血痢、脓血痢、热痢等名称。《千金要方·热痢第七》指出："大凡痢有四种，谓冷、热、疳、蛊：冷则白，热则赤，疳则赤白相杂……蛊则纯痢瘀血。"并举有治赤白滞下方。《外台秘要·水谷痢》对痢之分型更多，列有治痢方剂一百七十余首，其中有重下方六首。所谓"滞下"是指大便闭滞不利而言，"重下"是指下部疼重而言。可见把痢疾名为滞下，在唐代就有了。

金元时期，已知本病能相互传染，因而有时疫痢之名。如《丹溪心法·痢篇》指出："时疫作痢，一方一家，上下传染相似。"《三指禅·痢证脉论》说："风之所过，行于一家，则病一家，行于一境，则病一境……气之所触，染于一人，则病一人，染于一方，则病一方。"认识了本病既有散发性的，又有流行性的，痢疾流行，则具有强烈的传染性。

病因病机

本病多由外受湿热、疫毒之气，内伤饮食生冷，损伤脾胃与肠腑而形成，其发病多与季节有关。《证治汇补·下窍门》指出："饮食不节，起居不时……闭塞滞下，为飧泄肠澼。滞下者，谓气食滞于下焦；肠澼者，谓湿热积于肠中，即今之痢疾也，故曰无积不成痢，痢乃湿热食积三者。"又说："生冷油腻，留滞于内，湿蒸热瘀，伏而不作。偶为调摄失宜，风寒暑湿，干触秽浊，故为此疾。其多发于夏秋者，因脾主长夏，脾感酷暑，肺金亦病，至秋阳气收敛，火气下降，肺传大肠，并迫而为病也。"叶桂在《温热经纬·三时伏气外感篇》指出："疾痢一证，古称滞下，盖里有滞浊而后下也。但滞在气，滞在血，冷伤热伤而滞非一。"具体说明了其邪有冷热、饮食之分，其病有伤气伤血之别。

（1）外感时邪　暑湿、疫毒之邪，侵及肠胃，湿热郁蒸，或疫毒弥漫，气血阻滞，与暑湿、疫毒相搏结，化为脓血而成为湿热痢或疫毒痢。正如《景岳全书·痢疾》篇所述："痢疾之病，多病于夏秋之交，古法相传，皆谓炎暑大行，相火司令，酷热之毒蓄积为痢。"一般认为湿热伤于气分，则为白痢，伤于血分，则为赤痢；气血俱伤，则为赤白痢。

（2）内伤饮食　饮食不节，或误食不洁之物，如其人平素好食肥甘厚味，酿生湿热，湿热内蕴，腑气壅阻，气血凝滞，化为脓血，则成湿热痢。若湿热内郁不清，又易伤及阴血，而形成阴虚痢。若其人平素恣食生冷瓜果，有伤脾胃，脾虚不运，水湿内停，中阳受困，湿从寒化，寒湿内蕴，如再饮食不慎，寒湿食积壅塞肠中，肠中气机受阻，气滞血瘀，与肠中腐浊之气相搏结，化为脓血而成寒湿痢。《景岳全书·痢疾》篇又述："因热贪凉者，人之常事也，过食生冷，所以致痢。"具体说明了寒湿痢之形成，多由于外感寒凉，内食生冷所致。并有脾胃素弱之人，感受寒湿之气，或热痢过服寒凉药物，克伐中阳，每成虚寒痢。

上述病因，虽有外感与饮食之分，但两者常互相影响，往往内外交感而发病。

本病病位虽然在肠，但肠与胃密切相连，如湿热、疫毒之气，上攻于胃，或久痢伤正，胃虚气逆，则胃不纳食，而成为噤口痢；如痢疾迁延，正虚邪恋，或治疗不当，收涩太早，关门留寇，则成久痢或时愈时发的休息痢；痢久不愈，或反复发作，不但损伤脾胃而且影响及肾，导致脾肾亏虚，形成下痢不止。

总之，本病发生的原因与感受时邪及饮食不节有关，其病位在肠，湿热、疫毒、寒湿之邪壅塞肠中，气血与之相搏结，使肠道传导失司，脂络受伤，气血凝滞，腐败化为脓血而痢下赤白。气机阻滞，腑气不通，所以腹痛，里急后重。

类证鉴别

本病需和泄泻相鉴别，两者多发于夏秋季节，病变均在肠胃，皆由外感时邪，内伤饮食而发病。但泻与痢，从证到治，实有不同，正如《景岳全书·泄泻》中所述："泻浅而痢深，泻轻而痢重，泻由水谷不分，出于中焦，痢以脂血伤败，病在下焦。在中焦者，湿由脾胃而分于小肠，故可澄其源，所以治宜分利；在下焦者，病在肝肾大肠，分利已无所及，故宜调理真阴，并助小肠之主，以益气化之源。"《局方发挥·滞下篇》又说："泻痢之病，水谷或化或不化，并无努责，唯觉困倦。若滞下则不然，或脓或血，或脓血相杂，或肠垢，或无糟粕，或糟粕相混，虽有痛、不痛、大痛之异，然皆里急后重，逼迫恼人……"进一步阐述了痢疾和泄泻的鉴别要点，有助于临床辨证施治。

证诸临床，泻痢两者，可以相互转化，有先泻转痢者，亦有先痢转泻者。从腹痛而论，为泻、痢共有之证，但泄泻之腹痛，则多与肠鸣同时出现；而痢疾之腹痛，则多与里急后重同时出现。泄泻亦可偶见里急后重，但无便脓血之证。两者病机以及临床症状虽各有不同，而病变之部位皆在肠间则是一致的。所以症状有同有异，临证时必须同中求异。

辨证论治

《景岳全书·痢疾》说："凡治痢疾，最当察虚实，辨寒热，此泻痢中最大关系。"刘河间指出："调气则后重自除，行血则便脓自愈。"故本病初起，症见腹痛，里急后重，便下脓血黏液，舌苔黄腻，脉弦滑而实者，多为实证、热证，治宜清热化湿解毒，兼以调气行血导滞，忌用收涩止泻之品，如罂粟壳、牡蛎、龙骨、诃子之类，以免关门留寇。若下利兼有寒热身痛表证者，治宜外疏内通，合解表剂。若见嗳腐吞酸，脘闷不食者，为痢夹食滞，可配合导滞药以消导积滞。若热毒壅盛，发病急骤，下痢鲜紫脓血。甚至烦躁、昏迷痉厥者，为疫毒痢，治宜清热解毒，辅以开窍镇痉。如湿热疫毒蕴结肠中，上攻于胃，致胃失和降、受纳无权而成噤口痢者，治宜清热解毒，和胃降逆。下痢日久，多为虚证，若属脾阳不振、寒湿停滞于中焦者，治宜温中理脾；若属久痢不止、脾肾虚寒、关门不固者，治宜温补固涩，忌用攻伐之品。若日久下痢无度、呕不能食、脉虚气弱者，治宜补脾健胃，益气固脱。若下痢时发时止，经年不愈，名休息痢，多因治不及时或治不得法，止涩太早，以致正虚邪恋，治宜扶正祛邪。

总之，热痢清之，寒痢温之，初痢实则通之，久痢虚则补之。寒热交错者，清温并用；虚实夹杂者，通涩兼施。赤多重用血药，白多重用气药。初痢多见实证，久痢多见虚证，如反复发作之休息痢，则多见本虚标实证。至于辨治，始终宜明确掌握祛邪与扶正的辨证关系，照顾胃气为本。

(1) 湿热痢

[症状] 腹痛，里急后重，下痢赤白相杂，肛门灼热，小便短赤，苔腻微黄，脉滑数。

[证候分析] 湿热之邪壅滞肠中，气机不畅，传导失常，故腹痛，里急后重。湿热熏灼肠道，脂络受伤，气血瘀滞，化为脓血，故下痢赤白。湿热下注，则肛门灼热，小便短赤。苔腻为湿，黄为热，脉滑为实，脉数是热的征象。本证以肛门灼热，尿短赤为辨证要点。

[治法] 清热解毒,调气行血。

[方药] 芍药汤[143]加银花。本方具有调气行血,清热解毒的作用。方中芍药、甘草、当归和营以治脓血,木香、槟榔行气以除后重。芩、连、大黄能清热解毒。肉桂辛温以通郁结;银花甘寒解毒,故加之。

若痢疾初起,发热恶寒,头身重痛,见表证者,可用解表法。如《温病条辨·中焦篇》指出:"暑湿风寒杂感,寒热迭作,表证正盛,里证复急,腹不和而滞下者,活人败毒散[244]主之。"方中以人参坐镇中州,为督帅之师,以二活二胡合川芎从半表半里之际领邪外出,此即喻嘉言所谓逆流挽舟之法。更以枳壳宣中焦之气,茯苓渗下焦之湿,桔梗开上焦之痹,甘草和合诸药,乃陷者举之之法,不治痢而治致痢之源。倘身热汗出,脉象急促,表邪未解而里热已盛者,则用葛根芩连汤[348]以解表清里。如表证已减,痢犹未止,可加香连丸[249]以调气清热。本病多挟食滞,如痢下不爽、腹痛拒按、苔腻脉滑者,湿偏重可加用木香槟榔丸[55],热偏重可加用枳实导滞丸[230],以行气导滞,破积泻热。

如属痢下重,赤多白少,或纯下赤冻,肛门灼热,口渴引饮,苔黄脉数,宜白头翁汤[118]以清热解毒;如血热瘀阻,腹痛较甚者,可酌加地榆、桃仁、赤芍、丹皮等以凉血行瘀。

(2) 疫毒痢

[症状] 发病急骤,痢下鲜紫脓血,腹痛剧烈,里急后重较湿热痢为甚,或壮热口渴,头痛烦躁,甚则神昏痉厥,舌质红绛,苔黄燥,脉滑数。

[证候分析] 疫毒之邪,伤人最速,所以发病骤急。疫毒熏灼肠道,耗伤气血,故下痢鲜紫脓血。疫毒之气,甚于湿热之邪,所以腹痛里急后重较湿热痢为甚。毒盛于里,助热伤津,所以壮热口渴。毒邪上攻清窍则头痛,毒邪内扰心营则烦躁。热毒蒙蔽清窍则神昏,热盛动风则痉厥。舌质红绛,苔黄燥,脉滑数等,皆为疫毒内淫炽盛之征。本证以发病骤急,腹痛里急后重较剧,或壮热烦躁作为辨证特点。

[治法] 清热凉血解毒。

[方药] 白头翁汤[118]加味。方中白头翁凉血解毒为主,配合黄连、黄柏、秦皮清热化湿。并可加黄芩、银花、赤芍、丹皮、地榆、贯众等以加强清热凉血解毒之功。如见神昏谵语,甚则痉厥,脉象弦细,舌质红绛而苔黄糙者,为热毒深入心营,病势危急,上方加羚羊角、鲜生地等,再合用神犀丹[248]或紫雪丹[357]以清热解毒,开窍镇痉。

(3) 寒湿痢

[症状] 痢下赤白黏冻,白多赤少,或纯为白冻,伴有腹痛,里急后重,饮食乏味,胃脘饱闷,头身重困,舌质淡,苔白腻,脉濡缓。

[证候分析] 寒湿者皆为阴邪,阴邪留着肠中,则气机阻滞,传导失常,故见下痢腹痛,里急后重。寒湿伤于气分,故下痢白多赤少或纯为白冻。寒湿中阻,运化失常,故饮食乏味,胃脘饱闷。脾主肌肉而健运四旁,寒湿困脾,则健运失司,故头身困重。舌淡苔白腻,脉濡缓,皆为寒湿内盛之征。本证以赤少白多或纯为白冻,脘闷,头身重困为辨证特点。

[治法] 温化寒湿。

[方药] 胃苓汤[241]加味。方中苍术、白术、厚朴燥湿运脾;桂枝、茯苓、温化寒湿;陈皮理气散满。因痢疾最忌利小便,故泽泻、猪苓可以减去。并可加芍药、当归以活血和营,槟榔、木香、炮姜以散寒调气。

24 痢　　疾

（4）阴虚痢

[症状]　痢下赤白脓血，或下鲜血黏稠，脐腹灼痛，虚坐努责，食少，心烦口干，舌质红绛少苔，或舌光红乏津，脉细数。

[证候分析]　素体阴虚，感邪而病痢，或久痢伤阴，遂成阴虚之痢。邪滞肠间，阴血不足，则下痢赤白脓血或鲜血黏稠。阴亏热灼，故脐腹灼痛。营阴不足，则虚坐努责。胃阴亏虚，故食少，口干。阴虚火旺，故心烦。舌质红绛少苔，或舌光红乏津，脉细数，均为阴血亏耗之征。本证以痢下赤白，或下鲜血黏稠，虚坐努责，舌红绛或光红为辨证要点。

[治法]　养阴清肠。

[方药]　驻车丸[223]加减。方中黄连苦寒以清肠止痢；阿胶、当归养阴和血；少佐炮姜以制黄连苦寒太过。并可加白芍、甘草以酸甘化阴、和营止痛；加瓜蒌以滑利气机。如虚热灼津而见口渴、尿少、舌干者，可以沙参、石斛以养阴生津。若见痢下血多者，可加丹皮、赤芍、墨旱莲、地榆炭以凉血止血。若湿热未清，而见口苦、肛门灼热者，可加黄柏、秦皮以清解湿热。

（5）虚寒痢

[症状]　下痢稀薄，带有白冻，甚则滑脱不禁，或腹部隐痛，食少神疲，四肢不温，腰酸怕冷，舌淡苔薄白，脉沉细而弱。

[证候分析]　痢久脾虚中寒，寒湿留滞肠中，故下痢稀薄带有白冻。寒盛正虚，肠中失却温养，故腹部隐痛。胃主受纳水谷，脾主运化四旁，胃气虚弱，脾阳不振，故食少神疲，四肢不温。脾胃虚寒则化源不足，肠中久痢则精微外流，因而导致肾阳亦虚，关门不固，所以腰酸怕冷，滑脱不禁。舌淡苔白，脉沉细弱，皆为虚寒征象。本证以下痢稀薄或白冻，食少神疲，肢冷腰酸，或滑脱不禁为辨证要点。

[治法]　温补脾肾，收涩固脱。

[方药]　桃花汤[271]，或真人养脏汤[264]。二方均有收涩、固脱的作用。桃花汤中赤石脂收涩之力强，重用干姜、粳米温中补脾。真人养脏汤中的诃子、罂粟壳、肉豆蔻、白术、人参既可收涩，又能补脾，且有肉桂温肾，归、芍调血，木香行气，更为合度。有时二方亦可合用。若服上方疗效不显，宜酌用附子理中丸[200]。

如痢久脾虚气陷，导致少气脱肛，可用补中益气汤[190]加减以益气补中，升清举陷。

（6）休息痢

[症状]　下痢时发时止，日久难愈，饮食减少，倦怠怯冷，嗜卧，临厕腹痛里急，大便夹有黏液或见赤色，舌质淡苔腻，脉濡软或虚数。

[证候分析]　下痢日久，正虚邪恋，寒热夹杂，肠胃传导失司，故缠绵难愈，时发时止。脾胃虚弱，中阳健运失常，故纳减嗜卧，倦怠怯冷。湿热留连不去，病根未除，故感受外邪或饮食不当而诱发，发则腹痛里急，大便夹黏液或见赤色。苔腻不化，脉濡软虚数，乃湿热未尽正气虚弱之征。本证以时发时止，经年不愈为辨证重点。并宜详问是否有痢疾史。

[治法]　温中清肠，佐以调气化滞。

[方药]　连理汤[181]加味。方中人参、白术、干姜、甘草温中健脾；黄连清除肠中湿热余邪。可加槟榔、木香、枳实等以调气行滞。

如脾阳虚极，肠中寒积不化，遇寒即发，下痢白冻，倦怠少食，舌淡苔白，脉沉，可用《千金》温脾汤[361]以温中散寒，消积导滞。此方为脾胃阳气不足，而积滞未尽之证而设，如单纯温补脾阳,则积滞不去,贸然予以通导,又更伤中阳,法宜兼顾两全,故于温补之中,佐以导下去积,实属扶正与驱邪兼顾的方法。但肾为胃关,开窍于二阴,若久痢不愈,势必累及于肾,如下痢兼见肾虚证候者,宜于补脾化滞中加入补肾之品。或久痢顽固不愈,症见寒热错杂者,可服《伤寒论》之乌梅丸[80]。

休息痢还可用鸦胆子仁治疗,成人每天服 3 次,每次 15 粒,胶囊分装,饭后服用,连服 7~10 天,可单独服用或配合上述方药使用。

下痢不能进食,或呕不能食者,称为噤口痢。其证有虚有实。实证多由湿热、疫毒蕴结肠中,上攻于胃,胃失和降所致,症见下痢、胸闷、呕逆不食、口气秽臭、舌苔黄腻、脉滑数。治宜泄热和胃,苦辛通降,方用开噤散[52]加减。方中黄连、石菖蒲、茯苓、石莲子、陈皮、半夏、陈仓米、荷叶蒂等具有升清降浊、清热化湿、降逆和中之功,宜煎成少量药汁,多次徐徐咽下。倘汤剂不受,可先用玉枢丹[85]磨冲少量与服,再予前方。若呕吐频繁,舌红绛而干,脉细数,乃胃之气阴耗伤较甚所致。宜重用人参,并加麦冬、石斛、沙参以扶养气阴。并可用人参与姜汁炒黄连同煎,频频呷之,再吐再呷,以开噤为止,或外用田螺捣烂,入麝香少许,纳入脐中,以引热下行。虚证多由脾胃素虚或久痢以致胃虚气逆,症见呕恶不食,或食入即吐,口淡不渴,舌淡,脉弱。治宜健脾和胃为主,方用六君子汤[67]加石菖蒲、姜汁以醒脾开胃。如下痢无度,饮食不进,肢冷脉微,为病势危重,急用独参汤[259]或参附汤[224],以益气回阳救逆。

饮食的宜忌,与治疗的配合,至关重要,必须说服病人,严戒口腹,宜进清淡之食,禁食荤腥油腻之品,前者养肠胃以却邪,后者败肠胃而留邪。

关于痢疾的预后,一般说来,能食者轻,不能食者重;有粪者轻,无粪者重;气短、呃逆、唇如塗朱,发热不休,口糜者重;痢色如鱼脑、如猪肝,如赤豆汁,或下痢纯血,或如屋漏水,均属重危之候。然亦当全面观察,脉证参合,不可执一而论。

结语

痢疾的临床特征是痢下赤白脓血、腹痛、里急后重。辨证宜分清寒热虚实。一般说来,暴痢多实,久痢多虚。实证又有湿热痢和寒湿痢的不同,而以湿热痢较为多见。疫毒痢来势急骤,病情严重,宜及早图治。虚证又有阴虚痢和虚寒痢的不同。若下痢不能进食,或呕不能食,又称为噤口痢。至于休息痢有时发时止的特点。

湿热痢治宜清热化湿,佐以调气行血;疫毒痢治宜清热凉血解毒,神昏者兼以清心开窍,惊厥者加凉肝熄风之品;寒湿痢治宜温化寒湿。痢疾日久,伤及阴血者,治宜养阴清肠;脾肾虚寒、关门不固者,宜温补脾肾,佐以固脱;休息痢宜温中清肠,佐以调气化滞。

文献摘录

《素问·通评虚实论篇》:"帝曰:肠澼便血何如?岐伯曰:身热则死,寒则生。帝曰:肠澼下白沫何如?岐伯曰:脉沉则生,脉浮则死。帝曰:肠澼下脓血何如?岐伯曰:脉悬绝则死,滑大则生。帝曰:肠澼之属,身不热,脉不悬绝何如?岐伯曰:滑大者曰生,悬濇者曰死,以藏期之。"

《难经·五十七》:"大瘕泄者,里急后重,数至圊而不能便,茎中痛。"

《金匮要略·五脏风寒积聚病》:"大肠有寒者,多鹜溏;有热者,便肠垢;小肠有寒者,其人下重便血;有热者必痔。"

《济生方·痢疾论治》:"今之所谓痢疾者,古所谓滞下是也。盖尝推原其故,胃者脾之腑,为水谷之海,营卫充焉。夫人饮食起居失其宜,运动劳役过其度,则脾胃不充,大肠虚弱,而风冷暑湿之邪,得以乘间而入,故为痢疾。"

《赤水玄珠·痢门·休息痢》:"休息痢者,愈后数日又复,痢下时作时止,积年累月不肯断根者是也。则因始得之时,不曾推下,就以调理之剂,因循而致也,又或用兜涩药太早,以致邪不尽去,绵延于肠胃之间而作者,或痢愈之后而肠胃虚弱,复为饮食所伤而作者,当看轻重调理,或热或寒或消导或再推下,然后以异功散等补剂加收涩之药。"

《医学心悟·痢疾》:"古人治痢,多用坠下之品,如槟榔、枳实、厚朴、大黄之属,所谓通因通用,法非不善矣,然而效者半,不效者半,其不效者,每至缠绵难愈……予因制治痢散,以治痢证初起之时。方用葛根为君,鼓舞胃气上行也;陈茶、苦参为臣,清湿热也;麦芽、山楂为佐,消宿食也;赤芍、陈皮为使,所谓'行血则便脓自愈,调气则后重自除'也。制药普送,效者极多。惟于腹中胀痛不可按手者,此有宿食,更佐以朴黄丸下之。"

《类证治裁·痢症》:"痢多发于秋,即《内经》之'肠澼'也,症由胃腑湿蒸热壅,致气血凝结,挟糟粕积滞,进入大小腑,倾刮脂液,化脓血下注,或痢白,痢红,痢瘀紫,痢五色,腹痛呕吐,口干溺濇,里急后重,气陷肛坠,因其闭塞不利,故亦名滞下也。""……忌分利,痢因热邪胶滞,津液枯濇,若用五苓等分利其水,则津液愈枯,濇滞愈甚,缠绵不止,第清热导滞,则痢自愈,而小便自清……"

25 霍乱

霍乱是以起病急骤，卒然发作，上吐下泻，腹痛或不痛为特征的疾病。因其病变起于顷刻之间，挥霍撩乱，故名霍乱。

本病记载，首见于《灵枢·经脉》篇："足太阴……厥气上逆则霍乱。"说明如果脾胃运化机能失常，厥气上逆，升降失司，可以导致霍乱。《素问·六元正纪大论篇》说："土郁之发……呕吐霍乱。"认为霍乱之病，在于脾胃。如果中土之气，抑郁不伸，即可引起呕吐泄泻。《伤寒论·辨霍乱病》指出："呕吐而利，此名霍乱。"扼要地说明了呕吐泄泻是霍乱的主要症状。《诸病源候论·霍乱病诸候》说："温凉不调，阴阳清浊二气有相干乱之时，其乱在于肠胃之间者，因遇饮食而变发。"认为清浊之气，相互干扰，加上饮食不慎，以致引起吐泻。《备急千金方·霍乱》说："原夫霍乱之为病也，皆因饮食，非关鬼神。"明确指出本病多由饮食生冷不洁所引起，与封建迷信的鬼神毫无关系。

病因病机

本病多发于夏秋季节，患者又大多有贪凉和饮食腐馊之物等情况，故认为主要由于感受暑湿、寒湿秽浊之气及饮食不洁所致。由于脾胃受伤，升降失司，清浊相干，气机逆乱，所以吐泻交作。因其吐泻，津液过量丧失，故在短时间内，即可出现形容憔悴，目眶下陷，筋脉挛急，手足厥冷等危重证候。

（1）感受时邪　夏秋之际，暑湿蒸腾，若调摄失宜，感受暑湿秽浊疫疠之气，或因贪凉露宿，寒湿入侵，客邪秽气，郁遏中焦，均能使脾胃受伤，运化失常，气机不利，升降失司，清浊相干，乱于肠胃，上吐下泻而成霍乱。《医学入门·霍乱》说："但此疾夏秋为甚……标因外感四气，或日间感热，夜间受寒冷，或内素郁热，外又感寒，一时阴阳错乱。"《景岳全书·霍乱》说："有外受风寒，寒气入脏而病者……有水土气令寒湿伤脾而病者……有旱潦暴雨，清浊相混，误中疹气阴毒而病者。"均说明感受暑湿与寒湿对发生本病的关系。

（2）饮食不慎　饮食不洁，误进腐馊变质之物，或贪凉饮冷，恣食生冷瓜果，暴饮暴食，最能损伤脾胃，清浊混淆而成霍乱。《类证治裁·霍乱》说："霍乱多发于夏秋之交……饮食生冷失节，清浊相干，水谷不化。"《霍乱论·总义》说："若其人中阳素馁，土不胜湿，而饮冷贪凉太过，冷则湿从寒化，而成霍乱者亦有之。"并明确提出了与饮用"污水"有关，凡此均足以证明饮食不慎，为导致本病的重要因素。

综上所述，霍乱的致病原因，不外感受时邪和饮食不慎等两个方面。但在临床上二者往往相互为因。如《丹溪心法·霍乱》说："内有所积，外有所感，致成吐泻。"《证因脉治·霍乱论》说："饮食过饱，损伤中气，不能运化，膏粱厚味，肠胃凝泣，清气不升，浊气不降，又值风暑湿暍之邪外袭，则挥霍撩乱。"由于饮食失调，损伤脾胃，运化失司，最易使外界秽浊之气得以乘虚而入；外界之寒热湿邪困脾，则中气不健，也易导致饮食内伤。若中阳素亏，脾不健运，或重感寒湿，或畏热贪凉，过食生冷瓜果，则病从寒化而成为寒霍乱；如患者素体阳盛，或湿热内蕴，或长途烈日冒暑远行，复感时令热邪，以及过食辛辣醇酒厚味等食物，湿热自内而生，则病从热化而成为热霍乱。据此都足以说明饮食不慎和感受时邪，是形成本病的关键。

至于干霍乱其证欲吐不得吐,欲泻不得泻,腹中绞痛,脘闷难忍,俗称"绞肠痧"。由于饮食先伤脾胃,重感秽浊之气,邪阻中焦,升降之气窒塞,上下不通,故发为干霍乱,乃霍乱中之严重证候。

类证鉴别

霍乱应与一般的呕吐、泄泻作鉴别:以呕逆吐物为主者为呕吐,以大便溏泻为主者为泄泻,以呕吐与泄泻交作、起病急骤、挥霍撩乱者为霍乱。亦有个别患者,由于一时的脾胃失和,偶尔出现欲吐不吐,欲泻不泻,但无腹中绞痛,亦不能误诊为干霍乱。在各种病证中,如有个别症状相似者,必须全面观察,综合分析,作到同中求异。

辨证论治

霍乱之证,突然吐泻交作,腹部疼痛或不痛,甚则皮肤弛皱,目眶凹陷,手指螺纹干瘪,俗称"瘪螺痧"。本病临证,当分寒热,《素问·气交变大论篇》说:"岁土不及……民病飧泄霍乱。"《素问·六元正纪大论篇》说:"不远热则热至……热至则身热,吐下霍乱。"前者说明霍乱之属于寒,而后者指明霍乱之属于热。《伤寒论·辨霍乱病》篇则明确指出热多欲饮水为热霍乱,寒多不用水为寒霍乱。但欲饮水与不用水只是分辨霍乱属寒或属热的一个方面,还必须结合观察吐下物的色量臭否和所出现的全部症状,才能综合分析与判断寒热的实质所在。本病由于起病急骤,病势凶险,故在临床上需熟悉急救方法,及时治疗,以免延误病机。现将其分为寒霍乱,热霍乱及干霍乱三类进行叙述。

寒霍乱

(1) 轻证

[症状] 暴起呕吐下利,初起时所下带有稀粪,继则下利清稀,或如米泔水,不甚臭秽,腹痛或不痛,胸膈痞闷,四肢清冷,舌苔白腻,脉象濡弱。

[证候分析] 寒湿秽浊之气,壅滞中焦,阳气受遏,以致清浊不分,升降悖逆,上吐下泻。寒气偏胜,水不运行,下走肠间,故下利清稀,或如米泔而不甚臭秽。邪正相争,气机逆乱,故腹痛。阳气不能达于四末,故四肢清冷。寒湿困于中焦,故胸膈痞闷。舌苔白腻,脉象濡弱,为寒湿偏性、中阳被困之征。

[治法] 散寒燥湿,芳香化浊。

[方药] 藿香正气散[287]合纯阳正气丸[203]加减。方中藿香辛温,芳得化浊,辟秽止呕;紫苏、白芷、桔梗散寒利膈;半夏和胃降逆;茯苓、甘草、厚朴和中祛湿。合纯阳正气丸加强温中散寒,燥湿化浊的作用。在汤药未备时,可先吞服纯阳正气丸,或吞服辟瘟丹[373]芳香开窍,辟秽化浊;或来复丹[179]助阳化浊,理气和中,以图急救。

(2) 重证

[症状] 吐泻不止,吐泻物如米泔汁,面色苍白,眼眶凹陷,指螺皱瘪,手足厥冷,头面出汗,筋脉挛急,舌质淡,苔白,脉沉微细。

[证候分析] 中阳不运,清浊混淆,以致吐泻不止,吐泻物如米泔汁。吐泻之后,津液大伤,无以濡润充盈肢体,故眼眶凹陷,指螺皱瘪。脾肾阳虚,阴寒所胜,则手足厥冷。阴盛格阳,则头面汗出。寒性凝滞,气血不能温煦筋脉,筋失所养,故筋脉挛急。舌淡,苔白,脉沉微细,均为阳虚寒盛之象。

[治法] 温补脾肾,回阳救逆。

[方药] 附子理中丸[200]为主方。方中附子辛温以回阳救逆;党参、白术、炮姜、甘草以

健脾温中。仓卒之间,汤药不及,可急用食盐填满脐中,取大艾柱灸之,借以温通阳气。并用行军散[162]一至二分,开水送服,以辟秽开窍,亦可搐鼻取嚏以宣通窍络。如症见大汗淋漓,四肢厥冷,声音嘶哑,拘急转筋,脉细欲绝,乃属阴津枯竭,阴阳离决,危在顷刻,若骤与大剂辛温回阳,则虑其津液愈涸,此时应使用反佐从治之法,以通脉四逆加猪胆汁汤[299]为主方,亦可在前方中加姜汁炒川连,使辛苦相济,调和阴阳。

寒霍乱重症,一经吐泻,肌肉脱削,身冷厥逆,汗多烦躁,口渴得饮即吐,不得误为热证,关键在舌质淡润,得饮即吐,为无热之征。

热霍乱

[症状] 吐泻骤作,呕吐如喷,泻下如米泔汁,臭秽难闻,头痛,发热,口渴,脘闷心烦,小便短赤,腹中绞痛,甚则转筋拘挛,舌苔黄腻,脉象濡数。

[证候分析] 由于感受暑湿秽浊之气,郁遏于中焦,清浊相混,病势暴急,故见吐泻骤作,呕吐如喷,泻下如米泔汁,臭秽难闻,腹中绞痛。由于暑热熏蒸,故头痛、发热;吐泻无度,耗伤津液,故口渴心烦。津亏无以濡养肢体,故转筋拘挛。湿热内蕴,故胸闷尿赤。舌苔黄腻,脉象濡数,均为湿热蕴伏之征。

[治法] 清热化湿,辟秽泄浊。

[方药] 燃照汤[384]或蚕矢汤[293]为主方。前者用滑石、黄芩、栀子、豆豉以清暑泄热;半夏、厚朴、省头草以化湿辟秽。后者用黄连、黄芩、栀子以清泄暑热;豆卷、苡仁、半夏、通草以解表化湿;蚕砂、木瓜、吴萸以舒筋活络;而黄连、吴萸具有辛开苦降作用。转筋由于吐泻之后,大量失水,津液耗伤,筋失所养所致。因此,治疗转筋,必须顾及其津液,必要时需配合补液,方中蚕砂甘辛微温,木瓜酸温,均有舒筋活络作用,吴萸有止呕降逆止痛作用,均为治疗霍乱吐泻转筋要药。

如脘闷吐甚,一时难服汤药,或汤药仓卒未备,可先服玉枢丹[85]以辟秽止吐,俟呕吐稍止,再进汤药。如症见手足厥冷,腹痛,自汗,口渴,唇面手甲皆青,呕吐酸秽,泻下臭恶,小便短赤,六脉俱伏者,此为热遏于内,热深厥深,真热假寒之象,应急与竹叶石膏汤[156],本方清热生津,补益气阴,切忌误投温燥之品。

干霍乱

[症状] 卒然腹中绞痛,欲吐不得吐,欲泻不得泻,烦躁闷乱,甚则面色青惨,四肢厥冷。头汗出,脉象沉伏。

[证候分析] 暑令秽浊疫疠之气,壅遏中焦,气机窒塞,升降格拒,上下不通,故腹痛而欲吐不得吐,欲泻不得泻。浊邪壅闭,热格于上,则烦躁闷乱。阳气不能宣通,复因腹部剧痛,故面色青惨而头汗出,四肢厥冷,脉象沉伏。

[治法] 辟秽解浊,利气宣壅。

[方药] 玉枢丹[85]为主方。方中山慈菇、雄黄、五倍子辟秽解浊,麝香通窍开闭;续随子、大戟泻下逐邪。因邪气过盛,可先用烧盐方[290]探吐,一经吐出,不仅烦躁闷乱之症可减,而使下窍宣畅,二便自然通利,并可口服行军散[162]或红灵丹[167]一至三分,亦可以搐鼻取嚏,以辟秽解毒,通闭开窍。还可采用针刺十宣、委中出血以及刮痧等法,以通脉开窍,引邪外出;或用吴萸、青盐各两许,略研,炒热,用布裹之,熨脐下,以温通阳气。如汤药可进,而仍欲泻不出者,可用厚朴汤[240]为主方。方中良姜、厚朴以温中破满;朴硝、大黄、槟榔、枳实以泻下通便。如吐泻畅通,病势已减者,可用藿香正气散以善其后。

结语

霍乱证型分三类。寒、热霍乱，皆以吐泻交作为主症，但寒霍乱之吐泻较缓，以吐泻物不甚臭秽，四肢清冷，舌淡苔白，脉象微弱为辨证特点；而热霍乱之吐泻较急，以呕吐如喷，吐泻物臭秽难闻，发热、烦渴，舌红苔黄，脉象濡数为辨证特点；干霍乱，是以欲吐不得吐，欲泻不得泻，腹中绞痛，烦躁闷乱为辨证特点。三类证型，各有特征，临床是不难分辨的。

至于治疗，寒霍乱之轻证，用散寒燥湿，芳香化浊，温中燥湿法；重证，则用回阳救逆法；热霍乱，则用清热化湿，辟秽泄浊法；干霍乱，可用辟秽解浊，利气宣壅法，配以探吐、取嚏、刮痧、针刺、温灸等法。

霍乱多发生于夏秋季节，属于时令疾病，其主要成因为外感时邪，内伤饮食，内外合邪，壅滞中焦，引起脾胃功能紊乱。脾陷胃逆，升降失常，清浊相干，挥霍撩乱而为病。因此，预防本病，必须外避时邪，内慎饮食，真正作到起居谨慎，饮食卫生。使正气存内，则邪不可干。

文献摘录

《灵枢·五乱》篇："清气在阴，浊气在阳，营气顺脉，卫气逆行，清浊相干……乱于肠胃，则为霍乱。"

《肘后备急方·治卒霍乱诸急方》："凡所以得霍乱者，多起饮食，或饮食生冷杂物。以肥腻酒脍，而当风履湿，薄衣露坐，或夜卧失覆之所致。"

《备急千金方·霍乱》："凡此病定一日不食为佳，仍须三日少少吃粥，三日已后可恣意食息，七日勿杂食为佳，所以养脾气也。"

《三因极一病证方论·霍乱叙论》："夫霍乱之病，为卒病之最者，以人起居无他，挥霍之间，便至变乱，闷绝不救。甚为可畏，临深履危，不足以谕，有生之流，不可不达其旨趣。"

《医学入门·霍乱》："一种暑霍乱，即湿霍乱，但此疾夏秋惟甚，纵寒月亦多由伏暑，故名。一种湿霍乱，有声有物。一种干霍乱，有声无物，其标因外感四气，或日间感热，夜间受冷，或内素郁热，外又感寒，一时阴阳错乱，然病本饮食失节，或酥酪酒浆生冷，以致湿热内甚，中焦脾土失运，当升不升，当降不降，是以上吐下泻，脉多伏绝。"

《张氏医通·霍乱》："心腹胀痛，欲吐不吐，欲泻不泻，烦躁闷乱。俗名搅肠痧，此土郁不能发泄，火热内炽，阴阳不交之故。"

26 腹痛

腹痛是指胃脘以下、耻骨毛际以上的部位发生疼痛的症状而言。在临床上极为常见，可出现于多种疾病中。本篇主要讨论内科常见的腹痛。外科、妇科疾病所致的腹痛不属内科范围，本篇不再赘述。至于痢疾、霍乱、积聚、虫症等所引起的腹痛，可参考有关章节。

腹部内有肝、胆、脾、肾、大小肠、膀胱等脏腑，并为手足三阴、足少阳、手足阳明、冲、任、带等经脉循行之处。若因外邪侵袭，或内有所伤，以致气血运行受阻，或气血不足以温养者，均能产生腹痛。正如《诸病源候·论腹痛病诸候》所指出："腹痛者，因府藏虚，寒冷之气，客于肠胃募原之间，结聚不散，正气与邪气交争相击故痛。"

病因病机

腹痛为外感时邪、饮食不节、情志失调及素体阳虚等导致的气机郁滞、脉络痹阻及经脉失养所致。正如《临证指南医案·腹痛》所指出："腹处乎中，痛因非一，须知其无形及有形之为患，而主治之机宜，已先得其要矣。所谓无形为患者，如寒凝火郁，气阻营虚，及夏秋暑湿痧秽之类是也。所谓有形为患者，如蓄血食滞，癥瘕蚘蛲内疝，及平素偏好成积之类是也。"现将腹痛的病因病机，从以下几个方面，分别加以论述。

（1）外感时邪　寒暑湿热之邪侵入腹中，使脾胃运化功能失调，邪滞于中，气机阻滞，不通则痛。《素问·举痛论篇》说："寒气客于肠胃之间，膜原之下，血不得散，小络急引故痛。"又说："热气留于小肠，肠中痛，瘅热焦渴则坚干不得出，故痛而闭不通矣。"说明寒邪内阻，气机室滞，可以引起腹痛；若寒邪不解，郁而化热，或湿热壅滞于中，以致传导失职，腑气不通，亦可引起腹痛。

（2）饮食不节　暴饮暴食，伤及脾胃，食滞内停；或恣食肥甘厚腻辛辣之品，湿热积滞，蓄结肠胃；或误食馊腐不洁之物；或过食生冷，遏阻脾阳等，均可影响脾胃之健运，使之气机失于调畅，腑气通降不利，而发生腹痛。《素问·痹论篇》说"饮食自倍，肠胃乃伤"，即说明饮食不节是导致腹痛的重要原因之一。

（3）情志失调　情志怫郁，恼怒伤肝，木失条达，气血郁滞；或肝气横逆，乘犯脾胃，以致脾胃不和，气机不畅，均可导致腹痛。

（4）阳气素虚　脾阳不振，健运无权；或寒湿停滞，渐致脾阳衰惫，气血不足，不能温养脏腑，遂致腹痛。《诸病源候论·腹病诸候》说："久腹痛者，脏腑虚而有寒，客于腹内，连滞不歇，发作有时。"说明阳气素虚，脏腑虚寒，其腹痛久延不愈，病程缠绵。

此外，腹部手术之后，跌仆损伤亦可导致气滞血瘀、脉络阻塞而引起腹痛。

总之，腹痛的病因病机，不外寒、热、虚、实四端。四者往往相互错杂，或寒热交错、或虚实挟杂；或为虚寒，或属实热。因此，必须从临床实际出发，分析其不同的发病机制，作出正确的辨证和治疗。

类证鉴别

腹痛一证，牵涉范围较广，如痢疾、霍乱、积聚、肠痈、疝气、蛔虫，以及妇科等疾病，均能出现腹痛。但痢疾之腹痛是与里急后重，下痢红白黏液同时出现；而霍乱之腹痛是与上吐下泻交作；积聚之腹痛是与腹中包块并见；肠痈之腹痛集中于右少腹部，拒按明显，转侧不便，右足喜屈而畏伸；疝气之腹痛是少腹痛引睾丸；蛔虫之腹痛多伴有嘈杂吐涎，发作有时，或鼻痒，睡中龂齿等一系列的蛔虫特征；妇科之腹痛，多见到胎、产、经、带的异常。上述各种疾病中所出现之腹痛，与本篇所讨论之单纯腹痛，是有明显的区别，不难分辨的。

胃处腹中，因此，腹痛与胃痛是有密切联系的。但就部位而论，是有区别的，以上腹部胃脘近心窝处疼痛者为胃痛；以胃脘以下，耻骨毛际以上的部位疼痛者为腹痛。而胃痛多出现脘腹胀闷，纳差，或得食痛减，或食后痛增，或吐苦泛酸，或呕逆嗳气等症。这些症状，在腹痛是少见的，两者亦不难鉴别。

辨证论治

腹痛的临床辨证，主要根据病因、疼痛部位、疼痛性质等。辨别其寒、热、虚、实，在气在血，在腑在脏。

一般而论，实痛拒按，虚痛喜按；饱则痛为实，饥则痛为虚；得热痛减为寒，得寒痛减为热；气滞腹部胀痛，痛无定处；血瘀腹部刺痛，固定不移。

从部位辨证，少腹疼痛，掣及两胁，多属肝胆病；小腹痛及脐周多属脾胃、小肠、肾、膀胱的病。根据各个脏腑之功能特性，以及与腹痛同时出现的各个症状，详加辨别，找出症结所在，给予适当的治疗是辨证论治的关键。

治疗腹痛，多以"通"字立法。所谓"通"并非单指攻下通利而言。如《医学真传》说："夫通则不痛，理也。但通之之法，各有不同，调气以和血，调血以和气，通也；下逆者使之上行，中结者使之旁达，亦通也；虚者助之使通，寒者温之使通，无非通之之法也。若必以下泄为通，则妄矣。"可知治疗腹痛，固以"通则不痛"为原则，而其中真义，临证时又必须灵活掌握。根据叶天士久痛入络之说，采取辛润活血通络之法，对缠绵不愈之腹痛，尤为常用。

（1）寒邪内阻

［症状］ 腹痛急暴，得温痛减，遇冷更甚，口和不渴，小便清利，大便自可或溏薄，舌苔白腻，脉象沉紧。

［证候分析］ 寒为阴邪，其性收引，寒邪入侵，阳气不运，气血被阻，故腹痛暴急，得温则寒散而痛减，遇冷则寒凝而痛甚。如中阳未伤，运化正常，则大便自可；若中阳不足，运化不健，则大便溏薄。口和不渴，是里无热之象。小便清利，舌苔白，脉沉紧，为里寒之征。本证以遇寒痛甚，得温痛减作为辨证特点。

［治法］ 温中散寒。

［方药］ 良附丸[187]合正气天香散[87]为主方。方用高良姜、干姜、紫苏温中散寒，乌药、香附、陈皮理气止痛。

如脐中痛不可忍，喜按喜温，手足厥逆，脉微欲绝者，为肾阳不足，寒邪内侵，宜通脉四逆汤[298]以温通肾阳。如少腹拘急冷痛，苔白，脉沉紧，为下焦受寒，厥阴之气失于疏泄，宜暖肝煎[371]以温肝散寒。如腹中冷痛，手足逆冷，而又身体疼痛，为内外皆寒，宜乌头桂枝汤[78]以散内外之寒。如腹中雷鸣切痛，胸胁逆满，呕吐，为寒邪上逆，宜附子粳米汤[201]以温中降逆。

（2）湿热壅滞

［症状］ 腹痛拒按，胸闷不舒，大便秘结或溏滞不爽，烦渴引饮，自汗，小便短赤，舌苔黄腻，脉象濡数。

［证候分析］ 湿热内结，气机壅滞，腑气不通，不通则痛，故腹痛拒按，胀满不舒。湿热

之邪耗伤津液,胃肠传导功能失常,故大便秘结,或溏滞不爽,烦渴引饮。热迫津液外泄,故自汗。尿赤,苔黄,脉数,均为实热之象。本证以腹痛拒按,胸闷不舒,大便异常为辨证特点。

[治法] 泄热通腑。

[方药] 大承气汤[30]加减。方用大黄苦寒泄热,攻下燥屎,芒硝咸寒润燥,软坚破结;佐以厚朴、枳实破气导滞。如燥结不甚而湿热重者,可去芒硝加黄芩、栀子等;如腹痛引及两胁者,可加柴胡、郁金。

(3) 中虚脏寒

[症状] 腹痛绵绵,时作时止,喜热恶冷,痛时喜按,饥饿劳累后更甚,得食或休息后稍减;大便溏薄,兼有神疲、气短、怯寒等症,舌淡苔白,脉象沉细。

[证候分析] 正虚不足,内失温养,故腹痛绵绵。病属正虚,而非邪实,故时作时止。遇热得食或休息,则助正以胜邪,故腹痛稍减。遇冷逢饮或劳累,则伤正以助邪,故腹痛更甚。脾阳不振,运化无权,故见大便溏薄。中阳不足,卫阳不固,故有神疲、气短、怯寒等症。舌淡苔白,脉象沉细,皆为虚寒之象。本证以腹痛喜按,便溏,怯寒,得食痛减作为辨证特点。

[治法] 温中补虚,和里缓急。

[方药] 小建中汤[44]为主方。方用桂枝配饴糖,生姜配大枣,温中补虚。芍药配甘草,和里缓急。如见神倦少气,或大便虽软而艰难者,为气虚无力,可加黄芪以补气。

若虚寒腹痛见证较重,呕吐肢冷脉微者,用大建中汤[29]以温中散寒。若腹痛自利,肢冷脉沉迟者,则属脾肾阳虚,用附子理中汤[200]以温补脾肾。

(4) 饮食积滞

[症状] 脘腹胀满疼痛,拒按,恶食,嗳腐吞酸,或痛而欲泻,泻后痛减,或大便秘结,舌苔腻,脉滑实。

[证候分析] 宿食停滞肠胃,邪属有形,故脘腹满痛而拒按。宿食不化,浊气上逆,故恶食而嗳腐吞酸。食滞中阻,升降失司,运化无权,故腹痛而泻。泻则积食减邪消,故泻后痛减,宿食燥结,腑气不行,故大便秘结。舌苔腻,脉滑实,均属食积之征。本证以恶食嗳腐吞酸,作为辨证重点。并宜详问是否有伤食史。

[治法] 消食导滞。

[方药] 轻证用保和丸[257],重证用枳实导滞丸[230]加减。后方用大黄、枳实、神曲以消食导滞;黄芩、黄连、泽泻以清热化湿;白术、茯苓以健运脾胃。如兼有蛔虫,以致腹痛时作时止者;可参照"虫证"篇进行治疗。

(5) 气滞血瘀

[症状] 以气滞为主者,症见脘腹胀闷或痛,攻窜不定,痛引少腹,得嗳气或矢气则胀痛酌减,遇恼怒则加剧,脉弦,苔薄;以血瘀为主者,则痛势较剧,痛处不移,舌质青紫,脉弦或涩。

[证候分析] 气机郁滞不通,故脘腹胀痛。气属无形,走窜游移,故疼痛攻窜而无定处,嗳气或矢气后,则气机稍得疏通,故胀痛酌减。遇恼怒则气郁更甚,故胀痛加剧。肝气不疏,故见弦脉。如日久由气滞而导滞血瘀者,以血属有形,则痛处固定不移。舌紫,脉涩,均为瘀血之象。气滞以胀痛为主,攻窜不定;血瘀以刺痛为主,痛处不移,作为辨证特点。

[治法] 以气滞为主者,宜疏肝理气;以血瘀为主者,宜活血化瘀。

[方药] 疏肝理气,用柴胡疏肝散[279]加减。方中柴胡、香附、陈皮、枳壳疏肝解郁以止

痛;芍药、甘草和里缓急以止痛;川芎行气活血以止痛。活血化瘀用少腹逐瘀汤[81]加减。方中当归、川芎、赤芍以养营活血;生蒲黄、五灵脂、没药、延胡索以化瘀止痛;肉桂、干姜、小茴香以温经止痛。如属腹部手术后作痛者,可加泽兰、红花以散瘀破血;如属跌仆创伤后作痛者,可加落得打、王不留行或另吞三七粉、云南白药等以行血破瘀。

结语

综上所述,腹痛以寒、热、虚、实作为辨证纲领。但在临证时往往互为因果,互相转化,互相兼夹,如寒痛缠绵发作,可以郁而化热;热痛日久不愈,可以转化为寒,成为寒热交错之证;实痛治不及时,或治疗不当,日久饮食少进,化源不足,则实证可转化为虚证;又如素体脾虚不运,神疲,纳少,偶因饮食不节,食滞中阻,而见脘腹胀痛,嗳腐,苔腻,成为虚实夹杂之证。气滞可导致血瘀,血瘀可影响气机流通,因此,在辨证施治时,必须抓住主要矛盾,突出主要问题,首先要分辨寒热的轻重,虚实的多少,气血的浅深,然后处方用药,则可以收到预期效果。

文献摘录

《素问·举痛论篇》:"寒气客于脉外则脉寒,脉寒则缩蜷,缩蜷则脉绌急,绌急则外引小络,故卒然而痛,得炅则痛立止。"

《金匮要略·腹满寒疝宿食病》:"病者腹满,按之不痛为虚,痛者为实,可下之。舌黄未下者,下之黄自去。""按之心下满痛者,此为实也,当下之,宜大柴胡汤。"

《证因脉治》:"痛在胃之下,脐之四旁,毛际之上,名曰腹痛;若痛在胁肋,曰胁痛;痛在脐上,则曰胃痛,而非腹痛。"

《景岳全书·心腹痛》:"痛有虚实,凡三焦痛证惟食滞、寒滞、气滞者最多,其有因虫、因火、因痰、因血者,皆能作痛。大多暴痛者,多有前三证;渐痛者多由后四证……可按者为虚,拒按者为实。久痛者多虚,暴痛者多实。得食稍可者为虚,胀满畏食者为实。痛徐而缓,莫得其处者多虚,痛剧而坚,一定不移者为实。"

27 便秘

便秘是大便秘结不通，排便时间延长，或欲大便而艰涩不畅的一种病证。本证多见于各种急慢性病中，只是其中的一个症状，本篇专论便秘，是以便秘为主要症状。

本证在《伤寒论》中，有"阳结""阴结"及"脾约"名称，其后又有"风秘""气秘""热秘""寒秘""湿秘"及"热燥""风燥"等说。《景岳全书·秘结》认为："此其立名太烦又无确据，不得其要，而徒滋疑惑，不无为临证之害也。"他主张按仲景把便秘分为阴结、阳结两类，有火的是阳结，无火的是阴结。

便秘虽属大肠传导功能失常，但与脾胃及肾脏的关系甚为密切。其发病的原因，有燥热内结，津液不足；情志失和，气机郁滞；以及劳倦内伤，身体衰弱，气血不足等。按照病因病机及临床所见，本病可分为热秘、气秘、虚秘、冷秘四类。由于其他疾病而兼见大便秘结者，不在本篇论述范围。

病因病机

饮食入胃，经过脾胃运化，吸收其精华之后，所剩糟粕，最后由大肠传送而出，而成大便。如果胃肠功能正常，则大便畅通，不致发生便秘。若肠胃受病，或因燥热内结，或因气滞不行，或因气虚传送无力，血虚肠道干涩，以及阴寒凝结等，皆能导致各种不同性质的便秘。

（1）体素阳盛，肠胃积热 凡阳盛之体，或恣饮酒浆，过食辛热厚味，以致胃肠积热，或于伤寒热病之后，余热留恋，津液耗伤，导致肠导失润，于是大便干结，难于排出。如仲景所说的"脾约"便坚，就是属于这种热秘。

（2）情志失和，气机郁滞 忧愁思虑过度，情志不舒，或久坐少动，每致气机郁滞，不能宣达，于是通降失常。传导失职，糟粕内停，不得下行，因而大便秘结。

（3）气血不足，下元亏损 劳倦饮食内伤，或病后、产后以及年老体虚之人，气血两亏，气虚则大肠传送无力；血虚则津枯不能滋润大肠。甚至损及下焦精血，以致本元受亏。真阴一亏，则肠道失润而更行干槁；真阳一亏，则不能蒸化津液，温润肠道。两者都能使大便排出困难，以致秘结不通。此乃病及于肾，《内经》所谓"肾开窍于二阴"，故便秘与肾有关。

（4）阳虚体弱，阴寒内生 凡阳虚体弱，或高年体衰，则阴寒内生，留于肠胃，于是凝阴固结，致阳气不通，津液不行，故肠道艰于传送，从而引起便秘。

类证鉴别

便秘属于肠道病变，其症状虽较单纯，但成因却很复杂，由于病因病机不同，故临床症状各有差异，当分虚实论治。实证概括有热秘和气秘；虚证概括有气虚、血虚及阳虚。热秘以面赤身热，口臭唇疮，尿赤，苔黄燥，脉滑实等，为辨证特点；气秘以嗳气频作，胸胁痞满，腹胀痛，苔薄腻，脉弦，为辨证特点。气虚以面色㿠白，神疲气怯，临厕努挣乏力，甚则汗出短气，大便并不干硬，舌嫩苔薄，脉虚，为辨证特点；血虚以面色无华，头眩心悸，舌淡，脉细涩，为辨证特点；阳虚者谓之冷秘，以面色㿠白，尿清肢冷，喜热恶凉，苔白润，脉沉迟，为辨证特点。上述诸秘，其临床各有特点，不得混同施治。

27 便　　秘

辨证论治

便秘的一般表现,是大便次数减少,经常三五或六七日,甚至更久,才能大便一次。或者虽然次数不减,但是粪质干燥坚硬,排出困难。也有少数患者,虽有便意,大便并不干硬,但排便困难,不能顺利排出。一部分患者,除了便秘之外,没有其他直接因便秘而引起的兼证可见。而另一部分患者,由于便秘腑气不通,浊气不降,往往有头痛头晕,腹中胀满,甚则疼痛,脘闷嗳气,食欲减退,睡眠不安,心烦易怒等症。长期便秘,往往引起痔疮。也有由于便时努挣太甚,导致肛门裂伤。便秘的治疗,并非单纯通下就能完全解决,而是必须随着不同的致病原因,分别采用不同的治疗方法。

(1) 热秘

[症状] 大便干结,小便短赤,面红身热,或兼有腹胀腹痛,口干口臭,舌红苔黄或黄燥,脉滑数。

[证候分析] 胃为水谷之海,肠为传导之官,若肠胃积热,耗伤津液,则大便干结。热伏于内,脾胃之热熏蒸于上,故见口干口臭。热积肠胃,腑气不通,故腹胀腹痛。身热面赤,亦为阳明热盛之候。热移膀胱,则小便短赤。苔黄燥为热已伤津化燥,脉滑数,为里实之征。

[治法] 清热润肠。

[方药] 麻子仁丸[325],本方重在泄热润肠,取其通便而不伤正。方中大黄、麻仁泄热润肠通便为主药;辅以杏仁降气润肠;芍药养阴和里;枳实、厚朴行气除满,用白蜜为丸,意在缓下。若津液已伤,可加生地、玄参、麦冬之类以养阴生津;若兼郁怒伤肝,症见易怒目赤等,可另服更衣丸[178]以清肝通便。如燥热不甚,除便秘外,并无其他明显症状,或治疗后便虽通而不爽者,可服青麟丸[205]以清腑缓下,以免再秘。

(2) 气秘

[症状] 大便秘结,欲便不得,嗳气频作,胸胁痞满,甚则腹中胀痛,纳食减少,舌苔薄腻,脉弦。

[证候分析] 情志失和,肝脾之气郁结,导致传导失常,故大便秘结,欲便不得。腑气不通,则气不下行而上逆,故嗳气频作,胸胁痞满。糟粕内停,气机郁滞,则腹中胀痛。肠胃气阻,则脾气不运,故纳食减少。苔薄腻,脉弦,为肝脾不和、内有湿滞之象。

[治法] 顺气行滞。

[方药] 六磨汤[69]。本方重在调肝理脾,通便导滞。方中木香调气,乌药顺气,沉香降气,三药气味辛通,能入肝脾以解郁调气;大黄、槟榔、枳实破气行滞。若气郁日久化火,症见口苦咽干、苔黄、脉弦数者,可加黄芩、栀子以清热泻火。

(3) 虚秘

① 气虚

[症状] 虽有便意,临厕努挣乏力,挣则汗出短气,便后疲乏,大便并不干硬,面色㿠白,神疲气怯,舌淡嫩,苔薄,脉虚。

[证候分析] 气虚为肺脾功能受损,肺与大肠相表里,肺气虚则大肠传送无力,虽有便意,临厕须竭立努挣,而大便并不干硬。肺卫不固,腠理疏松,故挣则汗出短气。脾虚则健运无权,化源不足,故面色㿠白,神疲气怯。舌淡苔薄,脉虚,便后疲乏,均属气虚之象。

[治法] 益气润肠。

[方药] 黄芪汤[314]。本方重在益气润下。方中黄芪为补益脾、肺之要药;麻仁、白蜜润

肠通便;陈皮理气。若气虚明显者,可加党参、白术以增强补气之力;若气虚下陷,肛门坠胀,可合用补中益气汤[190]以益气举陷,使脾肺之气得以内充,则传送有力,大便通畅。

② 血虚

[症状] 大便秘结,面色无华,头晕目眩,心悸,唇舌淡,脉细涩。

[证候分析] 血虚津少,不能下润大肠,故大便秘结。血虚不能上荣,故面色无华。心失所养则悸。血虚不能滋养于脑,故头晕目眩。唇舌淡,脉细涩,均为阴血不足之象。

[治法] 养血润燥。

[方药]《尊生》润肠丸[285]。本方重在补血润下。方中生地、当归滋阴养血,与麻仁、桃仁同用,兼能润燥通便;枳壳引气下行。若因血少而致阴虚内热,出现烦热、口干、舌红少津,可加玄参、生首乌、知母以清热生津。若津液已复,便仍干燥,可用五仁丸[59]以润肠通便。

上述气虚、血虚的便秘,有时单一出现,有时相兼而至,治法应两者合参,按其气血偏虚的程度而区别用药,不可执一论治。此外,还有老年下元亏虚而致便秘的,大便虽数日不解,不致引起脘腹明显不适,但多形体消瘦,精神不足,腰膝软弱,肌肤欠润泽等,治宜温润通便,可用肉苁蓉、麻仁之类;不效,再加黄芪、当归益气养血之品,气血流畅,则大便自调。

(4) 冷秘

[症状] 大便艰涩,排出困难,小便清长,面色㿠白,四肢不温,喜热怕冷,腹中冷痛,或腰脊酸冷,舌淡苔白,脉沉迟。

[证候分析] 阳气虚衰,寒自内生,肠道传送无力,故大便艰涩,排出困难。阴寒内盛,气机阻滞,故腹中冷痛,喜热怕冷。阳虚温煦无权,故四肢不温,腰膝酸冷,小便清长。面色㿠白,舌淡苔白,脉沉迟,均为阳虚内寒之象。

[治法] 温阳通便。

[方药] 济川煎[242]加肉桂。方中肉苁蓉、牛膝温补肾阳,润肠通便;当归养血润肠;升麻升清以降浊;肉桂温阳而散寒。亦可选用半硫丸[126]。

关于便秘的治疗,尚有外导之法,如《伤寒论》中的蜜煎导法,对于各种便秘,均可配合使用。或采用食饵疗法,如黑芝麻、胡桃肉、松子仁等分,研细,稍加白蜜冲服,对阴血不足的便秘,颇有功效。此外,对习惯性便秘,如保持精神的舒畅,进行轻便的运动,以及饮食调节和定时登厕等,均有利于便秘的治疗。伤寒热病之后,或其他久病患者,由于水谷少进而不大便的,不必急于通便,只须扶养胃气,俟饮食渐增,则大便自能正常。

结语

便秘是由多种原因引起的,在临床上,当根据其发病原因和临床表现,分辨虚实论治。实证有热结、气滞;虚证有气虚、血虚、阳虚。属热结者,宜泻热通腑;气滞宜行气导滞;气虚宜益气润肠;血虚宜养血润燥;阳虚则用温肠通便之法。上述诸秘,有时单一独见,有时相兼并见,故各种治法,应随证灵活运用,如气虚和血虚便秘,往往相兼出现,治疗时应根据气血偏虚程度,采用益气养血,润肠通便之法。气虚而兼阳虚者,则宜益气润肠,佐以温阳通便之法。血虚而兼燥热者,则宜养血润燥,佐以泻热通腑之法等等。因此,便秘的治疗不能机械地统用通下之法,而应根据不同的病因病机与临床证候,采用不同的治疗方法。除上述诸治法外,如张仲景的蜜煎及猪胆汁导法,与吴鞠通的增水行舟法等,皆可随证配合选用。

文献摘录

《伤寒论·平脉法第二》:"脉有阳结、阴结者,何以别之?"师曰:"其脉浮而数,能食不大便者,此为实,名曰阳结也,期十七日当剧。其脉沉而迟,不能食,身体重,大便反鞕,名曰阴结也,期十四日当剧。"

《金匮要略·五脏风寒积聚病》:"趺阳脉浮而涩,浮则胃气强,涩则小便数,浮涩相搏,大便则坚,其脾为约,麻仁丸主之。"

《医学启源·六气方治》:"脏腑之秘,不可一概论治,有虚秘,有实秘,有风秘,有气秘,有冷秘,有热秘,有老人津液干结,妇人分产亡血,及发汗利小便,病后气血未复,皆能作秘。"

《杂病源流犀烛·大便秘结源流》:"大便秘结,肾病也。经曰:北方黑水,入通于肾,开窍于二阴,盖此肾主五液,津液盛,则大便调和。"

《谢映庐医案·便闭门·脾阳不运》:"治大便不通,仅用大黄、巴霜之药,奚难之有?但攻法颇多,古人有通气之法,有逐血之法,有疏风润燥之法,有流行肺气之法,气虚多汗,则有补中益气之法;阴气凝结,则有开冰开冻之法;且有导法、熨法。无往而非通也,岂仅大黄,巴霜哉。"

28 虫证

虫证是指寄生在人体肠道的虫类所引起的病证,本节讲述蛔虫病、绦虫病、钩虫病、蛲虫病及姜片虫病等几种常见的虫证。

虫证是一种发病率较高的常见病、多发病,尤以农村为多见。正如《景岳全书·诸虫》说:"虫之为病,人多有之。"上述几种虫类对人体的危害,主要是损伤脾胃运化,扰乱脏腑功能,吸吮水谷精微,耗伤人体气血。临床常见的共同症状为面黄肌瘦,精神萎弱,时见腹痛,或有异嗜。但由于感染和治疗情况的不同,症状的轻重程度有较大的差别。如《景岳全书·诸虫》说:"虫之为病,其类不一,或由渐而甚,或由少而多,及其久而为害,则为腹痛、食减,渐至羸瘦而危者有之。"对虫证的治疗,主要是驱除虫体以消除病因,健运脾胃以改善症状。

蛔虫病

蛔虫病是蛔虫寄生在人体所致的疾病。在农村尤为多见。

我国古代对本病早有认识,将蛔虫称为蛟蛕、蚘、长虫。如《灵枢·厥病》篇说:"肠中有虫瘕及蛟蛕……心肠痛,憹作痛,肿聚,往来上下行,痛有休止,腹热喜渴涎出者,是蛟蛕也。"

病因病机

蛔虫病是由于误食沾有蛔虫卵的生冷蔬菜、瓜果或其他不洁食物而引起。蛔虫寄生在小肠内,扰乱脾胃气机,吸食水谷精微。由于蛔虫喜温,恶寒怕热,性动好窜,善于钻孔,故当人体脾胃功能失调,或有全身发热疾患时,蛔虫即易在腹中乱窜而引起多种病症。如蛔虫上窜入胃,使胃失和降,引起恶心呕吐、吐蛔,虫从口鼻而出;钻入胆道,使肝气闭郁,胆气不行,脘腹剧痛,而形成蛔厥;钻入阑门,使气滞血瘀,肉腐血败,则形成肠痈;蛔虫数量多时,缠结成团,阻塞肠中,使传化不行,腑气不通。

辨证论治

蛔虫病临床表现有轻有重,病势有缓有急。轻者一般仅见有时脐周腹痛,重者则表现不一。治疗则根据病情的轻重缓急,采用驱虫、安蛔、调理脾胃等法。

[症状] 脐周腹痛,时作时止,胃脘嘈杂,甚或吐虫、便虫、腹中虫瘕。较严重者表现不思饮食,面黄肌瘦,鼻孔作痒,睡中龁齿流涎。

[证候分析] 蛔虫内扰,气机郁滞,故脐周腹痛。虫安暂伏,气机疏通,则痛止如常。蛔虫上扰,故胃脘嘈杂,甚或吐虫。结聚肠中,形成虫瘕,故扪之如条索。蛔虫扰乱脾胃运化功能,而且吮吸水谷精微,故不思饮食,久则面黄肌瘦。虫居肠胃,湿热蕴蒸,循阳明经上薰,故见鼻痒、龁齿、流涎。

除有蛔虫吐出或大便排出的患者外,结合大便找蛔虫卵检查,有助于明确诊断。

[治法] 安蛔、驱蛔,健运脾胃。

[方药] 腹中疼痛较剧,及有恶心呕吐者,宜先用乌梅丸[80]安蛔定痛。方中以乌梅、川椒、细辛酸辛安蛔;黄连、黄柏苦可下蛔,寒可清热;干姜、附子、桂枝温脏祛寒;人参、当归补养气血。

一般在蛔虫病腹痛不剧或腹不痛时,宜驱除蛔虫,以消除病因。可用化虫丸[70]加减。本方以鹤虱、苦楝根皮、槟榔、芜荑、使君子等驱除蛔虫。

若患蛔虫病已久,面黄肌瘦,或驱虫之后,脾胃运化尚未恢复,则用香砂六君子汤[253]健运脾胃。

简易方

1. 苦楝根皮6~15克,去表面粗皮,浓煎,早上空腹一次服下。
2. 川楝素片,每片25毫克,成人8~10片,晚上睡前一次服。
3. 使君子炒香去壳,取仁嚼服,成人10~15粒,空腹服。
4. 鲜美舌藻(鹧鸪菜)30~60克,洗净,水煎服或当菜吃。或用美舌藻片,每片0.3克,成人8片,小儿酌减,空腹时一次服下。

【附】 蛔厥

早在公元3世纪初,张仲景即对蛔厥作过比较详细的记述,并以乌梅丸作为治疗的主要方剂。如《伤寒论·厥阴篇》说:"蛔厥者,其人当吐蛔。今病者静,而复时烦者,此为藏寒。蛔上入其膈,故烦,须臾复止,得食而呕,又烦者。蛔闻食臭出。其人常自吐蛔。蛔厥者。乌梅丸主之。"

[症状] 主要表现为突然发作的胃脘及右胁部剧烈疼痛,痛引背心及右肩,痛剧时弯腰屈膝,辗转不安,恶心呕吐,并常有蛔虫吐出。痛止则如常人。腹部切诊时,腹皮柔软,脘腹及右胁部有压痛。

[证候分析] 蛔虫性动好窜,当人体脾胃功能失调时,蛔虫上扰,钻入胆道,使肝气闭郁,胆气不行,以致胃脘及右胁剧烈疼痛。

胃气上逆,则恶心呕吐,甚则吐蛔。虫安暂伏,气得疏通,则疼痛缓解,虫复扰动,气机郁滞,则腹痛复作。

[治法] 安蛔定痛,驱除蛔虫。

[方药] 乌梅丸及胆道驱蛔汤[263]加减。蛔厥初期,疼痛较剧而无明显热证表现者,宜用乌梅丸安蛔定痛。痛甚可加郁金、延胡、白芍、甘草活血理气,缓急止痛或合并针刺治疗。大便秘结加大黄、槟榔泻热通腑。呕吐甚者,加半夏、陈皮和胃降逆。出现发热、压痛明显、脉数、苔黄等热证表现者,去姜、桂、附之辛热,重用连、柏,并加银花、连翘、茵陈、栀子等,以清热解毒,疏利胆气。

腹痛缓解或腹痛较轻者,则应同时驱除蛔虫,可用胆道驱蛔汤[262]方中以延胡、木香、厚朴理气定痛;使君子、槟榔、苦楝根皮驱除蛔虫;大黄、槟榔泻下通腑。

绦虫病

绦虫病是由猪绦虫或牛绦虫寄生在人体小肠所引起的疾病。

古代医籍将绦虫称为白虫或寸白虫。对绦虫的形态、感染途径很早即有明确的认识,并寻找到效果良好的治疗药物。如《诸病源候论·寸白虫候》说:"寸白者,九虫内之一虫也。长一寸,而色白,形小褊。"《九虫候》说:"白虫相生,子孙转大,长至四五尺。"《景岳全书·诸虫》说:"寸白虫,此虫长寸许,色白其状如蛆。母子相生,有独行者,有个个相接不断者,故能长至一二丈。"而早在《千金要方·九虫》里,就采用槟榔、石榴根皮等治疗绦虫病。

病因病机

绦虫病的病因,是人吃了未煮熟的、含有囊虫的猪肉或牛肉,囊虫吸附在肠壁上,颈节逐渐分裂,形成体节,约经2~3个月而发育为成虫。早在《金匮要略·禽兽鱼虫禁忌并治》篇即指出:"食生肉,饱饮乳,变成白虫。"《诸病源候论·寸白虫候》说"以桑枝贯牛肉炙食",会引起本病。

绦虫所致的病变,主要是吸食人体水谷精微以及扰乱脾胃运化,从而引起腹胀、腹痛,甚至消瘦、乏力等症。

辨证论治

[症状] 上腹部或全腹隐隐作痛,腹胀,或有腹泻,肛门作痒,久则消瘦乏力,大便内或衬裤上有时发现白色节片。

[证候分析] 虫居肠中,扰动不安,故腹胀、腹痛。脾胃运化失常则腹泻。虫体耗食水谷精微,故久则消瘦乏力。虫体脱节,故见寸白虫排出体外。

[治法] 驱除绦虫,调理脾胃。

[方药] 中药有良好的驱绦效果,可选用下列方药中的一种应用。

① 槟榔60~120克,切碎,文火煎2小时,于清晨空腹顿服。服后4小时无大便排出者,可服芒硝10克。

② 南瓜子60~120克,去壳碾粉,直接嚼服或水煎服,2小时后服槟榔煎剂(剂量、用法同上)。

③ 仙鹤草冬芽(深秋采集,其形似狼牙,故又称狼牙草),洗净,刮去外皮,晒干,碾粉,成人早晨用温开水冲服30~60克。因本药兼有泻下作用,可不另服泻药。一般在服药后5~6小时排出虫体。

④ 雷丸研粉,每次20克,一日一次,连服3天。

⑤ 石榴根皮25克,水煎服。胃病患者不宜选用此药。

驱除绦虫,务必驱尽,须连头节同时排出,方能彻底治愈。若头节及颈节未被驱出,仍能继续生长。若发现绦虫未驱尽时,可仍用上述驱绦药物治疗。

驱虫之后,继服香砂六君子汤[253]健运脾胃。

钩虫病

钩虫病是由于钩虫寄生在人体小肠所引起的疾病。流行相当广泛,在我国南方各省较为多见。因其主要症状为好食易饥,倦怠乏力,肤色萎黄,面足浮肿,故中医文献把钩虫病称为黄肿病、疳黄、黄胖、饕餮黄等。四川及江浙民间又称为懒黄病、炕黄病、桑叶黄等。

病因病机

中医学将钩虫称为伏虫。《诸病源候论·九虫候》说:"伏虫,长四分。""伏虫,群虫之主也。"

由于人体皮肤接触含有钩蚴的泥土,钩蚴从皮肤钻入,最后移行在小肠发育成成虫,而导致钩虫病。其主要的病理为扰乱胃肠气机,吸食及耗费人体血液,而出现胃肠失调及气血亏虚的病变。

辨证论治

(1) 脾虚湿滞

[症状] 面色萎黄或面黄而虚浮,善食易饥,食后腹胀,或异嗜生米、茶叶、木炭之类,神疲肢软,舌淡苔薄,脉濡。

[证候分析] 钩虫扰乱气机,使脾胃功能失常,故善食易饥,食后腹胀及异嗜。血液亏耗,加之脾胃不能化气生血,故见面黄、浮肿。舌质淡,脉濡,为脾虚湿滞、气血不充之象。

[治法] 健脾燥湿,和中补血。

[方药] 黄病绛矾丸[317]加减。方中以平胃散健脾燥湿,理气和中;绛矾燥湿补血;红枣益脾养血。

(2) 气血两虚

[症状] 颜面、肌肤萎黄或苍白,面足甚至全身浮肿,脘闷不舒,倦怠乏力,精神不振,眩晕耳鸣,心悸气短,舌质淡胖,脉弱。

[证候分析] 虫居肠中,吸食水谷精微,损耗人体气血,气血亏虚,故倦怠乏力,精神不振,颜面、肌肤萎黄以至苍白。脾胃气机受扰,故脘闷不舒。脾虚不能运化水湿,水湿泛溢,故面目甚至全身浮肿。血虚心神失养,故眩晕、耳鸣、心悸、气短。舌胖质淡,脉弱,为气血亏虚之象。

[治法] 补益气血。

[方药] 八珍汤[17]加减。脘闷纳差者,加木香、砂仁理气调胃。

钩虫病均需要进行驱虫治疗。可酌情采用榧子、雷丸、槟榔、百部、鹤虱、贯众等药。

本病除药物治疗外,还应给予富于营养、易于消化的食物。

蛲虫

蛲虫病是蛲虫寄生在人体肠道所引起的疾病。流行相当广泛,尤以儿童发病为多。

蛲虫古今同名,虫体细小,呈乳白色,长几分。早在《诸病源候论·蛲虫候》即说:"蛲虫犹是九虫内之一虫也。形甚小,如今之蜗虫状。"《三虫候》又说:"蛲虫至细微,形如菜虫也,居胴肠间,多则为痔。"

病因病机

蛲虫病是由于吞入蛲虫卵而引起的。成熟的雌虫在夜间由肠道移行至肛门附近产卵。虫卵经过不洁的手、食物等,直接或间接地经口进入胃肠,在肠内发育为成虫而引起蛲虫病。其病机主要有两个方面:一是蛲虫寄生在肠内,影响脾胃的运化功能;二是雌虫移行产卵时,使肛门发痒,影响睡眠,甚或产生其他症状。

辨证论治

[症状] 肛门发痒,夜间尤甚,睡眠不安。晚间肛门发痒时,可在肛门周围见到细小蠕动的白色小虫。久病则出现纳减、腹痛、腹泻、消瘦等症。

[证候分析] 蛲虫夜间移行至肛门产卵,以致蠕动作痒,影响睡眠,甚至烦躁不安。蛲虫久居肠间,使脾胃运化功能失调,以致纳减、腹泻。胃肠气机郁滞则致腹痛。日久水谷精微不能充养肌肤,则致身体消瘦。

[治法] 驱虫止痒。

[方药] 追虫丸[261]。本方具有驱虫、除湿、理气通腑的作用,对多种肠道虫证均有较好的疗效。亦可选用使君子、鹤虱、榧子、槟榔等对蛲虫有较好驱除作用的药物二至三种治疗。除内服药物外,尚可外用百部煎剂灌肠。

防止重复感染,对彻底治疗蛲虫病具有十分重要的意义。应注意个人卫生,勤洗肛门,勤换衣裤、被褥,勤剪指甲,保持双手清洁。

姜片虫病

姜片虫病是姜片虫寄生在人体小肠所引起的疾病,临床表现以脾胃失调的症状为主。

本病的确定诊断有赖于大便检查而见姜片虫卵,或肉眼看到排出的姜片虫。

病因病机

进食生菱角、生荸荠等,被附着的姜片虫囊蚴感染而引起本病。成虫寄生在小肠,吸食水谷精微及引起脾胃功能失调为主要的病理变化。

辨证论治

[症状] 一般可无自觉症状。有的可见轻度腹痛、腹泻或恶心呕吐,甚者可见精神倦怠,或腹胀浮肿。

[证候分析] 脾胃受扰,气机郁滞,运化失常,故腹痛、腹泻。胃气上逆则恶心呕吐。甚者脾胃虚弱,不能化生水谷精微,以致精神萎倦。水湿泛溢,则致浮肿。

[治疗] 驱虫为主,佐以健脾。

[方药] 驱虫可用槟榔 50 克,加水 300 毫升,文火,煎 1 小时取汁早晨空腹服。合黑丑研粉内服,疗效比单用槟榔为佳。

健脾和胃则用香砂六君子汤[253]。有水肿者可加车前草、五茄皮、泽泻等利水消肿。

文献摘录

《诸病源候论·蚘虫候》:"蚘虫者,是九虫内之一虫也。长一尺,亦有长五六寸。或因府藏虚弱而动;或因食甘肥而动。其发动,则腹中痛。"

《圣济总录·蛔虫》:"盖较之他虫害人为多。观其发作冷气,脐腹撮痛,变为呕逆,以至心中痛甚如锥刺。"

《景岳全书·诸虫》:"凡诸虫之中,惟蚘虫最多。"

《证治准绳·杂病·虫》:"寸白……服药下之,须结裹溃然出尽乃佳。若断者相生未已,更宜速治之。"

《医林绳墨·鼓胀》:"黄肿者,皮肉色黄,四肢怠惰,头眩体倦,懒于作为,小便短而少,大便溏而频,食欲善进,不能生力,宜当健脾为主。"

《医碥·黄疸》:"黄肿与黄疸,分别处在肿而色带白,眼目如故,不如黄疸之眼目皆黄,而不带白,且无肿状,似不必以暴渐分。又黄肿多有虫与食积,有虫必吐黄水,毛发皆直,或好食生米、茶叶之类,用使君子、槟榔、川楝、雷丸之类。食积则用消食药,剂中不可无针砂,消积平肝,其功最速。治疗亦与黄疸有别也。"

29　胁痛

胁痛是以一侧或两侧胁肋疼痛为主要表现的病证,也是临床比较多见的一种自觉症状。

本证早在《内经》已有记载,并明确指出胁痛的发生主要是由于肝胆病变。如《灵枢·五邪》篇说:"邪在肝,则两胁中痛。"《素问·藏气法时论篇》说:"肝病者,两胁下痛引少腹。"《素问·缪刺论篇》也说:"邪客于足少阳之络,令人胁痛不得息。"关于胁痛的病因,《内经》认为有寒、热、瘀等方面。如《素问·举痛论篇》说:"寒气客于厥阴之脉,厥阴之脉者,络阴器,系于肝,寒气客于脉中,则血泣脉急,故胁肋与少腹相引痛矣。"《素问·刺热篇》说:"肝热病者……胁满痛,手足躁,不得安卧。"以及《灵枢·五邪》篇说:"邪在肝,则两胁中痛……恶血在内。"其后,历代医家对胁痛的病因在《内经》的基础上,逐步有了发展。《景岳全书·胁痛》从临床实际出发,将病因分为外感与内伤两大类,并提出以内伤者为多见。如"胁痛有内伤外感之辨……有寒热表证者方是外感,如无表证悉属内伤。但内伤胁痛者十居八九,外感胁痛则间有之耳"。同时又对内伤胁痛发病原因进行归纳,认为有郁结伤肝、肝火内郁,痰饮停伏、外伤血瘀以及肝肾亏损等。《证治汇补·胁痛》对胁痛的病因亦提出:"因暴怒伤触,悲哀气结,饮食过度,风冷外侵,跌仆伤形……或痰积流注,或瘀血相搏,皆能为痛。至于湿热郁火,劳役房色而病者,间亦有之。"这样就使胁痛的病因认识更趋完善。本篇所述,主要为内伤胁痛。

病因病机

肝居胁下,其经脉布于两胁,胆附于肝,其脉亦循于胁,故胁痛之病,主要责于肝胆。正如《景岳全书·胁痛》篇说:"胁痛之病本属肝胆二经,以二经之脉皆循胁肋故也。"又因肝主疏泄,性喜条达,所以情志失调,肝气郁结;或气郁日久,气滞血瘀,瘀血停积;或精血亏损,肝阴不足,络脉失养;或脾失健运,湿热内郁,疏泄不利等,均可导致胁痛。其具体病因病机分述如下:

(1) 肝气郁结　情志抑郁,或暴怒伤肝,肝失条达,疏泄不利,气阻络痹,而致胁痛。如《金匮翼·胁痛统论·肝郁胁痛》说:"肝郁胁痛者,悲哀恼怒,郁伤肝气。"

(2) 瘀血停着　气郁日久,血流不畅,瘀血停积,胁络痹阻,出现胁痛;或强力负重,胁络受伤,瘀血停留,阻塞胁络,致使胁痛。即《临证指南医案·胁痛》"久病在络,气血皆窒"和《类证治裁·胁痛》"血瘀者,跌仆闪挫,恶血停留,按之痛甚"之谓。

(3) 肝胆湿热　外湿内侵,或饮食所伤,脾失健运,痰湿中阻,气郁化热,肝胆失其疏泄条达,导致胁痛。如《张氏医通·胁痛》说:"饮食劳动之伤,皆足以致痰凝气聚……然必因脾气衰而致。"

(4) 肝阴不足　久病或劳欲过度,精血亏损,肝阴不足,血虚不能养肝,使脉络失养;亦能导致胁痛。如《景岳全书·胁痛》说:"凡房劳过度,肾虚羸弱之人,多有胸胁间隐隐作痛,此肝肾精虚。"《金匮翼·胁痛统论·肝虚胁痛》也说:"肝虚者,肝阴虚也。阴虚则脉绌急,肝之脉贯膈布胁肋,阴血燥则经脉失养而痛。"

综上所述,胁痛的病变主要在肝胆,其病因病机,除气滞血瘀、直伤肝胆外,同时和脾胃、肾有关。在病证方面,有虚有实,而以实证为多见。实证以气滞、血瘀、湿热为主,三者又以气滞为先。虚证多属阴血亏损,肝失所养。此外,实证日久,化热伤阴,肝肾阴虚,亦可出现虚实并见。

辨证论治

胁痛之辨证,当以气血为主。大抵胀痛多属气郁,且疼痛呈游走无定;刺痛多属血瘀,而痛有定所;隐痛多属阴虚,其痛绵绵。《景岳全书·胁痛》篇说:"但察其有形无形,可知之矣。盖血积有形而不移,或坚硬而拒按,气痛流行而无迹,或倏聚而倏散。"即明确指出了从痛的不同情况来分辨属气属血。至于湿热之胁痛,多以疼痛剧烈,且伴有口苦苔黄。现按临床常见四证,分述于下:

(1)肝气郁结

[症状] 胁痛以胀痛为主,走窜不定,疼痛每因精志而增减,胸闷气短,饮食减少,嗳气频作,苔薄,脉弦。

[证候分析] 肝气失于条达,阻于胁络,故胁肋胀痛。气属无形,时聚时散,聚散无常,故疼痛走窜不定。情志变化与气之郁结关系密切,故疼痛随情志变化而有所增减。肝经气机不畅,故胸闷气短。肝气横逆,易犯脾胃,故食少嗳气。脉弦为肝郁之象。

[治法] 疏肝理气。

[方药] 柴胡疏肝散[279]加减。方中柴胡疏肝,配香附、枳壳、陈皮以理气;川芎活血;芍药、甘草缓急止痛。胁痛重者,酌加青皮、川楝子、郁金以增强理气止痛的作用。若气郁化火,症见胁肋掣痛,心急烦躁,口干口苦,溺赤便秘,舌红苔黄,脉象弦数,可去川芎,加丹皮、栀子、黄连、川楝子、玄胡等以清肝理气、活血止痛。若气郁化火伤阴,症见胁肋隐痛,遇劳加重,心烦头晕,睡眠欠佳,舌红苔薄,少津,脉弦细,可去川芎,加当归、何首乌、杞子、丹皮、栀子、菊花等以滋阴清热。若肝气横逆,脾运失常,症见胁痛肠鸣腹泻者,可加白术、茯苓、泽泻、苡仁等以健脾止泻。若兼胃失和降,症见恶心呕吐者,可加陈皮、半夏、藿香、砂仁、生姜等以和胃止呕。

(2)瘀血停着

[症状] 胁肋刺痛,痛有定处,入夜更甚,胁肋下或见癥块,舌质紫暗,脉象沉涩。

[证候分析] 肝郁日久,气滞血瘀,或跌仆损伤,致瘀血停着,痹阻胁络,故胁痛如刺,痛处不移,入夜痛甚。瘀结停滞,积久不散,则渐成癥块。舌质紫暗,脉象沉涩,均属瘀血内停之征。

[治法] 祛瘀通络。

[方药] 旋覆花汤[331]加减。方中新绛(或用茜草代替)活血通经;旋覆花理气止痛。方中亦可酌加郁金、桃仁、玄胡、归尾等以增强理气活血之力。若瘀血较重者,可用复元活血汤[254]加减以活血祛瘀,通经活络。方中大黄、山甲、桃仁、红花破瘀散结;当归养血行瘀;柴胡疏肝行气,引药入经。若胁肋下有癥块,而正气未衰者,可加三棱、莪术、地鳖虫等以增强破瘀消坚之力。亦可服鳖甲煎丸[390]。并可参照《积聚篇》治疗。

(3)肝胆湿热

[症状] 胁痛口苦,胸闷纳呆,恶心呕吐,目赤或目黄、身黄、小便黄赤,舌苔黄腻,脉弦滑数。

[证候分析] 湿热蕴结于肝胆,肝络失和,胆不疏泄,故胁痛口苦。湿热中阻,升降失常,故胸闷纳呆,恶心呕吐。肝开窍于目,肝火上炎,则目赤。湿热交蒸,胆汁不循常道而外

溢,可出现目黄、身黄、小便黄赤。舌苔黄腻,脉弦滑数,均是肝胆湿热之征。

[治法] 清热利湿。

[方药] 龙胆泻肝汤[92]加减。方中以龙胆草泻肝胆湿热;栀子、黄芩清热泻火;木通、泽泻、车前子清热利湿。可酌加川楝子、青皮、郁金、半夏等以疏肝和胃,理气止痛。若发热、黄疸者,可加茵陈、黄柏以清热利湿除黄。若胁肋剧痛,呕吐蛔虫者,先以乌梅丸[80]安蛔,继则除蛔。若湿热煎熬,结成砂石,阻滞胆道,症见胁肋剧痛,连及肩背者,可加金钱草、海金砂、郁金及硝石矾石散[355]等以利胆排石。若热盛伤津,大便秘结,腹部胀满者,可加大黄、芒硝以泄热通便。

(4) 肝阴不足

[症状] 胁肋隐痛,悠悠不休,遇劳加重,口干咽燥,心中烦热,头晕目眩,舌红少苔,脉细弦而数。

[证候分析] 肝郁日久化热,耗伤肝阴,或久病体虚,精血亏损,不能濡养肝络,故胁肋隐痛,悠悠不休,遇劳加重。阴虚易生内热,故口干咽燥,心中烦热。精血亏虚,不能上荣,故头晕目眩。舌红少苔,脉细弦而数,均为阴虚内热之象。

[治法] 养阴柔肝。

[方药] 一贯煎[1]为主方。方中以生地、杞子滋养肝肾;沙参、麦冬、当归养阴柔肝;川楝子疏肝理气止痛。心中烦热可加炒栀子、酸枣仁以清热安神;头晕目眩可加黄精、女贞子、菊花以益肾清肝。

结语

胁痛一证,其病位主要在肝胆。形成胁痛的原因较多,临床辨证应结合兼症,分清气、血、虚、实。气滞、血瘀、湿热而致的胁痛,一般为实证;肝阴不足而致的胁痛,则为虚证。虚证和实证并不是单一和不变的,如气滞为主日久常可导致血瘀;血瘀或湿热为主,又可兼有气滞。实证化热伤阴或虚证兼有气滞,常可虚实并见。因此,在辨证时应全面分析,辨明主次。根据"通则不痛"的理论,治疗上应以通为主,实证多采用理气、化瘀、清热、利湿等法,虚证滋阴柔肝为治,同时亦可适当加入理气之品,以疏通肝气,提高疗效,但理气不宜辛燥,以免更伤其阴,可选辛平调气之品。若胁下癥块明显,可参阅《积聚篇》治疗。对于湿热煎熬,结成砂石和胆道蛔虫而致胁痛剧烈者,除上述治疗原则外,并可参阅各专篇治法。治疗胁痛除服药外,亦可配合针灸疗针,效果更好。

文献摘录

《素问·藏气法时论篇》:"肝病者,两胁下痛。"

《灵枢·经脉》:"胆足少阳之脉,是动则病口苦,善太息,心胁痛,不能转侧。"

《景岳全书·胁痛》:"胁痛有内伤外感之辨,凡寒邪在少阳经,乃病为胁痛,耳聋而呕,然必有寒热表证者,方是外感。如无表证,悉属内伤。但内伤胁痛十居八九,外感胁痛则间有之耳。"

《古今医鉴·胁痛》:"胁痛者……若因暴怒伤触,悲哀气结,饮食过度,冷热失调,颠仆伤形,或痰积流注于血,与血相搏,皆能为痛……治之当以散结顺气,化痰和血为主,平其肝而导其气,则无有不愈矣。"

《症因脉治·胁痛论》:"内伤胁痛之因……或死血停滞胁肋,或恼怒郁结,肝火攻冲,或肾水不足……皆成胁肋之痛矣。"

30 黄疸

黄疸以身黄、目黄、小便黄为主症。其中目睛黄染尤为本病的主要特征。如《素问·平人气象论篇》说："溺黄赤安卧者,黄疸……目黄者曰黄疸。"又《灵枢·论疾诊尺》篇说："身痛面色微黄,齿垢黄,爪甲上黄,黄疸也。"

黄疸的分类,始自《金匮要略·黄疸病》,有黄疸、谷疸、酒疸、女痨疸和黑疸之分,称为五疸。《诸病源候论·黄疸诸候》根据本病发病情况和出现的不同症状,区分为二十八候;《圣济总录·黄疸门》又分为九疸三十六黄。两书还都把黄疸的危重证候称之为"急黄",并都提出了"阴黄"这一证别。宋·韩祗和著《伤寒微旨论》,除论述了黄疸的"阳证"外,还特设《阴黄证篇》："伤寒病发黄者,古今皆为阳证治之……无治阴黄法。"并详述了阴黄也可由阳黄服下药太过转化而来,还提出了阴黄的辨证施治。元·罗天益著《卫生宝鉴》则进一步把阳黄与阴黄辨证施治系统化,对临床实践指导意义较大,至今仍被人们所采用。《景岳全书·黄疸》篇提出了"胆黄"这一病名,认为"胆伤则胆气败,而胆液泄,故为此证",初步认识到黄疸的发生与胆液外泄有关。对某些黄疸的传染性及严重性,在十八世纪初叶沈金鳌著《沈氏尊生书·黄疸》篇中就已有认识,他指出："又有天行疫疠,以致发黄者,俗称之瘟黄,杀人最急。"

病因病机

黄疸的病因有内外两个方面,外因多由感受外邪,饮食不节所致,内因多与脾胃虚寒,内伤不足有关,内外二因又互有关联。黄疸的病机关键是湿。正如《金匮要略·黄疸病》指出："黄家所得,从湿得之。"由于湿阻中焦,脾胃升降功能失常,影响肝胆的疏泄,以致胆液不循常道,渗入血液,溢于肌肤,而发生黄疸。阳黄多因湿热蕴蒸,胆汁外溢肌肤而发黄;如湿热夹毒,热毒炽盛,迫使胆汁外溢肌肤而迅速发黄者,谓之急黄;阴黄多因寒湿阻遏,脾阳不振,胆汁外溢所致。

(1) 感受外邪　外感湿热疫毒,从表入里,郁而不达,内阻中焦,脾胃运化失常,湿热交蒸于肝胆,不能泄越,以致肝失疏泄,胆汁外溢,浸淫肌肤,下流膀胱,使身目小便俱黄。若湿热挟时邪疫毒伤人者,其病势尤为暴急,具有传染性,表现热毒炽盛,伤及营血的严重现象称曰急黄。如《诸病源候论·急黄候》指出："脾胃有热,谷气郁蒸,因为热毒所加,故卒然发黄,心满气喘,命在顷刻,故云急黄也。"

(2) 饮食所伤　饥饱失常,或嗜酒过度,皆能损伤脾胃,以致运化功能失职,湿浊内生,郁而化热,熏蒸肝胆,胆汁不循常道,浸淫肌肤而发黄。如《金匮要略·黄疸病》说："谷气不消,胃中苦浊,浊气下流,小便不通……身体尽黄,名曰谷疸。"宋·《圣济总录·黄疸门》说："大率多因酒食过度,水谷相并,积于脾胃,复为风湿所搏,热气郁蒸,所以发为黄疸。"以上说明饮食不节,嗜酒过度,均可发生黄疸。

(3) 脾胃虚寒　素体脾胃阳虚,或病后脾阳受伤,湿从寒化,寒湿阻滞中焦,胆液被阻,溢于肌肤而发黄。如《类证治裁·黄疸》篇说："阴黄系脾脏寒湿不运,与胆液浸淫,外渍肌肉,则发而为黄。"说明寒湿内盛亦可导致黄疸。

(4) 积聚日久不消　瘀血阻滞胆道,胆汁外溢而产生黄疸。如《张氏医通·杂门》指出:"有瘀血发黄,大便必黑,腹胁有块或胀,脉沉或弦,大便不利,脉稍实而不甚弱者,桃核承气汤,下尽黑物则退。"

总之,黄疸的发生主要是湿邪为患。从脏腑来看,不外脾胃肝胆,且往往由脾胃涉及肝胆。脾主运化而恶湿,如饮食不节,嗜酒肥甘,或外感湿热之邪,均可导致脾胃功能受损。脾失健运,湿邪壅阻中焦,则脾胃升降失常;脾气不升,则肝气郁结不能疏泄;胃气不降,则胆汁的输送排泄失常;湿邪郁遏,导致胆汁浸入血液,溢于肌肤,因而发黄。阳黄和阴黄的不同点在于:阳黄之人,阳盛热重,平素胃火偏旺,湿从热化而致湿热为患。由于湿和热常有所偏盛,故阳黄在病机上有湿重于热或热重于湿之别。火热极盛谓之毒,如热毒壅盛,邪入营血,内陷心包,多为急黄;阴黄之人,阴盛寒重,平素脾阳不足,湿从寒化而致寒湿为患。同时阳黄日久,或用寒凉之药过度,损伤脾阳,湿从寒化,亦可转为阴黄。此外,常有因砂石、虫体阻滞胆道而导致胆汁外溢发黄者,病一开始即见肝胆症状,其表现也常以热证为主,属于阳黄范围。

类证鉴别

黄疸应与萎黄从病因病机和主证作如下鉴别:

(1) 病因病机:黄疸的病因为感受外邪,饮食所伤,脾胃虚寒以及积聚转化而发病。其病机为湿邪阻滞中焦或瘀血等阻滞胆道,以致胆液不循常道,溢于肌肤而发黄。萎黄的病因为虫积食滞,导致脾土虚弱,水谷不能化生精微而生气血,或失血、病后血气亏虚,气血不足,肌肤呈现黄色。

(2) 主证:黄疸以身黄、目黄、小便黄为主症。随着湿热、寒湿和瘀血内阻等的不同病机,黄色可出现鲜明、晦暗的不同。萎黄的主症是两目和小便均不黄,肌肤呈淡黄色,干萎无光泽,且常伴有眩晕耳鸣、心悸少寐等症状。

辨证论治

黄疸的证候,一般是以两目先黄,继则遍及全身,或黄如橘色而明,或如烟熏而暗。由于病机有湿热与寒湿之异,因而其病机变化及所出现的兼证,也就各有不同。

黄疸的辨证,应以阴阳为纲。阳黄以湿热为主,阴黄以寒湿为主。治疗大法,主要为化湿邪利小便。化湿可以退黄,属于湿热的清热化湿,必要时还当同时通利腑气,以使湿热下泄。属于寒湿的温中化湿。利小便主要是通过淡渗利湿,以达到湿祛黄退的目的。正如《金匮要略·黄疸病》说:"诸病黄家,但利其小便。"至于急黄热毒炽盛,邪入心营,又当以清热解毒、凉营开窍为法。

黄疸病应早发现,早治疗。《金匮要略·黄疸病》提出:"黄疸之病,当以十八日为期,治之十日以上瘥,反剧为难治。"这说明黄疸病经过妥善治疗,一般在短期内,黄疸即可消退。如果正不胜邪,病情反而加剧者,则较为难治。

阳黄

(1) 热重于湿

[症状]　身目俱黄,黄色鲜明,发热口渴,或见心中懊憹,腹部胀满,口干而苦,恶心欲吐。小便短少黄赤,大便秘结,舌苔黄腻,脉象弦数。

[证候分析]　湿热蕴蒸,胆汁外溢肌肤,因热为阳邪,故黄色鲜明。发热口渴,小便短少黄赤,是湿热之邪方盛,热耗津液,膀胱为邪热所扰,气化不利所致。阳明热盛则大便秘结,

脘气不通则腹部胀满。湿热蕴结,肝胆热盛,故苔黄腻,脉象弦数。心中懊恼,恶心欲吐,口干而苦,均为湿热熏蒸、胃浊和胆汁上逆所引起。

[治法] 清热利湿,佐以泄下。

[方药] 茵陈蒿汤[234]加味。方中茵陈为清热利湿、除黄之要药,用量宜偏重;栀子、大黄清热泻下。并可酌加茯苓、猪苓、滑石等渗湿之品,使湿热之邪从二便而去。如胁痛较甚,可加柴胡、郁金、川楝子等疏肝理气之品。如恶心欲吐,可加橘皮、竹茹。如心中懊恼,可加黄连、龙胆草。对苦寒药的应用,要随时注意热的程度和变化,如苦寒太过或日久失治,可转为湿重于热或寒湿偏胜,甚至成为阴黄。

如因砂石阻滞胆道,而见身目染黄,右胁疼痛,牵引肩背,或有恶寒发热,大便色淡灰白,宜用大柴胡汤[32]加茵陈、金钱草、郁金以疏肝利胆,清热退黄。如因虫体阻滞胆道,突然出现黄疸,胁痛时发时止,痛而有钻顶感,宜用乌梅丸[80]加茵陈、栀子以安蛔止痛,利胆退黄。

(2) 湿重于热

[症状] 身目俱黄,但不如前者鲜明,头重身困,胸脘痞满,食欲减退,恶心呕吐,腹胀,或大便溏垢,舌苔厚腻微黄,脉象弦滑或濡缓。

[证候分析] 湿遏热壅,胆汁不循常道,溢于肌肤,故身目色黄。因湿重于热,湿为阴邪,故其色不如前者鲜明。头重身困,为湿邪内阻,清阳不得发越之故。胸脘痞满,食欲减退,恶心呕吐,腹胀便溏,乃湿困脾胃,浊邪不化,脾胃运化功能减退所致。舌苔厚腻微黄,脉象弦滑或濡缓,均为湿重热轻之征。

[治法] 利湿化浊,佐以清热。

[方药] 茵陈五苓散[232]合甘露消毒丹[105]加减。前方以茵陈为主药,配以五苓散化气利湿,使湿从小便而去。后方用黄芩、木通等之苦寒清热化湿及藿香、蔻仁等芳香化浊之品,以宣利气机而化湿浊。本证迁延日久,或用药过于苦寒,可转入阴黄,则按阴黄施治。

阳黄初起见表证者,宜先用麻黄连翘赤小豆汤[328]以解表清热利湿。如热留未退,乃因湿热未得透泄,可加用栀子柏皮汤[319]以增强泄热利湿作用。在病程中如见阳明热盛,灼伤津液,积滞成实,大便不通,宜用大黄硝石汤[35]泻热去实,急下存阴。

急黄

[症状] 发病急骤,黄疸迅速加深,其色如金,高热烦渴,胁痛腹满,神昏谵语,或见衄血、便血,或肌肤出现瘀斑,舌质红绛,苔黄而燥,脉弦滑数或细数。

[证候分析] 湿热夹毒,郁而化火,热毒炽盛,故发病急骤,高热烦渴。热毒迫使胆汁外溢肌肤,则黄疸迅速加深,身面均黄,其色如金。热毒内盛,气机失调,故胁痛腹满。神昏谵语,为热毒内陷心营。如热毒迫血妄行,则见衄血、便血,或肌肤出现瘀斑。舌质红绛,苔黄而燥,脉弦滑数或细数,均为肝胆热盛、灼伤津液之象。

[治法] 清热解毒,凉营开窍。

[方药] 犀角散[366]加味。方中犀角、黄连、升麻、栀子清热凉营解毒;茵陈清热退黄。并可加生地、丹皮、玄参、石斛等药以增强清热凉血之力。如神昏谵语可配服安宫牛黄丸[151]或至宝丹[148]以凉开透窍。如衄血、便血或肌肤瘀斑重者,可加地榆炭、柏叶炭等凉血止血之品。如小便短少不利,或出现腹水者,可加木通、白茅根、车前草、大腹皮等清热利尿之品。

阴黄

[症状] 身目俱黄,黄色晦暗,或如烟熏,纳少脘闷,或见腹胀,大便不实,神疲畏寒,口

淡不渴,舌质淡苔腻,脉濡缓或沉迟。

[证候分析] 由于寒湿阻滞脾胃,阳气不宣,胆汁外泄,因寒湿为阴邪,故黄色晦暗,或如烟熏。纳少、脘闷、腹胀、大便不实、口淡不渴等症,都是湿困中土、脾阳不振、运化功能失常的表现。畏寒神疲,是阳气已虚,气血不足。舌质淡苔腻,脉濡缓或沉迟,系阳虚湿浊不化,寒湿留于阴分之象。

[治法] 健脾和胃,温化寒湿。

[方药] 茵陈术附汤[233]加味。方中茵陈、附子并用,以温化寒湿退黄。白术、干姜、甘草健脾温中。并可加郁金、川朴、茯苓、泽泻等行气利湿之品。

阳黄失治,迁延日久,或过用苦寒药物,以致脾胃阳气受伤,也可转变为阴黄,其证候、病机、治法与上述相同。如见脘腹作胀,胁肋隐痛,不思饮食,肢体困倦,大便时秘时溏,脉见弦细等症,系木郁脾虚,肝脾两病,治宜疏肝扶脾法,可用逍遥散[296]。

如胁下有癥积胀痛,固定不移,肤色暗黄,舌暗红,脉弦细,乃属气血两虚,浊邪瘀阻脉络,可用硝石矾石散[355]以化浊祛瘀软坚。

如见胁下癥块,多因黄疸日久,气滞血瘀,湿浊残留,结于胁下,并见胸胁刺痛拒按,宜服鳖甲煎丸[390]活血化瘀,并可配服逍遥散[296]以疏肝扶脾。如脾虚胃弱明显者,可配服香砂六君子汤[253]以健脾和胃。至于黄疸日久,肝脾肿大,湿浊蕴聚,致成积聚或鼓胀者,可参考有关各篇。

黄疸除服药外,饮食护理亦很重要,饮食宜新鲜清淡,不宜过食肥腻甘甜、壅脾生湿之品,忌饮酒和辛辣刺激食物,注意休息,不能劳累,并保持乐观情绪,才能有利于病体的恢复。

【附】 萎黄

萎黄一证,与黄疸有所不同,其主要症状为:两目不黄,周身肌肤呈淡黄色,干萎无光泽,小便通畅而色不黄,倦怠乏力,眩晕耳鸣,心悸少寐,大便溏薄,舌淡苔薄,脉象濡细。

本病是由于虫积食滞导致脾土虚弱,水谷不能化精微而生气血,气血衰少,既不能滋润皮肤肌肉,又不能营养脏腑,以致肌肤萎黄无光泽。此外,失血过多,或大病之后,血亏气耗,以致气血不足而发本病,临床亦属常见。

在治疗上主要是调理脾胃,益气补血,可选用黄芪建中汤[315]或人参养营汤[15]之类。由钩虫病引起者,还应给予驱虫治疗。

结语

黄疸可出现于多种疾病。临床首当辨明阴阳方予施治。一般阳黄病程较短,阴黄病程较长,急黄为阳黄之重症,应及时救治。阳黄热盛于湿者易退,湿盛于热者应防其迁延转阴,缠绵难愈。黄疸消退之后,有时并不意味病情痊愈,仍需注意健脾疏肝等善后调理,以防残湿余热不清,或肝脾气血损伤不复,迁延不愈,引起反复或转成"癥积""鼓胀"。萎黄多由气血亏虚所致,要注意鉴别,不可按黄疸施治。

文献摘录

《素问·六元正纪大论》篇:"溽暑湿热相薄……民病黄瘅。"

《伤寒论·阳明病》:"阳明病,发热、汗出者,此为热越,不能发黄也。但头汗出,身无汗,剂颈而还,小便不利,渴引水浆者,此为瘀热在里,身必发黄,茵陈蒿汤主之。""伤寒发汗已,身目为黄,所以然者,以寒湿在里不解故也。以为不可下也,于寒湿中求之。""伤寒七八日,身黄如橘子色,小便不利,腹微满者,茵陈蒿汤主之。"

《诸病源候论·急黄候》:"脾胃有热,谷气郁蒸,因为热毒所加,故卒然发黄,心满气喘,命在顷刻,故云急黄也。有得病即身体面目发黄者,有初不知是黄,死后乃身面黄者,其候得病但发热心战者,是急黄也。"

《景岳全书·黄疸》:"阳黄证多以脾湿不流,郁热所致,必须清火邪,利小水,火清则溺自清,溺清则黄自退。""阴黄证,多由内伤不足,不可以黄为意,专用清利。但宜调补心脾肾之虚以培血气,血气复则黄必尽退。""古有五疸之辨,曰黄汗、曰黄疸、曰谷疸、曰酒疸、曰女痨疸。总之汗出染衣如柏汁者,曰黄汗;身面眼目黄如金色,小便黄而无汗者,曰黄疸;因饮食伤脾而得者,曰谷疸;因酒后伤湿而得者,曰酒疸;因色欲伤阴而得者,曰女痨疸。虽其名目如此,总不出阴阳二证,大多阳证多实,阴证多虚,虚实弗失,得其要矣。"

《临证指南医案·疸》:"阳黄之作,湿从火化,瘀热在里,胆热液泄,与胃之浊气共并,上不得越,下不得泄,熏蒸遏郁,侵于肺则身目俱黄,热流膀胱,溺色为之变赤,黄如橘子色,阳主明,治在胃。阴黄之作,湿从寒化,脾阳不能化热,胆液为湿所阻,渍于脾,浸淫肌肉,溢于皮肤,色如熏黄,阴主晦,治在脾。"

31　积聚

积聚是腹内结块，或痛或胀的病证。积和聚有不同的病情和病机：积是有形，固定不移，痛有定处，病属血分，乃为脏病；聚是无形，聚散无常，痛无定处，病属气分，乃为腑病。《难经·五十五难》说："故积者，五脏所生；聚者，六腑所成也。积者，阴气也，其始发有常处，其痛不离其部，上下有所终始，左右有所穷处；聚者，阳气也，其始发无根本，上下无所留止，其痛无常处，谓之聚。故以是别知积聚也。"《金匮要略·五脏风寒积聚病脉证并治》："积者，脏病也，终不移；聚者，腑病也，发作有时，展转痛移，为可治。"一般说，聚病较轻，为时尚暂，故易治；积病较重，为时较久，积而成块，故难治。

又如癥瘕证，大抵属于积聚之类。如《诸病源候论·癥瘕候》："癥瘕者，皆由寒温不调，饮食不化，与脏器相搏结所生也。其病不动者，直名为癥，若病虽有结瘕而可推移者，名为癥瘕。瘕者假也，谓虚假可动也。"由此可知，癥与积都具有形可征，坚硬不移的特点；瘕与聚皆有聚散无常的症状。因此，积与癥，聚与瘕均为同一类的疾病。

此外，《诸病源候论》记载的"癖块"、《太平圣惠方》记载的"疙癖"、《医宗必读》记载的"痞块"等，按其病机的症状，均可归入积聚的范围，本篇不一一叙述。

积和聚在病情和病机上虽有不同，但二者病因相同，病机相关，故并而讨论。

病因病机

积聚的发生，多因情志郁结，饮食所伤，寒邪外袭以及病后体虚，或黄疸、疟疾等经久不愈，以致肝脾受损，脏腑失和，气机阻滞，瘀血内停，或兼痰湿凝滞，而成积聚。故《景岳全书·积聚》篇说："积聚之病，凡饮食、血气、风寒之属皆能致之。"聚证以气机阻滞为主，积证以瘀血凝滞为主。但气滞日久，可致血瘀而成有形之积，有形之血瘀，亦必阻滞气机，故积聚在病机上有区别，亦有一定联系。积聚日久，均可导致正虚，一般初病多实，久病多虚。

（1）情志失调　情志抑郁，肝气不疏，脏腑失和，气机阻滞，脉络受阻，血行不畅，气滞血瘀，日积月累而成。如《金匮翼·积聚统论》篇说："凡忧思郁怒，久不得解者，多成此疾。"

（2）饮食所伤　酒食不节，饥饱失宜，损伤脾胃，脾失健运，不能输布水谷之精微，湿浊凝聚成痰，痰阻气机，血行不畅，脉络壅塞，痰浊与气血搏结，乃成本病。亦有饮食不调，因食遇气，食气交阻，气机不畅，而成聚证者。《景岳全书·痢疾·论积垢》说："饮食之滞，留蓄于中，或结聚成块，或胀满鞭痛，不化不行，有所阻隔者，乃为之积。"以上说明饮食所伤可成积聚。

（3）感受寒湿　寒湿侵袭，脾阳不运，湿痰内聚，阻滞气机，气血瘀滞，积块乃成。如《灵枢·百病始生》篇说："积之始生，得寒乃生。"亦有风寒侵袭，复因饮食所伤，脾失健运，湿浊不化，凝聚成痰，风寒痰食诸邪与气血互结，壅塞脉络，渐成本病。如《景岳全书·积聚》说："不知饮食之滞，非寒未必成积，而风寒之邪非食未必成形，故必以食遇寒，以寒遇食，或表邪未清，过于饮食，邪气相搏，而积斯成矣。"

亦有外感寒邪，复因情志内伤，气因寒遏，脉络不畅，阴血凝聚而成积。如《灵枢·百病始生》篇说："卒然外中于寒，若内伤于忧怒，则气上逆，气上逆则六俞不通，温气不行，凝血蕴裹而不散,津液涩渗,著而不去,而积皆成矣。"以上二者说明,内外合邪,皆可成为积聚。

(4) 它病转移　黄疸病后,或黄疸经久不退,湿邪留恋,阻滞气血;或久疟不愈,湿痰凝滞,脉络痹阻;或感染血吸虫,虫阻脉道,肝脾气血不畅,血络受阻。以上因素均可导致积聚。

本病的病因虽有多端,但其病机,主要是气滞而导致血瘀内结。至于湿热、风寒、痰浊,均是促成气滞血瘀的间接因素。同时本病的形成与正气强弱密切相关。正如《素问·经脉别论篇》说:"勇者气行则已,怯者则著而为病也。"本病的病机演变亦与正气有关,一般初病多实,久则多虚实夹杂,后期则正虚邪实。若血瘀内结,气机不得宣畅,或正虚邪实,气虚血瘀更甚,则积块增大更快。脾胃运化日衰,影响精血化生,正气愈虚,积块留著则不易消。若肝脾统藏失职,或瘀热灼伤血络,可致出血;若湿热蕴结中焦,可出现黄疸;如水湿泛滥,亦可出现腹满肢肿等症。

类证鉴别

积聚应与痞满相鉴别。痞满是一种自觉症状,感觉腹部(主要是胃脘部)痞塞不通,胀满难忍,但不能触及到块物。若"痞块"则属于积聚范围。

辨证论治

积聚之证,按其病情和病机的不同,分别为积为聚;但就临床所见,每有先因气滞成聚,日久则血瘀成积,由于在病机上不能绝对划分,故前人每以积聚并称。为了临证便于掌握,所以分别叙述。治疗上,《医宗必读·积聚》曾提出分初、中、末三个阶段的治疗原则很有现实意义。认为"初者,病邪初起,正气尚强,邪气尚浅,则任受攻;中者,受病渐久,邪气较深,正气较弱,任受且攻且补;末者,病魔经久,邪气侵凌,正气消残,则任受补"。所以临床应根据病史长短,邪正盛衰,伴有症状,辨明虚实的主次。若气滞血阻者,予以理气活血;血瘀为主者,予以活血化瘀散结;正虚瘀结者,应采用补正祛瘀之法。若病久正气大虚者,则又当补益气血,培本为主。由于气聚可导致血瘀成积,积久正衰较甚,聚赘正衰较浅,所以在气聚阶段应予及时治疗,以免聚而成积,终属难治。

积聚日久,损伤气血,故在治疗上要始终注意保护正气,攻伐之药,用之不宜过度,邪衰应扶正达邪,以免伤正。正如《素问·六元正纪大论篇》说:"大积大聚,其可犯也,衰其大半而止。"

聚证

(1) 肝气郁滞

[症状]　腹中气聚,攻窜胀痛,时聚时散,脘胁之间时或不适,苔薄,脉弦。

[证候分析]　肝失疏泄,气结成形作梗或气机逆乱,故腹中气聚,攻窜胀痛,气散则胀痛,即止。脘胁之间时或不适,脉弦,均为肝气不疏、气机不利之象。

[治法]　疏肝解郁,行气消聚。

[方药]　以逍遥散为主方[296]。方中柴胡、白芍疏肝、柔肝;当归养血柔肝,薄荷散郁;白术、茯苓、甘草调理脾胃。如气滞较甚者,可加香附、青皮、广木香等疏肝理气之品。如兼瘀象者,加玄胡、莪术等。如年老或体虚者,可加党参以顾其虚。如寒湿中阻,症见脘腹痞满,食少纳呆,舌苔白腻,脉象弦缓者,可用木香顺气散[54]以温中散寒,行气化湿。

(2) 食滞痰阻

[症状]　腹胀或痛,便秘,纳呆,时有如条状物聚起在腹部,重按则胀痛更甚,舌苔腻,脉弦滑。

［证候分析］ 食滞肠道,脾运失司,湿痰内生,痰食互阻,气机不畅,故见胀痛,便秘,纳呆。痰食阻滞,气聚不散,故腹部有条状物出现。苔腻,脉弦滑,均为湿痰和气滞之征象。

［治法］ 导滞通便,理气化痰。

［方药］ 以六磨汤[69]为主方。方中大黄、枳实、槟榔化滞通便;沉香、木香、乌药理气祛湿。食痰下达,气机通畅,则瘕聚自散。如痰湿盛者,可加陈皮、半夏、茯苓以增强化痰和中之力。

若痰湿较重,兼有食滞,腑气虽通,苔腻不化者,可用平胃散[98]加山楂、六曲等以健脾消导,燥湿化痰。

聚证虽实证多见,但反复发作,脾气损伤,可常服香砂六君子汤[253],健脾和中,以扶正气。

积证

(1) 气滞血阻

［症状］ 积块软而不坚,固着不移,胀痛并见,舌苔薄,脉弦。

［证候分析］ 气滞血阻,脉络不和,积而成块,故胀痛并见,固着不移。病属初起,积犹未久,故软而不坚。脉弦为气滞之象。

［治法］ 理气活血,通络消积。

［方药］ 以金铃子散[219]和失笑散[116]为主方。方中以金铃子疏肝理气;玄胡活血止痛;并以失笑散活血化瘀,气血流通,通则不痛,积块可散。

若气滞血阻较甚,兼有寒象者,可用大七气汤[23]。方中青皮、陈皮、桔梗、香附、藿香行气散结,桂心、三棱、莪术温通血络,软坚散结。

若见寒热身痛,舌苔白腻,脉浮弦大者,是兼外感风寒之表证。宜宣表理气,通滞去积,可用五积散[64]。本方汇集解表、散寒、祛湿、化痰、行气、利水、活血、通络、温中、止痛之药于一炉,以治积证初起又兼外感,气机不利所致的一系列阻滞不通的证候,能使其逐步消散。若积久正虚,非本方所能奏效。

(2) 瘀血内结

［症状］ 腹部积块明显,硬痛不移,面黯消瘦,纳减乏力,时有寒热,女子或见月事不下,舌苔薄边暗或质紫或见瘀点,脉细涩。

［证候分析］ 积块日久,明显增大,硬痛不移,面黯,是气血凝结,脉络阻塞,血瘀日甚。纳减乏力,消瘦,时有寒热,系营卫不和、脾胃失调所致。女子月事不下,舌暗紫,脉细涩,均示病在血分,瘀血内结之象。

［治法］ 祛瘀软坚,兼调脾胃。

［方药］ 以膈下逐瘀汤[379]为主方。方中当归、川芎、桃仁、红花、赤芍、五灵脂、丹皮、玄胡活血化瘀;香附、乌药、枳壳行气止痛;甘草益气缓中。并可加川楝子、三棱、莪术等以增强祛瘀软坚之力。如积块大而坚硬作痛,可合用鳖甲煎丸[390]以化瘀软坚,并有补益之功。以上两方,可与六君子汤[67]间服,以补益脾胃,为攻补兼施之法。

(3) 正虚瘀结

［症状］ 积块坚硬,疼痛逐渐加剧,面色萎黄或黧黑,消瘦脱形,饮食大减,舌质淡紫,舌光无苔,脉细数或弦细。

［证候分析］ 积块日久,血络瘀结,故日益坚硬,疼痛加剧。中气大伤,运化无权,故饮

食大减,消瘦脱形。血瘀日久,新血不生,营气大虚,故面色萎黄,甚则黧黑。舌质淡紫无苔,脉细数或弦细,均为气血耗伤、津液枯竭、血瘀气机不利之象。

[治法] 大补气血,活血化瘀。

[方药] 以八珍汤[17]合化积丸[72]为主方。积块日久,正气大伤,方用八珍汤以大补气血。如舌光无苔,脉象细数,阴伤甚者,可加生地、北沙参、石斛等以养其津液。虽正气大伤,但积块坚硬,气血瘀滞,故用化积丸以软坚破瘀活血而图缓功,不能急于求成。

积证不论初起或久积,均可配合外治法,临床上一般采用阿魏膏[202]或水红花膏[82],有助于消积散瘀。

结语

积和聚均是指腹内有结块,或痛或胀的病证。二者虽然病因有相同,病机有联系,但其病机和证候必须严格区别,辨证治疗。聚证病在气分,为时尚暂,病情较轻,尚易治疗。积证由于气血痰湿壅塞,痹阻血络,瘀结为患,积而成块,为时较久,病情较重,故治疗上必须掌握正邪虚实的关系。一般初起邪实正未衰,以攻为主;中期邪伤正气,则宜攻补兼施;后期正气大伤,应在培补气血扶正的基础上,酌加攻瘀之剂。攻药可用消积、软坚、化痰之品以达逐渐化积,不可妄用下药。正如《丹溪心法·积聚痞块》篇说:"凡积病不可用下药,徒损真气,病亦不去,当用消积药使之融化。"同时积证日积月累,非伊朝夕,攻伐之品,亦当有渐,过则伤正,正气伤则不能运化,而邪反固,不可不慎。

积证始起,若能治疗及时,医护得当,可望痊愈或好转。若病邪久稽,脾失转输,三焦决渎不利,血瘀络阻,水湿内聚,则有转为鼓胀的可能。

积证见有黄疸,或见吐血、便血,或后期转为鼓胀,均属重证,可参照有关各篇辨证治疗。

文献摘录

《灵枢·五变》:"人之善病肠中积聚者,何以候之? 答曰:皮肤薄而不泽,肉不坚而淖泽,如此则肠胃恶,恶则邪气留止,积聚乃伤脾胃之间,寒温不次,邪气稍至,蓄积留止,大聚乃起。"

《难经·五十五难》:"病有积、有聚,何以别之? 然:积者,阴气也;聚者,阳气也。故阴沉而伏,阳浮而动。气之所积名曰积,气之所聚名曰聚。故积者,五脏所生;聚者,六腑所成也。积者,阴气也,其始发有常处,其痛不离其部,上下有所终始,左右有所穷处;聚者,阳气也,其始发无根本,上下无所留止,其痛无常处,谓之聚。故以是别知积聚也。"

《景岳全书·积聚》:"积聚之病,凡饮食、血气、风寒之属,皆能致之,但曰积曰聚,当详辨也。盖积者,积垒之谓,由渐而成者也;聚者,聚散之谓,作止不常者也。由此言之,是坚硬不移者,本有形也,故有形者曰积;或聚或散,本无形也,故无形者曰聚。诸有形者,或以饮食之滞,或以脓血之留,凡汁沫凝聚,旋成癥块者,皆积之类,其病多在血分,血有形而静也。诸无形者,或胀或不胀,或痛或不痛,凡随解随发,时来时往者,皆聚之类,其病多在气分,气无形而动也。"

《张氏医通·积聚》:"李士材曰,按积之成也,正气不足,而后邪气踞之。然攻之太急,正气转伤,初中末三法,不可不讲也。初者病邪初起,正气尚强,邪气尚浅,则任受攻;中者受病渐久,邪气较深,正气较弱,任受且攻且补;末者病根经久,邪气侵凌,正气消残,则任受补。盖积之为义,日积月累,匪朝伊夕,所以去之亦当有渐,太急则伤正气,正伤则不能运化,而邪反固矣。余尝用阴阳攻积丸通治阴阳二积,药品虽峻,用之有度,补中数日,然后攻伐,不问其积去多少，又与补中；待其神壮而复攻之，屡攻屡补，以平为期。经曰，大积大聚，其可犯也，衰其大半而止，过则死。故去积及半，纯与甘温调养，使脾土健运，则破残之余积，不攻自走，必欲攻之无余，其不遗人夭殃者鲜矣。经曰，壮则气行则已，怯者则著而成病。洁古云，壮人无积，惟虚人则有之。皆由脾胃怯弱，气血两衰，四气有感，皆能成积。若遽以磨坚消积之药治之，疾似去而人已衰，药过则依然，气愈消，痞愈大，竟何益哉。善治者，当先补虚，使血气壮，积自消也。不问何脏，先调其中，使能饮食，是其本也。虽然，此为轻浅者言耳，若夫大积大聚，不搜而逐之，日进补养，无益也，审知何经受病，何物成积，见之既确，发直入之兵以讨之，何患其不愈。"

32 鼓胀

鼓胀，是据腹部膨胀如鼓而命名。以腹胀大，皮色苍黄，脉络暴露为特征。《灵枢·水胀》篇载："鼓胀何如？岐伯曰：腹胀，身皆大，大与肤胀等也。色苍黄，腹筋起，此其候也。"

本病在各家方书中有许多不同的名称，如"水蛊""蛊胀""膨脝""蜘蛛蛊""单腹蛊"等。隋·巢元方《诸病源候论·水蛊候》说："此由水毒气结聚于内，令腹渐大，动摇有声……名水蛊也。"明·李中梓《医宗必读·水肿胀满》说："在病名有鼓胀与蛊胀之殊。鼓胀者，中空无物，腹皮绷急，多属于气也。蛊胀者，中实有物，腹形充大，非虫即血也。"明·戴思恭著《证治要诀·蛊胀》说："盖蛊与鼓同，以言其急实如鼓，非蛊毒之蛊也，俗称之膨脝，又谓之蜘蛛病。"明·张景岳《景岳全书·气分诸胀论治》篇说："单腹胀者，名为鼓胀，以外虽坚满，而中空无物，其象如鼓，故名鼓胀。又或以血气结聚，不可解散，其毒如蛊，亦名蛊胀。且肢体无恙，胀惟在腹，故又名为单腹胀。"以上记载名虽不同，其实都是《内经》所说的鼓胀病。

本病的成因，《素问·阴阳应象大论》认为是浊气在上。《诸病源候论》认为本病与感染"水毒"有关。朱丹溪与张景岳认为情志抑郁，饮食不节，或饮酒过度，都是鼓胀的原因。喻嘉言则认为癥瘕、积块，日久可转为鼓胀。总之，本病的病因主要由于：酒食不节，情志所伤，血吸虫感染，及其他疾病转变等。其病机，由于肝、脾、肾三脏受病，气、血、水瘀积腹内，以致腹部日渐胀大，而成鼓胀。

本病的分类，前人据病因病机有"气鼓""血鼓""水鼓""虫鼓"之称，但气、血、水三者，每互相牵连为患，仅有主次之分，而非单独为病。正如清·何梦瑶《医碥·肿胀》篇分析："气水血三者，病常相因，有先病气滞而后血结者；有病血结而后气滞者；有先病水肿而血随败者；有先病血结而水随蓄者。"本病的病因与正邪关系，比较复杂，病机多为本虚标实，虚实互见，故治疗宜谨据病机，攻补兼施为基本原则。

病因病机

（1）酒食不节　嗜酒过度，饮食不节，损伤脾胃。脾虚则运化失职，酒湿浊气蕴聚中焦，清浊相混，壅阻气机，肝失条达，气血郁滞，脾虚愈甚，进而波及于肾，开阖不利，水浊渐积渐多，终至水不得泄，遂成鼓胀。

（2）情志所伤　情志怫郁，气机失于调畅，以致肝气郁结，久则气滞血瘀。肝失疏泄，横逆而乘脾胃，运化失常，水湿停留，进而壅塞气机，水湿气血停瘀蕴结，日久不化，浸渐及肾，开阖不利，三脏俱病，而成鼓胀。

（3）血吸虫感染　血吸虫感染后，未及时治疗，晚期内伤肝脾，脉络瘀塞，气机不畅，升降失常，清浊相混，气、血、水停瘀腹中，而成鼓胀。

（4）黄疸、积聚等病，迁延日久，而成鼓胀　黄疸本由湿热或寒湿停聚中焦，久则肝脾俱伤，气血凝滞，脉络瘀阻，升降失常，终至肝脾肾三脏俱病而成鼓胀。积聚由于气郁与痰瘀凝结，久则气血壅滞更甚，脾失健运，肾失开阖，逐渐形成鼓胀。

鼓胀的病因，虽分上述四个方面，但形成本病的病机，首先在于肝脾的功能彼此失调，肝气郁遏日久,势必木郁克土,即《金匮·脏腑经络先后病脉证》:"见肝之病,知肝传脾。"在病证上可出现气滞湿阻,脾失健运,湿浊不化,阻滞气机,既可化热而出现湿热蕴结的病证,又可由于患者素体阳虚或久病湿从寒化而出现寒湿困脾的病证。肝脾俱病,肝气郁滞,血气凝聚,隧道壅塞,可见肝脾血瘀证。脾之运化失职,清阳不升,水谷之精微不能输布以奉养他脏,浊阴不降,水湿不能转输以排泄体外,病延日久,肝脾日虚,进而累及肾脏亦虚。肾阳虚,无以温养脾土,使脾阳愈虚而成脾肾阳虚证。肾阴虚,肝木失其滋荣,或素体阴虚,亦可出现肝肾阴虚证。以上病证即成为临床辨证论治的依据。鼓胀因肝、脾、肾功能相互失调,终至气滞、血瘀、水停腹中,正如喻嘉言《医门法律·胀病论》说:"胀病亦水外水裏、气结、血瘀。"由于肝、脾、肾功能彼此失调,脏腑虚者愈虚,气、血、水壅结腹中,水湿不化,实者愈实,故本虚标实,虚实交错,为本病的主要病机特点。

类证鉴别

鼓胀可与水肿相鉴别。重点可从病因病机和临床主证加以鉴别。

(1) 病因病机 鼓胀的病因,主要是由于酒食不节,情志内伤,血吸虫感染以及其他疾病转化而成。其病机涉及肝、脾、肾三脏功能相互失调,形成气滞、血瘀、水停腹中。水肿的病因则主要由于风邪外袭,感受水湿,饮食伤脾以及劳倦伤肾等引起。其病机涉及肺、脾、肾三脏相干,水液不能正常通调、输布、施泄,以致水溢肌肤而成水肿。

(2) 临床主证 鼓胀以腹部胀大,甚则腹大如鼓。初起腹部胀大但按之尚柔软,逐渐坚硬,以至脐心突起,四肢消瘦。如脾肾阳虚,水湿过盛,后期亦可见四肢浮肿。如肝脾血瘀者,可见腹部脉络显露,颈胸部出现血痣或血缕,以及衄血、吐血。湿热盛者,可出现两目及皮肤发黄。水肿初起,大都从眼睑部开始,继则延及头面四肢以至全身,亦有从下肢开始水肿后及全身,后期病势严重可见腹胀满、胸闷和气喘不得平卧等症。

此外,鼓胀在腹部胀大方面,由于病证不同,其症状亦有差异,如气滞湿阻证,腹胀按之不坚,多胁下胀满或疼痛。寒湿困脾证,腹大胀满,按之如囊裹水。湿热蕴结证,腹大坚满,脘腹撑急。肝脾血瘀证,腹大坚满,多胁腹刺痛,脉络怒张。脾肾阳虚证,腹大但胀满不甚,早宽暮急。肝肾阴虚,腹大胀满不舒。这些均需在临证时予以鉴别。

辨证论治

本病在辨证方面,根据病程和正邪关系,一般发病初期多肝脾失调,气滞湿阻。根据病机,分清气滞、血瘀、湿热和寒湿的偏盛,分别采用理气祛湿,行气活血,健脾利水等法,必要时亦可暂时用峻剂逐水。病程日久,或素体虚弱,病机可出现脾肾阳虚或肝肾阴虚,治宜健脾温肾和滋养肝肾。本病的病机由于本虚标实,虚实挟杂,故治疗需注意攻补兼施,补虚不忘实,泄实不忘虚。

(1) 气滞湿阻

[症状] 腹胀按之不坚,胁下胀满或疼痛,饮食减少,食后作胀,嗳气不适,小便短少,舌苔白腻,脉弦。

[证候分析] 由于肝气郁滞,脾运不健,湿阻中焦,浊气充塞,故腹胀不坚。肝失条达,络气痹阻,故胁下胀满疼痛。气滞中满,脾胃运化失职,故食少易胀,嗳气不适。气壅湿阻,水道不利,故小便短少。脉弦,苔白腻,为肝郁湿阻之象。本证失治或误治,湿邪可热化或寒化。

[治法] 疏肝理气,行湿散满。

[方药] 柴胡疏肝汤[279]或胃苓汤[241]加减。如胁下胀满疼痛较重,胸闷气短,脉弦,肝气郁滞为主者,可用柴胡疏肝汤。方中以柴胡、枳壳、赤芍、川芎、香附加郁金、川楝子、青皮以疏肝解郁为主;陈皮、甘草顺气和中。如苔腻微黄,口干而苦,脉弦数,气郁化热者,可加丹皮、栀子;如头晕、失眠、舌质红、脉弦细数,气郁化热伤阴者,可加制首乌、枸杞子、女贞子、白芍等滋阴之品;如胁下刺痛不移,面青舌紫,脉弦涩,气滞血瘀者,可加延胡索、莪术、丹参等活血化瘀之品;小便短少,可加茯苓、泽泻等利水药物。

如食少腹胀甚,小便短少,舌苔腻,质淡体胖,脉弦滑,脾虚湿阻为主者,可用胃苓汤。方中白术、茯苓、猪苓、泽泻健脾利湿;桂枝辛温通阳,助膀胱之气化而增强利水之力;苍术、陈皮、厚朴行湿散满。可加郁金、青皮、香附以疏肝理气。如舌苔黄腻,口苦干而不欲饮,小便短赤,脉弦滑而数,湿阻化热者,上方可去桂枝,加栀子、茵陈等以清热燥湿;如精神困倦,大便溏薄,舌苔白腻,质淡体胖,脉缓,寒湿偏重者,上方可加干姜、砂仁等以增强温阳化湿之力。

(2)寒湿困脾

[症状] 腹大胀满,按之如囊裹水,甚则颜面微浮,下肢浮肿,脘腹痞胀,得热稍舒,精神困倦,怯寒懒动,小便少,大便溏,舌苔白腻,脉缓。

[证候分析] 由于脾阳不振,寒湿停聚,水蓄不行,故腹大胀满,按之如囊裹水。寒水相搏,中阳不运,故脘腹痞胀,得热稍舒。脾为湿困,阳气失于舒展,故精神困倦,怯寒懒动。寒湿困脾,兼伤肾阳,水液不行,故小便少,大便溏,下肢浮肿。苔白腻,脉缓,均是湿胜阳微之候。

[治法] 温中健脾,行气利水。

[方药] 实脾饮[217]为主方。本方振奋脾阳,温运水湿。方中白术、附子、干姜、甘草振奋脾阳,温化水湿;木瓜、大腹皮、茯苓以行气利水;厚朴、木香、草果、大枣以理气健脾燥湿。如水湿过重,可加肉桂、猪苓、泽泻以助膀胱之气化而利小便;如气虚息短者,可酌加黄芪、党参以补肺脾之气;如胁腹痛胀,可加郁金、青皮、砂仁等以理气宽中。

(3)湿热蕴结

[症状] 腹大坚满,脘腹撑急,烦热口苦,渴不欲饮,小便赤涩,大便秘结或溏垢,舌边尖红,苔黄腻或兼灰黑,脉象弦数,或有面目皮肤发黄。

[证候分析] 由于湿热互结,浊水停聚,故腹大坚满,脘腹撑急。湿热上蒸,浊水内停,故烦热口苦,渴不欲饮。湿热阻于肠胃,故大便秘结或溏垢。湿热下注,气化不利,故小便赤涩。如湿热熏蒸肌肤,则面目皮肤发黄。舌红,苔黄腻灰黑,脉弦数,均为湿热壅盛,病在肝脾之象。

[治法] 清热利湿,攻下逐水。

[方药] 清热利湿,宜用中满分消丸[57]合茵陈蒿汤[234]加减。攻下逐水可暂用舟车丸[161],得泄下即止。中满分消丸用黄芩、黄连、知母等以清热化湿;厚朴、枳壳、半夏、陈皮等以理气燥湿;茯苓、猪苓、泽泻等以淡渗利湿。如热重发黄者,可去人参、干姜,或改用茵陈蒿汤加味以清利湿热;如小便赤涩不利者,可加陈胡芦、滑石、蟋蟀粉(另吞服)以行水利窍。

若病势突变,骤然大量吐血、下血,系热迫血溢,症情危急,可用犀角地黄汤[365]加参三七、仙鹤草、地榆炭等以清热凉血,活血止血。

本证又有湿热蒙闭心包,神识昏迷者,亦属危候。如昏迷前烦躁失眠,狂叫不安,逐渐转入昏迷者,证属热入心包,可用安宫牛黄丸[151]或至宝丹[148]以清热凉开透窍。如昏迷前静卧嗜睡,语无伦次,转入昏迷者,证属痰湿蒙闭心包,可用苏合香丸[174]以芳香温开透窍。本证日久或误治可出现气滞血瘀或湿从寒化,可参照有关病证治疗。

(4) 肝脾血瘀

[症状] 腹大坚满,脉络怒张,胁腹刺痛,面色黧黑,面颈胸臂有血痣,呈丝纹状,手掌赤痕,唇色紫褐,口渴,饮水不能下,大便色黑,舌质紫红或有紫斑,脉细涩或芤。

[证候分析] 瘀血阻于肝脾脉络之中,隧道不通,致水气内聚,故腹大坚满,脉络怒张,胁腹刺痛。瘀热蕴阻下焦,病邪日深,入肾则面色黧黑,入血则面颈胸臂等处出现血痣,手掌赤痕,唇色紫褐。由于水浊聚而不行,故口渴饮水不能下。大便色黑,乃阴络之血外溢。舌紫红或有紫斑,脉象细涩,乃血瘀停滞之征。失血时则见芤脉。

[治法] 活血化瘀,行气利水。

[方药] 调营饮[291]加减。方中当归、川芎、赤芍等以活血化瘀;莪术、延胡索、大黄以散气破血;瞿麦、槟榔、葶苈子、赤苓、桑白皮等以行气利尿。本方为急则治其标之法。如大便色黑,可加参三七、侧柏叶等化瘀止血;如水胀满过甚,脉弦数有力,体质尚好,可任攻逐者,可暂用舟车丸[161]、十枣汤[11]以攻逐水气,水气减乃治其瘀,但须时时注意脾胃之气,不可攻伐太过,攻后虽有瘀实之证,宜缓缓消之,或攻补兼施,不能强求速效。如病势恶化,亦可见大量吐血、下血或神志昏迷危候,治按前列各法。

(5) 脾肾阳虚

[症状] 腹大胀满不舒,早宽暮急,面色苍黄,或呈㿠白,脘闷纳呆,神倦怯寒,肢冷或下肢浮肿,小便短少不利,舌质胖淡紫,脉沉弦无力。

[证候分析] 脾肾阳气不运,水寒之气不行,故腹胀大不舒,入暮尤甚。脾阳虚不能运化水谷,故脘闷纳呆。阳气不能敷布于内外,故神倦怯寒肢冷。若水湿下注,则下肢浮肿。肾阳不足,膀胱气化不行,故小便短少。面色苍黄或㿠白,均为脾肾阳虚的表现。舌体胖淡紫,脉沉弦无力,均为脾肾阳虚、内有瘀血之象。

[治法] 温补脾肾,化气行水。

[方药] 附子理中丸[200]合五苓散[62]《济生》肾气丸[243]等方。偏于脾阳虚的,用于附子理中丸合五苓散,以温中扶阳,化气行水;如偏于肾阳虚的,用《济生》肾气丸以温肾化气行水,或与附子理中丸交替服用。

(6) 肝肾阴虚

[症状] 腹大胀满,或见青筋暴露,面色晦滞,唇紫,口燥,心烦,失眠,牙宣出血,鼻时衄血,小便短少,舌质红绛少津,脉弦细数。

[证候分析] 肝肾阴虚,津液不能输布,水液停聚中焦,血瘀不行,故腹胀大,甚者青筋暴露,小便短少,面色晦滞。心烦,失眠,衄血,均为阴虚内热、热伤阳络之象。阴虚津液不能上承,故口燥。舌红绛少津,脉弦细数,亦是肝肾阴血亏损之象。

[治法] 滋养肝肾,凉血化瘀。

[方药] 六味地黄丸[68]或一贯煎[1]合膈下逐瘀汤[379]加减。六味地黄丸重在滋养肝肾。一贯煎养阴柔肝。膈下逐瘀汤重点在于活血化瘀。

如内热口干,舌绛少津,加玄参、石斛、麦冬以清热生津;如腹胀甚,加莱菔子、大腹皮以行气消胀;如兼有潮热、烦躁、失眠,加银柴胡、地骨皮、炒栀子、夜交藤;如小便少,加猪苓、滑石、白茅根，或少加肉桂心以反佐之，以化气行水；如齿鼻衄血，加仙鹤草、鲜茅根之类以凉血止血；如阴虚阳浮，症见耳鸣，面赤颧红，加龟版、鳖甲、牡蛎等以滋阴潜阳。

本证后期，病势恶化，可见吐血、下血及神志昏迷等危候，治按前列各法。

此外，鼓胀如水邪难退，正虚不甚者，还可酌情选用下列逐水利尿剂：

① 牵牛子粉：每次吞服1.5~3克，每天1~2次。

② 禹功散：牵牛子120克，小茴香30克，共研细末，每次吞服1.5~3克，每天1~2次。

③ 甘遂末：每次吞服0.5~1克，装入胶囊，每日吞服1~2次。

前二方药力较缓，第三方药力较猛，用量可以适当增减。全国各地对逐水的方药甚多，兹不备载，可以就地选用。

结语

鼓胀系属重症，如能及早治疗，辨证用药，效果尚好，或带病延年。本病肝脾肾功能彼此失调，病机复杂，根据正邪关系和病机演变，在辨证上虽分六类，但在临证时，往往不能截然分开，如湿热蕴结或肝肾阴虚等证，亦可同时出现肝脾血瘀证的某些证候，故治疗时宜权衡主次和轻重，随证治之。在病机上由于本病本虚标实，虚实挟杂，所以在治疗过程中，应注意不宜攻伐过猛。《素问·阴阳应象大论篇》说"中满者，泻之于内"，但这是指实证而言，本病必须遵循《素问·六元正纪大论篇》所谓"衰其大半而止"的原则。对湿热蕴结，肝脾血瘀两证，如病机上出现水液过盛，或热结于里，形证俱实，正气未衰，可暂用逐水峻剂，但中病即止，切勿多用，免伤脾胃。逐水之方，可以舟车丸为代表，此方系从十枣汤化裁而来，长于攻逐水邪，但内服后，常出现不同程度的泛恶、呕吐、腹痛、头晕等反应，水泻后，又觉异常疲乏，可见其损伤脾胃、戕贼元气的严重性。

使用峻剂逐水或逐水太过，不仅有损伤脾胃之弊，且对正虚邪实、隧道阻塞，而又有出血倾向的病人，如攻逐不慎，或活血破瘀过猛，常易引起脉络破裂，导致吐血、便血，更使病情恶化，后果严重。

本病在药物治疗的同时，还必须注意精神和生活上的调摄。如清·沈金鳌《沈氏尊生书·肿胀源流》说："先令却盐味，厚衣衾，断妄想，禁忿怒。"食盐有凝涩助水之弊，临床上一般采用低盐饮食。在尿量特别减少时，给予无盐饮食，待腹胀消除，经过一段时期，酌情逐渐增加食盐量。其次如安心静养，解除顾虑，注意保暖，防止正虚邪袭，发生他变，都非常重要。

关于本病的预后，若病至晚期，腹大如瓮，脉络怒张，脐心突起，便如鸭溏，四肢瘦削者，预后多不良。同时由于病机和正邪盛衰之不同，预后亦有差异。一般说气滞湿阻证，病机主要在肝脾二脏，病程多在早期，正气未衰，及时治疗，预后尚好。寒湿困脾证和脾肾阳虚证，病机主要在脾肾阳虚，水寒过盛，随着温中健脾，通阳利水的治疗，可以逐渐邪祛正复，由于病机较一致，不失于及时治疗，一般预后亦尚好。其他如湿热蕴结、肝肾阴虚证，常因病机寒热矛盾，清热、滋阴则助湿，温阳利水则助热；肝脾血瘀证常与他证病机相结合，久则邪盛正衰，较为难治，多预后不良。后期多因出现吐血、便血或神识昏迷等危候，病情恶化，必须注意及时抢救。

文献摘录

《素问·阴阳应象大论篇》："浊气在上，则生䐜胀。"

《素问·腹中论篇》："黄帝问曰：有病心腹满，旦食则不能暮食，此为何病？岐伯对曰：名为鼓胀……治之以鸡矢醴，一剂知，二剂已。帝曰：其时有复发者，何也？岐伯曰：此饮食

32 鼓　　胀

不节,故时有病也;虽然其病且已,时故当病,气聚于腹也。"

《金匮要略·水气病》篇:"石水,其脉自沉,外证腹满不喘。""肝水者,其腹大,不能自转侧,胁下腹痛,时时津液微生,小便续通。脾水者,其腹大,四肢苦重,津液不生,但苦少气,小便难。肾水者,其腹大,脐肿腰痛,不得溺,阴下湿如牛鼻上汗,其足逆冷,面反瘦。"

《诸病源候论·水蛊候》:"此由水毒气结聚于内,令腹渐大,动摇有声,常欲饮水,皮肤黧黑,如似肿状,名水蛊也。"

《格致余论·鼓胀论》:"今也七情内伤,六淫外侵,饮食不节,房劳致虚,脾土之阴受伤,转输之官失职,胃虽受谷不能运化,故阳自升阴自降,而成天地不交之否。于斯时也,清浊相混,隧道壅塞,气化浊血瘀郁而为热。热留而久,气化成湿,湿热相生,遂成胀满。经曰,鼓胀是也。"又说:"此病之起,或三五年,或十余年,根深矣。势笃矣,欲求速效,自求祸耳。"又说:"医不察病起虚,急于作效,衒能希赏。病者苦于胀急,喜行利药,以求一时之快。不知宽得一日半日,其肿愈甚,病邪甚矣,真气伤矣……制肝补脾,殊为切当。"

《景岳全书·肿胀》:"少年纵酒无节,多成水鼓。盖酒为水谷之液,血亦水谷之液,酒入中焦,必求同类,故直走血分……故饮酒者身面皆赤,此入血之征,亦散血之征,扰乱一番,而血气能无耗损者,未之有也。第年当少壮,则旋耗旋生,固无所觉,及乎血气渐衰,则所生不偿所耗,而且积伤并至,病斯见矣……其有积渐日久,而成水鼓者,则尤多也。"又说:"此惟不善调摄,而凡七情、劳倦、饮食、房闱,一有过伤,皆能戕贼脏气,以致脾土受亏,转输失职,正气不行,清浊相混,乃成此证。"

《医门法律·胀病论》:"凡有癥瘕、积块、痞块,即是胀病之根,日积月累,腹大如箕,腹大如瓮,是名单腹胀。"

《证治要诀·蛊胀》:"蛊与鼓同,以言其急实如鼓,非蛊毒之蛊也。俗谓之膨脝,又谓之蜘蛛病。"

《寓意草·面议何茂倩令嫒病单腹胀脾虚将绝之候》:"……从来肿病,遍身头面俱肿,尚易治,若只单单腹胀,则为难治……而清者不升,浊者不降,互相结聚,牢不可破,实因脾气之衰微所致,而泻脾之药尚敢漫用乎……后人不察,概从攻泻者何耶……其始非不遽消,其后攻之不消矣,其后再攻之如铁石矣。不知者见之,方谓何物邪气,若此之盛。自明者观之,不过为猛药所攻,即以此身之元气,转与此身为难者,实有如驱良民为寇之比……明乎此,则有培养一法,补益元气是也;则有招纳一法,升举阳气是也;则有解散一法,开鬼门,洁净府是也。三法虽不言泻,而泻在其中矣。"

33　头痛

头痛是临床上常见的自觉症状，可单独出现，亦可出现于多种急慢性疾病之中。本篇所讨论的头痛，主要是内科杂病范围内，以头痛为主要症状者。若属某一种疾病过程中所出现的兼证，不列入本篇讨论范围。

本病证历代根据病因病机的不同，有不同的名称。《素问·风论篇》有"脑风""首风"之名，把头痛之因责于外来之邪，因于风寒之气侵犯头脑而致头痛。《素问·五脏生成篇》还提出："是以头痛巅疾，下虚上实。"《内经》认为，六经病变皆可引起头痛。《伤寒论》六经条文中明确提出头痛的只有太阳病、阳明病、少阳病、厥阴病，而太阴、少阴则无。《东垣十书》则将头痛分为内伤头痛和外感头痛，根据症状和病因的不同而有伤寒头痛、湿热头痛、偏头痛、真头痛、气虚头痛、血虚头痛、气血俱虚头痛、厥逆头痛等。还在《内经》和《伤寒论》的基础上加以发挥，补充了太阴头痛和少阴头痛。这样便成为头痛分经用药的开始。《丹溪心法·头痛》认为："头痛多主于痰，痛甚者火多。有可吐者，可下者。"故又有痰厥头痛，气滞头痛之名。《普济方·头痛附论》曰："若人气血俱虚，风邪伤于阳经，入于脑中，则令人头痛也。又有手三阳之脉，受风寒伏留而不去者名厥头痛。"尚有头风一名，实际上仍属于头痛。故《证治准绳·头痛》说："医书多分头痛、头风为二门，然一病也，但有新久去留之分耳。浅而近者名头痛，其痛卒然而至，易于解散速安也；深而远者为头风，其痛作止不常，愈后遇触复发也。皆当验其邪所从来而治之。"

病因病机

头痛之病因多端，但不外乎外感和内伤两大类。盖头为"诸阳之会""清阳之府"，又为髓海所在，凡五脏精华之血，六腑清阳之气，皆上注于头，故六淫之邪外袭，上犯巅顶，邪气稽留，阻抑清阳，或内伤诸疾，导致气血逆乱，瘀阻经络，脑失所养，均可发生头痛。诚如《医碥·头痛》说："头为清阳之分，外而六淫之邪气相侵，内而六腑经脉之邪气上逆，皆能乱其清气，相搏击致痛，须分内外虚实。"

（1）外感头痛　多因起居不慎，坐卧当风，感受风、寒、湿、热等外邪，而以风邪为主。所谓"伤于风者，上先受之""巅高之上，惟风可到"。故外邪自表侵袭于经络，上犯巅顶，清阳之气受阻，气血不畅，阻遏络道，而致头痛。又风为百病之长，多夹时气而发病。若挟寒邪，寒凝血滞，络道被阻，而为头痛；若挟热邪，风热上炎，侵扰清空，而为头痛；若挟湿邪，湿蒙清空，清阳不展，而致头痛。如《医碥·头痛》说："六淫外邪，惟风寒湿三者最能郁遏阳气。火暑燥三者皆属热，受其热则汗泄，非有风寒湿袭之，不为患也。然热甚亦气壅脉满，而为痛矣。"

（2）内伤头痛　"脑为髓之海"主要依赖肝肾精血濡养及脾胃运化水谷精微，输布气血上充于脑，故内伤头痛，其发病原因，与肝、脾、肾三脏有关。因于肝者，一因情志所伤，肝失疏泄，郁而化火，上扰清空，而为头痛；一因火盛伤阴，肝失濡养，或肾水不足，水不涵木，导致肝肾阴亏，肝阳上亢，上扰清空而致头痛。因于肾者，多由禀赋不足，肾精久亏，脑髓空虚而致头痛。亦可阴损及阳，肾阳衰微，清阳不展，而为头痛。因于脾者，多系饥饱劳倦，或病后产后体虚,脾胃虚弱,生化不足,或失血之后,营血亏虚,不能上荣于脑髓脉络,而致头痛。或饮食不节,嗜酒肥甘,脾失健运,痰湿内生,上蒙清空,阻遏清阳而致头痛。如《类证治裁·头痛》说:"头为天象,诸阳会焉,若六淫外侵,精华内痹,郁于空窍,清阳不运,其痛乃作。"说明外感、内伤均可导致头痛。

至于外伤跌仆,久病入络,气滞血瘀,脉络瘀阻,不通则痛,每易致头痛。

辨证论治

头痛的辨证,除详问病史,根据各种症状表现的不同,辨别致病之因以外,尤应注意头痛之久暂,疼痛之性质、特点及部位之不同,辨别外感和内伤,以便进行辨证论治。

外感头痛,一般发病较急,痛势较剧,多表现掣痛、跳痛、灼痛、胀痛、重痛,痛无休止。每因外邪致病,多属实证,治宜祛风散邪为主;内伤头痛,一般起病缓慢,痛势较缓,多表现为隐痛、空痛、昏痛,痛势悠悠,遇劳则剧,时作时止,多属虚证。治宜补虚为主。但亦有虚中挟实者,如痰浊、瘀血等,当权衡主次,随证治之。

头为诸阳之会,手足三阳经络皆循头面,厥阴经上会于巅顶,故头痛可根据发病部位之异,参照经络循行路线,加以判断,则有利于审因施治。大抵太阳经头痛,多在头后部,下连于项;阳明经头痛,多在前额部及眉棱等处;少阳经头痛,多在头之两侧,并连及耳后;厥阴经头痛,则在巅顶部位,或连于目系。至于瘀血头痛,则头痛多见于刺痛、钝痛、固定痛,或有头部外伤及久痛不愈史;痰浊头痛,常见恶心呕吐。临床辨证既应注意头痛的不同特点,同时还应结合整体情况,及其有关兼证全面分析,以便处方用药。现根据外感、内伤两大类,分别论述。

外感

(1) 风寒头痛

[症状] 头痛时作,痛连项背,恶风畏寒,遇风尤剧,口不渴,苔薄白,脉浮。

[证候分析] 头为诸阳之会,风寒外袭,循太阳经上犯巅顶,清阳之气被遏,故头痛乃作。太阳经主一身之表,其经脉上行巅顶,循项背,故其痛连及项背,风寒束于肌表,卫阳被遏,不得宣达,故恶风畏寒。寒属阴邪,得温则减,故头痛喜裹。无热则口不渴。苔薄白,脉浮,均为风寒在表之征。

[治法] 疏散风寒。

[方药] 川芎茶调散[37]加减。方中川芎、荆芥、防风、羌活、白芷、细辛等辛温药有疏风散寒、止痛作用。其中川芎可行血中之气,祛血中之风,上行头目,为临床治外感头痛之要药。若寒邪侵犯厥阴经,引起巅顶头痛、干呕、吐涎沫,甚则四肢厥冷,苔白,脉弦,治当温散厥阴寒邪,用吴茱萸汤[182]去人参、大枣加半夏、藁本、川芎之类,以温散降逆。

(2) 风热头痛

[症状] 头痛而胀,甚则头痛如裂,发热或恶风,面红目赤,口渴欲饮,便秘溲黄,舌质红,苔黄,脉浮数。

[证候分析] 热为阳邪,其性炎上,风热中于阳络,上扰清窍,故头痛而胀,甚则头痛如裂。面红目赤,亦为热邪上炎之征。风热之邪犯卫,故发热恶风。热盛耗津,则口渴欲饮,便秘溲黄。舌质红,苔黄,脉浮数均为风热邪盛之象。

[治法] 疏风清热。

[方药] 芎芷石膏汤[142]加减。本方以川芎、白芷、菊花、石膏为主药,以疏风清热,但方

中羌活、藁本偏于辛温,对热盛不宜,侧可改用黄芩、薄荷,栀子以辛凉清解。若热甚伤津,证见舌红少津,则可加知母、石斛、天花粉等生津止渴。若大便秘结,口鼻生疮,腑气不通者,可合用黄连上清丸[308]苦寒降火,通腑泄热。

(3) 风湿头痛

[症状] 头痛如裹,肢体困重,纳呆胸闷,小便不利,大便或溏,苔白腻,脉濡。

[证候分析] 风湿外感,上犯巅顶,清空为邪阻遏,故头痛如裹。脾司运化而主四肢,湿浊中阻,脾阳为湿所困,故见四肢困重,纳呆胸闷。湿邪内蕴,不能分清泌浊,故小便不利,大便或溏。苔白腻,脉濡,均为湿浊中阻之象。

[治法] 祛风胜湿。

[方药] 羌活胜湿汤[213]加减。方中用羌活、独活、川芎、防风、蔓荆子、藁本等辛温药重在祛风以胜湿,为治风湿外感头痛之主药。若湿浊中阻,症见胸闷纳呆、便溏,可加苍术、厚朴、陈皮、枳壳等以燥湿宽中。若恶心呕吐者,可加半夏、生姜以降逆止呕。

若头痛发生于夏季暑湿内侵,症见身热汗少,或身热微畏寒,汗出不畅,口渴胸闷,干呕不食,治宜清暑化湿,用黄连香薷饮[310]加藿香、佩兰、荷叶、竹茹、知母等。

内伤

(1) 肝阳头痛

[症状] 头痛而眩,心烦易怒,夜眠不宁,或兼胁痛,面红口苦,苔薄黄,脉弦有力。

[证候分析] 诸风掉眩,皆属于肝,肝失条达,肝阳偏亢,循经上扰清窍,故头痛而眩。肝火偏亢,扰乱心神,则心烦易怒,夜眠不宁。肝胆气郁化火,肝阳上亢,故胁痛,口苦面红。苔薄黄,脉弦有力,均为肝阳盛之象。

[治法] 平肝潜阳。

[方药] 天麻钩藤饮[50]加减。本方重在平肝潜阳熄风,对肝阳上亢,甚至肝风内动所致的头痛疗效较好。方中天麻、钩藤、石决明以平肝潜阳;黄芩、栀子以清肝火;牛膝、杜仲、桑寄生以补肝肾;夜交藤、茯神以养心安神,另再加入牡蛎、龙骨加强重镇潜阳之功。如肝肾阴虚,症见头痛朝轻暮重,或遇劳加剧,脉弦细,舌质红等,上方可酌加生地、何首乌、女贞子、枸杞子、旱莲草、石斛等滋养肝肾之药。若头痛甚剧,胁痛,口苦面红,便秘溲赤,苔黄,脉弦数,肝火偏旺者,治宜清肝泄火,上方可加郁金、龙胆草、夏枯草等。

(2) 肾虚头痛

[症状] 头痛且空,每兼眩晕,腰痛酸软,神疲乏力,遗精带下,耳鸣少寐,舌红少苔,脉细无力。

[证候分析] 脑为髓海,其主在肾,现肾虚髓不上荣,脑海空虚,故头脑空痛,眩晕耳鸣。腰为肾之府,肾虚精关不固而遗精,女子则带脉不束而带下。少寐,舌红少苔,脉细无力,是肾阴不足、心肾不交之象。

[治法] 养阴补肾。

[方药] 大补元煎[25]加减。本方重在滋补肾阴。方中熟地、山茱萸、山药、杞子滋补肝肾之阴;人参、当归气血双补;杜仲益肾强腰。如病情好转,亦可常服杞菊地黄丸[175]补肾阴潜肝阳以巩固疗效。若头痛而畏寒,面白,四肢不温,舌淡,脉沉细而缓,证属肾阳不足,可用右归丸[96]温补肾阳,填补精血。若兼有外感寒邪,侵犯少阴经脉,可用麻黄附子细辛汤[329]治之。

（3）血虚头痛

［症状］ 头痛而晕,心悸不宁,神疲乏力,面色㿠白,舌质淡苔薄白,脉细弱。

［证候分析］ 由于血分不足,虚火上逆,故头痛而晕。血不足则心神失养,故心悸易慌。血虚易导致气虚,则神疲乏力。面色㿠白,舌质淡,脉细弱,均为血虚之象。

［治法］ 养血为主。

［方药］ 用加味四物汤[131]为主方。本方即四物汤加甘草、菊花、蔓荆子、黄芩。方中当归、白芍、生地、川芎养血调血;菊花、蔓荆子平肝祛风清头目。若血虚导致气虚,症见神疲乏力,遇劳加剧,汗出气短,畏风怕冷等,可加黄芪、党参、细辛。若因肝血不足,肝阴亏损,血虚阻虚并见,出现耳鸣、虚烦、少寐、头晕明显则可加首乌、枸杞子、黄精、枣仁等或参照眩晕论治。

（4）痰浊头痛

［症状］ 头痛昏蒙,胸脘满闷,呕恶痰涎,苔白腻,脉滑或弦滑。

［证候分析］ 脾失健运,痰浊中阻,上蒙清窍,清阳不展,故头痛昏蒙。痰阻胸膈,故胸脘满闷。痰浊上逆,则呕恶痰涎。苔白腻,脉弦滑均为痰浊内停之征。

［治法］ 化痰降逆。

［方药］ 半夏白术天麻汤[123]加减。本方具有健脾化痰、降逆止呕、平肝熄风的作用。方中半夏、白术、茯苓、陈皮、生姜健脾化痰、降逆;天麻平肝熄风,为治头痛、眩晕之要药。并可加入厚朴、白蒺藜、蔓荆子等药。若痰浊郁久化热,症见口苦、大便不畅、苔黄腻、脉滑数,上方可去白术加黄芩、竹茹、枳实等以行气清热燥湿。

（5）瘀血头痛

［症状］ 头痛经久不愈,痛处固定不移,痛如锥刺,或有头部外伤史,舌质紫,苔薄白,脉细或细涩。

［证候分析］ 久病入络,或头部外伤,瘀血内停,脉络不畅,故头痛经久不愈,痛有定处,且如锥刺。舌质紫,脉细涩,为瘀血内阻之征。

［治法］ 活血化瘀。

［方药］ 通窍活血汤[300]加减。本方以桃仁、红花、川芎、赤芍活血化瘀,麝香、生姜、葱白温通脉络。并可酌加郁金、菖蒲、细辛、白芷以理气宣窍,温经止痛。头痛甚者,可加虫类搜逐之品,如全蝎、蜈蚣、地鳖虫等。如久病气血不足者,可加黄芪、当归。如头痛缓解,但有头晕、健忘、不寐、多梦等症状,上方可去麝香,加何首乌、杞子、熟地、菖蒲、枣仁、天麻等养心安神、益肾平肝。

在临床上治疗头痛,主要根据上述辨证论治的原则,同时按照头痛的部位,参照经络循行路线,选用不同的"引经药"对发挥原方疗效,有一定帮助。如太阳头痛,选用羌活、蔓荆子、川芎;阳明头痛,选用葛根、白芷、知母;少阳头痛,选用柴胡、黄芩、川芎;厥阴头痛,选用吴萸、藁本等。

此外,临床可见到头痛如雷鸣,头面起核,名曰"雷头风",多为湿热挟痰上冲,可用清震汤[338]加味,以除湿化痰。

尚有一种偏头风,又称偏头痛,其痛暴发,痛势甚剧,或左或右,或连及眼、齿,痛止则如常人,多系肝经风火所致。治宜平肝熄风清热为主。常用菊花、天麻、川芎、白芷、生石膏、藁本、蔓荆子、钩藤、全蝎、地龙等药。若肝火偏盛,可加龙胆草、栀子、黄芩、丹皮等。如痰多可加陈皮、半夏、胆南星。如久痛入络,可酌加化瘀通络之品,如桃仁、红花、赤芍等。

结语

头痛的原因虽属多端,但临床上辨证的关键,首先分清外感、内伤,辨别虚实。一般外感头痛,为时短暂,多由风邪为主,但必须根据其挟寒、挟热、挟湿而随证治疗。内伤头痛,为时较久,临床所见,有虚有实,或虚中挟实,错综复杂。如肾虚和气血亏虚而致的头痛为虚证;痰浊和瘀血而致的头痛为实证;肝阳上亢而致的头痛多为本虚标实。由于病情是复杂多变的,因此必须分清标本主次,找其所属主因,结合整体病理机转,进行治疗,切勿采用头痛医头,仅重视止痛药物,是不符合辨证的。除服药治疗外,还可根据病机,配合针灸疗法,常可提高疗效。

文献摘录

《素问·五脏生成篇》:"头痛巅疾,下虚上实,过在足少阴、巨阳,甚则入肾。"

《素问·风论篇》:"风气循风府而上,则为脑风。"

《素问·风论篇》:"新沐中风,则为首风。"

《素问·方盛衰论篇》:"气上不下,头痛巅疾。"

《伤寒论·厥阴病》:"干呕吐涎沫,头痛,吴茱萸汤主之。"

《济生方·头痛论治》:"夫头者上配于天,诸阳脉之所聚。凡头痛者,血气俱虚,风寒暑湿之邪,伤于阳经,伏留不去者,名曰厥头痛。盖厥者逆也,逆壅而冲于头也。痛引脑颠,甚而手足冷者,名曰真头痛,非药之能愈。又有风热痰厥,气虚肾厥,新沐之后,露卧当风,皆令人头痛,治法当推其所由而调之,无不切中者矣。"

《丹溪心法·头痛》:"头痛多主于痰,痛甚者火多,有可吐者,可下者。"〔附录〕"头痛须用川芎,如不愈各加引经药。太阳川芎。阳明白芷。少阳柴胡。太阴苍术。少阴细辛。厥阴吴茱萸。如肥人头痛,是湿痰,宜半夏、苍术。如瘦人,是热,宜酒制黄芩、防风。如感冒头痛,宜防风、羌活、藁本、白芷。如气虚头痛,宜黄芪酒洗、生地黄、南星,秘藏安神汤(治头痛,头旋眼黑,生炙甘草、防风、羌活、柴胡、升麻、酒生地黄、酒知母、酒柏、黄芪)。如风热在上头痛,宜天麻、蔓荆子、台芎、酒制黄芩……如顶巅痛,宜藁木、防风、柴胡。东垣云,顶巅痛须用藁本,去川芎。"

《景岳全书·头痛》:"凡诊头痛者,当先审久暂,次辨表里。盖暂痛者,必因邪气,久病者,必兼元气。以暂病言之,则有表邪者,此风寒外袭于经也,治宜疏散,最忌清降;有里邪者,此三阳之火炽于内也,治宜清降,最忌升散,此治邪之法也。其有久病者,则或发或愈,或以表虚,微感则发……所以暂病者,当重邪气,久病者,当重元气,此因其大纲也。然亦有暂病而虚者,久病而实者,又当因脉因证而详辨之,不可执也。"

《冷庐医话·头痛》:"头痛属太阳者,自脑后上至巅顶,其病连项,属阳明者,上连目珠,痛在额前,属少阳者,上至两角,痛在头角,以太阳经行身之后,阳明经行身之前,少阳经行身之侧。厥阴之脉,会于巅顶,故头痛在巅顶,太阴少阴二经,虽不上头,然痰与气逆壅于膈,头上气不得畅而亦痛。"

《张氏医通·头痛》:"凡头痛必吐清水,不拘冬夏,食姜即止者,此中气虚寒,六君子加当归、黄芪、木香、炮姜。"

"烦劳则头痛,此阳虚不能上升,补中益气加蔓荆子。"

"面痛……不能开口言语,手触之即痛,此是阳阴经络受风毒,传入经络,血凝滞而不行……犀角升麻汤数日愈。(犀角、升麻、防风、羌活、白芷、黄芩、白附子、甘草)"

《临证指南医案·头痛》邹时乘按:"头为诸阳之会,与厥阴肝脉会于巅,诸阴寒邪不能上逆,为阳气窒塞,浊邪得以上据,厥阴风火乃能逆上作痛。故头痛一证,皆由清阳不升,火风乘虚上入所致。观先生于头痛治法,亦不外此。如阳虚浊邪阻塞,气血瘀痹而为头痛者,用虫蚁搜逐血络,宣通阳气为主。如火风变动,与暑风邪气上郁而为头痛者,用鲜荷叶、苦丁茶、蔓荆子、栀子等辛散轻清为主。如阴虚阳越而为头痛者,用仲景复脉汤、甘麦大枣法,加胶芍牡蛎镇摄益虚,和阴熄风为主。如厥阳风木上触,兼内风而为头痛者,用首乌、柏仁、穞豆、甘菊、生芍、杞子辈熄肝风滋肾液为主。"

34 眩晕

眩是眼花,晕是头晕,二者常同时并见,故统称为"眩晕"。轻者闭目即止;重者如坐车船,旋转不定,不能站立,或伴有恶心、呕吐、汗出,甚则昏倒等症状。

本病的发生原因及其治疗,历代医籍论述颇多。早在《素问·至真要大论篇》有"诸风掉眩,皆属于肝"和《灵枢·口问》篇"上气不足",《灵枢·海论》篇"髓海不足"以及《素问·玄机原病式·五运主病》认为本病的发生是由于风火,有"风火皆属阳,多为兼化,阳主乎动,两动相搏,则为之旋转"等病因论述。《丹溪心法·头眩》则偏主于痰,有"无痰则不作眩"的主张,提出"治痰为先"的方法。《景岳全书·眩运》指出:"眩运一证,虚者居其八九,而兼火、兼痰者不过十中一二耳。"强调了"无虚不能作眩",在治疗上认为"当以治虚"为主。这些理论从各个不同角度阐发和丰富了眩晕的病因病机,指导着临床实践。

病因病机

本病的发生,属于虚者居多,如阴虚则易肝风内动,血少则脑失所养,精亏则髓海不足,均易导致眩晕。其次由于痰浊壅遏,或化火上蒙,亦可形成眩晕。现归纳如下几个方面:

(1)肝阳上亢 素体阳盛,肝阳上亢,发为眩晕,或因长期忧郁恼怒,气郁化火,使肝阴暗耗,风阳升动,上扰清空,发为眩晕。或肾阴素亏,肝失所养,以致肝阴不足,肝阳上亢,发为眩晕。如《临证指南医案·眩晕门》华岫云按说:"经云诸风掉眩,皆属于肝,头为诸阳之首,耳目口鼻皆系清空之窍,所患眩晕者,非外来之邪,乃肝胆之风阳上冒耳,甚则有昏厥跌仆之虞。"

(2)气血亏虚 久病不愈,耗伤气血,或失血之后,虚而不复,或脾胃虚弱,不能健运水谷以生化气血,以致气血两虚,气虚则清阳不展,血虚则脑失所养,皆能发生眩晕。如《灵枢·口问》篇所载:"故上气不足,脑为之不满,耳为之苦鸣,头为之苦倾,目为之眩。"《证治汇补·眩晕》篇说:"血为气配,气之所丽,以血为荣,凡吐衄崩漏产后亡阴,肝家不能收摄荣气,使诸血失道妄行,此眩晕生于血虚也。"说明气血亏虚皆可发为眩晕。

(3)肾精不足 肾为先天之本,藏精生髓,若先天不足,肾阴不充,或老年肾亏,或久病伤肾,或房劳过度,导致肾精亏耗,不能生髓,而脑为髓之海,髓海不足,上下俱虚,发生眩晕。如《灵枢·海论》篇说:"脑为髓之海。""髓海不足,则脑转耳鸣,胫酸眩冒,目无所见,懈怠安卧。"

(4)痰湿中阻 嗜酒肥甘,饥饱劳倦,伤于脾胃,健运失司,以致水谷不化精微,聚湿生痰,痰湿中阻,则清阳不升,浊阴不降,引起眩晕。如《丹溪心法·头眩》说:"头眩,痰挟气虚并火,治痰为主,挟补气药及降火药。无痰则不作眩,痰因火动,又有湿痰者,有火痰者。"

眩晕的病因虽如上述,但往往彼此影响,互相转化。如肾精亏虚本属阴虚,若因阴损及阳,可转为阴阳俱虚之证。又如痰湿中阻,初起多为湿痰偏盛,日久可痰郁化火,形成痰火为患。失血过多每使气随血脱,出现气血二亏的眩晕。

类证鉴别

眩晕和头痛可单独出现,亦可同时互见,二者对比,头痛病因有外感、内伤两个方面,眩晕则以内伤为主;在辨证方面头痛偏于实证者为多,而眩晕则以虚证为主。如头晕伴有头痛,可参考头痛证治。

辨证论治

根据发病原因及临床所见,可归纳为如下四个类型加以叙述,其中以肝阳上亢及气血亏虚较为多见。

(1) 肝阳上亢

[症状] 眩晕耳鸣,头痛且胀,每因烦劳或恼怒而头晕、头痛加剧,面时潮红,急躁易怒,少寐多梦,口苦,舌质红,苔黄,脉弦。

[证候分析] 肝阳上亢,上冒清空,故头晕头痛。劳则伤肾,怒则伤肝,均可使肝阳更盛,故头晕头痛加甚。阳升则面部潮红,肝旺则急躁易怒。肝火扰动心神,故少寐多梦。口苦,舌质红,苔黄,脉弦,皆是肝阳上亢之征。如脉弦细数,则为肝肾阴虚内热之象。

[治法] 平肝潜阳,滋养肝肾。

[方药] 天麻钩藤饮[50]加减。本方重在平肝熄风,对肝阳旺盛所致的眩晕、头痛疗效很好。如肝火过盛可加龙胆草、菊花、丹皮等以增强清肝泄热之力。如大便秘结者,可加用当归龙荟丸[154]以泄肝通腑。如眩晕急剧,泛泛欲呕,手足麻木,甚则震颤,筋惕肉瞤,有阳动化风之势者,再可加龙骨、牡蛎、珍珠母等以镇肝熄风,必要时可加羚羊角以增强清热熄风之力,中年以上并应注意是否有中风的可能,宜及时治疗,甚为重要。

如兼见腰膝酸软,遗精疲乏,脉弦细数,舌质红,苔薄或无苔,则属肝肾阴虚,肝阳上亢,宜用育阴潜阳法,可用大定风珠[28]。本方适应于肝肾阴分大亏,风阳翕张,眩晕较甚者,药后诸证减轻,平时早晚可服杞菊地黄丸[175]以滋肾养肝,巩固疗效。

(2) 气血亏虚

[症状] 眩晕动则加剧,劳累即发,面色㿠白,唇甲不华,发色不泽,心悸少寐,神疲懒言,饮食减少,舌质淡,脉细弱。

[证候分析] 气虚则清阳不展,血虚则脑失所养,故头晕且遇劳加重。心主血脉,其华在面,血虚则面色苍白,唇甲不华。血不养心,心神不宁,故心悸少寐。气虚则神疲懒言,饮食减少。舌质淡,脉细弱,均是气血两虚之象。

[治法] 补养气血,健运脾胃。

[方药] 归脾汤[127]为主方。本方益气健脾,助气血生化之源,以治本病之本,同时兼有补血养肝,养心安神之功。若食少便溏,脾胃较弱者,当归宜炒,木香宜煨,并酌加茯苓、苡仁、泽泻、砂仁、六曲等以增强健脾和胃之力。若兼见形寒肢冷,腹中隐痛,可加桂枝、干姜以温中助阳。如血虚甚者,可加熟地、阿胶、紫河车粉(另冲服)并重用参芪以补气生血。因失血引起者,分析其出血病因而治之。

如中气不足,清阳不升,时时眩晕,面白少神,便溏下坠,脉象无力者,宜补中益气,升清降浊,用补中益气汤[190]加减。

(3) 肾精不足

[症状] 眩晕而见精神萎靡,少寐多梦,健忘,腰膝酸软,遗精,耳鸣。偏于阴虚者,五心烦热,舌质红,脉弦细数。偏于阳虚者,四肢不温,形寒怯冷,舌质淡,脉沉细无力。

[证候分析] 精髓不足,不能上充于脑,故眩晕,精神萎靡。肾虚则心肾不交,故少寐、多梦、健忘。腰为肾之府,肾虚则腰膝酸软。肾开窍于耳,肾虚故时时耳鸣。精关不固,所

遗精。偏阴虚则生内热,故五心烦热,舌质红,脉弦细数。偏阳虚则生外寒,故四肢不温,形寒怯冷,舌质淡,脉沉细无力。

[治法] 偏阴虚者,治以补肾滋阴。偏阳虚者,治以补肾助阳。

[方药] 补肾滋阴宜左归丸[93]为主方。方中熟地、萸肉、菟丝子、牛膝、龟版胶补益肾阴;鹿角胶可填精补髓。若五心烦热,舌质红,脉弦细数,阴虚内热者可加炙鳖甲、知母、黄柏、丹皮、菊花、地骨皮等以滋阴清热。补肾助阳宜右归丸[96]为主方。方中熟地、萸肉、杜仲为补肾主药;附子、肉桂、鹿角胶能益火助阳。但附子、肉桂辛温刚燥,不宜久服,常服宜改用巴戟肉、仙灵脾等温润之品,助阳而不伤阴。若眩晕较甚,阴虚阳浮,二方均可加龙骨、牡蛎、珍珠母等以潜浮阳,同时应注意突发中风之可能。

(4) 痰浊中阻

[症状] 眩晕而见头重如蒙,胸闷恶心,食少多寐,苔白腻,脉濡滑。

[证候分析] 痰浊蒙蔽清阳,则眩晕头重如蒙。痰浊中阻,浊阴不降,气机不利,故胸闷恶心。脾阳不振,则少食多寐。苔白腻,脉濡缓,均为痰浊内蕴所致。

[治法] 燥湿祛痰,健脾和胃。

[方药] 半夏白术天麻汤[123]加减。本方用二陈汤燥湿祛痰。白术健脾,天麻熄风而治眩晕,是标本兼顾之法。若眩晕较甚,呕吐频作者,加代赭石、竹茹、生姜以镇逆止呕。若脘闷不食,加白蔻仁、砂仁等芳香和胃。若耳鸣重听,加葱白、郁金、菖蒲以通阳开窍。若痰阻气机,郁而化火,症见头目胀痛,心烦口苦,渴不欲饮,苔黄腻,脉弦滑者,宜温胆汤[360]加黄连、黄芩等苦寒燥湿之品以化痰泄热。

结语

眩晕是临床上常见的病证,病情有轻有重。其发生的病机,虽颇复杂,但归纳起来,不外风、火、痰、虚四个方面。各类眩晕,可单独出现,亦可相互并见。如肝阳上亢兼肝肾阴虚,血虚兼肝阳上亢,肝阳挟痰浊等证。在临床上以虚证或本虚标实证较为多见,须详察病情,辨证治疗。至于治法也有从本从标之异。急者多偏实,可选用熄风、潜阳、清火、化痰等法以治其标为主。缓者多偏虚,当用补养气血、益肾、养肝、健脾等法以治其本为主。

中年以上,肝阳引起的眩晕,如肝阳亢逆,化为肝风,病情严重时可卒然晕倒,有发展为中风的可能。故及时防治眩晕,对中年以上之人,尤为重要。平时宜节肥腻酒食,忌辛辣,戒躁怒,节房事,适当增加体力活动,锻炼身体,服药调治。

文献摘录

《灵枢·海论》篇:"脑为髓之海,其输上在于其盖,下在风府……髓海有余,则轻劲多力,自过其度;髓海不足,则脑转耳鸣,胫痠眩冒,目无所见,懈怠安卧。"

《河间六书·五运主病》:"诸风掉眩,皆属肝木。风气甚而头目眩运者,由风木旺,必是金衰不能制木,而木复生火,风火皆属阳,阳多为兼化,阳主乎动,两动相搏,则为之旋转。"

《景岳全书·眩运》:"丹溪则曰无痰不能作眩,当以治痰为主,而兼用他药。余则曰无虚不能作眩,当以治虚为主,而酌兼其标。孰是孰非,余不能必,姑引经义(上气不足,髓海不足)以表其大意如此。"

《医学从众录·眩晕》:"盖风者非外来之风,指厥阴风木而言,与少阳相火同居,厥阴气逆,则是风升火动,故河间以风火立论也。风生必挟木势而克土,土病则聚液而成痰,故仲景以痰饮立论,丹溪以痰火立论也。究之肾为肝母,肾主藏精,精虚则脑海空虚而头重,故《内经》以肾虚及髓海不足立论也。其言虚者,言其病根;其言实者,言其病象,理本一贯。"

《证治汇补·眩晕》:"以肝上连目系而应于风,故眩为肝风,然亦有因火、因痰、因虚、因暑、因湿者。"

"血为气配,气之所丽,以血为荣,凡吐衄崩漏,产后亡阴,肝家不能收摄荣气,使诸血失道妄行,此眩晕生于血虚也。(直指)"

《临证指南医案·眩晕门》华岫云按:"经云诸风掉眩,皆属于肝,头为六阳之首,耳目口鼻皆系清空之窍,所患眩晕者,非外来之邪,乃肝胆之风阳上冒耳,甚则有昏厥跌仆之虞。其症有挟痰、挟火、中虚、下虚、治胆、治胃、治肝之分。火盛者,先生用羚羊、山栀、连翘、花粉、玄参、鲜生地、丹皮、桑叶,以清泄上焦窍络之热,此先从胆治也。痰多者必理阳明,消痰如竹沥、姜汁、菖蒲、橘红、二陈汤之类。中虚则兼用人参,外台茯苓饮是也。下虚者,必从肝治、补肾滋肝,育阴潜阳,镇摄之治是也。至于天麻、钩藤、菊花之属,皆系熄风之品,可随证加入。此症之原,本之肝风,当与肝风、中风、头风门合而参之。"

35 中风

中风又名卒中。因本病起病急骤、证见多端、变化迅速,与风性善行数变的特征相似,故以中风名之。本病是以卒然昏仆、不省人事,伴口眼㖞斜,半身不遂,语言不利,或不经昏仆而仅以㖞僻不遂为主症的一种疾病。

有关中风的记载,始见于《内经》。对其症状,根据发病的不同阶段而有着不同的记载。对卒中、昏迷有仆击、大厥、薄厥等描述;对半身不遂又有偏枯、偏风、身偏不用、痱风等不同的名称。在病因方面,《内经》记载很多,如《灵枢·刺节真邪》篇云:"虚邪偏客于身半,其入深,内居营卫,营卫稍衰,则真气去,邪气独留,发为偏枯。"《素问·生气通天论篇》云:"阳气者,大怒则形气绝,而血菀于上,使人薄厥。"《素问·调经论篇》云:"血之与气,并走于上,则为大厥,厥则暴死,气复返则生,不返则死。"此外,还认识到本病的发生与体质、饮食、精神刺激、烦劳过度等因素有着密切的关系,如《素问·通评虚实论篇》曾明确指出:"……仆击、偏枯……肥贵人则膏粱之疾也。"至于中风的病变部位,根据《素问·调经论篇》气血并逆之说,结合《素问·玉机真脏论篇》所云:"春脉如弦……其气来实而强,此谓太过……太过则令人善忘(王冰:'忘,当为怒字之误也。灵枢经曰:肝气实则怒。')忽忽眩冒而巅疾也。"可见中风病变部位主要在头部。

由于后世医家所处历史条件以及个人经验的不同,对中风的病因病机及其治法,意见颇不一致,其发展大体可分为两个阶段。在唐宋以前主要以"外风"学说为主,多以"内虚邪中"立论。如《金匮要略》认为:络脉空虚,风邪乘虚入中,并以邪中浅深,病情轻重而分为中络中经、中腑中脏。治疗上则多采用疏风祛邪,扶助正气的方药。唐宋以后,特别是金元时期,突出以"内风"立论,可谓中风病因学说上的一大转折。其中刘河间力主"心火暴甚";李东垣认为"正气自虚";朱丹溪主张"湿痰生热"。由于历代医家在中风病因学说上各言其一,各持己见,易于造成混乱。王履从病因学角度归类,提出"真中""类中"。张景岳又倡导"非风"之说,提出"内伤积损"的论点。《景岳全书·非风》中指出:"凡病此者,多以素不能慎,或七情内伤,或酒色过度,先伤五脏之真阴……阴亏于前而阳损于后,阴陷于下而阳乏于上,以致阴阳相失,精气不交,所以忽尔昏愦,卒然仆倒。"该书《厥逆》篇还引《内经》"大厥"之说,指出:"正时人所谓卒倒暴仆之中风,亦即痰火上壅之中风。"同代医家,李中梓又将中风明确分为闭、脱二证。叶天士又进一步阐明"精血衰耗,水不涵木……肝阳偏亢,内风时起"(《临证指南医案·中风》)的发病机理。同时在治疗上提出:水不涵木、内风时起者,治宜滋液熄风,补阴潜阳;阴阳并损者,治宜温柔濡润;后遗症,治宜益气血、清痰火,通经络以及闭证开窍以至宝;脱证回阳以参附,使治法益趋完善。而王清任又专以气虚立说,爰立补阳还五汤治疗偏瘫,至今仍为临床常用方剂之一。近代医家张伯龙、张山雷、张寿甫总结前人经验,开始结合现代医学知识,进一步探讨发病机理,认识到本病发生主要在于肝阳化风,气血并逆,直冲犯脑。

病因病机

中风之发生,主要因素在于患者平素气血亏虚,与心、肝、肾三脏阴阳失调,加之忧思恼怒,或饮酒饱食,或房室劳累,或外邪侵袭等诱因,以致气血运行受阻,肌肤筋脉失于濡养;或阴亏于下,肝阳暴张,阳化风动,血随气逆,挟痰挟火,横窜经隧,蒙蔽清窍,而形成上实下虚、阴阳互不维系的危急证候。

(1) 积损正衰　年老体衰,肝肾阴虚,肝阳偏亢;或思虑烦劳过度,气血亏损,真气耗散,复因将息失宜,致使阴亏于下,肝阳鸱张,阳化风动,气血上逆,上蒙元神,突发本病。正如《景岳全书·非风》篇说:"卒倒多由昏愦,本皆内伤积损颓败而然。"

(2) 饮食不节　嗜酒肥甘,饥饱失宜,或形盛气弱,中气亏虚,脾失健运,聚湿生痰,痰郁化热,阻滞经络,蒙蔽清窍。或肝阳素旺,横逆犯脾,脾运失司,内生痰浊;或肝火内炽炼液成痰,以致肝风挟杂痰火,横窜经络,蒙蔽清窍,突然昏仆,喎僻不遂。此即《丹溪心法·中风》所谓:"湿土生痰,痰生热,热生风也。"以及《临证指南医案·中风》所云:"风木过动,中土受戕,不能御其所胜……饮食变痰……或风阳上僭,痰火阻窍,神识不清。"

(3) 情志所伤　五志过极,心火暴盛,或素体阴虚,水不涵木,复因情志所伤,肝阳暴动,引动心火,风火相煽,气血上逆,心神昏冒,遂至卒倒无知。正如《素问玄机原病式·火类》说:"多因喜怒思悲恐之五志有所过极而卒中者,由五志过极,皆为热甚故也。"

(4) 气虚邪中　气血不足,脉络空虚,风邪乘虚入中经络,气血痹阻,肌肉筋脉失于濡养;或形盛气衰,痰湿素盛,外风引动痰湿,闭阻经络,而致喎僻不遂。如《诸病源候论·风偏枯候》说:"偏枯者,由血气偏虚,则腠理开,受于风湿,风湿客于身半,在分腠之间,使血气凝涩,不能润养,久不瘥,真气去,邪气独留,则成偏枯。"

综上所述,中风之发生,病机虽较复杂,但归纳起来不外虚(阴虚、气虚)、火(肝火、心火)、风(肝风、外风)、痰(风痰、湿痰)、气(气逆)、血(血瘀)六端,其中以肝肾阴虚为其根本。此六端在一定条件下,互相影响,相互作用而突然发病。有外邪侵袭而引发者称为外风,又称真中风或真中;无外邪侵袭而发病者称为内风,又称类中风或类中。从临床看,本病以内因引发者居多。

类证鉴别

本病应与痫证、厥证作鉴别。

中风:昏迷时可见口眼喎斜,半身不遂,清醒后多有后遗症。

痫证:昏迷时四肢抽搐,多吐涎沫,或发出异常叫声,醒后一如常人。

厥证:昏迷时多见面色苍白,四肢厥冷,无口眼喎斜,手足偏废,亦无四肢抽搐等症。

痉证:项背强直,四肢抽搐,甚至角弓反张,或见昏迷,但无口眼喎斜及半身不遂。

此外,《伤寒论·太阳病》所谈的以发热、恶风、汗出,脉浮缓为主症的中风,是属外感表虚之证,与本篇名同实异,不属于本病范畴。

辨证论治

本病的发生,病情有轻重缓急的差别,轻者仅限于血脉经络,重者常波及有关脏腑,所以临床常将中风分为中经络和中脏腑两大类。中经络,一般无神志改变而病轻;中脏腑,常有神志不清而病重。

中经络

(1) 络脉空虚,风邪入中

[症状]　肌肤不仁,手足麻木,突然口眼喎斜,语言不利,口角流涎,甚则半身不遂。或兼见恶寒、发热、肢体拘急、关节酸痛等症,苔薄白,脉浮数。

［证候分析］ 正气不足,气血衰弱,故肌肤不仁,手足麻木。正气不足,脉络空虚,卫外不固,风邪得以乘虚入中经络;痹阻气血,故口眼㖞斜,语言不利,口角流涎,甚则半身不遂。风邪外袭,营卫不和,正邪相争,故恶寒、发热,肢体拘急,关节酸痛,苔薄白,脉浮数。

一般说,中络者,病邪较浅,主要症状为口眼㖞斜,口角流涎,语言不利。若经络皆受邪者,病情较重,可出现半身不遂。

［治法］ 祛风、养血、通络。

［方药］ 大秦艽汤[31]加减。方中秦艽、羌活、防风、白芷、细辛解表祛风;地黄、当归、川芎、赤芍养血行血,即取"血行风自灭"之意;白术、茯苓健脾祛湿;无内热者可去生石膏、黄芩,加白附子、全蝎祛风痰、通经络。若有风热表证者,可去羌活、防风、当归等辛温之品,加桑叶、菊花、薄荷以疏风清热。若呕逆痰盛、苔腻脉滑,可去地黄,加半夏、南星、橘红、茯苓以祛痰燥湿。若手足麻木、肌肤不仁加指迷茯苓丸[237]以通利经络。年老体衰者,加黄芪以益气扶正。

(2) 肝肾阴虚,风阳上扰

［症状］ 平素头晕头痛,耳鸣目眩,少寐多梦,突然发生口眼㖞斜,舌强语謇,或手足重滞,甚则半身不遂等症,舌质红或苔腻,脉弦细数或弦滑。

［证候分析］ 肾阴素亏,肝阳上亢,故平时头晕头痛,耳鸣目眩。肾阴不足,心肾不交,则少寐多梦。风阳内动,挟痰走窜经络,脉络不畅,故突然口眼㖞斜,舌强语謇,半身不遂。脉弦主肝风。弦细而数,舌质红,系肝肾阴虚而生内热。若苔腻,脉滑,是兼有湿痰。

［治法］ 滋阴潜阳,熄风通络。

［方药］ 镇肝熄风汤[393]加减。方中白芍、玄参、天冬滋阴柔肝熄风;龙骨、牡蛎、龟版、代赭石镇肝潜阳;重用牛膝引血下行;加天麻、钩藤、菊花以增强平肝熄风之力。痰热较重者,加胆星、竹沥、川贝母以清化痰热。心中烦热者,加栀子、黄芩以清热除烦,头痛较重者,加羚羊角、石决明、夏枯草以清熄风阳。失眠多梦者,加珍珠母、龙齿、夜交藤、茯神以镇静安神。

中腑脏

中脏腑的主要表现是突然昏倒,不省人事。根据正邪情况有闭证和脱证的区别。闭证以邪实内闭为主,属实证,急宜祛邪。脱证以阳气欲脱为主,属虚证,急宜扶正。闭证、脱证均为危重重证,治法不同,所以必须分辨清楚,以便正确进行临床救治。

(1) 闭证 闭证的主要症状是突然昏仆,不省人事,牙关紧闭,口噤不开,两手握固,大小便闭,肢体强痉。根据有无热象,又有阳闭和阴闭之分。

① 阳闭

［症状］ 除上述闭证的症状外,还有面赤身热,气粗口臭,躁扰不宁,苔黄腻,脉弦滑而数。

［证候分析］ 肝阳暴张,阳升风动,气血上逆,挟痰火上蒙清窍,故突然昏仆,不省人事。即《素问·调经论篇》所说:"血之与气,并走于上,则为大厥。"风火痰热之邪,内闭经络,故见面赤、身热、口噤、手握、气粗、口臭、便闭、苔黄腻,脉弦滑数等。

［治法］ 清肝熄风,辛凉开窍。

［方药］ 先灌服(或用鼻饲法)局方至宝丹[148]或安宫牛黄丸[151]以辛凉透窍;并用羚羊角汤[332]加减以清肝熄风,育阴潜阳。方中羚羊角为清肝熄风主药,配菊花、夏枯草、蝉衣,使

火降风熄,则气血下归;龟版、白芍、石决明育阴潜阳;丹皮、生地凉血清热。如有抽搐,可加全蝎、蜈蚣、僵蚕。痰多者,可加竹沥、天竺黄、胆南星。如痰多昏睡者可加郁金、菖蒲以增强豁痰透窍之力。

② 阴闭

[症状] 除上述闭证的症状外,还有面白唇暗,静卧不烦,四肢不温,痰涎壅盛,苔白腻,脉沉滑缓。

[证候分析] 痰湿偏盛,风挟痰湿,上蒙清窍,内闭经络,故突然昏仆,不省人事,口噤不开,两手握固,肢体强痉等症。痰湿属阴,故静卧不烦,痰湿阻滞阳气,不得温煦,故四肢不温,面白唇暗。苔白腻,脉沉滑缓等,均为湿痰内盛之象。

[治法] 豁痰熄风,辛温开窍。

[方药] 急用苏合香丸[174]温开水化开灌服,(或用鼻饲法)以温开透窍,并用涤痰汤[286]煎服。方中以半夏、橘红、茯苓、竹茹燥湿化痰;菖蒲、胆南星开窍豁痰;枳实降气以利风痰下行。可加天麻、钩藤以平肝熄风。

治疗闭证,可同时配合针灸疗法,收效更快。

(2) 脱证

[症状] 突然昏仆,不省人事,目合口张,鼻鼾息微,手撒肢冷,汗多,大小便自遗,肢体软瘫,舌痿,脉细弱或脉微欲绝。

[证候分析] 阳浮于上,阴竭于下,阴阳有离决之势,正气虚脱,心神颓败,故见突然昏仆,不省人事,目合、口张、鼻鼾、手撒、舌痿、大小便失禁等五脏败绝的危症。呼吸低微,多汗不止,四肢厥冷,脉细弱而微等均是阴精欲绝,阳气暴脱之征。

[治法] 益气回阳,救阴固脱。

[方药] 立即用大剂参附汤[224]合生脉散[113]。方中以人参、麦冬、五味子大补气阴,附子回阳救逆。如汗多不止者,可加黄芪、龙骨、牡蛎、山萸肉以敛汗固脱。

中风昏倒,不省人事,首先要辨清闭证与脱证。临床以闭证较多见,脱证较少见。但是,闭证与脱证并可互相转化,又可同时并见。闭证治不及时或误治,或正不胜邪,可转为脱证。脱证经过治疗,正气渐复,症状逐渐消失,亦可有好转之机。所以,在闭脱转化的过程中,往往出现闭、脱二证互见的证候。因而在治疗时要随时掌握标本缓急和扶正祛邪的原则。一般情况下,闭证以开闭祛邪,治标为主;脱证以固脱扶正,治本为主。闭脱互见者,要权衡主次,标本兼顾。闭证如出现脱证症状,是病情转重的趋势,在祛邪的同时,应注意扶正。

(3) 后遗证 中风经过救治,神志清醒后,多留有后遗证,如半身不遂,言语不利,口眼㖞斜等。要抓紧时机,积极治疗。同时配合针灸、推拿按摩等综合疗法,并适当活动锻炼,以提高疗效。

① 半身不遂

气虚血滞,脉络瘀阻:由于气虚不能运血,气不能行,血不能荣,气血瘀滞,脉络痹阻,而致肢体废不能用。在症状上除半身不遂、肢软无力外,并伴有患侧手足浮肿,语言蹇涩,口眼㖞斜,面色萎黄,或暗淡无华,苔薄白,舌淡紫,或舌体不正,脉细涩无力等。治宜补气活血,通经活络。方用补阳还五汤[192]加味。该方重用黄芪补气,桃仁、红花、当归、赤芍、地龙养血活血化瘀。加全蝎、乌梢蛇、川牛膝、桑枝、地鳖虫、川断等以增强通经活络之力。如小便失禁者,可加桑螵蛸、山萸肉、肉桂、益智仁、五味子等补肾收涩之品。如下肢瘫软无力甚者,加桑寄生、鹿筋等补肾壮筋之品。如上肢偏废者,加桂枝以通络。如患侧手足肿甚者,可加茯苓、泽泻、苡仁、防己等淡渗利湿。如兼见语言不利者,加郁金、菖蒲、远志以祛痰利窍;兼口眼㖞斜者,加白附子、全蝎、僵蚕等以祛风通络;如肢体麻木者,加陈皮、半夏、茯苓、胆南星以理气燥湿而祛风痰;大便秘结者,加火麻仁、郁李仁、肉苁蓉等润汤通便。

肝阳上亢,脉络瘀阻:肝阳上亢,火升风动,气血并逆于上,络破血溢,经脉阻塞,而致半身不遂。患侧僵硬拘挛,兼见头痛头晕、面赤耳鸣,舌红绛,苔薄黄,脉弦硬有力,治宜平肝潜阳,熄风通络。方用镇肝熄风汤[390]或天麻钩藤饮[50]加减。

② 语言不利

风痰阻络:风痰上阻,经络失和,故舌强语謇,肢体麻木,脉弦滑。治宜祛风除痰,宣窍通络。方用解语丹[374]。方中天麻、全蝎、胆南星、白附子等以平肝熄风祛痰;远志、菖蒲、木香等以宣窍行气通络;羌活祛风。

肾虚精亏:肾虚精气不能上承,故音喑失语、心悸、气短及腰膝酸软。治宜滋阴补肾利窍。方用地黄饮子[140]去肉桂、附子,加杏仁、桔梗、木蝴蝶开音利窍。

肝阳上亢,痰邪阻窍:可予天麻钩藤饮[50]或镇肝熄风汤[393]加石菖蒲、远志、胆南星、天竺黄、全蝎以平肝潜阳、化痰开窍。

③ 口眼㖞斜 多由风痰阻于络道所致,治宜祛风、除痰、通络,方用牵正散[239]。方中白附子祛风、化痰、通络;僵蚕、全蝎熄风、化痰、镇痉。本方用散剂吞服较用汤剂疗效为佳。口眼瞤动者加天麻、钩藤、石决明以平肝熄风。

结语

综上所述,可知中风一病,病机较为复杂,常涉及心、肝、肾、脾以及经络、血脉。其病因,以内伤积损为主,即脏腑失调,阴阳偏胜。真中是由脉络空虚,风邪入中经络引起;类中是由阳化风动,气血上逆,挟痰挟火,流窜经络,蒙蔽清窍而成。本病多见于年迈之人,年逾四旬以后,阴气自半,气血渐衰,偶因将息失宜,或情志所伤等诱因,有如巍峨大厦,而基础不固,一遇大风,则颓然崩倒。一旦发病,大多难于治疗。尤其卒中昏迷,预后不佳;后遗诸证亦往往不能短期恢复和完全恢复,且有复中的可能,如复中病情重者其预后更差。因此,在未发之前,如有中风预兆,必须加强防治,《卫生宝鉴·中风门》说:"凡人初觉大指次指麻木不仁或不用者,三年内有中风之疾也。"《证治汇补·预防中风》篇说:"平人手指麻木,不时晕眩,乃中风先兆,须预防之,宜慎起居,节饮食,远房帏,调情志。"故临证时,对年在四旬以上,经常出现头痛、眩晕、肢麻、肉瞤,以及一时性语言不利等症,多属中风先兆,切宜注意。除李氏所提出的生活调摄外,同时应针对病因病机给以药物防治。可参考《眩晕》篇辨证论治。平时进行适当地锻炼,如太极拳、气功等,以增强体质,提高防治效果。

文献摘录

《素问·风论篇》:"风之伤人也……或为偏枯。"

《金匮要略·中风历节病》:"寸口脉浮而紧,紧则为寒,浮则为虚,寒虚相搏,邪在皮肤;浮者血虚,络脉空虚;贼邪不泻,或左或右;邪气反缓,正气即急,正气引邪,㖞僻不遂。邪在于络,肌肤不仁,邪在于经,即重不胜;邪入于腑,即不识人;邪入于脏,舌即难言,口吐涎。"

"夫风之为病,当半身不遂,或但臂不遂者,此为痹。"

《诸病源候论·中风候》:"三阳之筋,并络于颔颊,夹于口,诸阳为风寒所客则筋急,故口噤不开也。""血气偏虚,为风所乘故也。"

《素问玄机原病式·六气为病·火类》:"暴病暴死,火性疾速故也,斯由平日衣服饮食,安处动止,精魂神志,性情好恶,不循其宜,而失其常,久则气变兴衰而为病也。或心火暴盛而肾水衰弱,不能制之,热气怫郁,心神昏冒,则筋骨不用,卒倒而无所知,是为僵仆也。甚则水化制火,热盛而生涎,至极则死,微则发过如故,至微者,但眩瞑而已,俗云暗风。由火甚制金,不能平木,故风木自甚也。"

《医经溯洄集·中风辨》:"中风者,非外来风邪,乃本气自病也。凡人年逾四旬,气衰之际,或因忧喜忿怒,伤其气者,多有此疾。壮岁之时无有也,若肥盛则间有之,亦是形盛气衰而如此。""……殊不知因于风者,真中风也。因于火、因于气、因于湿者,类中风,而非中风也……辨之为风,则从昔人以治。辨之为火、气、湿,则从三子以治,如此庶乎析理明而用法当矣。"

《丹溪心法》:"中风大率主血虚有痰,治痰为先,次养血行血,或属虚,挟火与湿,又须分气虚血虚。半身不遂,大率多痰,在左属死血瘀血,在右属痰有热,并气虚。""案内经已下,皆谓外中风邪,然地有南北之殊,不可一途而论……东南之人,多是湿土生痰,痰生热,热生风也。"

《景岳全书·非风》:"非风一证,即时人所谓中风证也。此证多见卒倒,卒倒多由昏愦,本皆内伤积损颓败而然,原非外感风寒所致。""人于中年之后,多有此证,其衰可知。经云人年四十而阴气自半,正以阴虚为言也。""非风麻木不仁等证,因其血气不至,所以不知痛痒,盖气虚则麻,血虚则木,麻木不已则偏枯痿废,渐至日增。""凡非风口开眼闭,手撒遗尿,吐沫直视,声如鼾睡,昏沉不醒,肉脱筋痛之极,发直摇头上窜,面赤如妆,或头重面鼻山根青黑,汗缀如珠,痰声漉漉者,皆不治。非风之脉,迟缓可生,急数弦大者死。"

《张氏医通·中风门》:"不治诸证:发直吐沫,摇头上撺,鱼口气粗,直视,眼小目瞪,喉声如锯,面赤如妆,汗出如珠,循衣摸床,神昏不语,头面手足爪甲青黑,大吐大泻,吐血下血,其脉坚急躁疾短涩者,皆不治。"

《临证指南医案·中风》:华岫云按:"今叶氏发明内风,乃身中阳气之变动。肝为风脏,因精血衰耗,水不涵木,木少滋荣,故肝阳偏亢,内风时起,治以滋液熄风,濡养营络,补阴潜阳……或风阳上僭,痰火阻窍,神识不清,则有至宝丹芳香宣窍,或辛凉清上痰火……至于审证之法,有身体缓纵不收,耳聋目瞀,口开眼合,撒手遗尿,失音鼾睡,此本实先拨,阴阳枢纽不交,与暴脱无异,并非外中之风,乃纯虚证也。故先生急用大剂参附以回阳,恐纯刚难受,必佐阴药,以挽回万一。若肢体拘挛,半身不遂,口眼㖞斜,舌强言蹇,二便不爽,此本体先虚,风阳夹痰火壅塞,以致营卫脉络失和,治法急则先用开关,继则益气养血,佐以消痰清火,宣通经隧之药,气充血盈,脉络通利,则病可痊愈。"

36 痉证

痉证是以项背强急、四肢抽搐,甚至角弓反张为主要表现的病证,可见于多种疾病。历代医家对痉证的发病原因,从外感致痉逐步认识到内伤亦可致痉。由于病因学说的丰富和发展,给痉证治疗不断开创了新的途径。《内经》对痉证的病因是以外邪立论为主,认为系风寒湿邪,侵袭人体,壅阻经络而成。如《素问·至真要大论篇》说:"诸痉项强,皆属于湿。""诸暴强直,皆属于风。"《灵枢·经筋》篇也说:"经筋之病,寒则反折筋急。"《金匮要略》在继承《内经》理论的基础上,不仅以表实无汗和表虚有汗分为刚痉、柔痉,并提出了误治致痉的理论,即表证过汗,风病误下,疮家误汗以及产后血虚,汗出中风等,致使外邪侵袭,津液受伤,筋脉失养,而引发本证。《金匮要略》有关伤亡津液因而致痉的认识,不仅对《内经》理论的发挥,同时也为历代医家提供了内伤致痉的理论基础。《景岳全书·痉证》篇说:"凡属阴虚血少之辈,不能养营筋脉,以致搐挛僵仆者,皆是此证。如中风之有此者,必以年力衰残,阴之败也;产妇之有此者,必以去血过多,冲任竭也;疮家之有此者,必以血随脓出,营气涸也……凡此之类,总属阴虚之证。"温病学说的发展和成熟,更进一步丰富和扩充了痉证病因病机的认识。提出了热盛伤津,肝风内动,引发本证的论述,使痉证病因学说,渐臻完备。如《温热经纬·薛生白湿热病篇》说:"木旺由于水亏,故得引火生风,反焚其本,以致痉厥。"同时,在外邪致痉中也补充了"湿热侵入经络脉髓中"的认识。

在中医学里尚有"瘛疭"一证。瘛疭即抽搐。《张氏医通·瘛疭》篇说:"瘛者,筋脉拘急也,疭者,筋脉弛纵也,俗谓之抽。"《温病条辨·痉病瘛疭总论》中又说:"痉者,强直之谓,后人所谓角弓反张,古人所谓痉也。瘛者,蠕动引缩之谓,后人所谓抽掣,搐搦,古人所谓瘛也。"可见瘛疭即可为痉证症状表现之一,也可单独出现而为病。

此外,如因金疮破伤,创口不洁,感受风毒之邪,也可发痉,名为"破伤风"。因与一般痉证不尽相同,故在外科加以介绍。

病因病机

痉证的病因病机,归纳起来,可分为外感和内伤两个方面。外感是风寒湿邪,侵袭人体,壅阻经络,气血不畅,或热盛动风,或热灼津液而致痉。内伤是阴虚血少,虚风内动,筋脉失养而致痉。外感和内伤在病因上虽不相同,但导致发痉的病机,都是阴阳失调,阳动而阴不濡所致。现分述如下:

(1) 邪壅经络　风寒湿邪,壅滞脉络,气血运行不利,筋脉失养,拘急而成痉。如《金匮要略方论本义·痉病总论》就痉证形成指出:"脉者人之正气正血所行之道路也,杂错乎邪风、邪湿、邪寒,则脉行之道路必阻塞壅滞,而拘急蹉挛之证见矣。"

(2) 热甚发痉　热甚于里,消灼津液,阴液被伤,筋脉失于濡养,引起痉证,或热病伤阴,邪热内传营血,热盛动风,引发本证。如《临证指南医案·痉厥》篇所说:"五液劫尽,阳气与内风鸱张,遂变为痉。"

(3) 阴血亏损　素体阴虚血虚,或因亡血,或因汗下太过,致使阴血损伤,难以濡养筋脉,因而成痉。正如《景岳全书·痉证》篇说:"凡属阴虚血少之辈,不能养营筋脉,以致搐挛僵仆者。"

总之,痉证为筋脉之病。筋脉因风寒湿邪壅阻经络,气血不畅,失其濡养,或高热耗阴、亡血、过汗、误下等阴血亏竭,失其濡养,则筋脉拘急,而成痉证。正如《景岳全书·痉证》篇说:"愚谓痉之为病……其病在筋脉,筋脉拘急所以反张。"

类证鉴别

痉证应与中风、痫证作如下鉴别:

中风:中风可兼有筋脉拘急的抽搐症状,但同时可见口眼㖞斜,半身不遂,清醒后多有后遗证。

痫证:昏迷时筋脉拘急,四肢抽搐,但为时较短,多吐涎沫,或发出异常叫声,苏醒抽搐即止,一如常人。

痉证:是以项背强直,四肢抽搐,甚则角弓反张为主症的病证,并可见于多种疾病的过程中。

辨证论治

本病临床以项背强急、四肢抽搐,甚至角弓反张为主症。临证宜详辨外感、内伤及其虚实。外感属实,内伤多虚。治实当祛邪,宜祛风、散寒、除湿、清热;治虚当扶正,宜滋阴养血,熄风舒筋通络。

(1) 邪壅经络

[症状] 头痛,项背强直,恶寒发热,肢体酸重,苔白腻,脉浮紧。

[证候分析] 风寒湿邪,阻滞经络,故头痛,项背强直。外邪侵于肌表,营卫不和,则恶寒发热。湿阻经络肌肉,故肢体酸重。苔白腻,脉浮紧,均属风寒湿邪在表之候。

[治法] 祛风散寒,和营燥湿。

[方药] 羌活胜湿汤[213]。方中以羌活、独活、防风、藁本祛风胜湿;川芎、蔓荆子通络祛风止痛。邪祛络通,则痉自解。如寒邪较甚,苔薄白,脉浮紧,病属刚痉,治宜解肌发汗,方用葛根汤[347]治之。方中葛根解肌养筋,以舒拘急;麻黄、桂枝解表散寒;芍药、甘草益阴和里,并制麻桂发汗之猛;姜、枣调和营卫。如风邪偏盛,症见项背强直,发热不恶寒,头痛汗出,苔薄白,脉沉细,病属柔痉,治宜和营养津,方用栝蒌桂枝汤[275]。以桂枝汤调和营卫,解散表邪;栝蒌根清热生津,柔和筋脉。

若身热,筋脉拘急,胸脘痞闷,渴不欲饮,小便短赤,苔黄腻,脉滑数,此为湿热入络。治宜清热化湿,疏通经络,方用三仁汤[20]加地龙、秦艽、丝瓜络、威灵仙等以通经活络。

(2) 热甚发痉

[症状] 发热胸闷,口噤齘齿,项背强直,甚至角弓反张,手足挛急,腹胀便秘,咽干口渴,心烦急躁,甚则神昏谵语,苔黄腻,脉弦数。

[证候分析] 邪热熏蒸阳明气分,宿滞中焦,阳明燥热内结,腑气不通,故胸闷、腹胀、便秘。热盛伤津,筋脉失养,则口噤齘齿,项背强直,甚至角弓反张,手足挛急,咽干口渴。热扰神明故心烦急躁,甚则神昏谵语。苔黄腻,脉弦数,均为实热壅盛之象。

[治法] 泄热存津,养阴增液。

[方药] 增液承气汤[381]。方中以大黄荡涤积热,芒硝软坚化燥;玄参、生地、麦冬养阴增液,滋润肠燥。使热去津回则热痉可解。如热盛伤津,并无腑实之证,可用白虎加人参汤[121]以清热救津。如抽搐较甚者,可酌加地龙、全蝎、菊花、钩藤等熄风通络之品。如烦躁

较甚,可加淡竹叶、栀子清心除烦。

若温病邪热,内传营血,热盛动风,症见壮热头痛,神志昏迷,口噤抽搐,角弓反张,舌质红绛,苔黄燥,脉弦数,治以凉肝熄风,清热透窍。方用羚羊钩藤汤[333]。方中以羚羊角、钩藤、菊花、桑叶清热凉肝,熄风止痉;白芍、生地、甘草养阴增液,柔肝舒筋;贝母、竹茹清热化痰;茯神宁心安神。神昏谵语或神志昏迷,可加服安宫牛黄丸[151]或至宝丹[148]以清热透窍。若邪热羁久,灼伤真阴,症见时时发痉,舌干少苔,脉虚数,可用大定风珠[28]以平肝熄风,养阴止痉。以上证治,同时可参照温病有关病证。

(3) 阴血亏虚

[症状] 素体阴亏血虚,或在失血、汗、下太过之后,项背强急,四肢抽搐,头目昏眩,自汗,神疲,气短,舌淡红,脉弦细。

[证候分析] 气血两虚,不能营养筋脉,故项背强急,四肢抽搐。血虚不能上奉于脑,则头目昏眩。血去而元气耗伤,卫外不固,故神疲气短而自汗。舌淡红,脉弦细,均为阴血亏虚之征。

[治法] 滋阴养血。

[方药] 四物汤[110]合大定风珠[28]加减。方中当归、川芎、白芍、熟地补血调血,充养百脉。大定风珠平肝熄风,养阴止痉。阴血得复,筋脉柔和,则痉证自除。如头晕、虚烦、失眠者,可加炒栀子、淡竹叶、菊花、夜交藤以清热安神,如纳呆腹满者,可加砂仁、鸡内金、陈皮等以理气和胃,如大便溏薄,面色㿠白,舌质淡,脉细者,可加党参、白术等以益气健脾。

结语

痉证是以阴阳失调、阳动阴不濡而筋脉失养为主要病机的病证,其治疗,必须详辨外感与内伤,虚证与实证,切勿滥用镇潜熄风之品,治标而忽视其本。一般说,外感发痉,多属实证,为外邪壅阻经络,气血运行不畅,或邪入里,热盛动风,或热灼津液,筋脉失养而成。邪盛者,先祛其邪,如属风寒湿邪,应分清主次,治宜祛风、散寒、除湿;如邪热入里,实热内结,消灼阴液致痉者,治宜泄热存阴。内伤发痉,多属虚证,是由阴血不足,筋脉失养,肝风鼓动所致。正虚者,当先扶正。治宜滋阴养血。痉证在临床上属于阴伤血少者为多见,所以在治疗上滋养营阴是不可忽视的一环。

由于痉证往往多见于某些疾病的危重阶段,可危及生命,因此其防治颇为重要。见到高热、失血的病症,要及时清热、滋阴、养血,防止痉证的发生。

文献摘录

《灵枢·经筋》:"足少阴之筋……其病……主痫瘛及痉……在外者不能俛,在内者不能仰,故阳病者,腰反折不能俛,阴病者不能仰。"

《素问·骨空论篇》:"督脉为病,脊强反折。"

《金匮要略·痉湿暍病》:"太阳病,发热无汗,反恶寒者,名曰刚痉。""太阳病,发热汗出,而不恶寒,名曰柔痉。""太阳病,其证备,身体强,几几然,脉反沉迟,此为痉,栝蒌桂枝汤主之。""太阳病,无汗而小便反少,气上冲胸,口噤不得语,欲作刚痉,葛根汤主之。""痉为病,胸满口噤,卧不着席,脚挛急,必齘齿,可与大承气汤。"

《景岳全书·痉证》:"愚谓痉之为病,强直反张病也。其病在筋脉,筋脉拘急,所以反张。其病在血液,血液枯燥,所以筋挛。""痉之为病,即《内经》之痓病也,以痉作痓,盖传写之误耳。其证则脊背反张,头摇口噤,戴眼项强,四肢拘急,或见身热足寒,恶寒面赤之类皆是也。"

《温热经纬·薛生白湿热病篇》:"湿热证,三四日即口噤,四肢牵引拘急,甚则角弓反张,此湿热侵入经络脉隧中,宜鲜地龙、秦艽、威灵仙、滑石、苍耳子、丝瓜、海风藤、酒炒黄连等味。"

37　瘿病

瘿病是由于情志内伤,饮食及水土失宜,以致气滞、痰凝、血瘀壅结颈前所引起的,以颈前喉结两旁结块肿大为主要临床特征的一类疾病。

瘿病一名,首见于《诸病源候论·瘿候》。在中医著作里,又有称为瘿、瘿气、瘿瘤、瘿囊、影袋等名称者。

早在公元前三世纪,我国已有关于瘿病的记载。战国时期的《庄子·德充符》即有"瘿"的病名。而《吕氏春秋·尽数篇》所说的"轻水所,多秃与瘿人",不仅记载了瘿病的存在,而且观察到瘿的发病与地理环境密切有关。《三国志·魏书》引《魏略》谓:贾逵"发愤生瘿,后所病稍大,自启愿欲令医割之"而曹操劝告贾逵:"吾闻'十人割瘿九人死'"这个历史故事说明,在公元三世纪前,已经进行过手术治疗瘿病的探索。

《肘后方》首先用昆布、海藻治疗瘿病。《诸病源候论·瘿候》指出瘿病的病因主要是情志内伤及水土因素,谓"瘿者由忧恚气结所生,亦曰饮沙水,沙随气入于脉,搏颈下而成之""诸山水黑土中,出泉流者,不可久居,常食令人作瘿病,动气增患"。《千金要方》及《外台秘要》记载了数十个治疗瘿病的方剂,其中常用到海藻、昆布、羊靥、鹿靥等药,表明此时对含碘药物及用甲状腺作脏器疗法已有相当认识。《圣济总录·瘿瘤门》指出瘿病以山区发病较多,"山居多瘿颈,处险而瘿也"。并从病因的角度将五瘿作了归类,"石瘿、泥瘿、劳瘿、忧瘿、气瘿是为五瘿。石与泥则因山水饮食而得之;忧、劳、气则本于七情"。《三因极一病证方论·瘿瘤证治》主要根据瘿病局部证候的不同,提出了瘿病的另外一种分类法:"坚硬不可移者,名曰石瘿;皮色不变,即名肉瘿;筋脉露结者,名筋瘿;赤脉交络者,名血瘿;随忧愁消长者,名气瘿。"并谓"五瘿皆不可妄决破,决破则脓血崩溃,多致夭枉"。《儒门事亲·瘿》谓"海带、海藻、昆布三味,皆海中之物,但得二味,投之于水瓮中,常食亦可消矣",以之作为防治瘿病的方法。《医学入门·外科脑颈门·瘿瘤》又将瘿病称之为瘿气或影囊,"原因忧恚所致,故又曰瘿气,今之所谓影囊者是也"。《本草纲目》明确指出黄药子有"凉血降火,消瘿解毒"的功效,并记载了在用黄药子酒治疗瘿病时,"常把镜自照,觉消便停饮"及"以线逐日度之,乃知其效也"的观察疗效的方法。《外科正宗·瘿瘤论》提出瘿瘤的主要病理是气、痰、瘀壅结的观点,"夫人生瘿瘤之症,非阴阳正气结肿,乃五脏瘀血、浊气、痰滞而成",采用的主要治法是"行散气血""行痰顺气""活血消坚"该书所载的海藻玉壶汤等方,至今仍为临床所习用。《杂病源流犀烛·瘿瘤》说:"瘿瘤者,气血凝滞、年数深远、渐长渐大之症。何谓瘿,其皮宽,有似樱桃,故名瘿,亦名瘿气,又名影袋。"指出瘿又称为瘿气、影袋,多因气血凝滞,日久渐结而成。

本病主要包括以颈前结块肿大为特征的病证。

病因病机

瘿病的病因主要是情志内伤和饮食及水土失宜,但也与体质因素有密切关系。

(1) 情志内伤　由于长期忿郁恼怒或忧思郁虑,使气机郁滞、肝气失于条达。津液的正常循行及输布,均有赖气的统率。气机郁滞,则津液易于凝聚成痰。气滞痰凝,壅结颈前,则形成瘿病。其消长常与情志有关。痰气凝滞日久,使血液的运行亦受到障碍而产生血行瘀滞,则可致瘿肿较硬或有结节。正如《诸病源候论·瘿候》说:"瘿者由忧恚气结所生。""动气增患。"《济生方·瘿瘤论治》说:"夫瘿瘤者,多由喜怒不节,忧思过度,而成斯疾焉。大抵人之气血,循环一身,常欲无滞留之患,调摄失宜,气凝血滞,为瘿为瘤。"

(2) 饮食及水土失宜　饮食失调,或居住在高山地区,水土失宜,一则影响脾胃的功能,使脾失健运,不能运化水湿,聚而生痰;二则影响气血的正常运行,痰气瘀结颈前则发为瘿病。在古代瘿病的分类名称中即有泥瘿、土瘿之名。《诸病源候论·瘿候》谓"饮沙少""诸山水黑土中",容易发生瘿病。《杂病源流犀烛·颈项病源流》也说:"西北方依山聚涧之民,食溪谷之水,受冷毒之气,其间妇女,往往生结囊如瘿。"均说明瘿病的发生与水土因素有密切关系。

(3) 体质因素　妇女的经、孕、产、乳等生理特点与肝经气血有密切关系,遇有情志、饮食等致病因素,常引起气郁痰结、气滞血瘀及肝郁化火等病理变化,故女性易患瘿病。另外,素体阴虚的人,痰气郁滞之后易于化火,更加伤阴,常使病程缠绵。

由上可知,气滞痰凝壅结颈前是瘿病的基本病理,日久引起血脉瘀阻,以气、痰、瘀三者合而为患。部分病例,由于痰气郁结化火,火热耗伤阴精,而导致阴虚火旺的病理变化,其中尤以肝、心两脏阴虚火旺的病变更为突出。

瘿病初起多实,病久则由实致虚,尤以阴虚、气虚为主,以致成为虚实夹杂之证。

类证鉴别

瘿病以颈前喉结两旁结块肿大为最基本的临床特征,多发于女性。望诊和切诊对于本病的诊断有重要作用。本病主要表现颈前发生肿块,可随吞咽动作而上下移动。初作可如樱桃或指头大小,一般生长缓慢。大小程度不一,大者可如囊如袋。触之多柔软、光滑,病程日久则质地较硬,或可扪及结节。

因瘰病亦会在颈项部出现肿块,需要加以鉴别。鉴别的要点,一是患病的具体部位;二是肿块的性状。瘿病的肿块在颈部正前方,肿块一般较大,正如《外台秘要·瘿病》说:"瘿病喜当颈下,当中央不偏两边也。"两瘰病的患病部位是在颈项的两侧,肿块一般较小,每个约胡豆大,个数多少不等,如《素问病机气宜保命集·瘰疬论》说:"夫瘰疬者,经所谓结核是也。或在耳前后,连及颐颔,下连缺盆,皆为瘰疬。"《外科正宗·瘰疬论》描述道:"瘰疬者,累累如贯珠,连接三五枚。"

辨证论治

本病以颈部有瘿肿为基本临床特征。治疗以理气化痰,消瘿散结为基本治则。瘿肿质地较硬及有结节者,应适当配合活血化瘀。火郁阴伤而表现阴虚火旺者,则当以滋阴降火为主。

(1) 气郁痰阻

[症状]　颈前正中肿大,质软不痛,颈部觉胀,胸闷、喜太息,或兼胸胁窜痛,病情的波动常与情志因素有关,苔薄白,脉弦。

[证候分析]　气机郁滞,痰浊壅阻颈部,故致颈前正中肿大,质软不痛,颈部觉胀。因情志不舒,肝气郁滞,故胸闷、太息、胸胁窜痛,且病情常随情志而波动。脉弦为肝郁气滞之象。

[治法]　理气舒郁,化痰消瘿。

[方药]　四海舒郁丸[112]加减。方中以青木香、陈皮疏肝理气;昆布、海带、海藻、海螵

蛸、海蛤壳化痰软坚,消瘿散结。胸闷、胁痛者,加柴胡、郁金、香附理气解郁。咽颈不适加桔梗、牛蒡子、木蝴蝶、射干利咽消肿。

(2) 痰结血瘀

[症状] 颈前出现肿块,按之较硬或有结节,肿块经久未消,胸闷,纳差,苔薄白或白腻,脉弦或涩。

[证候分析] 气机郁滞,津凝成痰,痰气交阻,日久则血循不畅,血脉瘀滞。气、痰、瘀壅结颈前,故瘿肿较硬或有结节,经久不消。气郁痰阻,脾失健运,故胸闷、纳差。苔白腻,脉弦或涩,为内有痰湿及气滞血瘀之象。

[治法] 理气活血,化痰消瘿。

[方药] 海藻玉壶汤[284]加减。方中以海藻、昆布、海带化痰软坚,消瘿散结;青皮、陈皮、半夏、贝母、连翘、甘草理气化痰散结;当归、川芎养血活血;共同起到理气活血、化痰消瘿的作用。结块较硬及有结节者,可酌加黄药子、三棱、莪术、露蜂房、山甲片、丹参等,以增强活血软坚、消瘿散结的作用。胸闷不舒加郁金、香附理气开郁。郁久化火而见烦热、舌红、苔黄、脉数者,加夏枯草、丹皮、玄参以清热泻火。纳差、便溏者,加白术、茯苓、怀山药健脾益气。

(3) 肝火旺盛

[症状] 颈前轻度或中度肿大,一般柔软、光滑。烦热,容易出汗,性情急躁易怒,眼球突出,手指颤抖,面部烘热,口苦,舌质红,苔薄黄,脉弦数。

[证候分析] 痰气壅结,气郁化火为本证的主要病机。痰气壅结颈前,故出现瘿肿。郁久化火,肝火旺盛,故见烦热、急躁易怒、面部烘热、口苦等症。火热迫津液外泄,故易出汗。肝火上炎、风阳内盛则致眼球突出、手指颤抖。舌红,苔黄,脉弦,为肝火亢旺之象。

[治法] 清泄肝火。

[方药] 栀子清肝汤[320]合藻药散[389]加减。栀子清肝汤中,以柴胡、芍药疏肝解郁清热;茯苓、甘草、当归、川芎益脾养血活血;栀子、丹皮清泄肝火;配合牛蒡子散热利咽消肿。藻药散以海藻、黄药子消瘿散结,黄药子且有凉血降火的作用。肝火亢旺,烦躁易怒,脉弦数者,可加夏枯草、龙胆草清肝泻火。风阳内盛,手指颤抖者,加石决明、钩藤、白蒺藜、牡蛎平肝熄风。兼见胃热内盛而见多食易饥者,加生石膏、知母清泄胃热。

(4) 心肝阴虚

[症状] 瘿肿或大或小、质软,病起较缓,心悸不宁,心烦少寐,易出汗,手指颤动,眼干,目眩,倦怠乏力,舌质红,舌体颤动,脉弦细数。

[证候分析] 痰气郁结颈前,故渐起瘿肿。火郁伤阴,心阴亏虚,心失所养,故心悸不宁,心烦少寐。肝阴亏虚,筋脉失养,则倦怠乏力。肝开窍于目,目失所养则眼干目眩。肝阴亏虚,虚风内动,则手指及舌体颤抖。舌质红,脉弦细数,为阴虚有热之象。

[治法] 滋养阴精,宁心柔肝。

[方药] 天王补心丹[49]加减。方中以生地、玄参、麦冬、天冬养阴清热;人参、茯苓、五味子、当归益气生血;丹参、酸枣仁、柏子仁、远志养心安神。肝阴亏虚,肝经不和而见胁痛隐隐者,可仿一贯煎[1]加枸杞子、川楝子养肝疏肝。虚风内动,手指及舌体颤抖者,加钩藤、白蒺藜、白芍平肝熄风。脾胃运化失调致大便稀溏、便次增加者,加白术、苡仁、怀山药、麦芽健运脾胃。肾阴亏虚而见耳鸣、腰酸膝软者,酌加龟版、桑寄生、牛膝、菟丝子滋补肾阴。病久正

气伤耗、精血不足而见消瘦乏力,妇女月经量少或经闭,男子阳痿者,可酌加黄芪、山茱萸、熟地、枸杞子、制首乌等补益正气、滋养精血。

瘿病的各种证候之间有一定的关系。痰结血瘀常为气郁痰阻的进一步发展,肝火旺盛及心肝阴虚分别概括瘿病中火旺及阴虚的两种证候,但因火旺及阴虚二者在病理上表现为相互影响,临床在症状上则常相兼出现。对于前两种证候的瘿病,治疗一般均以理气化痰、活血软坚、消瘿散结为主;对后两种证候的瘿病,则应重在滋阴降火。此时若用消瘿散结的药物,一般多选黄药子,黄药子有小毒,久服对肝脏不利,因本病治疗时间往往较长,在需要较长时间服用时,黄药子的剂量以不超过 12 克为宜,以免造成对肝脏的损害。

瘿病的预后大多较好。瘿肿小、质软、病程短、治疗及时者,多可治愈。但瘿肿较大者,不容易完全消散。若肿块坚硬、移动性差而增长又迅速者,则预后严重。肝火旺盛及心肝阴虚的轻中症患者,疗效较好;重症患者则阴虚火旺的各种症状常随病程的延长而加重和增多,在出现烦躁不安、高热、脉疾等症状时,为病情危重的表现。

保持精神愉快,防止情志内伤,以及针对水土因素,注意饮食调摄,是预防瘿病的两个重要方面。在容易发生瘿病的地区,可经常食用海带,及采用碘化食盐(食盐中加入万分之一的碘化钠或碘化钾)预防。

结语

综上所述,瘿病以颈前出现肿块为基本临床特征。主要由情志内伤、饮食及水土失宜而引起,但与体质有密切关系。气滞痰凝壅结颈前是瘿病的基本病理,久则血行瘀滞,脉络瘀阻。部分病例痰气郁结化火,而会出现肝火旺盛及心肝阴虚等阴虚火旺的病理变化。治疗瘿病的主要治则有理气化痰、消瘿散结、活血软坚、滋阴降火,应针对不同的证候而选用适当的方药。防止情志内伤及注意饮食调摄是预防瘿病的两个重要方面。

文献摘录

《诸病源候论·瘿候》:"瘿者,由忧恚气结所生,亦曰饮沙水,沙随气入于脉,搏颈下而成之。初作与瘿核相似,而当颈下也,皮宽不急,垂捶捶然是也。恚气结成瘿者,但垂核捶捶无脉也。饮沙水成瘿者,有核瘰瘰无根、浮动在皮中。""养生方云:诸山水黑土中出泉流者,不可久居,常食令人作瘿病,动气增患。"

《外台秘要·瘿病方》:"小品瘿病者始作与瘿核相似,其瘿病喜当颈下,当中央不偏两边也。"

《儒门事亲·瘿》:"夫瘿囊肿闷,嵇叔夜养生论云:颈如险而瘿,水土之使然也,可用人参化瘿丹,服之则消也。又以海带、海藻、昆布三味,皆海中之物,但得二味,投之于水瓮中,常食亦可消矣。"

38 疟疾

疟疾是由于感受疟邪而引起的以寒战、壮热、头痛、汗出、休作有时为临床特征的一种疾病,多发于夏秋季节。

我国人民对疟疾的认识甚早,远在殷墟甲骨文中已有疟字的记载。而早在《素问》里,就有《疟论篇》《刺疟篇》等专篇。对疟疾的病因、病机、症状、针灸治法等,作了系统而详细的讨论,足见当时对疟疾已有深刻的研究。传染病在古代医籍中记载以疟疾为最详,《素问·疟论篇》指出疟疾的病因为疟气,谓"疟气随经络沉以内薄,故卫气应乃作",多为"间日而作",也有每日发作者。发作时的临床症状是:"疟之始发也,先起于毫毛,伸欠乃作,寒栗鼓颔,腰脊俱痛,寒去则内外皆热,头痛如破,渴欲冷饮。"根据寒热偏盛的不同,而有寒疟、温疟、瘅疟之分别。在治疗时机的选择上。《素问·刺疟篇》指出:"凡治疟,先发如食顷,乃可以治,过之则失时也。"

《神农本草经》明确记载常山有治疟的功效。

《金匮要略·疟病》篇以蜀漆治疟,并在《内经》的基础上,补充了疟母这一证型。《金匮要略》用以治疗温疟的白虎加桂枝汤和治疟母的鳖甲煎丸,一直沿用至今。

《肘后备急方·治寒热诸疟方》首先提出了瘴疟的名称。在治疗方面,除以常山作为多个治疟方剂的主药外,并最早提出用砒石及青蒿治疟。因砒石毒性较剧,近代多不采用。

《诸病源候论·间日疟候》明确提出间日疟的病证名称。《诸病源候论·山瘴疟候》指出瘴疟多发于岭南,由瘴湿毒气所致,其病重于一般的疟疾。又在《劳疟候》里补充了劳疟这一证型。

《备急千金要方》除制订以常山、蜀漆为主药的截疟诸方外,还用马鞭草治疟。

《三因极一病证方论·疟病不内外因证治》指明了疫疟的特点:"一岁之间,长幼相若,或染时行,变成寒热。名曰疫疟。"

《儒门事亲·疟非脾寒及鬼神辩》指出疟疾因食而作的说法是错误的,谓:"又或因夏日饮冷过常,伤食生硬瓜果黎枣之属,指为食疟,此又非也。"并记载了公元1206年一次疟疾大流行的情况。《脉因症治·疟》提出了传染的概念,谓"母疟有母,传染者也"。

《证治要诀》将疟疾和其他表现往来寒热的疾病作了鉴别。《证治准绳·寒热门·疟》对疟疾的易感性、免疫力及南北地域的差异,有所观察。谓:"南人不以患疟为意,北人则畏之,北人而在南方发者尤畏之。"《景岳全书·疟疾》对这个问题也有论述,在对疟疾病因的认识上,张景岳进一步肯定疟疾因感受疟邪所致,而并非痰、食引起。对"无痰不作疟"及"无食不成疟"的说法,作了批驳。他在《质疑录·论无痰不作疟》说:"疟邪随人身之卫气为出入,故有迟早、一日间日之发,而非痰之可以为疟也……痰本因疟邪以生,而非因痰以有疟邪者。"《景岳全书·疟疾》说:"疟疾之作……无非外邪为之本,岂果因食因痰有能成疟者耶。"

《症因脉治·疟疾总论》对瘴疟有较好的论述,谓"瘴疟之症,疟发之时,神识昏迷,狂妄多者,或声音哑瘖"。其病机为"瘴气入人脏腑,血聚上焦,败血淤于心窍。毒涎聚于肝脾,则瘴毒疟疾之症作矣"。并将间二日而发之疟称为三疟,"三疟之症,三阴经疟也……以其间两日而发。故名三疟症也……乃邪入三阴,其经深,其发迟,是以三日一发也"。

清·韩善征在《疟疾论·案》里,明确提出三日疟的病名。《疟疾论·早晏》又说:"隔二日曰三阴疟,较诸疟为最重。有二三年未愈者,亦有二三月即愈者,只看其寒热之轻重短长。以辨其病之深浅。然三阴疟无骤死之理。"指出了三日疟患病时间较长的特点。

综上可知,中医学对疟疾的病因病机、临床症状、发作类型,及治疗方药等均有深刻认识。

病因病机

疟邪是引起疟疾的病因,在《内经》亦称为疟气。

疟邪侵入人体之后,伏于半表半里,内搏五脏,横连募原。由于疟邪与正气相争,虚实更作,阴阳相移,而发生疟疾的一系列症状。疟邪与营卫相搏,入与阴争,阴盛阳虚,以致恶寒战栗;出与阳争,阳盛阴虚,则壮热汗出;疟邪与营卫相离,则发作停止,当疟邪再次与营卫相搏时,又引起再一次发作。早在《素问·疟论篇》就指出:"由邪气内薄于五藏,横连募原也。""阳明虚则寒栗鼓颔也,巨阳虚则腰背头项痛,三阳俱虚则阴气胜,阴气胜则骨寒而痛,寒生于内,故中外皆寒。阳盛则外热,阴虚则内热,外内皆热,则喘而渴,故欲冷饮也。"

疟疾的发作以间日一发为最多见。《素问·疟论篇》说:"其间日发者,由邪气内薄于五藏,横连募原也。其道远,其气深,其行迟,不能与卫气俱行,不得皆出,故间日乃作也。"也有少数邪伏浅者一日一发,邪伏深者间二日而发,即是三阴疟或称三日疟。

本病以正疟最为多见。而热偏盛者即成温疟,寒偏盛者即是寒疟。由瘴毒所致者,则成瘴疟,瘴毒亦属疟邪,但多见于岭南,临床症状严重。疟邪久留,耗伤气血,遇劳即发,则形成劳疟,疟久不愈,血瘀痰凝,结于胁下,则形成疟母。

类证鉴别

疟疾需要与其他有寒热往来表现的疾病相鉴别。

虚劳中的阴虚内热,上午发热不明显,以午后或夜间潮热为特征。发热虽然朝轻暮重,但与疟疾寒热往来,休作有时者迥异,且常有五心烦热、盗汗、失眠等症状。一般来说,阴虚内热者多由情志内伤所致,病情较重,严重者往往缠绵日久,一时不易退热,疟疾只要治疗及时,一般可以较快痊愈。

风温发热,当邪在卫分时,可见寒战发热,无汗或微汗,如邪热壅盛,转入气分,则卫分症状消失,而见壮热有汗不解,兼见咳嗽、口渴、烦躁、便秘等肺胃两经症状。总之,风温初起,病在肺卫,疟疾则邪踞少阳;风温在卫分时,汗之可以退热,若邪势炽盛,进入气分,则壮热有汗不解;疟疾汗出后热可暂退而复起;风温多见于冬春,疟疾常发于夏秋。

淋证初起,湿热蕴蒸,邪正相搏,亦常见畏寒或寒战发热,但多兼腰痛、小便频涩、滴沥刺痛等,可与疟疾作鉴别。

辨证论治

对疟疾的辨证,应着重根据病情的轻重、寒热的偏盛、正气的盛衰,及病程的久暂等,而确定属于正疟、温疟、寒疟、瘴疟、劳疟的何种类型。

祛邪截疟是治疗疟疾的基本原则。在确定诊断为疟疾后即可截疟。在此基础上,根据具体证候的不同,适当结合其他治则进行治疗。疟疾的服药时间,以症状发作的两小时前为宜。

（1）正疟

[症状] 寒战壮热,休作有时,先有呵欠乏力,继则寒栗鼓颔,寒罢则内外皆热,头痛面赤,口渴引饮,终则遍身汗出,热退身凉,舌红,苔薄白或黄腻,脉弦。

[证候分析] 疟邪侵入,伏于半表半里。若疟邪与营卫相搏,正邪相争,而引起疟疾症状的发作。病邪人与阴争,阴盛阳虚,阳气被遏,故致呵欠乏力,寒战鼓颔;出与阳争,阳盛阴虚,则壮热、汗出、口渴引饮;终则疟邪与营卫相离,邪气伏藏,发作停止。病初苔多薄白,化热则见苔黄腻,疟脉自弦,弦紧主寒盛,弦数主热盛。

[治法] 祛邪截疟,和解表里。

[方药] 柴胡截疟饮[281]加减。方中以小柴胡汤和解表里,导邪外出;常山、槟榔祛邪截疟;配合乌梅生津和胃,以减轻常山致吐的副作用。口渴甚者,可加葛根、石斛生津止渴。胸脘痞闷,苔腻者,去参、枣之滞气碍湿,加苍术、厚朴、青皮理气化湿。烦渴、苔黄、脉弦数,为热甚于里,去参、姜、枣之辛温补中,加石膏、花粉清热生津。

本证亦可用截疟七宝饮[375]加减治疗。方中以常山祛邪截疟为主药;草果、槟榔辛香理气,化痰散结;厚朴、陈皮、青皮理气和中,化湿祛痰;甘草调和诸药。

除上述两个方剂外,还可选用下列单方、验方治疗:

① 马鞭草30~60克,水煎,分二次,于疟疾发作前2小时、4小时各服一次,疟止后连服三日。

② 青蒿30克,水煎,于发作前2小时服,连服三日。

③ 常山、槟榔、半夏、乌梅各9克,水煎服,连服三日。

（2）温疟

[症状] 热多寒少,汗出不畅,头痛,骨节酸疼,口渴引饮,便秘尿赤,舌红,苔黄,脉弦数。

[证候分析] 由于素体阳盛而复感疟邪,或夏伤暑邪,暑热内蕴,里热炽盛,故表现为热多寒少,口渴引饮,便秘尿赤。夏暑贪凉,兼感风寒,外束肌表,营卫失和,以致汗出不畅,头痛,骨节酸痛。舌红,苔黄,脉弦数,均属热盛于里之象。

[治法] 清热解表,和解祛邪。

[方药] 白虎加桂枝汤[122]加味。方中以白虎汤清热生津;桂枝疏风散寒。可加青蒿、柴胡和解祛邪。若热多寒少,气短,胸中烦闷不舒,汗多,且无骨节酸痛者,为热势较盛而津气两伤,可改用清热生津益气之白虎加人参汤[121]加味治疗。津伤较甚,口渴引饮者,斟加生地、麦冬、石斛、玉竹养阴生津。

（3）寒疟

[症状] 热少寒多,口不渴,胸脘痞闷,神疲体倦,苔白腻,脉弦。

[证候分析] 素体阳虚而复感疟邪,或兼感寒湿,寒湿内盛,郁遏中阳,阳气不能外达,故致热少寒多,口不渴,神疲体倦。寒湿内困,脾胃失于健运,气机不畅,故致胸闷脘痞。苔白腻。脉弦,为寒湿内阻之象。

[治法] 和解表里,温阳达邪。

[方药] 柴胡桂枝干姜汤[278]合截疟七宝饮[375]加减。前方用柴胡、黄芩和解表里;桂枝、干姜、甘草温阳达邪;花粉、牡蛎软坚散结。汗出不畅者,当去牡蛎。但寒不热者可去黄芩苦寒之品。后方用常山、槟榔、草果、厚朴、青皮、陈皮、甘草以理气祛痰,散寒化湿。适用

于痰湿偏重之寒疟,有较好的截疟作用。

(4) 瘴疟

① 热瘴

[症状] 热甚寒微,或壮热不寒,头痛,肢体烦疼,面红目赤,胸闷呕吐,烦渴饮冷,大便秘结,小便热赤,甚至神昏谵语,舌质红绛,苔黄腻或垢黑,脉洪数或弦数。

[证候分析] 瘴毒疟邪侵入人体,由于素体阳盛,或热重于湿,或湿从热化,热毒内郁,蒙蔽心神而发为热瘴。由于热盛于内,故热盛寒微,或壮热不寒,肢体疼痛。热毒上蒸,则头痛,面红目赤。热毒内蕴中焦,致使胃气上逆,故胸闷呕吐。热盛津伤,故烦渴喜饮,大便秘结。热移膀胱,则小便热赤。热毒上蒙心窍,神明失司,故神昏谵语。舌红绛,苔黄腻或垢黑,脉洪数或弦数,均为热毒内盛之象。

[治法] 解毒除瘴,清热保津。

[方药] 清瘴汤[339]加减。方中黄芩、黄连、知母、柴胡清热解毒;青蒿、常山祛邪除瘴;竹茹、枳实、半夏、陈皮、茯苓清胆和胃;益元散清暑利湿安神。壮热不寒者,可加石膏清热泻火。热盛津伤,口渴心烦,舌红少津者,加生地、玄参、石斛、玉竹。神昏谵语者,急用紫雪丹[357]或至宝丹[148]清心开窍。

② 冷瘴

[症状] 寒甚热微,或但寒不热,或呕吐腹泻,甚则神昏不语,苔白厚腻,脉弦。

[证候分析] 感受瘴毒疟邪,而素体阳虚,或湿重于热,或湿从寒化,以致瘴毒湿浊壅闭,寒湿内盛,蒙蔽心神而发为冷瘴。寒湿壅闭,阳气郁遏不能宣达,故寒甚热微,或但寒不热。寒湿内困脾胃,升降失司,运化失调,故呕吐腹泻。瘴毒湿浊蒙蔽心窍,神明失司,故神昏不语。苔白腻,脉弦,为寒湿内阻之象。

[治法] 解毒除瘴,芳化湿浊。

[方药] 加味不换金正气散[88]。方中以苍术、厚朴、陈皮、甘草、藿香、半夏、佩兰、荷叶健脾理气,燥湿化浊;槟榔、草果截疟理气除湿;菖蒲豁痰宣窍。瘴毒湿浊,蒙蔽心窍而见神昏不语者,可加服苏合香丸[174]芳香开窍。

(5) 劳疟

[症状] 倦怠乏力,短气懒言,食少,面色萎黄,形体消瘦,遇劳则复发疟疾,寒热时作,舌质淡,脉细无力。

[证候分析] 疟疾日久,气血耗伤,加之脾胃虚弱,气血生化之源不足,故致倦怠乏力,短气懒言,食少,面色萎黄,形体消瘦。疟疾日久,正气亏虚,而疟邪未除,若遇过度劳累,伤耗正气,则易复发疟疾,寒热时作,而成劳疟。正如《诸病源候论·劳疟候》说:"凡疟,积久不瘥者,则表里俱虚,客邪未散,真气不复,故疾虽暂间,小劳便发。"

[治法] 益气养血,扶正祛邪。

[方药] 何人饮[197]加减。方中以人参益气扶正;制何首乌、当归补益精血;陈皮、生姜理气和中。在疟发之时,加青蒿或常山祛邪截疟。

此外,久疟不愈,气机郁滞,血行不畅,瘀血痰浊,结于左胁之下,形成痞块。此即《金匮》所称之疟母。治宜软坚散结,祛瘀化痰,用鳖甲煎丸[390]。有气血亏虚之证候者,当配合八珍汤[17]或十全大补汤[9]等补益气血,以虚实兼顾,扶正祛邪。

此外,现代临床研究证明,从青蒿中提取的青蒿素,对各种疟疾。包括瘴疟有良好的疗效。一般可用青蒿素片剂或注射剂,每日1克,连用2天。

结语

疟疾由感受疟邪所致。以寒战壮热,休作有时为临床特征。祛邪截疟是治疗疟疾的基本原则,在此基础上根据不同证候而结合其他治则。正疟应配合和解表里;温疟为里热偏盛,热重寒轻,治应清热保津;寒疟为里寒偏盛,寒重热轻,治应辛温达邪;瘴疟发病急骤,病情深重,常因瘴毒邪气蒙蔽心窍而致神识昏蒙,根据其寒热偏盛的不同,而有热瘴、冷瘴之分。热瘴治宜解毒除瘴,清热保津,有神昏者应配合清心开窍。冷瘴治宜解毒除瘴,燥湿化浊。有神昏者应配合芳香开窍;疟久不愈,正衰邪伏,遇劳而发即成劳疟,治应益气养血,扶正祛邪;久患疟疾,瘀血痰浊凝结胁下则成疟母,治应软坚散结,祛瘀化痰,并应酌情配伍补益气血之剂,虚实兼顾。

文献摘录

《素问·疟论篇》:"夫疟者之寒,汤火不能温也,及其热,冰水不能寒也,此皆有余不足之类。当此之时,良工不能止,必须其自衰乃刺之。"

《素问·疟论篇》:"夫风之与疟也,相似同类,而风独常在,疟得有时而休者,何也?岐伯曰:风气独留其处,故常在;疟气随经络沉以内薄。故卫气应乃作。"

《金匮要略·疟病》:"温疟者,其脉如平,身无寒但热,骨节疼烦,时呕,白虎加桂枝汤主之。""疟多寒者。名曰牡疟,蜀漆散主之。"

《普济方·诸疟门》:"劳疟者,以久疟不瘥,气血俱虚,故虽间歇,劳动则发,故谓之劳疟。邪气日深,真气愈耗,表里既虚,故食减肌瘦,色悴力劣,而寒热如故也。"

《医学纲目·疟寒热》:"卫与邪相并,则病作,与邪相离,则病休,其并于阴则寒,并于阳则热,离于阴则寒已,离于阳则热已,至次日又集而并合,则复病也。"

《证治准绳·寒热门·疟》:"常山治疟,是其本性,虽善吐人,亦有蒸制得法而不吐者,疟更易愈。其功不在吐痰明矣。亦非吐水之剂。但能败胃耳。"

《景岳全书·瘴气》:"人谓岭南水泉草木地气之毒,故凡往来岭南之人及宦而至者,无不病瘴而至危殆者也。又谓土人生长其间,与水土之气相习,外人入南必一病,但有轻重之异。若从而与之俱化,则免矣。"

《类证治裁·疟症》:"疟疾四时皆有,而多发于夏秋。"

《疟疾论·疫》:"凡沿门阖境,长幼之疟相似者。皆名疫疟。"

39 水肿

水肿是指体内水液潴留,泛滥肌肤,引起眼睑、头面、四肢、腹背甚至全身浮肿,严重者还可伴有胸水、腹水等。

本病在《内经》中称为"水",并根据不同症状分为风水、石水、涌水。《灵枢·水胀》篇对其症状作了详细的描述,如"水始起也,目窠上微肿,如新卧起之状,其颈脉动,时咳,阴股间寒,足胫肿,腹乃大,其水已成矣。以手按其腹,随手而起,如裹水之状,此其候也"。至其发病原因,《素问·水热穴论篇》指出:"故其本在肾,其末在肺。"《素问·至真要大论篇》又指出"诸湿肿满,皆属于脾"。可见在《内经》时代,对水肿病已有了明确的认识。

《金匮要略》对水肿称为"水气"。以表里上下为纲,分为风水、皮水、正水、石水、黄汗等五种类型。又从五脏发病的机制及其证候,分为心水、肝水、肺水、脾水、肾水。

《诸病源候论·水肿候》结合脏腑功能变化,提出"十水候"的不同证型,并指出水肿与胃有关,如"肾者主水,脾胃俱主土,土性克水,脾与胃合,相为表里,胃为水谷之海,今胃虚不能传化水气,使水气渗溢经络,浸渍府脏……故水气溢于皮肤而令肿也"。

《东垣十书》根据脾胃学说理论,将水肿分为寒热两型,寒者多虚,热者多实,并认为前者居多。

《丹溪心法·水肿》将本病分为阴水、阳水两大类,指出"若遍身肿,烦渴,小便赤涩,大便闭,此属阳水""若遍身肿,不烦渴,大便溏,小便少,不赤涩,此属阴水"。

明·李士材与张介宾二氏,都认为水肿是肺脾肾三脏相干之病,但各有独特见解。《景岳全书》根据水气互化原理,提出水肿与气肿的相互区别与联系。《医宗必读·水肿胀满》以虚实为纲,分辨水肿,提出"阳证必热,热者多实;阴证必寒,寒者多虚"。

《医学入门》蹽阴水、阳水之说,从证因脉治等方面加以分型,指出外感邪气者多见阳证,内伤正气者多为阴证。

至于治法,《素问·汤液醪醴论篇》早已指出"平治于权衡,去宛陈莝……开鬼门、洁净府"等原则。《金匮要略·水气病》更明确指出:"诸有水者,腰以下肿,当利小便,腰以上肿,当发汗乃愈。"近年来,根据《血证论》"瘀血化水,亦发水肿,是血病而兼水也"的理论,应用活血化瘀法治疗水肿取得了一定的疗效。

病因病机

水不自行,赖气以动,故水肿一证,是全身气化功能障碍的一种表现,涉及的脏腑亦多,但其病本在肾。若外邪侵袭,饮食起居失常;或劳倦内伤,均可导致肺不通调,脾失转输,肾失开合,终致膀胱气化无权,三焦水道失畅,水液停聚,泛滥肌肤,而成水肿,现将常见的病因病机,简述如下:

(1) 风邪外袭,肺失通调　风邪外袭,内舍于肺,肺失宣降,水道不通,以致风遏水阻,风水相搏,流溢肌肤,发为水肿。

(2) 湿毒浸淫、内归脾肺　肌肤因痈疡疮毒,未能清解消透,疮毒内归脾肺,导致水液代谢受阻,溢于肌肤,亦成水肿。

(3) 水湿浸渍,脾气受困　久居湿地,或冒雨涉水,水湿之气内侵,或平素饮食不节,多食生冷,均可使脾为湿困,失其健运,水湿不运,泛于肌肤,而成水肿。

(4) 湿热内盛,三焦壅滞　湿热久羁,或湿郁化热,中焦脾胃失其升清降浊之能,三焦为之壅滞,水道不通,而成水肿。

(5) 饮食劳倦,伤及脾胃　饮食不节,劳倦太过,脾气亏虚,运化失司,水湿停聚不行,横溢肌肤,而成水肿。

(6) 房劳过度,内伤肾元　生育不节,房劳过度,肾精亏耗,肾气内伐,不能化气行水,遂使膀胱气化失常,开合不利,水液内停,形成水肿。

上述各种病因,有单一原因发病者,亦有兼杂而致病者,致使病情颇为复杂。

在发病机理方面,肺脾肾三脏相互联系,相互影响。如肾虚水泛,逆于肺,则肺气不降,失其通调水道之职,使肾气更虚而加重水肿。若脾虚不能制水,水湿壅盛,必损其阳,久则导致肾阳亦衰;反之,肾阳衰不能温养脾土,脾肾俱虚,亦可使病情加重。正如《景岳全书·肿胀》篇指出:"凡水肿等证,乃肺脾肾三脏相干之病,盖水为至阴,故其本在肾;水化于气,故其标在肺;水唯畏土,故其制在脾。今肺虚则气不化精而化水,脾虚则土不制水而反克,肾虚则水无所主而妄行。"其中以肾为本,以肺为标,以脾为制水之脏。

此外,瘀血阻滞,损伤三焦水道,往往可使水肿顽固不愈。

类证鉴别

本病当与鼓胀鉴别:鼓胀往往先见腹部胀大,继则下肢或全身浮肿,腹皮青筋暴露。而水肿则以头面或下肢先肿,继及全身,一般皮色不变,腹皮亦无青筋暴露。

辨证论治

水肿初起,大都从眼睑开始,继则延及头面、四肢以及全身。亦有从下肢开始,然后及于全身的。如病势严重,可兼见腹满胸闷、气喘不能平卧等症。辨证上,仍以阴阳为纲,凡感受风邪、水气、湿毒、湿热诸邪,证见表、热、实证者,多按阳水论治;《金匮要略》中的风水、皮水多属此类。凡饮食劳倦,房劳过度,损伤正气,证见里、虚、寒证者,多从阴水论治。《金匮要略》中正水、石水多属本型。但阴水、阳水并非一成不变,是可以互相转化的。如阳水久延不退,致正气日衰,水邪日盛,可转为阴水;若阴水复感外邪,水肿增剧,标证占居主要地位时,又当急则治标,从阳水论治。但与阳水初起不同,用药须注意正气内虚的一面。治疗上,除用发汗、利尿、攻逐等法外,还有健脾、温肾等法。如经一般常法治疗不应,或有瘀血征象者,可参合应用活血化瘀法。以上诸法,或单用,或合用,均视病情需要而选择。兹将水肿的辨证论治按阳水、阴水两类,分述于下:

阳水

(1) 风水泛滥

[症状]　眼睑浮肿,继则四肢及全身皆肿,来势迅速,多有恶寒、发热,肢节酸楚,小便不利等症。偏于风热者,伴咽喉红肿疼痛,舌质红,脉浮滑数。偏于风寒者,兼恶寒、咳喘,舌苔薄白,脉浮滑或紧。如水肿较甚,亦可见沉脉。

[证候分析]　风邪袭表,肺失宣降,不能通调水道,下输膀胱,故见恶风、发热,肢节酸楚,小便不利,全身浮肿等症。风为阳邪,其性轻扬,风水相搏,推波助澜,故水肿起于面目,迅即遍及全身。若风邪兼热则咽喉红肿热痛,舌质红,脉浮滑数。若风邪兼寒,邪在肌表,卫阳被遏,肺气不宣,故见恶寒、发热、咳喘。若肿势较甚,阳气内遏,则见沉脉,或沉滑数,或

沉紧。

[治法] 散风清热,宣肺行水。

[方药] 越婢加术汤[351]加减。方中麻黄宣散肺气,发汗解表,以去在表之水气;生石膏解肌清热;白术、甘草、生姜、大枣健脾化湿,有崇土制水之意。可酌加浮萍、泽泻、茯苓,以助宣肺利水消肿。若咽喉肿痛,可加板蓝根、桔梗、连翘,以清咽散结解毒;若热重尿少,可加鲜茅根清热利尿。若属风寒偏盛,去石膏,加苏叶、防风、桂枝,以助麻黄辛温解表之力。若见咳喘较甚,可加前胡、杏仁,降气止喘。若见汗出恶风,卫阳已虚,则用防己黄芪汤[165]加减,以助卫行水。

若表证渐解,身重而水肿不退者,可按水湿浸渍型论治。

(2) 湿毒侵淫

[症状] 眼睑浮肿,延及全身,小便不利,身发疮痍,甚者溃烂,恶风发热,舌质红,苔薄黄,脉浮数或滑数。

[证候分析] 肌肤乃脾肺所主之域,故肌肤疮痍。湿毒未能及时清解消散,内归脏腑,使中焦脾胃不能运化水湿,失其升清降浊之能,使肺不能通调水道而小便不利。风为百病之长,故病之初起,多兼风邪,是以肿起眼睑,迅及全身,有恶风发热之象。其舌质红,苔薄黄,脉浮数或滑数,是风邪夹湿毒所致。

[治法] 宣肺解毒,利湿消肿。

[方药] 麻黄连翘赤小豆汤[328]合五味消毒饮[63]。前方中麻黄、杏仁、桑白皮等,宣肺行水,连翘清热散结,赤小豆利水消肿;后方以银花、野菊花、蒲公英、紫花地丁、紫背天葵加强清解湿毒之力。若脓毒甚者当重用蒲公英、紫花地丁;若湿盛而糜烂者,加苦参、土茯苓;若风盛而瘙痒者,加白鲜皮、地肤子;若血热而红肿,加丹皮、赤芍;若大便不通,加大黄、芒硝。

(3) 水湿浸渍

[症状] 全身水肿,按之没指,小便短少,身体困重,胸闷,纳呆,泛恶,苔白腻,脉沉缓,起病缓慢,病程较长。

[证候分析] 水湿之邪,浸渍肌肤,壅滞不行,以致肢体浮肿不退。水湿内聚,三焦决渎失司,膀胱气化失常,所以小便短少;水湿日增而无出路,横溢肌肤,所以肿势日甚,按之没指。脾为湿困,阳气不得舒展,故见身重神疲、胸闷、纳呆、泛恶等症。苔白腻,脉沉缓,亦为湿胜脾弱之象。湿为黏腻之邪,不易骤化,故病程较长。

[治法] 健脾化湿,通阳利水。

[方药] 五皮饮[61]合胃苓汤[241]。前方以桑白皮、陈橘皮、大腹皮、茯苓皮、生姜皮化湿利水;后方以白术、茯苓健脾化湿;苍术、厚朴燥湿健脾;猪苓、泽泻利尿消肿;肉桂温阳化气行水。若肿甚而喘,可加麻黄、杏仁、葶苈子宣肺泻水而平喘。

(4) 湿热壅盛

[症状] 遍体浮肿,皮肤绷急光亮,胸脘痞闷,烦热口渴,小便短赤,或大便干结,苔黄腻,脉沉数或濡数。

[证候分析] 水湿之邪,郁而化热,或湿热之邪壅于肌肤经隧之间,故遍身浮肿而皮肤绷急光亮。由于湿热壅滞三焦,气机升降失常,故见胸脘痞闷。若热邪偏重者,津液被耗,故见烦渴、小便短赤,大便干结。苔黄腻,脉沉数或濡数,均为湿热之征。

[治法] 分利湿热。

[方药] 疏凿饮子[368]。方中羌活、秦艽疏风透表，使在表之水气从汗而疏解。以大腹皮、茯苓皮、生姜皮，协同羌活、秦艽以去肌肤之水。用泽泻、木通、椒目、赤小豆，协同商陆、槟榔通利二便，使在里之水邪从下而夺。疏表有利于通里，通里有助于疏表，如此上下表里分消走泄，使湿热之邪得以清利，则肿势自消。

若腹满不减，大便不通者，可合己椒苈黄丸[39]，以助攻泻之力，使水从大便而泄。

若肿势严重，兼见气粗喘满、倚息不得卧、脉弦有力者，为水在胸中，上迫于肺，肺气不降，宜泻肺行水，可用五苓散[62]、五皮散[61]等方合葶苈大枣泻肺汤[349]，以泻胸中之水。

若湿热久羁，亦可化燥伤阴，故有水肿与伤阴并见之象。一则水湿潴留而水肿，一则津液亏耗而口咽干燥，大便干结。当此之时，滋阴有助水邪之弊，利水又虑伤阴，治疗上颇感棘手，治当兼顾，可用《伤寒论》猪苓汤[343]，方中猪苓、茯苓、泽泻、滑石清利水邪，阿胶滋养阴血，共奏滋阴清热利水之功。

若湿热之邪，下注膀胱，伤及血络，可见尿痛、尿血等症，酌加凉血止血药，如大小蓟、白茅根等药。

至于攻逐一法，为历来治阳水肿甚常用之法。用之得当，有立竿见影之效，但需视病情需要而定。一般来说，病起不久，肿势较甚，正气尚旺，此时抓紧病机，以祛水为急务，适当选用攻下逐水药，使水邪速从大小便而去，俟水退后，再议调补，以善其后。病在后期，脾肾双亏而水肿尤甚，若强攻之，虽水退可暂安一时，但攻逐之药，多易伤正，究属病根未除，待水邪复来，势必更为凶猛，病情反而加重，正如《丹溪心法·水肿》中所指出："不可过用芫花、大戟、甘遂猛烈之剂，一发不收，吾恐峻决者易，固闭者难，水气复来而无以治之也。"所以逐水峻药应慎用。

阴水

(1) 脾阳虚衰

[症状] 身肿，腰以下为甚，按之凹陷不易恢复，脘腹胀闷，纳减便溏，面色萎黄，神倦肢冷；小便短少，舌质淡，苔白腻或白滑，脉沉缓或沉弱。

[证候分析] 中阳不振，健运失司，气不化水，以致下焦水邪泛滥，故身肿，腰以下尤甚，按之凹陷不起。脾虚运化无力，故脘闷纳减，腹胀便溏。脾虚则面无华色，阳不温煦，故面色萎黄，神疲肢冷。阳不化气，则水湿不行而小便短少。舌淡，苔白腻或白滑，脉沉缓或沉弱是脾阳虚衰，水湿内聚之征。

[治法] 温运脾阳，以利水湿。

[方药] 实脾饮[217]方中干姜、附子、草果温阳散寒；白术、茯苓、炙草、姜枣健脾补气；大腹皮、茯苓、木瓜利水去湿；木香、川朴、大腹皮理气，气行则水行。如气短声弱、气虚甚者，可加人参、黄芪健脾补气。若小便短少，可加桂枝、泽泻，以助膀胱化气行水。

本型与水湿浸渍的区别，一是水邪盛导致中阳不运而水肿，一是脾阳不振导致水湿不运而水肿，治当区别邪正的主次轻重。

又有浮肿一证，由于较长期的饮食失调，脾胃虚弱，精微不化，而见面色萎黄，遍体浮肿，晨起头面肿甚，动则下肢肿胀，能食而疲乏无力，大便如常或溏，小便反多，舌苔薄腻，脉象软弱，与上述水肿不同。此由脾气虚弱，气失舒展，不能运化水湿。治宜健脾化湿，不宜分利伤气，可用参苓白术散[226]加减，或加桂枝、黄芪，益气通阳，或加补骨脂、附子温肾助阳，以加强气化。并适当注意营养,可用黄豆、花生佐餐,作为辅助治疗,多可调治而愈。

(2) 肾气衰微

[症状] 面浮身肿,腰以下尤甚,按之凹陷不起,心悸,气促,腰部冷痛酸重,尿量减少或增多,四肢厥冷,怯寒神疲,面色灰滞或㿠白,舌质淡胖,苔白,脉沉细或沉迟无力。

[证候分析] 腰膝以下,肾气主之,肾气虚衰,阳不化气,水湿下聚,故见腰以下肿甚,按之凹陷不起。水气上凌心肺,故见心悸气促。腰为肾之府,肾虚而水气内盛,故腰痛酸重。肾与膀胱相表里,肾阳不足,膀胱气化不行,故尿量减少,或因下元不固而多尿,故有浮肿与多尿并见。肾阳亏虚,命门火衰,不能温养,故四肢厥冷,怯寒神疲。阳气不能温煦上荣,故面色灰滞或㿠白。舌质胖淡,苔白,脉沉细或沉迟无力,均为阳气虚衰,水湿内盛之候。

[治法] 温肾助阳,化气行水。

[方药] 济生肾气丸[243]合真武汤[265]肾为水火之脏,缘阴阳互根之理,善补阳者,必以阴中求阳,则生化无穷。故用六味地黄丸以滋补肾阴,用肉桂、附子温补肾阳,两相配合,则能补水中之火,温肾中之阳气;用白术、茯苓、泽泻、车前子通利小便;生姜温散水寒之气;白芍调和营阴;牛膝引药下行,直趋下焦,强壮腰膝。若小便清长量多,去泽泻、车前子,加菟丝子、补骨脂,以温固下元。若心悸、唇绀,脉虚数或结代,乃水邪上逆,心阳被遏,瘀血内阻,宜重用附子,再加桂枝、炙甘草、丹参以温阳化瘀。若见喘促、汗出,脉虚浮而数,是水邪凌肺、肾不纳气,宜重用人参、蛤蚧、五味子、山萸肉、牡蛎或吞服黑锡丹[358],以防喘脱之变。

本证常与脾阳不振同时出现,证见脾肾两亏,水寒内盛。因此健脾与温肾常同时并进,但需区别脾肾的轻重主次,施治当有侧重。

如病程缠绵,反复不愈,正气日衰,复感外邪,症见发热恶寒,肿势增剧,小便短少,此时当以风水论治,但应顾及正气虚衰一面,不可过用表药,以越婢汤为主,酌加党参、菟丝子等补气温肾之药,扶正与祛邪并用。

病至后期,因肾阳久衰,阳损及阴,可导致肾阴亏虚,又可出现肾阴虚为主的病证,如水肿反复发作,精神疲惫,腰酸遗精,口咽干燥,五心烦热,舌红,脉细弱等。治当滋补肾阴为主,兼利水湿,但滋阴不宜过于凉腻,以防匡助水邪,伤害阳气。方用左归丸[93]加泽泻、茯苓、冬葵子等。

尚有肾阴久亏,水不涵木,出现肝肾阴虚,肝阳上亢,上盛下虚的复杂病情,症见面色潮红,头晕头痛,心悸失眠,腰酸遗精,皮履飘浮无力,或肢体微颤等。此乃肝肾阴虚于下,肝阳上扰所致。治当育阴潜阳,亦可用左归丸[93]加介类重镇潜阳之品,如珍珠母、龙骨、牡蛎、鳖甲、桑寄生等。

若肾气虚极,中阳衰败,浊阴不降而见神倦欲睡,泛恶,甚至口有尿味,病情严重,宜附子合制大黄、黄连、半夏以解毒降浊。

此外,对于水肿病的治疗,常合活血化瘀法,取血行水亦行之意。如《医门法律·胀病诸方》中指出用当归、大黄、桂心、赤芍等药,近代临床上常用益母草、泽兰、桃仁、红花等,实践证明可加强利尿消肿的效果。

结语

水肿一证,外感内伤皆有。但病理变化主要在肺脾肾三脏,其中以肾为本。临床辨证以阴阳为纲,尚须注意阴阳、寒热、虚实之间的错杂与转化。治疗方法有发汗、利尿、攻逐、健脾、温肾、降浊、化瘀等。凡病起不久,或由于营养障碍引起的浮肿,只要及时治疗,预后较好。病起日久，反复发作，正虚邪恋，则缠绵难愈。如肿势较甚，症见唇黑、缺盆平、脐突、足下平、背平或见心悸、唇绀、气急喘促不能平卧，甚至尿闭，下血，均属病情危重。如久病，正气衰竭，浊邪上泛，肝风内动，预后多不良，每可产生脱变，当随症施治，密切观察病情变化。

水肿初期，应吃无盐饮食。肿势渐退后，逐步改为低盐，最后恢复普通饮食。忌食辛辣、烟、酒等刺激性物品。若因营养障碍者，饮食稍淡即可。不必过于强调忌盐。此外，尚须注意摄生，起居有时，预防感冒，不宜过度疲劳，尤应节制房事，以防斫伤真元。

文献摘录

《素问·汤液醪醴论篇》："平治于权衡，去宛陈莝，微动四极，温衣，缪刺其处，以复其形。开鬼门，洁净府，精以时服，五阳已布，疏涤五脏，故精自生，形自盛，骨肉相保，巨气乃平。"

《素问·水热穴论篇》："勇而劳甚则肾汗出，肾汗出逢于内，内不得入于藏府，外不得越于皮肤，客于玄府，行于皮里，传为胕肿，本之于肾，名曰风水。"

《金匮要略·水气病》："风水，其脉自浮，外证骨节疼痛恶风。皮水，其脉亦浮，外证胕肿，按之没指，不恶风，其腹如鼓，不渴，当发其汗。正水，其脉沉迟，外证自喘。石水，其脉自沉，外证腹满不喘。黄汗，其脉沉迟，身发热，胸满，四肢头面肿，久不愈，必致痈脓。"

《济生方·水肿论治》："又有年少，血热生疮，变为肿满，烦渴小便少，此为热肿，素问所谓结阳者肿四肢是也。""赤小豆汤，治年少血气俱热，遂生疮疥，变为肿满，或烦，或渴，小便不利。"

《景岳全书·肿胀》："温补即所以化气，气化而痊愈者，愈出自然；消伐所以逐邪，逐邪而暂愈者，愈出勉强。此其一为真愈，一为假愈，亦岂有假愈而果愈者哉！"

《医门法律·水肿门》："经谓二阳结谓之消，三阴结谓之水……三阴者，手足太阴脾肺二脏也。胃为水谷之海，水病莫不本之于胃，经乃以属之脾肺者，何耶？使足太阴脾，足以转输水精于上，手太阴肺足以通调水道于下，海不扬波矣。唯脾肺二脏之气，结而不行，后乃胃中之水曰畜，浸灌表里，无所不到也；是则脾肺之权，可不伸耶。然其权尤重于肾。肾者，胃之关也，肾司开阖，肾气从阳则开，阳太盛则关门大开，水直下而为消，肾气从阴则阖，阴太盛则关门常阖，水不通为肿。经又以肾本肺标，相输俱受为言，然则水病，以脾肺肾为三纲矣。"

40　淋证

淋证是指小便频数短涩,滴沥刺痛,欲出未尽,小腹拘急,或痛引腰腹的病证。

淋之名称,始见于《内经》,《素问·六元正纪大论篇》称"淋闷",即《金匮要略·五脏风寒积聚病》的"淋秘"。《金匮要略·消渴小便不利淋病》篇对本病的症状作了描述:"淋之为病,小便如粟状,小腹弦急,痛引脐中。"说明淋病是以小便不爽、尿道刺痛为主症。

淋证的分类,《中藏经》已有冷、热、气、劳、膏、砂、虚、实八种,为淋证临床分类的雏形。《诸病源候论》把淋证分为石、劳、气、血、膏、寒、热七种,而以"诸淋"统之。《备急千金要方》提出"五淋"之名,《外台秘要》具体指明五淋的内容:"集验论五淋者:石淋、气淋、膏淋、劳淋、热淋也。"现代临床仍沿用五淋之名,但有以气淋、血淋、膏淋、石淋、劳淋为五淋者,亦有以热淋、石淋、血淋、膏淋、劳淋为五淋者,按之临床实际,热淋、气淋均属常见,故本篇分为气淋、血淋、热淋、膏淋、石淋、劳淋六种。

病因病机

淋证的病因,《金匮要略·五脏风寒积聚病》认为是"热在下焦"。《丹溪心法·淋》篇亦认为"淋有五,皆属乎热"。《诸病源候论·淋病诸候》进一步提出"诸淋者,由肾虚而膀胱热故也"。后世医家认为本病多由于热积膀胱,但亦有由于气郁及肾虚而发。《景岳全书·淋浊》篇说:"淋之初病,则无不由乎热剧,无容辨矣……又有淋久不止,及痛涩皆去,而膏液不已,淋如白浊者,此惟中气下陷及命门不固之证也。"《证治要诀·淋闭》篇说:"气淋,气郁所致。"根据历代医家论述,结合近代认识,兹归纳为以下几方面:

(1) 膀胱湿热　多食辛热肥甘之品,或嗜酒太过,酿成湿热,下注膀胱;或下阴不洁,秽浊之邪侵入膀胱,酿成湿热,发而为淋。若小便灼热刺痛者为热淋。若湿热蕴积,尿液受其煎熬,日积月累,尿中杂质结为砂石,则为石淋。若湿热蕴结于下,以致气化不利,无以分清泌浊,脂液随小便而去,小便如脂如膏,则为膏淋。若热盛伤络,迫血妄行,小便涩痛有血,则为血淋。

(2) 脾肾亏虚　久淋不愈,湿热耗伤正气,或年老,久病体弱,以及劳累过度,房室不节,均可导致脾肾亏虚。脾虚则中气下陷,肾虚则下元不固,因而小便淋沥不已。如遇劳即发者,则为劳淋;中气不足,气虚下陷者,则为气淋;肾气亏虚,下元不固,不能制约脂液,脂液下泄,尿液浑浊,则为膏淋;肾阴亏虚,虚火灼络,尿中夹血,则为血淋。

(3) 肝郁气滞　恼怒伤肝,气滞不宣,气郁化火,或气火郁于下焦,影响膀胱的气化,则少腹作胀,小便艰涩而痛,余沥不尽,而发为气淋。此属气淋的实证,中气下陷所致气淋,是为气淋的虚证。所以《医宗必读·淋证》篇指出:"气淋有虚实之分。"

综上所述,可见淋证病在膀胱和肾,且与肝脾有关。其病机主要是湿热蕴结下焦,导致膀胱气化不利。若病延日久,热郁伤阴,湿遏阳气,或阴伤及气,可导致脾肾两虚,膀胱气化无权,则病证从实转虚,而见虚实夹杂。

类证鉴别

淋证与其他病证的鉴别:

（1）癃闭　癃闭以排尿困难、小便量少，甚至点滴全无为特征，其小便量少，排尿困难与淋证相似，但淋证尿频而疼痛，且每日排尿总量多为正常，癃闭则无尿痛，每日排出尿量低于正常，严重时，小便闭塞，无尿排出。

（2）尿血　血淋和尿血都以小便出血、尿色红赤，甚至溺出纯血为共有的症状，其鉴别的要点是尿痛的有无，尿血多无疼痛之感，虽亦间有轻微的胀痛或热痛，但终不若血淋的小便滴沥而疼痛难忍。故一般以痛者为血淋，不痛者为尿血。

（3）尿浊　淋证的小便浑浊需与尿浊鉴别，尿浊虽然小便浑浊，白如泔浆，与膏淋相似。但排尿时无疼痛滞涩感，与淋证不同。

各类淋证之间的鉴别：

小便频数短涩、滴沥刺痛、欲出未尽、小腹拘急、或痛引腰腹，为诸淋所共有。但各种淋证，又有其特殊的症状，便成为不同淋证的鉴别要点，兹列述如下：

石淋　以小便排出砂石为主证。

膏淋　淋证而见小便浑浊如米泔水或滑腻如脂膏。

血淋　溺血而痛。

气淋　少腹胀满较为明显，小便艰涩疼痛，尿有余沥。

热淋　小便灼热刺痛。

劳淋　小便淋沥不已，遇劳即发。

辨证论治

在区别各种不同淋证的基础上，还需审察证候的虚实，一般说来，初起或在急性发作阶段属实，以膀胱湿热、砂石结聚、气滞不利为主，久病多虚，病在脾肾，以脾虚、肾虚、气阴两虚为主。同一种淋证，由于受各种因素的影响，病机并非单纯划一，如同一气淋，既有实证，又有虚证，实证由于气滞不利，虚证缘于气虚下陷，一虚一实，迥然有别。又如同一血淋，由于湿热下注，热盛伤络者属实，由于阴虚火旺，虚火灼络者属虚。再如热淋经过治疗，有时湿热尚未去尽，又出现肾阴不足或气阴两伤等虚实并见的证候。

实则清利，虚则补益，是治疗淋证的基本原则。实证以膀胱湿热为主者，治宜清热利湿；以热伤血络为主者，治宜凉血止血；以砂石结聚为主者，治宜通淋排石；以气滞不利为主者，治宜利气疏导。虚证以脾虚为主者，治宜健脾益气；以肾虚为主者，治宜补虚益肾。所以徐灵胎评《临证指南医案·淋浊》指出："治淋之法，有通有塞，要当分类。有瘀血积塞住溺管者，宜先通。无瘀积而虚滑者，宜峻补。"

淋证的治法，古有忌汗、忌补之说，如《金匮要略》说："淋家不可发汗。"《丹溪心法·淋》说："最不可用补气之药，气得补而愈胀，血得补而愈涩，热得补而愈盛。"按之临床实际，未必都是如此。淋证往往有畏寒发热，此并非外邪袭表，而是湿热熏蒸、邪正相搏所致，发汗解表，自非所宜，因淋证多属膀胱有热，阴液常感不足，而辛散发表，用之不当，不仅不能退热，反有劫伤营阴之弊。若淋证确由外感诱发，或淋家新感外邪，症见恶寒、发热、鼻塞流涕、咳嗽、咽痛者，仍可适当配合运用辛凉解表之剂。至于淋证忌补之说，是指实热之证而言，诸如脾虚中气下陷，肾虚下元不固，自当运用健脾益气，补肾固涩等法治之，不必有所禁忌。

（1）热淋

［症状］小便短数，灼热刺痛，溺色黄赤，少腹拘急胀痛，或有寒热、口苦、呕恶，或有腰痛拒按，或有大便秘结，苔黄腻，脉濡数。

［证候分析］ 湿热蕴结下焦。膀胱气化失司,是热淋的主要病机,故见小便短数,灼热刺痛,溺色黄赤;腰为肾之府,若湿热之邪侵犯于肾,则腰痛拒按;若湿热内蕴,邪正相争,可见寒热起伏、口苦、呕恶;热甚波及大肠,则大便秘结;苔黄腻,脉濡数,均系湿热之象。

［治法］ 清热利湿通淋。

［方药］ 八正散[16]。方中萹蓄、瞿麦、木通、车前子、滑石以通淋利湿;大黄、栀子、甘草梢以清热泻火。若大便秘结、腹胀者,可重用生大黄,并加用枳实,以通腑泄热。若伴见寒热、口苦呕恶者,可合小柴胡汤[46]以和解少阳。若湿热伤阴者去大黄,加生地、知母、白茅根以养阴清热。

(2) 石淋

［症状］ 尿中时挟砂石,小便艰涩,或排尿时突然中断,尿道窘迫疼痛,少腹拘急,或腰腹绞痛难忍,尿中带血,舌红,苔薄黄,脉弦或带数。若病久砂石不去,可伴见面色少华,精神萎顿,少气乏力,舌淡边有齿印,脉细而弱,或腰腹隐痛,手足心热,舌红少苔,脉细带数。

［证候分析］ 湿热下注,煎熬尿液,结为砂石,故为石淋。砂石不能随尿排出,则小便艰涩,尿时疼痛;如砂粒较大,阻塞尿路,则尿时突然中断,并因阻塞不通而致疼痛难忍,结石损伤脉络,则见尿中带血;初起阴血未亏,湿热偏盛,故舌质红,苔薄黄,脉弦或带数。久则阴血亏耗,伤及正气,或为阴虚,或为气虚,而表现为虚实夹杂之证,阴虚者,腰酸隐痛,手足心热,舌红少苔,脉细带数;气虚者,面色少华,精神萎顿,少气乏力,舌淡边有齿印,脉细而弱。

［治法］ 清热利湿,通淋排石。

［方药］ 石韦散[90]主方,本方有清热利湿,通淋排石的功效,并可加金钱草、海金砂、鸡内金等以加强排石消坚的作用。腰腹绞痛者,可加芍药、甘草以缓急止痛。如见尿中带血,可加小蓟草、生地、藕节以凉血止血。如兼有发热,可加蒲公英、黄柏、大黄,以清热泻火。如石淋日久,证见虚实夹杂,当标本兼顾,气血虚亏者,宜二神散[8]合八珍汤[17];阴液耗伤者,宜六味地黄丸[68]合石韦散[90]。

(3) 气淋

［症状］

实证 小便涩滞,淋沥不宣,少腹满痛,苔薄白,脉多沉弦。

虚证 少腹坠胀,尿有余沥,面色㿠白,舌质淡,脉虚细无力。

［证候分析］ 少腹乃足厥阴肝经循行之处,情志怫郁,肝失条达,气机郁结,膀胱气化不利,故见小便涩滞,淋沥不宣,少腹满痛。脉沉弦为肝郁之征。此属气淋之实证。如病久不愈,或过用苦寒疏利之品,耗伤中气,气虚下陷,故见少腹坠胀,气虚不能摄纳,故尿有余沥。面色㿠白,舌淡,脉虚细,均为气血亏虚之征。此属气淋之虚证。

［治法］ 实证宜利气疏导;虚证宜补中益气。

［方药］ 实证用沉香散[184]加味,方中沉香、橘皮利气;当归、白芍柔肝;甘草清热;石韦、滑石、冬葵子、王不留行利尿通淋。胸闷胁胀者,可加青皮、乌药、小茴香以疏通肝气;日久气滞血瘀者,可加红花、赤芍、川牛膝以活血行瘀。虚证用补中益气汤[190],以补益中气。若兼血虚肾亏者,可用八珍汤[17]倍茯苓加杜仲、枸杞、怀牛膝,以益气养血,脾肾双补。

(4) 血淋

［症状］

实证 小便热涩刺痛,尿色深红,或挟有血块,疼痛满急加剧,或见心烦,苔黄,脉滑数。

虚证　尿色淡红,尿痛涩滞不显著,腰酸膝软,神疲乏力,舌淡红,脉细数。

[证候分析]　湿热下注膀胱,热盛伤络,迫血妄行,以致小便涩痛有血;血块阻塞尿路;故疼痛满急加剧;如心火亢盛,则可见心烦,苔黄,脉数,为实热之象。病延日久,肾阴不足,虚火灼络,络伤血溢,则可见尿色淡红。涩痛不明显,腰膝酸软,为血淋之虚证。

[治法]　实证宜清热通淋,凉血止血;虚证宜滋阴清热,补虚止血。

[方药]　实证用小蓟饮子[48]合导赤散[163]。方中小蓟草、生地、蒲黄、藕节凉血止血,小蓟草可重用至30克,生地以鲜者为宜;木通、竹叶降心火、利小便;栀子清泄三焦之火;滑石利水通淋;当归引血归经;生甘草梢泻火而能走达茎中以止痛;若血多痛甚者,可另吞参三七、琥珀粉,以化瘀通淋止血。虚证用知柏地黄丸[218]以滋阴清热,并可加旱莲草、阿胶、小蓟草等以补虚止血。

(5) 膏淋

[症状]

实证　小便混浊如米泔水,置之沉淀如絮状,上有浮油如脂,或夹有凝块,或混有血液,尿道热涩疼痛,舌红,苔黄腻,脉濡数。

虚证　病久不已,反复发作,淋出如脂,涩痛反见减轻,但形体日渐消瘦,头昏无力,腰酸膝软,舌淡,苔腻,脉细弱无力。

[证候分析]　湿热下注,气化不利,脂液失于约束,故见小便混浊如米泔水,尿道热涩疼痛等实证。如日久反复不愈,肾虚下元不固,不能制约脂液,腊液下泄,故见淋出如脂、形瘦、头昏乏力、腰酸膝软等虚证。

[治法]　实证宜清热利湿,分清泄浊;虚证宜补虚固涩。

[方药]　实证用程氏萆薢分清饮[364]加减,方中萆薢、菖蒲清利湿浊;黄柏、车前子清热利湿;白术、茯苓健脾除湿;莲子心、丹参以清心活血通络,使清浊分,湿热去,络脉通,脂液重归其道。若少腹胀,尿涩不畅者,加乌药、青皮;小便挟血者,加小蓟草、藕节、茅根。虚证用膏淋汤[378]。方中党参、山药补脾;地黄、芡实滋肾;龙骨、牡蛎、白芍固涩脂液。若脾肾两虚,中气下陷,肾失固涩者,可用补中益气汤[190]合七味都气丸[14],益气升陷,滋肾固涩。

(6) 劳淋

[症状]　小便不甚赤涩。但淋沥不已,时作时止,遇劳即发,腰酸膝软,神疲乏力,舌质淡,脉虚弱。

[证候分析]　诸淋日久,或过服寒凉,或久病体虚,或劳伤过度,以致脾肾两虚。湿浊留恋不去,故小便不甚赤涩,但淋沥不已,遇劳即发。气血不足,故舌淡脉弱。

[治法]　健脾益肾。

[方药]　无比山药丸[51]加减。方中山药、茯苓、泽泻以健脾利湿;熟地、山茱萸、巴戟天、菟丝子、杜仲、牛膝、五味子、苁蓉以益肾固涩。如脾虚气陷,少腹坠胀,小便点滴而出,可配合补中益气汤以益气升阳。如肾阴亏虚,面色潮红、五心烦热,舌质红,脉细数,可配合知柏地黄丸[218]以滋阴降火。肾阳虚衰者,可配合右归丸[96]以温补肾阳,或用鹿角粉3克,分两次吞服亦佳。

以上分述各种淋证的证治,但它们之间还存在着一定的关系。表现在转归上,首先是虚实之间的相互转化,如实证的热淋、气淋、血淋可以转化为虚证的劳淋,反之虚证的劳淋,也可转化为实证的热淋、气淋、血淋。而当湿热未尽,正气已伤,处于实证向虚证移行阶段,则表现为虚实夹杂的证候。在气淋、血淋、膏淋等淋证的本身,这种虚实互相转化的情况亦同样存在。如石淋由实转虚时,由于砂石未去,则表现为正虚邪实之证。其次是某些淋证之间的互相转化或同时并见,前者如热淋可转化为血淋,后者如在石淋的基础上,再发生热淋、血淋,或膏淋再并发热淋、血淋。认识淋证的各种转化关系,对临床灵活运用辨证论治,有实际指导意义。

淋证的预后,往往与其类型和病情轻重有关,一般说来淋证初起,多较易治愈,但少数热淋、血淋,有时亦可湿热弥漫三焦,温热传入营血,而出现高热、神昏、谵语等重危证候。淋证日久不愈,或反复发作,可以转为劳淋,导致脾肾两虚,甚则脾胃衰败,肾亏肝旺,肝风上扰,而出现头晕肢倦,恶心呕吐,不思纳食,烦躁不安,甚则昏迷抽筋等证候。至于血淋日久,尿血缠绵不止,患者面色憔悴,形体瘦削,或见少腹有肿块扪及,此乃气滞血瘀,进而导致癥积形成。临证时在处方中,可佐以化瘀软坚之法,选用丹参、蒲黄、赤芍、红花、石见穿、白花蛇舌草、山慈姑、夏枯草之类。

结语

淋证是指小便频数短涩,滴沥刺痛,欲出未尽,小腹拘急,或痛引腰腹的病证。

淋证的病因以膀胱湿热为主,病位在肾与膀胱,初起多邪实之证,久病则由实转虚,亦可呈现虚实夹杂的证候,其临床症状有两类,一类是膀胱气化失司引起的证候;一类是各种淋证的特殊症状,前者是诊断淋证的依据,后者是区别不同淋证的特征。应与淋证进行鉴别的病证有癃闭、尿血、尿浊等。

淋证分为热淋、石淋、气淋、血淋、膏淋与劳淋六种,在辨证时,除要辨明不同淋证的特征外,还要审察证候的虚实。初起湿热蕴结,以致膀胱气化失司者属实,治宜清热利湿通淋,佐以行气。病久脾肾两亏,膀胱气化无权者属虚,治宜培补脾肾。虚实夹杂者,宜标本兼治。并根据各个淋证的特征,或参以止血,或配以排石,或佐以泄浊等。

各种淋证之间,彼此又有一定的关系,表现在转归上,一是虚实的相互转化,在不同淋证之间和同一淋证的本身都存在这种情况。二是各种淋证之间的相互转化。也可两种淋证或虚实同时并见。认识这种转化,对临床有实际指导意义。

【附】 尿浊

尿浊是以小便混浊,白如泔浆,排尿时并无疼痛为主症。

本病的发生,多由饮食肥甘,脾失健运,酿湿生热,或病后湿热余邪未清,蕴结下焦,清浊不分,而成尿浊。若热盛灼络,络损血溢,则尿浊夹血,病延日久,脾肾两伤,脾虚中气下陷,肾虚固摄无权,则精微脂液下流。若脾不统血,或肾阴亏损,虚火伤络,也可形成尿浊夹血。如再多食肥厚,或劳欲过度,又可使尿浊加重,或引起复发。

本病初起以湿热为多,属实,治宜清热利湿。病久则脾肾虚亏,治宜培补脾肾,固摄下元。虚实夹杂者,应予兼顾。兹分述如下:

(1)湿热内蕴

[症状] 小便混浊或夹凝块,上有浮油,或带血色,或夹有血丝、血块,或尿道有涩热感,口渴,苔黄腻。脉濡数。

[证候分析] 由于多食脂甘,脾胃湿热下注膀胱所致。

[治法] 清热化湿。

[方药] 程氏萆薢分清饮[364]。

(2) 脾虚气陷

[症状] 尿浊反复发作,日久不愈,小便混浊如白浆,小腹坠胀,尿意不畅,面色无华,神疲乏力,劳倦或进食油腻则发作或加重,舌淡,脉虚数。

[证候分析] 为脾虚气陷,精微下泄所致。

[治法] 健脾益气,升清固涩。

[方药] 补中益气汤[190]合苍术难名丹[172]加减。若尿浊夹血者,酌加小蓟草、藕节、阿胶、墨旱莲。若脾虚及肾,而见肢冷便溏者,可加附子、炮姜。

(3) 肾元亏虚

[症状] 尿浊迁延日久,小便乳白如凝脂或冻胶,精神萎顿,消瘦无力,腰酸膝软,头晕耳鸣。偏于阴虚者,烦热,口干,舌质红,脉细数;偏于阳虚者,面色㿠白,形寒肢冷,舌质淡白,脉沉细。

[证候分析] 由于肾失固摄,脂腋下流所致。

[治法] 偏肾阴虚者,宜滋阴益肾;偏肾阳虚者,宜温肾固涩。

[方药] 偏肾阴虚者,用知柏地黄丸[218]、二至丸[4]为主;偏肾阳虚者,宜用鹿茸补涩丸[324]为主方。

文献摘录

《诸病源候论·淋病诸候》:"诸淋者,由肾虚而膀胱热故也……肾虚则小便数,膀胱热则水下涩,数而且涩,则淋沥不宣,故谓之为淋。"

《诸病源候论·淋病诸候》:"热淋者,三焦有热,气搏于肾,流入于胞而成淋也,其状小便赤涩。"

《诸病源候论·淋病诸候》:"石淋者,淋而出石也,肾主水,水结则化为石,故肾客沙石。肾虚为热所乘,热则成淋,其病之状,小便则茎里痛,尿不能卒出,痛引少腹,膀胱里急,沙石从小便道出,甚者塞痛令闷绝。"

《诸病源候论·淋病诸候》:"膏淋者,淋而有肥,状似膏,故谓之膏淋,亦曰肉淋,此肾虚不能制于肥液,故与小便俱出也。"

《丹溪心法·淋》:"血淋一证,须看血色分冷热。色鲜者,心、小肠实热;色瘀者,肾、膀胱虚冷。"

《证治汇补·下窍门》:"劳淋,遇劳即发,痛引气街,又名虚淋。"

41 癃闭

癃闭是指小便量少,点滴而出,甚则小便闭塞不通为主症的一种疾患。其中又以小便不利,点滴而短少,病势较缓者称为"癃";以小便闭塞,点滴不通,病势较急者称为"闭"。癃和闭虽然有区别,但都是指排尿困难,只有程度上的不同,因此多合称为癃闭。

癃闭之名,首见于《内经》,该书对癃闭的病位、病因病机都作了比较详细的论述。如《素问·灵兰秘典论篇》说:"膀胱者,州都之官,津液藏焉,气化则能出矣。"又说:"三焦者,决渎之官,水道出焉。"《素问·宣明五气篇》说:"膀胱不利为癃,不约为遗溺。"《素问·标本病传论篇》说:"膀胱病,小便闭。"《灵枢·本输》篇说:"三焦……实则闭癃,虚则遗溺。"阐明了本病的病位是在膀胱,膀胱和三焦的气化不利,可导致本病的发生。

《诸病源候论·小便诸候》中提出小便不通和小便难的病因都是由于肾与膀胱有热,"热气大盛"则令"小便不通";"热势极微",故"但小便难也"。说明由于热的程度不同,而导致小便不通和小便难的区别。《备急千金要方》载有治小便不通的方剂十三首。《外台秘要》载有治小便不通的方剂十三首,治小便难及小便不利的方剂九首。《备急千金要方·膀胱腑》又记载:"胞囊者,肾膀胱候也,贮津液并尿。若脏中热病者,胞涩,小便不通……为胞屈僻,津液不通。以葱叶除尖头,内阴茎孔中深三寸,微用口吹之,胞胀,津液大通,便愈。"这是最早用导尿术治疗小便不通。

元·朱丹溪认为小便不通有"气虚""血虚""有痰""风闭""实热"等多种不同的原因,较巢元方也有进一步的认识。朱氏还根据辨证施治的精神,运用探吐法来治疗小便不通。《丹溪心法·小便不通》中说:"气虚,用参、芪、升麻等,先服后吐,或参芪药中探吐之;血虚,四物汤,先服后吐,或芎归汤中探吐亦可;痰多,二陈汤,先服后吐,以上皆用探吐。若痰气闭塞,二陈汤加木通、香附探吐之。"并将探吐一法,譬之滴水之器,闭其上窍,则下窍不通,开其上窍则下窍必利。

张景岳把癃闭的病因归纳为四个方面:因火邪结聚小肠膀胱者,此水泉干涸而气门热闭不通;有因热居肝肾者,则或以败精,或以槁血,阻塞水道而不通;有因真阳下竭,元海无根,气虚不化而闭的;有因肝强气逆,移碍膀胱,气实而闭的。火在下焦而膀胱热闭不通者,可以利之;肝肾实火不清者,可去其火,水必自通;肝强气逆,壅闭不通者,可破气行气。张氏在《景岳全书·癃闭》中还详细阐述了气虚而闭的病理机转:"夫膀胱为藏水之府,而水之入也,由气以化水,故有气斯有水;水之出也,由水以达气,故有水始有溺,经曰气化则能出矣!盖有化而入而后有化而出,无化而出必其无化而入,是以其入其出皆有气化,此即本经气化之义,非单以出者言气化也。然则水中有气,气即水也,气中有水,水即气也。今凡病气虚而闭者必以真阳下竭,元海无根,水火不交,阴阳否隔,所以气自气而气不化水,水自水而水蓄不行。气不化水则水腑枯竭者有之,水蓄不行则浸渍腐败者有之。气既不能化,而欲强为通利,果能行乎?阴中已无阳,而再用苦寒之剂能无甚乎?"因此,他提出治气虚而闭者,必须要"得其化","当辨其脏气之寒热。若素无内热之气者,是必阳虚无疑也,或病未至甚。须常用左归、右归、六味、八味等汤丸,或壮水以分清,或益火以化气,随宜用之,自可渐杜其原。

若病已至甚,则必用八味丸料或加减金匮肾气汤大剂煎服"。"若素禀阳脏内热,不堪温补,而小便闭绝者,此必真阴败绝,无阴则阳无以化,水亏证也,治宜补阴抑阳,以化阴煎之类主之。或偏于阳亢而水不制火者,如东垣之用滋肾丸亦可"。张氏对气虚不化而引起的癃闭治法,作出了很大的贡献。

清代,对本病的认识已渐臻完备,如李用粹在《证治汇补·癃闭》篇中将本病的原因总结归纳为:"有热结下焦,壅塞胞内,而气道涩滞者;有肺中伏热,不能生水,而气化不施者……有久病多汗,津液枯耗者;有肝经忿怒,气闭不通者;有脾虚气弱,通调失宣者。"李氏并详细阐述了癃闭的治法:"一身之气关于肺,肺清则气行,肺浊则气壅。故小便不通,由肺气不能宣布者居多,宜清金降气为主,并参他症治之。若肺燥不能生水,当滋肾涤热。夫滋肾涤热,名为正治。清金润燥,名为隔二之治。燥脾健胃,名为隔三之治。又有水液只渗大肠,小肠因而燥竭者,分利而已。有气滞不通,水道因而闭塞者,顺气为急。实热者,非咸寒则阳无以化。虚寒者,非温补则阴无以生。痰闭者,吐提可法。瘀血者,疏导兼行。脾虚气陷者,升提中气。下焦阳虚者,温补命门。"

中医对本病的严重性也早有认识。在《医部全录·大小便门》中记载了《备急千金要方》中的一段话:"人有因时疾,瘥后得闭塞不通,遂致夭命。大不可轻之。"说明癃闭也可引起死亡,告诫我们不可忽视。

病因病机

正常人小便的通畅,有赖于三焦气化的正常,而三焦的气化主要又依靠肺脾肾三脏来维持。所以本病除与肾有密切关系外,还常常和肺、脾、三焦有关。肺主肃降,通调水道。由于肺气的肃降,使上焦的水液不断地下输于膀胱,从而保持着小便的通利。若肺失肃降,不能通调水道,下输膀胱,就可导致癃闭的发生。脾主运化,脾在运化水谷精微的同时,还把人体所需要的水液运送到周身各处,这就是脾的转输作用。若脾失转输,不能升清降浊,也可导致癃闭的发生。肾主水液而司二便,与膀胱相为表里。肾主水液,是指它在调节体内水液平衡方面起着极其重要的作用,体内水液的分布与排泄,主要靠肾的气化作用,肾的气化正常,则开阖有度。在生理情况下,水液通过胃的受纳、脾的转输、肺的肃降,而下达于肾,再经过肾的气化功能,使清者上归于肺而布散周身,浊者下输膀胱而排出体外,从而维持人体正常的水液运化,若肾的气化功能失常,则关门开阖不利,就可发生癃闭。此外,肝气郁滞、血瘀阻塞均可影响三焦的气化,而导致癃闭。兹将本病的病因病机分述如下:

(1)湿热蕴结 中焦湿热不解,下注膀胱,或肾热移于膀胱。膀胱湿热阻滞,导致气化不利,小便不通,而成癃闭。所以《诸病源候论·小便病诸候》篇指出:"小便不通,由膀胱与肾俱有热故也。"

(2)肺热气壅 肺为水之上源,热壅于肺,肺气不能肃降,津液输布失常,水道通调不利,不能下输膀胱,又因热气过盛,下移膀胱以致上、下焦均为热气闭阻,而成癃闭。

(3)脾气不升 劳倦伤脾,饮食不节,或久病体弱,致脾虚而清气不能上升,则浊阴就难以下降,小便因而不利。所以《灵枢·口问》篇指出:"中气不足,溲便为之变。"

(4)肾元亏虚 年老体弱或久病体虚,肾阳不足,命门火衰,所谓"无阳则阴无以生",致膀胱气化无权,而溺不得出;或因下焦积热,日久不愈,津液耗损,导致肾阴不足,所谓"无阴则阳无以化",也可产生癃闭。

(5)肝郁气滞 七情内伤,引起肝气郁结,疏泄不及,从而影响三焦水液的运化及气化功能,致使水道的通调受阻,形成癃闭。且从经脉的分布来看,肝经绕阴器,抵少腹,这也是肝经有病,导致癃闭的原因。所以《灵枢·经脉》篇指出:"肝足厥阴之脉……是主肝所生病者……遗溺,闭癃。"

(6) 尿路阻塞 瘀血败精,或肿块结石,阻塞尿路,小便难以排出,因而形成癃闭,即张景岳所说:"或以败精,或以槁血,阻塞水道而不通也。"

综上所述,本病的病位虽在膀胱,但与三焦、肺、脾、肾的关系最为密切。上焦之气不化,当责之于肺,肺失其职,则不能通调水道下输膀胱;中焦之气不化,当责之于脾,脾土虚弱,则不能升清降浊;下焦之气不化,当责之于肾,肾阳亏虚,气不化水,肾阴不足,湿热凝结,均可引起膀胱气化失常,而形成癃闭。肝郁气滞,使三焦气化不利,也会发生癃闭。此外,各种原因引起的尿路阻塞,均可引起癃闭。

类证鉴别

癃闭需要与淋证进行鉴别:

淋证以小便频数短涩,滴沥刺痛,欲出未尽为特征。其小便量少、排尿困难与癃闭相似,但尿频而疼痛,且每天排出小便的总量多为正常。癃闭则无刺痛,每天排出的小便总量少于正常,甚则无尿排出。《医学心悟·小便不通》篇对癃闭与淋证早就作了明确的鉴别:"癃闭与淋证不同,淋则便数而茎痛,癃闭则小便点滴而难通。"

辨证论治

癃闭的临床表现主要是小便点滴而下,或滴点全无。起病可突然发作,或逐渐形成。少腹或胀或不胀,但尿道无疼痛感觉。病情严重时,还可见到头晕、头痛、恶心、呕吐、胸闷、喘促、水肿,甚至神昏等症。

对本病的辨证,首先应分清虚实。因湿热蕴结、浊瘀阻塞、肝郁气滞、肺热气壅所致者,多属实证;因脾气不升、肾阳亏虚、命门火衰、气化不及州都者,多属虚证。辨别虚实的主要依据:实证多发病急骤,小腹胀或疼痛,小便短赤灼热,苔黄腻或薄黄,脉弦涩或数;虚证多发病缓慢,面色少华或㿠白,小便排出无力,精神疲乏,气短,语声低细,舌质淡,脉沉细弱。

癃闭的治疗应根据"腑以通为用"的原则,着重于通,但通之法,又有虚实的不同。实证治宜清湿热,散瘀结,利气机而通水道;虚证治宜补脾肾,助气化,而达到气化得行,则小便自通的目的。同时,还要根据病因,审因论治,根据病变在肺、在脾、在肾的不同,进行辨证施治,不可滥用通利小便之品。

(1) 膀胱湿热

[症状] 小便点滴不通,或量极少而短赤灼热,小腹胀满,口苦口黏,或口渴不欲饮,或大便不畅,苔根黄腻,舌质红,脉数。

[证候分析] 湿热壅积于膀胱,故小便不利而热赤,甚则闭而不通。湿热互结,膀胱气化不利,故小腹胀满。湿热内盛,故口苦黏。津液不布,故但口渴而不欲饮。苔根黄腻,舌质红,脉数或大便不畅,均因下焦湿热所致。

[治法] 清热利湿,通利小便。

[方药] 八正散[16]加减。方中木通、车前子、萹蓄、瞿麦通闭利小便;栀子清化三焦之湿热;滑石、甘草清利下焦之湿热;大黄通便泻火。若舌苔厚腻者,可加苍术、黄柏,以加强其清化湿热的作用。若兼心烦,口舌生疮糜烂者,可合导赤散[163],以清心火、利湿热。若湿热久恋下焦,又可导致肾阴灼伤而出现口干咽燥,潮热盗汗,手足心热,舌光红,可改用滋肾通关

丸[363]加生地、车前子、牛膝等,以滋肾阴,清湿热而助气化。若因湿热壅结三焦,气化不利,小便量极少或无尿,面色晦滞,胸闷烦躁,恶心呕吐,口中尿臭,甚则神昏谵语,宜用黄连温胆汤[312]加车前子、白茅根、木通等,以降浊和胃,清热化湿。

(2) 肺热壅盛

[症状] 小便涓滴不通,或点滴不爽,咽干、烦渴欲饮,呼吸短促,或有咳嗽,苔薄黄,脉数。

[证候分析] 肺热壅盛,失于肃降,不能通调水道,下输膀胱,故小便涓滴不通。肺热上壅,气逆不降,故呼吸短促或咳嗽。咽干、烦渴、苔黄、脉数,都是里热内郁之征。

[治法] 清肺热,利水道。

[方药] 清肺饮[335]加减。方中黄芩、桑白皮、麦冬等清泄肺热,滋养肺阴;车前子、木通、茯苓、栀子等清热通利,使上清下利,则小便自通。如心火旺而见心烦、舌尖红者,可加黄连、竹叶等药以清心火。舌红少津,肺阴不足者,再加沙参、茅根之类,以滋养肺阴。大便不通者,加大黄、杏仁,以宣肺通便。有鼻塞、头痛、脉浮等表证者,可加薄荷、桔梗,以解表宣肺。

(3) 肝郁气滞

[症状] 情志抑郁,或多烦善怒,小便不通或通而不畅,胁腹胀满,苔薄或薄黄,舌红,脉弦。

[证候分析] 七情内伤,气机郁滞,肝气失于疏泄,水液排出受阻,故小便不通或通而不畅。胁腹胀满,为肝气横逆之故。脉弦,多烦善怒,是肝旺之征。苔薄黄,舌红,是肝郁有化火之势。

[治法] 疏调气机,通利小便。

[方药] 沉香散[184]加减。方中沉香、橘皮可疏达肝气;配合当归、王不留行以行下焦之气血;而石苇、冬葵子、滑石能通利水道。但本方理气之力尚嫌不足,可合六磨汤[69]加减。若气郁化火,可加龙胆草、栀子等以清其火。

(4) 尿路阻塞

[症状] 小便点滴而下,或尿如细线,甚则阻塞不通,小腹胀满疼痛,舌质紫暗,或有瘀点,脉涩。

[证候分析] 瘀血败精阻塞于内,或瘀结成块,阻塞于膀胱尿道之间,故小便点滴而下,或尿如细线,甚则阻塞不通。小腹胀满疼痛,舌紫暗或有瘀点,脉涩,都是瘀阻气滞的征象。

[治法] 行瘀散结,通利水道。

[方药] 代抵当丸[117]。方中归尾、山甲片、桃仁、大黄、芒硝等以通瘀化结,可加红花、牛膝以增强其活血化瘀的作用。如病久气血两虚,面色不华者,宜加黄芪、丹参、归身以补养气血。若小便一时性不通、胀闭难忍者,可加麝香少许吞服。若尿路有结石,可加金钱草、海金沙、冬葵子、瞿麦、萹蓄通淋利水。若兼见尿血,可吞服参三七、琥珀粉。

(5) 中气不足

[症状] 小腹坠胀,时欲小便而不得出,或量少而不畅,精神疲乏,食欲不振,气短而语声低细,舌质淡,苔薄,脉细弱。

[证候分析] 清气不升则浊阴不降,故小便不利。中气不足,故气短语低。中气下陷,升提无力,故小腹坠胀。脾气虚弱,运化无力,故精神疲乏,食欲不振。舌质淡,脉细弱,均为

气虚之征。

［治法］ 升清降浊,化气利水。

［方药］ 补中益气汤[190]合春泽汤[228]加减。补中益气汤补中气,升清气,脾气升运则浊阴易降;春泽汤化气利水。

(6) 肾阳衰惫

［症状］ 小便不通或点滴不爽,排出无力,面色㿠白,神气怯弱,畏寒,腰膝冷而酸软无力,舌质淡,苔白,脉沉细而尺弱。

［证候分析］ 命门火衰,气化不及州都,故小便不通或点滴不爽。排出无力,面色㿠白,神气怯弱,是元气衰惫之征。畏寒,腰膝酸软无力,脉沉细尺弱,舌质淡,苔白等,都是肾阳不足之征。

［治法］ 温阳益气,补肾利尿。

［方药］《济生》肾气丸[243]为主方。方中肉桂、附子补下焦之阳,以鼓舞肾气;六味地黄丸补肾滋阴;牛膝、车前子利水,故本方可温补肾阳,化气行水,使小便得以通利。如形神萎顿,腰脊酸痛,为精血俱亏,病及督脉,多见于老人,治宜香茸丸[252]补养精血,助阳通窍。若因肾阳衰惫,命火式微,致三焦气化无权,小便量少,甚至无尿、呕吐、烦躁、神昏者,治宜《千金》温脾汤[361]合吴茱萸汤[182],以温补脾肾,和胃降逆。

除以上各种内服药物外,尚有外治法,现介绍如下:

① 取嚏或探吐法:打喷嚏或呕吐,能开肺气,举中气,而通下焦之气,是一种简单而有效的通利小便的方法。其方法是用消毒棉签,向鼻中取嚏或喉中探吐;也有用皂角末0.3~0.6克,吹鼻取嚏。

② 外敷法:独头蒜头一个,栀子三枚,盐少许,捣烂,摊纸贴脐部,良久可通。

食盐半斤,炒热,布包熨脐腹,冷后再炒热敷之。

葱白一斤,捣碎,入麝香少许拌匀,分二包,先置脐上一包,热熨约十五分钟,再换一包,以冰水熨亦十五分钟,交替使用,以通为度。

③ 针灸推拿:针刺足三里、中极、三阴交、阴陵泉等穴,反复捻转提插,强刺激,体虚者可灸关元、气海,并可采用少腹膀胱区按摩。

④ 导尿法:若经过服药、针灸等法治疗无效,而小腹胀满特甚,叩触小腹部膀胱区呈浊音,当用导尿法,以缓其急。

以上诸法,可用于尿潴留,而对肾功能衰竭所致的少尿或无尿,疗效不甚显著。

癃闭若得到及时而有效的治疗,尿量逐渐增加,这是病情好转的标志,通过治疗完全可以获得痊愈。如果失治或治疗不当,病情可转为严重,此时临床上出现头晕、目糊、胸闷、喘促、恶心、呕吐、水肿,甚至昏迷、抽搐等症,是由癃闭转为关格,若不及时进行抢救,可以导致死亡。诚如《景岳全书·癃闭》篇所说:"小水不通是为癃闭,此最危最急症也,水道不通,则上侵脾胃而为胀,外侵肌肉而为肿,泛及中焦则为呕,再及上焦则为喘。数日不通,则奔迫难堪,必致危殆。"

结语

癃闭是指小便量少,点滴而出,甚则小便闭塞不通为主症的疾患,癃闭需要与淋证进行鉴别。

癃闭的病位是在膀胱,但和三焦、肺、脾、肾、肝均有着密切的关系。引起癃闭的病因病机有湿热蕴结,肺热气壅,肝郁气滞,尿路阻塞,脾气不升,肾元亏虚。

对癃闭的辨证首先应分清虚实,然后再权衡轻重缓急,进行治疗,实证治宜清湿热、散瘀结、利气机而通水道;虚证治宜补脾肾,助气化,而达到气化得行,则小便自通的目的。在小便点滴不通的情况下,内服药缓不济急,还可选用多种外治法来急通小便。目前临床常用的导尿法和针灸疗法,既简便,又有效,可以酌情选用。

文献摘录

《灵枢·本输》:"三焦者……实则闭癃,虚则遗溺,遗溺则补之,闭癃则泻之。"

《诸病源候论·小便不通候》:"小便不通,由膀胱与肾俱有热故也……热入于胞,热气大盛,故结涩令小便不通。"

《类证治裁·闭癃遗溺》:"闭者,小便不通;癃者,小便不利……闭为暴病,癃为久病。闭则点滴难通……癃为滴沥不爽。"

《谢映庐医案·癃闭门》:"小便之通与不通,全在气之化与不化。然而气化二字难言之矣,有因湿热郁闭而气不化者,用五苓、八正、禹功、舟车之剂,清热导湿而化之;有因上窍吸而下窍之气不化者,用搐鼻法、探吐法,是求北风开南牖之义,通其上窍而化之;有因阴无阳而阴不生者,用八味丸、肾气杨,引入肾命,熏蒸而化之;有因无阴而阳无以化者,用六味丸、滋肾丸,壮水制阳光而化之;有因中气下陷而气虚不化,补中益气,升举而化之;有因冷结关元而气凝不化,真武汤、苓姜术桂之类,开冰解冻,通阳泄浊而化之;有因脾虚而九窍不和者,理中汤、七味白术散之类,扶土利水而化之。古法森立,难以枚举,总之,治病必求其本。"

42 腰痛

腰痛是指以腰部疼痛为主要症状的一类病证,可表现在腰部的一侧或两侧。因腰为肾之府,故腰痛与肾的关系最为密切。

腰痛一证,外感内伤均有,古代文献,早有论述。《素问·脉要精微论篇》指出"腰者,肾之府,转摇不能,肾将惫矣",说明了肾虚腰痛的特点。《素问·刺腰痛篇》根据经络,阐述了足三阴,足三阳以及奇经八脉为病所出现的腰痛病证,并介绍了相应的针灸疗法。《金匮·五脏风寒积聚病》载有"肾著"之病,"其人身体重,腰中冷,如坐水中……腰以下冷痛,腹重如带五千钱",是为寒湿内侵所致。《诸病源候论》和《圣济总录》,认为腰痛原因和少阴阳虚,风寒着于腰部,劳役伤肾,坠堕伤腰及寝卧湿地五种情况有关。《丹溪心法·腰痛》篇指出"腰痛主湿热、肾虚、瘀血、挫闪、有痰积",《七松岩集·腰痛》篇指出"然痛有虚实之分,所谓虚者,是两肾之精神气血虚也,凡言虚证,皆两肾自病耳。所谓实者,非肾家自实,是两腰经络血脉之中,为风寒湿之所浸,闪肭锉气之所碍,腰内空腔之中,为湿痰瘀而凝滞不通而为痛,当依据脉证辨悉而分治之",对腰痛常见的病因和分型作了概括。至于治疗,《证治汇补·腰痛》篇指出:"治惟补肾为先,而后随邪之所见者以施治,标急则治标,本急则治本,初痛宜疏邪滞,理经隧,久痛宜补真元,养血气。"这种分清标本先后缓急的治疗原则,对临床很有指导意义。

病因病机

(1)感受寒湿　由于久居冷湿之地,或涉水冒雨,劳汗当风,衣着湿冷,都可感受寒湿之邪。寒邪凝滞收引,湿邪黏聚不化,致腰腿经脉受阻,气血运行不畅,因而发生腰痛。此亦即《金匮要略·五脏风寒积聚病》所说:"身劳汗出,衣里冷湿,久久得之。"

(2)感受湿热　岁气湿热行令,或长夏之际,湿热交蒸,或寒湿蕴积日久,郁而化热,转为湿热。人感此邪,阻遏经脉,引起腰痛。

(3)气滞血瘀　跌仆外伤,损伤经脉气血,或因久病,气血运行不畅,或体位不正,腰部用力不当,摒气闪挫,导致经络气血阴滞不通,均可使瘀血留着腰部而发生疼痛。

(4)肾亏体虚　先天禀赋不足,加之劳累太过,或久病体虚,或年老体衰,或房室不节,以致肾精亏损,无以濡养筋脉而发生腰痛。《景岳全书·腰痛》篇强调肾虚腰痛的多发性,认为"腰痛之虚证十居八九,但察其既无表邪,又无湿热,而或以年衰,或以劳苦,或以酒色斫伤,或七情忧郁所致者,则悉属真阴虚证"。

腰为肾之府,乃肾之精气所溉之域。肾与膀胱相表里,足太阳经过之。此外,任、督、冲、带诸脉,亦布其间,故内伤则不外乎肾虚,而外感风寒湿热诸邪,以湿性黏滞,最易痹着腰部,所以外感总离不开湿邪为患。内外二因,相互影响,如《杂病源流犀烛·腰脐病源流》指出:"腰痛,精气虚而邪客病也……肾虚其本也,风寒湿热痰饮,气滞血瘀闪挫也标也,或从标,或从本,贵无失其宜而已。"说明肾虚是发病关键所在,风寒湿热的痹阻不行,常因肾虚而客,否则虽感外邪,亦不致出现腰痛。至于劳力扭伤,则和瘀血有关,临床上亦不少见。

辨证论治

腰痛辨证,首宜分辨表里虚实寒热,正如《景岳全书·腰痛》篇所说:"盖此证有表里虚实寒热之异,知斯六者,庶乎尽矣,而治之亦无难也。"大抵感受外邪所致者,其证多属表、属实,发病骤急,治宜祛邪通络,根据寒湿、湿热的不同,分别施治。由肾精亏损所致者,其证多属里、属虚,常见慢性反复发作,治宜补肾益气。然客邪久羁,损伤肾气,则成实中夹虚证;肾气久亏,卫阳不足,新感淫邪,亦形成虚中夹实证,医者当细审邪正主次轻重,标本兼顾,方为合拍。其有气滞血瘀者,证多实中夹虚,治当活血行瘀、理气通络为主,善后还须调摄肾气,方能巩固疗效。

(1) 寒湿腰痛

[症状] 腰部冷痛重着,转侧不利,逐渐加重。静卧痛不减,遇阴雨天则加重,苔白腻,脉沉而迟缓。

[证候分析] 当寒湿之邪,侵袭腰部,痹阻经络时,因寒性收引,湿性凝滞,故腰部冷痛重着,转侧不利。湿为阴邪,得阳运始化,静卧则湿邪更易停滞,故虽卧疼痛不减。阴雨寒冷天气则寒湿更甚,故疼痛加剧。苔白腻,脉沉而迟缓,均为寒湿停聚之象。

[治法] 散寒行湿,温经通络。

[方药] 甘姜苓术汤加味[103]。本方又名肾着汤,以干姜、甘草散寒暖中;茯苓、白术、健脾渗湿。脾主肌肉,司运化水湿,脾阳不振,则寒湿留着腰部肌肉,故用暖土胜湿法,使寒去湿化,则诸症自解。临证应用,可加桂枝、牛膝以温经通络,或加杜仲、桑寄生、续断,以兼补肾壮腰。若寒邪偏胜,则冷痛为主,拘急不舒,可加附片,以温肾祛寒。若湿邪偏胜,则痛而沉重为著,苔厚腻,可加苍术,以燥湿散邪。若腰痛左右不定,牵引两足,或连肩背,或关节游痛,是兼有风邪,宜肾着汤[103]合独活寄生汤[260]加减,以祛风活络,补益肝肾。

寒湿之邪,易伤阳气,若年高体弱或久病不愈,势必伤及肾阳,兼见腰膝酸软、脉沉无力等症,治当散寒行湿为主,兼补肾阳,酌加菟丝子、破故纸,以助温阳散寒。

(2) 湿热腰痛

[症状] 腰部弛痛,痛处伴有热感,热天或雨天疼痛加重,而活动后或可减轻,小便短赤,苔黄腻,脉濡数或弦数。

[证候分析] 湿热壅于腰部,筋脉弛缓,经气不通,故腰部弛痛而伴有热感。热天或雨天热重湿增,故疼痛加重,活动后气机稍有舒展,湿滞得减,故痛或可减轻。湿热下注膀胱,故小便短赤。苔黄腻,脉濡数,均为湿热之象。

[治法] 清热利湿,舒筋止痛。

[方药] 四妙丸[107]加减。方中苍术苦温燥湿;黄柏苦寒清下焦之热;配薏苡仁清利湿热;再以牛膝通利筋脉,引药下行兼能强壮腰膝。四药合用,则湿热下清,而腰筋强壮,疼痛可愈。临证应用可酌加木瓜、络石藤,以加强舒筋通络止痛之功。若舌质红、口渴、小便短赤、脉弦数则是热象偏重,可酌加栀子、泽泻、木通以助清利湿热。湿热之邪,蕴蓄日久,或热象偏重,亦能耗伤阴津,兼见腰酸咽干、手足心热,治当清利湿热为主,佐以滋补肾阴,但要注意选用滋阴而不恋湿的药物,如女贞子、旱莲草等。

(3) 瘀血腰痛

[症状] 腰痛如刺,痛有定处,日轻夜重。症轻者俯仰不便,重则不能转侧,痛处拒按。舌质暗紫,或有瘀斑,脉涩。部分病人有外伤史。

［证候分析］ 瘀血阻滞经脉,以致气血不能通畅,故腰痛如刺,而痛有定处,按之则痛甚。舌质紫暗,或有瘀斑,脉涩,日轻夜重,均为瘀血内停征象。

［治法］ 活血化瘀,理气止痛。

［方药］ 身痛逐瘀汤[199]加减,方中用当归、川芎、桃仁、红花活血祛瘀;没药、五灵脂消肿定痛并增强祛瘀之力;香附行气以活血;牛膝引瘀血下行并能强壮腰膝。临证应用可酌加地鳖虫以配方中地龙起通络祛瘀作用。因无周身痹痛,故可去秦艽、羌活。若兼有风湿者,宜加独活、金狗脊,以祛风胜湿,而狗脊配牛膝,更能强壮腰膝。若兼有肾虚者,宜加杜仲、续断、熟地黄以补肾壮筋骨。

若有明显的体位不正、用力不当的闪扭病史,则加乳香以配方中没药,可增强行气活血止痛之功,再加青皮以配方中香附,更可加强行气之力。

(4) 肾虚腰痛

［症状］ 腰痛以酸软为主,喜按喜揉,腿膝无力,遇劳更甚,卧则减轻,常反复发作。偏阳虚者,则少腹拘急,面色㿠白,手足不温,少气乏力,舌淡,脉沉细。偏阴虚者,则心烦失眠,口燥咽干,面色潮红,手足心热,舌红少苔,脉弦细数。

［证候分析］ 腰为肾府,肾主骨髓,肾之精气亏虚,则腰脊失养,故酸软无力,其痛绵绵,喜按喜揉,是为虚证所见。劳则气耗,故遇劳更甚,卧则减轻。阳虚不能煦筋,则少腹拘急,四肢不得温养,故手足不温。面色㿠白,舌淡,脉沉细,皆为阳虚有寒之象。阴虚则阴津不足,虚火上炎,故心烦失眠,口燥咽干,手足心热。舌质红少苔,脉弦细数,均为阴虚有热之征。

［治法］ 偏阳虚者,宜温补肾阳;偏阴虚者,宜滋补肾阴。

［方药］ 偏阳虚者以右归丸[96]为主方温养命门之火。方中用熟地、山药、山萸肉、枸杞子培补肾精,是为阴中求阳之用;杜仲强腰益精;菟丝子补益肝肾;当归补血行血。诸药合用,共奏温肾壮腰之功。

偏阴虚者以左归丸[93]为主方,方中用地黄、枸杞、山萸肉、龟版胶以填补肾阴;配菟丝子、鹿角胶、牛膝以温肾壮腰,肾得滋养则虚痛可除。若虚火甚者,可酌加大补阴丸[26]送服。如腰痛日久不愈,无明显的阴阳偏虚者,可服用青娥丸[204]补肾以治腰痛。

肾为先天,脾为后天,二脏相济,温运周身。若肾虚日久,不能温煦脾土,或久行久立,劳力太过,腰肌劳损,常致脾气亏虚,甚则下陷,临床除有肾虚见证外,可兼见气短乏力,语声低弱,食少便溏或肾脏下垂等。治当补肾为主,佐以健脾益气,升举清阳,酌加党参、黄芪、升麻、柴胡、白术等补气升提之药,以助肾升举。

结语

腰痛一证,外感内伤皆可产生,其病理变化常表现出以肾虚为本,感受外邪、跌仆闪挫为标的特点,因此治疗时除散寒行湿,清利湿热,活血祛瘀,舒筋活络外,多配补肾强腰的药物,以达到扶正祛邪的目的。据临床所见,上述各型单发的少,兼见的多,腰痛日久,虚实夹杂,用药尚需互参。

治疗本病,除内治外,尚可配合针灸、按摩、理疗、拔火罐、膏贴、药物熏洗等方法,取综合治疗,疗效较好。

寒湿腰痛、肾虚腰痛、瘀血腰痛在内服药物的基础上,尚可配合熨法治疗,以肉桂、吴萸、生姜、葱头、花椒,上五味捣匀,炒热,以绢帕裹包熨痛处,冷则再炒熨之,外用阿魏膏[202]

贴之。

本病的预防，应多进行以腰部运动为主的医疗体育活动，防止受凉及坐卧冷湿之地，避免劳欲太过。

一般来说，如属新感外邪或闪挫扭伤者，积极进行综合治疗，预后较佳。如属肾虚邪恋者，则常反复发作，缠绵难愈。

文献摘录

《金匮要略·五脏风寒积聚病》："肾着之病，其人身体重，腰中冷，如坐水中，形如水状，反不渴，小便自利，饮食如故，病属下焦，身劳汗出，衣里冷湿，久久得之，腰以下冷痛，腹重如带五千钱，甘姜苓术汤主之。"

《证治准绳·腰痛》："有风、有湿、有寒、有热、有挫闪、有瘀血、有滞气、有痰积，皆标也；肾虚其本也。"

《景岳全书·腰痛》："腰痛证凡悠悠戚戚，屡发不已者，肾之虚也；遇阴雨或久坐痛而重者，湿也；遇诸寒而痛，或喜暖而恶寒者寒也；遇诸热而痛及喜寒而恶热者热也；郁怒而痛者气之滞也；忧愁思虑而痛者；气之虚也，劳动即痛者，肝肾之衰也。当辨其所因而治之。"

《医学心悟·腰痛》："腰痛拘急，牵引腿足，脉浮弦者，风也；腰冷如冰，喜得热手熨，脉沉迟，或紧者，寒气，并用独活汤主之。腰痛如坐水中，身体沉重，腰间如带重物，脉濡细者，湿也，苍白二陈汤加独活主之。若腰重疼痛，腰间发热，痿软无力，脉弦数者湿热也，恐成痿证，前方加黄柏主之。若因闪挫跌仆，瘀积于内，转侧如刀锥之刺，大便黑色，脉涩，或芤者，瘀血也，泽兰汤主之。走注刺痛，忽聚忽散，脉弦急者，气滞也，橘核丸主之。腰间肿，按之濡软不痛，脉滑者，痰也，二陈汤加白术、萆薢、白芥子、竹沥、姜汁主之。腰痛似脱，重按稍止，脉细弱无力者，虚也，六君子汤加杜仲、续断主之。若兼阴冷，更佐以八味丸。大抵腰痛，悉属肾虚，既挟邪气，必须祛邪，如无外邪，则惟补肾而已。"

43 消渴

消渴是以多饮、多食、多尿、身体消瘦,或尿浊、尿有甜味为特征的病证。

消渴之名,首见于《内经》。《灵枢·五变》篇说:"五脏皆柔弱者,善病消瘅。"指出了五脏虚弱是发生消渴的重要因素。对于饮食不节、情志失调等致病因素,也分别作了论述。如《素问·奇病论篇》说:"此肥美之所发也,此人必数食甘美而多肥也,肥者令人内热,甘者令人中满,故其气上溢,转为消渴。"《灵枢·五变》篇说:"怒则气上逆,胸中畜积,血气逆流……转而为热,热则消肌肤,故为消瘅。"并根据发病因素及临床表现的不同而有"消瘅""消渴""肺消""膈消""消中"等名称的记载。

历代医家在《内经》的基础上,对本病研究又有进展。《金匮要略》立消渴专篇,提出三消症状及治疗方药。《外台秘要·消中消渴肾消》篇引《古今录验》说:"渴而饮水多,小便数,有脂,似麸片甜者,皆是消渴病也。"又说"每发即小便至甜""焦枯消瘦"。《卫生宝鉴》说:"夫消渴者……小便频数其色如浓油,上有浮膜,味甘甜如蜜。"对于消渴的临床特点已有进一步的认识。

《诸病源候论·消渴候》说:"其病变多发痈疽。"《圣济总录·消渴门》也指出:"消渴者……久不治,则经络壅涩,留于肌肉,变为痈疽。"《河间六书·宣明论方·消渴总论》篇说:消渴一证,"故可变为雀目或内障"。《儒门事亲·刘河间三消论》篇说:"夫消渴者,多变聋盲、疮癣、痤痱之类。""或蒸热虚汗,肺痿劳嗽"。说明古代医家对消渴的兼证,早已有比较深刻的认识。

后世医家在临床实践的基础上,根据本病的"三多"症状的孰轻孰重为主次,把本证分为上、中、下三消,如《证治准绳·消瘅》篇说:"渴而多饮为上消(经谓膈消);消谷善饥为中消(经谓消中);渴而便数有膏为下消(经谓肾消)。"从而更好地指导临床辨证施治,但在治疗上不宜绝对划分,因虽有三消之分,但其病机性质则一,均与肺、胃(脾)、肾有密切关系。正如《圣济总录·消渴门》指出"原其本则一,推其标有三,"即是此意。

病因病机

本证主要由于素体阴虚、饮食不节,复因情志失调,劳欲过度所致。

(1) 饮食不节　长期过食肥甘,醇酒厚味,致脾胃运化失职,积热内蕴,化燥耗津,发为消渴。《千金要方·消渴》篇说:"饮啖无度,咀嚼鲊酱,不择酸咸,积年长夜,酣兴不懈,遂使三焦猛热,五脏干燥,木石犹且干枯,在人何能不渴?"《丹溪心法·消渴》篇说:"酒面无节,酷嗜炙煿……于是炎火上薰,腑脏生热,燥热炽盛,津液干焦,渴饮水浆而不能自禁。"这都说明了饮食不节和本证发生有密切的关系。

(2) 情志失调　长期精神刺激,导致气机郁结,进而化火,消烁肺胃阴津而发为消渴。《儒门事亲·河间三消论》说:"消渴者……耗乱精神,过违其度……之所成也。"《临证指南医案·三消》说:"心境愁郁,内火自燃,乃消症大病。"这都说明五志过极,郁热伤津是发生本病的重要因素。

(3) 劳欲过度　素体阴虚,复因房室不节,劳欲过度,损耗阴精,导致阴虚火旺,上蒸肺、胃，而发为消渴。《备急千金要方·消渴》篇说消渴由于："凡人生放恣者众，盛壮之时，不自慎惜，快情纵欲，极意房中，稍至年长，肾气虚竭……此皆由房室不节之所致也。"《外台秘要·消渴消中》篇说："房室过度，致令肾气虚耗故也，下焦生热，热则肾燥，肾燥则渴。"说明房室过度，肾燥精虚，与本证的发生有一定的关系。

综上所述，可知消渴的病机，主要有以下几个特点。

① 阴虚为本，燥热为标：两者往往互为因果，燥热甚则阴愈虚，阴愈虚则燥热愈甚。病变的脏腑着重在于肺、胃、肾，而以肾为关键。三者之中，虽可有所偏重，但往往又互相影响。肺主治节，为水之上源，如肺燥阴虚，津液失于滋布，则胃失濡润，肾失滋源；胃热偏盛，则可灼伤肺津，耗损肾阴；而肾阴不足，阴虚火旺，亦可上炎肺、胃。终至肺燥、胃热、肾虚常可同时存在，多饮、多食、多尿亦常相互并见。故《临证指南医案·三消》指出："三消一证，虽有上、中、下之分，其实不越阴亏阳亢，津涸热淫而已。"可知本证病机特点，在于阴虚热淫。

② 气阴两伤，阴阳俱虚：本证迁延日久，阴损及阳，可见气阴两伤或阴阳俱虚，甚则表现肾阳式微之候。亦有初起即兼有气虚或阳虚者，多与患者素体阳虚气馁有关，临床上虽属少见，但亦不应忽略。

③ 阴虚燥热，常见变证百出：如肺失滋润，日久可并发肺痨。肾阴亏损，肝失涵养，肝肾精血不能上承于耳目，则可并发白内障、雀盲、耳聋。燥热内结，营阴被灼，络脉瘀阻，蕴毒成脓，发为疮疖、痈疽。阴虚燥热内炽，炼液成痰，痰阻经络，蒙蔽心窍而为中风偏瘫。阴损及阳，脾肾衰败，水湿潴留，泛滥肌肤，则成水肿。若阴津极度耗损，虚阳浮越，可见面红、头痛、烦躁、恶心呕吐、目眶内陷、唇舌干红、息深而长等症。最后可因阴竭阳亡而见昏迷、四肢厥冷、脉微细欲绝等危象。

此外，消渴发病常与血瘀有关。《血证论·发渴》篇说"瘀血发渴者，以津液之生，其根出于肾水……有瘀血，则气为血阻，不得上升，水津因不能随气上布"，是以发渴。可以认为，阴虚燥热是消渴血瘀的主要原因。阴虚内热，耗津灼液而成瘀血，或病损及阳，以致阴阳两虚，阳虚则寒凝，亦可导致血瘀。

类证鉴别

本病以多饮、多食、多尿、形体消瘦为特征，须与某些疾病因命门火衰、虚阳浮越而出现口渴欲引饮、小便频数、形体消瘦、面色黧黑加以区分。前者饮、食、尿均倍于常人；后者虽口渴而不多饮，甚至食欲不振。前者尿量多，且色浊有甜味；后者尿虽频，量未必多，且多见色清无甜味；前者多见舌红脉数，后者多见舌淡脉缓，可资鉴别。

辨证论治

本病虽有上、中、下三消之分，肺燥、胃热、肾虚之别，实际上三多症状，往往同时存在，仅表现程度上有轻重的不同，或有明显的多饮，而其他二者不甚显著；或以多食为主，而其他二者为次；或以多尿为重，而其他二者较轻。由于三消症状各有偏重，故冠以上、中、下三消之名，作为辨证的标志。通常把多饮症状较突出者称为上消，多食症状较突出者称为中消，多尿症状较突出者称为下消。在治法上，《医学心悟·三消》篇说"治上消者宜润其肺，兼清其胃""治中消者，宜清其胃，兼滋其肾""治下消者，宜滋其肾，兼补其肺"，可谓深得治疗消渴之大旨。大体本证初起，多属燥热为主，病程较长者，则阴虚与燥热互见，病久则阴虚为主。治疗上，无论上、中、下三消均应立足滋肾养阴，燥热较甚时可佐以清热，下消病久、阴损及阳者宜阴阳并补。由于消渴多见阴虚燥热，常能引起血瘀，则可在以上各法中，适当佐以活血化瘀之品。

上消　肺热津伤

[症状]　烦渴多饮,口干舌燥,尿频量多,舌边尖红,苔薄黄,脉洪数。

[证候分析]　肺热炽盛,耗液伤津,故口干舌燥,烦渴多饮。肺主治节,燥热伤肺,治节失职,水不化津,直趋于下,故尿频量多。舌边尖红,苔薄黄,脉洪数,是内热炽盛之象。

[治法]　清热润肺,生津止渴。

[方药]　消渴方[287]加味。方中重用花粉以生津清热;佐黄连清热降火;生地黄、藕汁等养阴增液,尚可酌加葛根、麦冬,以加强生津止渴。若脉洪数无力,烦渴不止,小便频数,乃肺肾气阴亏虚,可用二冬汤[2],方中重用人参(亦可用沙参代)益气生津;二冬、花粉、黄芩、知母清热解渴。如苔黄燥,烦渴引饮,脉洪大,乃肺胃热炽,耗损气阴之候,可用白虎加入参汤[2]以清泄肺胃,生津止渴。

中消　胃热炽盛

[症状]　多食易饥,形体消瘦,大便干燥,苔黄,脉滑实有力。

[证候分析]　胃火炽盛,腐熟水谷力强,故多食易饥。阳明热盛,耗伤津血,无以充养肌肉,故形体消瘦。胃津不足,大肠失其濡润,故大便干燥。苔黄,脉滑实有力,是胃热炽盛之象。

[治法]　清胃泻火,养阴增液。

[方药]　玉女煎[84]加黄连、栀子。方中石膏、知母清肺胃之热;生地黄、麦冬益肺胃之阴,黄连、栀子清热泻火;牛膝引热下行。如大便秘结不行,可用增液承气汤[381]润燥通腑,待大便通后,再转上方治疗。

下消

(1) 肾阴亏虚

[症状]　尿频量多,混浊如脂膏,或尿甜,口干唇燥,舌红,脉沉细数。

[证候分析]　肾虚无以约束小便,故尿频量多。肾失固摄,水谷精微下注,故小便混浊如脂膏,有甜味。口干唇燥,五心烦热,舌红,脉沉细数,是肾阴亏虚、虚火妄动之象。

[治法]　滋阴固肾。

[方药]　六味地黄丸[68]。方中山药、萸肉用量宜大,因山药能养脾阴而摄精微,萸肉能固肾益精,不使水谷精微下注。如肾阴不足,阴虚火旺,症见烦躁、失眠、遗精、舌红、脉细数者,宜养阴清热,固精潜阳,加黄柏、知母、龙骨、牡蛎、龟版。若尿量多而混浊者,宜益肾缩泉,加益智仁、桑螵蛸、五味子、蚕茧等。若气阴两虚,伴困倦、气短、舌淡红者,宜酌加党参、黄芪等益气之品。

(2) 阴阳两虚

[症状]　小便频数,混浊如膏,甚至饮一溲一,面色黧黑,耳轮焦干,腰膝酸软,形寒畏冷,阳痿不举,舌淡苔白,脉沉细无力。

[证候分析]　肾失固藏,肾气独沉,故小便频数,混浊如膏。下元虚惫,约束无权,而至饮一溲一。水谷之精微随尿液下注,无以熏肤充身,残留之浊阴,未能排出,故面色黧黑不荣。肾主骨,开窍于耳,腰为肾之府,肾虚故耳轮焦干,腰膝酸软。命门火衰,宗筋弛缓,故见形寒畏冷,阳痿不举。舌淡苔白,脉沉细无力,是阴阳俱虚之象。

[治法]　温阳滋肾固摄。

[方药]《金匮》肾气丸[220]。方用附子、肉桂以温补肾阳；六味地黄丸以调补肾阴。如阴阳气血俱虚，可用鹿茸丸[323]，以上两方均可酌加覆盆子、桑螵蛸、金樱子等以补肾固摄。

以上各种证型的消渴，如出现血瘀之证，可参用丹参、山楂、红花、桃仁等活血化瘀，以提高治疗效果。

兼证治疗：

白内障、雀盲、耳聋，是肝肾精血不足、不能上承耳目所致，宜滋补肝肾，用杞菊地黄丸[175]或合羊肝丸[149]。疮疡、痈疽初起，热毒伤营，治宜解毒凉血，用五味消毒饮[63]；病久气营两虚，脉络瘀阻，蕴毒成脓，治宜益气解毒化脓，用黄芪六一汤[313]合犀黄丸[367]，酌加忍冬藤。如并发肺痨、水肿、中风、厥证者，可参考有关各篇。

此外，单方草药，在辨证论治基础上，亦可酌情引用，以提高疗效，现介绍如下：

（1）生地、黄芪各30克，淮山药90克，水煎服，日一剂。

（2）猪胰一只，低温干燥，研成粉末制蜜丸，每次9克，日服2次，长期服用。

（3）玉米须、积雪草各30克，水煎代茶服。

本证除药物治疗外，要避免精神紧张，节制性欲。饮食方面，以清淡为宜，不可过饱，一般以适量米类，配以蔬菜、豆类、瘦肉、鸡蛋等为宜，禁食辛辣刺激之品。《儒门事亲·三消之说当从火断》篇说："不减滋味，不戒嗜欲、不节喜怒、病已而复作。能从此三者，消渴亦不足忧矣。"《备急千金要方·消渴》篇说："治之愈否，属在病者，若能如方节慎，旬月而瘳，不自爱惜，死不旋踵……其所慎者有三，一饮酒、二房室、三咸食及面。"这些见解，确有实际指导意义，足资参考。

结语

消渴是以多饮、多食、多尿、消瘦为特征的病证。饮食不节、情志失调、劳欲过度为其主要病因，阴虚燥热为其主要病机，亦有气阴两伤，阴阳俱虚，甚至变生他疾，尤以痈疽之类为常见，在治疗时除了滋阴治本，清热治标外，其他情况均当兼顾，还可以配合单方草药，结合生活调理，以提高疗效。

文献摘录

《景岳全书·三消干渴》："三消之病，三焦受病也。上消者渴证也，随饮随渴，以上焦之津液沽涸，古云其病在肺，而不知心脾阳明之火，皆能薰炙而然，故又谓之膈消也。中消者中焦病也，多食善饥，不为肌肉，而日加消瘦，其病在脾胃，又谓之中消也。下消者下焦病也，小便黄赤，为淋为浊，如膏如脂，面黑耳焦，日渐消瘦，其病在肾，故又名肾消也。此三消者，古人悉认为火证，然有实火者，以邪热有余也。有虚火者，以真阴不足也。使治消证而不辨虚实，则未有不误者矣。""凡治消之法，最当先辨虚实。若察其脉证，果为实火，致耗津液者，但去其火，则津液自生而消渴自止。若由真水不足，则悉属阴虚，无论上中下，急宜治肾，必使阴气渐充，精血渐复，则病必自愈。若但知清火，则阴无以生，而日见消败，益以困矣。"

《医学心悟·三消》："三消之证，皆燥热结聚也。大法治上消者，宜润其肺，兼清其胃，二冬汤主之；治中消者，宜清其胃，兼滋其肾，生地八物汤主之；治下消者，宜滋其肾，兼补其肺，地黄汤、生脉散并主之。夫上消清胃者，使胃火不得伤肺也；中消滋肾者，使相火不得攻胃也；下消清肺者，滋上源以生水也。三消之治，不必专执本经，而滋其化源，则病易痊矣。"

《临证指南医案·三消》:"如病在中上者,膈膜之地,而成燎原之场,即用景岳之玉女煎,六味之加二冬、龟甲、旱莲,一以清阳明之热,以滋少阴;一以救心肺之阴,而下顾真液。如元阳变动而为消烁者,即用河间之甘露饮,生津清热,润燥养阴,甘缓和阳是也。至于壮水之主,以制阳光,则有六味之补三阴,而加车前、牛膝,导引肝肾。斟酌变通,斯诚善矣。"

44 遗精

不因性生活而精液遗泄的病证,称为遗精。其中有梦而遗精的,名为"梦遗",无梦而遗精的,甚至清醒时精液流出者,名为"滑精"。

本病记载,首见《内经》,《灵枢·本神》篇:"心怵惕思虑则伤神,神伤则恐惧,流淫而不止。恐惧而不解则伤精,精伤骨酸痿厥,精时自下。"对"精时自下"的病因证候作了切要的叙述。

梦遗一证,在《金匮要略·血痹虚劳病脉证并治》称"梦失精"。《诸病源候论·虚劳失精候》说:"肾气虚损,不能藏精,故精漏失。"对本病的主要病机作了叙述。《备急千金要方·肾藏》分别对"失精羸瘦""梦泄精""虚劳失精"等列述方治与灸法,这是针对本病主证进行治疗的较早记载。

滑精多因梦遗发展而来。《景岳全书·遗精》篇说:"梦遗滑精,总皆失精之病,虽其证有不同,而所致之本则一。"说明二者的病因基本是一致的。

必须指出,凡成年未婚男子,或婚后夫妻分居者,一月遗精一二次,属于生理现象,一般不会出现明显症状。故《景岳全书·遗精》又说:"有壮年气盛,久节房欲而遗者,此满而溢者也。"

但有些人因缺乏生理知识,因此产生恐惧,也可出现头晕、无力、心悸等症状。过多的遗精,每周二次以上,或清醒时流精,并有头昏、精神萎靡、腰腿酸软、失眠等症,则属病态,必须及时治疗。

病因病机

本病的发生,总由肾气不能固摄。而导致肾气不固的原因,多由情志失调引起,或与房劳过度、手淫斫丧、饮食失节、湿热下注等因素有关。

本病的病机,大略有以下几种:

(1) 君相火动,心肾不交　心主藏神,气交于肾,明·黄承昊《折肱漫录·遗精》篇说:"梦遗之证……大半起于心肾不交。"凡人情志失调,劳神太过,意淫于外,则心阳独亢,心阴被灼,于是寐侧神不守舍,淫梦泄精。心火久动,汲伤肾水,则水不济火,于是君火动越于上,肝肾相火应之于下,以致精室被扰,阴精失位,应梦而泄。

另有年少阳气初盛,情动于中,或心有所慕,所欲不遂,或鳏夫久旷,思慕色欲,皆令心动神摇,扰精妄泄,正如清尤怡《金匮翼·梦遗滑精》所说:"动于心者,神摇于上,则精遗于下也。"

以上病机重点在于心肾二经,阴虚火旺。初起心火动越,肝火随动;久则肾阴被耗,可能转为滑脱不禁。

(2) 湿热下注,热扰精室　明·龚信《古今医鉴·遗精》说:"夫梦遗精滑者,世人多作肾虚治……殊不知此证多属脾胃,饮食厚味,痰火湿热之人多有之。"由于醇酒厚味,损伤脾胃,脾不升清,则湿浊内生,流注于下,蕴而生热,热扰精室;或因湿热流注肝脉,疏泄失度,产生遗精。

以上病机重点在于肝脾二经,湿热下注,经气郁滞,久遗亦能影响精关不固。

(3)劳伤心脾,气不摄精　《景岳全书·遗精》篇说:"有值劳倦即遗者,此筋力有不胜,肝脾之弱也。""有因用心思索过度辄遗者,此中气有不足,心脾之虚陷也。"故凡中气不足、心脾气虚之人,每因劳倦太过,气伤更甚,或思虑过度,郁伤脾气,亦可导致气不摄精而遗者。

以上病机重点在于心脾二经,气虚下陷。

(4)肾虚精脱,精关不固　肾主藏精,肝司疏泄,平常之人,肾中阴阳平谧,虽有欲念火动,若不接内,不至于泄精。如肾中阴虚阳亢,则火扰精宫,产生梦泄。明·赵献可《医贯·梦遗并滑精》篇说:"肾之阴虚则精不藏,肝之阳强则火不秘,以不秘之火加临不藏之精,有不梦,梦即泄矣。"及其病久,则精气滑脱,肾不藏精,虽不梦,精亦滑遗。

以上病机重点在于肾虚滑脱,精关不固。但若推究肾虚滑脱不固的原由,或因心肾不交,梦遗日久;或因手淫斫丧,房事过度;或因先天不足,秉赋素亏,以及其他证型遗精久延不愈,或疏泄失度,精关不固所致,所以它与心、肝、脾、胃各经亦有关系。

至于肾虚久遗,则真元下渗,亦可致阴虚及阳,泄滑更甚。明·王肯堂《证治准绳·遗精》篇说:"肾之阴虚则精不藏,肝之阳强则气不固……所谓阳强者,非藏之真阳强也,乃肝脏所寄之相火强耳……若火盛不已,反消亡其脏之真阳也。"

遗精之病理机转,虽分几个方面,但也可能互相传变和出现夹杂错见的情况。如心阳暗动,必然耗灼肾阴,久致肾虚不藏,或心肾两虚,心血不足之候;相火妄动者,疏泄无度,必然损伤肾水,变成肾虚不藏,相火更炽;劳伤之人,中气不足,每易产生精微不输,湿热下注;思虑太过亦能损伤心血,产生心神不守,君火内炽;湿浊下注肝脉,蕴遏生热,亦能扰动相火,疏泄失常。

由此可见,遗精病可能涉及多脏,且会出现主次混杂的病理机转。但在临证时应该注意两点:一是本病病因多起于情志失调,酒色过度(少数患者因久旷溢泄),初起神摇于上,精泄于下。病机可能与心、肝、脾、肾等脏腑动能失调有关,但其中与心肾关系最为密切。病变以心肾不交,阴虚火旺发展为肾虚不藏为多见。二是肾者主蛰,受五脏六府之精而藏之,所以不论火旺、湿热、劳伤、色欲等不同病因引起,久遗则无不耗精伤肾。清·林佩琴《类证治裁·遗泄》篇说"凡脏腑之精悉输于肾而恒扰于火,火动则肾之封藏不固",所谓"火不动则肾不扰,肾不虚则精不滑",就是这个意思。

类证鉴别

遗精常分梦遗、滑精两类,前者指夜有淫梦,精随梦泄;后者则不必有梦而遗精,其甚者精关不固,登圊努责,跳跃骑车,或见闻感触,亦会滑泄出精。

早泄是指房事时不能持久,一触即泄,与本病虽有不同,但病机与滑精有相似之处。此外走阳一证,是指性交时,精泄不止,亦与本病相似。

以上诸证,都是精液排泄失常之候,至于淋浊则是小便溺窍之病,淋证溺出不畅,浊证小便浑浊,多兼见尿道涩痛之征,与遗精出自精窍有异。

辨证论治

遗精辨证要领,前人以有梦属"心火",无梦属"肾虚"之说,诚是要言不烦,但是毕竟还要详细推究原发病脏腑,属虚属实,治疗才能中肯。

大抵梦遗有虚有实,初起多因心火、肝郁、湿热居其大半,君相火动,扰动精气失位,应梦而泄,及其久遗多致肾虚。滑精则多由梦遗发展或秉赋素虚而来(亦可由房劳、手淫等导致),以虚证为多。

从常见病例来看,梦遗初起,人或不以为意,及至久遗始来就医。是故临床所见遗精之病,以肾虚证为多。正如清·俞震《古今医案按·遗精》说:"震按:向来医书,咸云有梦而遗者,责之心火;无梦而遗者,责之肾虚,二语诚为括要,以予验之,有梦无梦皆虚也。"

精之藏制虽在肾主,但致遗之病因并不一致,所以在治法上,明·李中梓《医宗必读·遗精》有"独因肾病而遗者,治其肾;由他脏而致者,则他脏与肾两治之"之说,临证时要从病史和具体脉证表现来推断脏腑归属,结合参考患者的健康情况,病之新久虚实,详细研究,才能把握其病机要领,单从有梦无梦来辨某大略,是不够的。

(1) 君相火动,心肾不交

[症状] 少寐多梦,梦则遗精,伴有心中烦热、头晕、目眩、精神不振、体倦乏力、心悸、怔忡、善恐健忘、口干、小溲短赤,舌红,脉细数。

[证候分析] 心火内动,神不守舍,故寐少梦多,心中烦热。火扰精室,故梦则遗精。寐少神乏,故精神不振,体倦乏力。精不养神以上奉于脑,故头晕目眩。心主神志,心火旺则火耗心血,故怔忡心悸,健忘善恐。火灼阴伤,阴虚火旺,故心中烦热,口干。心火下移小肠,故小溲短赤。心主血脉,开窍于舌,心火旺则舌质红、脉细数。

[治法] 清心安神,滋阴清热。

[方药] 心火独亢,神浮扰精梦泄的可用黄连清心饮[311]。方中黄连清心泻火;生地滋阴凉血;当归、枣仁和血安神;茯神、远志养心宁志;人参、甘草益气和中;莲子补益心脾,收摄精气。

若心肾不交、火灼心阴者,可用天王补心丹[49]加菖蒲、莲子,以滋阴安神。

若相火妄动、水不济火者可用三才封髓丹[18]。方中天冬、熟地滋水养阴、人参、甘草宁心益气,黄柏坚阴泻火,砂仁行滞悦脾。

若久遗伤肾、阴虚火旺者,可用知柏地黄丸或大补阴丸[26],以滋阴泻火。

应该注意,此类患者,要特别注意调摄心神,排除杂念。《景岳全书·遗精》篇说:"遗精之始,无不病由乎心……及其既病而求治,则尤当持心为先,然后随证调理,自无不愈,使不知求本之道,全持药饵,而欲望成功者,盖亦几希矣。"确是经验之谈。

另外君相火动,心肾不交,本属阴虚火动,久则最易耗损肾阴,转致肾虚不藏,精关不固。治疗常兼顾及肾,以资防范,但重点仍在清泄心、肝之热。丹溪所谓"非君不能动其相,非相不能泄其精",故本型在清心火,泻肝热,兼事滋阴,但勿轻重倒置,专用固涩、补精等治肾之法。

(2) 湿热下注,扰动精室

[症状] 遗精频作,或尿时少量精液外流,小溲热赤浑浊,或溺涩不爽,口苦或渴,心烦少寐,口舌生疮,大便常溏臭,后重不爽,或见脘腹痞闷,恶心,苔黄腻,脉濡数。

[证候分析] 湿热下注,扰动精室,故遗精时作。湿热注于膀胱则分利失职,故见小溲热赤浑浊,溺涩不爽。湿蕴热生,热扰心神,故口苦而渴,心烦少寐,口舌生疮。湿注于下,传化失常,故便溏而臭,后重不爽。湿阻中焦,健运无权,故脘腹痞闷,恶心。

[治法] 清热利湿。

[方药] 可用程氏萆薢分清饮[364]。方中萆薢、黄柏、茯苓、车前子以清利湿热;莲子心、丹参、菖蒲以清心安神;白术以健脾利湿。亦可用猪肚丸[342]以清化湿热,佐以健脾。

若因脾乏升清,而致湿注于下,与下焦相火蕴结所致者,宜升清化湿,可用苍白二陈汤[171]加黄柏、升麻、柴胡。

若湿热流注肝脉不泄者,宜苦泄厥阴,用封髓丹[236]。甚者用龙胆泻肝汤[90]以清热利湿。

应该注意,一是本型遗精系因湿热下注,疏泄失常引起,不能早投固涩之品。二是病因中焦脾胃失运湿热内生,治要健脾升清,才能化湿泄浊,所谓"治中焦以澄其源,利湿热以分其流",却不可过用苦寒碍胃。

此外,本型久遗,亦可致耗伤肾精,形成阴虚夹湿热,虚实掺杂,又应标本兼顾,复方图治。

(3) 劳伤心脾,气不摄精

[症状] 心悸怔忡,失眠健忘,面色萎黄,四肢困倦,食少便溏,劳则遗精,苔薄,质淡,脉弱。

[证候分析] 心主藏神,曲运神机,思虑过度,则神不安定,故心悸怔忡、健忘失眠。脾主运化,脾弱运化失职,化源不充,故面色萎黄、食少便溏。脾气虚乏,不充四肢,则肢体困倦。过劳则更伤中气,气虚则神浮不摄,而见遗泄。舌淡,苔薄,脉弱,均为心脾气血不足之征。

[治法] 调补心脾,益气摄精。

[方药] 妙香散[180]加减。方中人参、黄芪益气生精;山药、茯苓扶脾;远志、辰砂清心调神;木香煦气;桔梗升清。使气充神守,遗精自愈。

若中气不升,可改用补中益气汤[190],以升提中气。

应该注意,一是本型病因思虑伤脾,积劳损气,致令心脾气虚,更遇劳伤则气虚更甚,清阳下陷、气不摄精,它不是清降收涩所能收效,必须益气升清。二是部分病人,心脾气虚,营血不足,亦可出现心神浮越、心火不宁之证,但其病机与阴虚火旺有别,不可例用清心降火,应重在养血煦脾以裕心血而安神明。

此外,气虚之人,若不注意饮食,多进酒浆,易成湿热下注。遗精频作不愈,亦易累及肾元,成为脾肾两亏,此时就要兼治下焦,化湿升清、补肾固本,不可单用补益心脾之法。

(4) 肾虚滑脱,精关不固

[症状] 梦遗频作,甚至滑精,腰膝酸软,咽干,心烦,眩晕,耳鸣,健忘,失眠,低热颧赤、形瘦,盗汗,发落齿摇,舌红少苔,脉细数。

部分病人久遗精滑,可兼见形寒肢冷,阳痿早泄,精冷,夜尿多或尿少浮肿,溲色清白,或余沥不尽,面色㿠白或枯槁无华,脉沉细,苔白滑、舌淡嫩有齿痕。

[证候分析] 先天不足或手淫、房劳过度、遗精日久等均可导致损伤肾精,肾虚不藏而见梦遗、滑精。腰为肾之府,肾虚故腰酸膝软。肾阴不足,不能生髓上盈脑海,故眩晕耳鸣、健忘失眠。阴虚生内热,而见低热颧赤、心烦、咽干。阴虚阳浮,逼液外泄,故见盗汗。肾主骨,其华在发,肾虚故发落齿摇。舌红少苔,脉细数,悉为阴虚内热之候。

滑精既久,阴虚及阳,精关不固,命门火衰,不能温养形体,故兼形寒肢冷、精冷、阳痿早泄。肾阳既衰,膀胱气化失司,固摄无权,故见尿少浮肿,或夜尿频多而色清白,或余沥不尽。阳气虚衰,不能上荣于面,故面㿠无华,或枯槁憔悴。舌淡嫩,苔白滑,脉沉细,悉为阳虚之征。

[治法] 补益肾精,固涩止遗。

[方药] 肾阴不足者用六味地黄丸[68],或左归饮[94]以滋补肾阴。精伤较甚,腰膝酸软者,可用左归丸[93]。

阴虚及阳,肾中阴阳两虚者,治当阴中求阳,用右归丸[96]。方中熟地、山药、山萸肉、枸杞、当归,补养精血;菟丝子、杜仲,壮腰摄精;鹿角胶、肉桂、附子,温补肾阳。

肾虚不藏,精关不固,除补肾之外,应辅以固涩止遗之法,可合用金锁固精丸[221]、水陆二仙丹[83]。

病由心肾不交发展而来,在补肾益精时,还应佐以宁以安神之法,可选用斑龙丸[345]、桑螵蛸散[305]加减。

应该注意,一是本型多属久遗成虚或先天禀弱,特点在于肾虚滑脱,治应补肾益精为本,更须秘固下元,以节其流。但要看到本类肾虚多由心肾不交、阴虚火旺、湿热下注久遗成虚,或脾肾两亏、气不摄精发展而成,治法不能单独补肾,要结合交通心肾、滋阴泻火、清利湿热、益气升清等法,灵活施治,特别对于湿热下注发展而来者不能早施固涩,要予泄热分利。二是久病肾亏,阴阳两虚,宜阴中求阳,不能一味滋阴,或用温阳之药,应避免刚燥而采取温润。三是脾肾两亏者,要注意健运脾土以资养肾精,一概滋补,便成碍滞。

本病除用药物医治外,要注意调摄心神,勿令心驰于外,节制房事,禁戒手淫,注意营养,节醇酒厚味,才能助治全功。

梦遗证,精之藏制在肾,神之主持在心,心肾不交,亦常并发失寐、怔忡等心血不足之证。若久遗滑精不愈,肾精亏耗或可兼见早泄、阳痿、不育。肾受五脏之精而藏之,因此本病也可能发展成为虚劳。

结语

综上所述,遗精病多因情志失调、饮食失节、房劳过度等引起。主要病机有心肾不交、君相火旺、湿热下注、疏泄失度、劳伤心脾、气不摄精、肾虚不藏、精关不固等数种。其病与五脏均相关联,但以精藏于肾,神持于心,始病时以心肾不交、君相火动,虚实掺见者为多,治以清心安神、疏泄相火为先。久则肾精耗伤,转为虚证。滑精则多由梦遗日久发展而成,病以肾虚不藏,精关不固的虚证为多,治以补肾固精为主。若湿热下注,影响疏泄,气虚下陷,不能摄精者,多因脾胃功能失调,为病有虚有实,务须注意升清、益气、健脾、利湿、散郁、疏肝等法的运用,不可一概清心补肾。总的治则是:上则清心安神,中则调其脾胃,升举阳气,下则益肾固精。

【附】 阳痿

阳痿即阳事不举,或临房举而不坚之证。

《灵枢·邪气脏腑病形》篇中称为"阴痿",说明阴痿即是阳痿。历代医家认为本证每多涉及肝、肾、阳明三经。

(1) 命火衰微 多由房室太过,或少年误犯手淫,以致精气虚寒,命门火衰。证见阳痿,面色㿠白、头晕目眩,精神萎靡,腰膝酸软,舌淡苔白,脉多沉细。治宜补肾壮阳。用五子衍宗丸[58],或赞育丹[385]加减。

(2) 心脾受损 思虑忧郁,损伤心脾,以致气血两虚,导致阳痿。正如《景岳全书·阳痿》篇说:"凡思虑焦劳忧郁太过者,多致阳痿。盖阳明总宗筋之会……若以忧思太过,抑损心脾、则病及阳明冲脉……气血亏而阳道斯不振矣。"症见阳痿,精神不振,夜寐不安,面色不华,苔薄腻,舌质淡,脉细。治宜补益心脾,用归脾汤[127]加减。

(3) 恐惧伤肾 《景岳全书·阳痿》篇说："凡惊恐不释者,亦致阳痿。经曰恐伤肾,即此谓也。"症见阳痿,精神苦闷,胆怯多疑,心悸,失眠,脉弦细,苔薄腻,或见舌质淡青。治宜益肾宁神,用大补元煎[25],酌加枣仁、远志等以养心安神。

(4) 湿热下注 《类证治裁·阳痿》篇说："亦有湿热下注,宗筋弛纵而致阳痿者。"症见阳痿,小便短赤,下肢酸困,苔黄,脉沉滑,或濡滑而数。治宜清化湿热。用知柏地黄丸[218]加减。就临床所见,阳痿以命门火衰为主,偏湿热者较少。正如《景岳全书·阳痿》篇所说："火衰者十居七八,火盛者仅有之耳。"

此外,命火衰微,精气虚寒之阳痿,可用羊睾丸二只,加陈酒少许,每晨蒸服,连服一月为一疗程,如得效而未恢复正常者,可续服一月,在服食期间忌房事。

文献摘录

《灵枢·经筋》："足厥阴之筋,其病……阴器不用,伤于内则不起,伤于寒则阴缩入,伤于热则纵挺不收。"

《素问·六节藏象论》："肾者主蛰,封藏之本,精之处也。"

《灵枢·淫邪发梦》篇："厥气客于阴器,则梦接内。"

《金匮要略·血痹虚劳病脉证并治》："夫失精家少腹弦急,阴头寒,目眩,发落,脉极虚芤迟,为清谷,亡血,失精。脉得诸芤动微紧,男子失精,女子梦交,桂枝龙骨牡蛎汤主之。"

《明医杂著·梦遗精滑》："梦遗精滑,世人多作肾虚治,而为补肾涩精之剂,不效。殊不知此证多属脾胃,饮食厚味,痰火湿热之人多有之。"

《医宗必读·遗精》："按古今方论,皆以遗精为肾气衰弱之病,若与他脏不相干涉。不知内经言五脏六腑各有精,肾则受而藏之。以不梦而自遗者,心肾之伤居多,梦而后遗者,相火之强为害。若乎五脏各得其职,则精藏而治。苟一脏不得其正,甚则必害心肾之主精者焉。治之之地,独因肾病而遗者,治其肾。由他脏而致者,则他脏与肾两治之。如心病而遗者,必血脉空虚,本纵不收;肺病而遗者,必皮革毛焦,喘急不利;脾病而遗者,色黄肉消,四肢懈惰;肝病而遗者,色青而筋痿;肾病而遗者,色黑而髓空。更当以六脉参详,昭然可辨。"

《证治准绳·遗精》："丹溪书分梦遗、精滑为二门。因梦与鬼交为梦遗,不因梦感而自遗者为精滑,然总之为遗精也。其治法无二,故合之。"

《景岳全书·遗精》："因梦而出精者,谓之梦遗;不因梦而精自出者,谓之精滑……情动者当清其心,精动者当固其肾,滑精者无非肾气不守而然……"

《景岳全书·遗精》："治遗精法,凡心火甚者,当清心降火;相火盛者,当壮水滋阴;气陷者,当升举;滑泄者,当固涩;湿热相乘者,当分利;虚寒冷利者,当温补下元;元阳不足,精气两虚者,当专培根本。"

《景岳全书·阳痿》："凡惊恐不释者,亦致阳痿。经曰恐伤肾,即此谓也。故凡遇大惊卒恐,能令人遗失小便,即伤肾之验。又或于阳旺之时,忽有惊恐,则阳道立痿,亦其验也。"

《临证指南·阳痿》："又有阳明虚则宗筋纵,盖胃为水谷之海,纳食不旺,精气必虚,况男子外肾,其名为势,若谷气不充,欲求其势之雄壮坚举,不亦难乎?治唯通补阳明而已。"

45 耳鸣、耳聋

耳鸣、耳聋都是听觉异常的症状。以病人自觉耳内鸣响,如闻潮声,或细或暴,妨碍听觉的称耳鸣;听力减弱,妨碍交谈,甚至听觉丧失,不闻外声,影响日常生活的称为耳聋。症状轻者称为重听。

在临床上,耳鸣、耳聋除单独出现外,亦常合并兼见,耳聋又有自耳鸣发展而来,如《医学入门》所说:"耳鸣乃是聋之渐也。"二者症状虽有不同,而发病机理则基本一致。

本病在《内经》早有论述,如《灵枢·脉度》:"肾气通于耳,肾和则耳能闻五音矣。"《灵枢·海论》:"髓海不足则脑转耳鸣。"《灵枢·决气》:"精脱者,耳聋……液脱者……耳数鸣。"《灵枢·口问》:"治上气不足,脑为之不满,耳为之苦鸣。""耳者,宗脉之所聚也,故胃中空则宗脉虚,虚则下溜,脉有所竭者,故耳鸣。"《外台秘要·风聋方》:"病源足少阴之经,宗气之所聚,其气通于耳,其经脉虚,风邪乘之,风入于耳之脉,使经气痞塞不宣,故为风聋。"《仁斋直指附遗方论·耳》:"肾通乎耳,所主者精,精气调和,肾气充足则耳闻而聪。若劳伤气血,风邪袭虚,使精脱肾惫则耳转而聋。"皆认为耳鸣、耳聋是肾精亏损,胃气不足,肝火、痰浊上蒙,以及风邪上袭耳窍所引起。

本篇主要讨论内伤所引起的耳鸣耳聋。对于暴震、外伤、药物损害、外疡等引起的,亦可参照本篇辨证原则处理。

病因病机

本病的发生与多种原因引起的耳窍闭塞有关。除先天性耳窍失聪外,多因急性热病,反复感冒,以致邪热蒙窍,或因痰火、肝热上扰,以及体虚久病、气血不能上濡清窍所致。多与肝、胆、脾、肾诸脏功能失调有关,尤其与肾的关系更为密切。

(1) 肾气不足　病后精血衰少,或恣情纵欲,以致耗伤肾精,耳为肾之外窍,内通于脑,肾精损耗,髓海空虚,不能上濡清窍,而无根之火上浮,引起耳中轰轰有声,其人昏昏愦愦。即《医林绳墨·耳》所说:"耳属足少阴肾经……肾气虚败则耳聋,肾气不足则耳鸣。"

(2) 脾胃虚弱　脾虚则气血生化之源不足,经脉空虚,不能上奉于耳,或脾虚清阳不振,清气不升,导致耳鸣、耳聋。正如《医碥·耳》所说:"若气虚下陷则亦聋,以清气自下,浊气自上,清不升而浊不降也。"

(3) 情志失调　肝气失于疏泄,郁而化火,或暴怒气逆肝胆之火循经上扰,则清窍被蒙。即《中藏经·论肝脏虚实寒热生死顺逆脉证之法》说:"肝……其气逆则头痛、耳聋。"

(4) 脾胃湿热　平素嗜饮酒厚味,聚成痰热,郁久化火,痰火上升,壅塞清窍,以致耳鸣,甚则气闭,成为耳聋。此即《古今医统·耳证门》所说:"痰火郁结,壅塞而成聋。"

(5) 风热外乘　外感风热邪气郁遏不泄,循经上扰,壅蔽清道,引起耳聋。或热病余热未消,清窍不通,或反复感冒,邪蒙耳窍,均能引起耳鸣、耳聋。

综上所述,本病病因外有风热上受,客邪蒙窍;内有痰火、肝热,蒸动浊气上壅;或因久病肝肾亏虚,脏真不足,或脾胃气弱,清阳不升,不能上奉清窍,病因颇为复杂。总之,应注意二点:一是慢性耳鸣、耳聋,病因无论内外,多与精气不足有关。正如《济生方·耳论治》所云:

"疲劳过度,精气先虚,于是乎风寒暑湿,得以从外人;喜怒忧思,得以内伤,遂致聋聩耳鸣。"所以,劳伤精气是本病的根本原因之一。二是五脏之中,耳病与脾、肾、肝、胆关系较为密切。耳为肾之窍,为十二经宗脉之所灌注,内通于脑,脑为髓之海,肾精充沛,髓海得濡则听觉正常。肾精耗损,则髓海空虚,发为耳鸣、耳聋。此外,少阳经脉上人于耳,肝胆之火,循经上壅,易成鸣、聋。但肝为肾之子,肝火上炎或因肾水不济所致,且肝火内郁,尤易汲伤肾阴,导致耳鸣耳聋加甚。脾主输精,功在升运,脾弱则清气不能升奉于耳,耳窍反为浊气所蒙,同时,脾虚则运化不健,湿浊不化,痰液内生,痰蕴生热,上壅清窍,所以痰火、湿浊引起的耳鸣、耳聋,又多与脾胃气虚有关。

辨证论治

清·张三锡《医学准绳六要·治法汇》:"耳鸣、耳聋,须分新久虚实。"《景岳全书·耳证》:"凡暴鸣而声大者多实;渐鸣而声细者多虚;少壮热盛者多实;中衰无火者多虚;饮酒味厚,素多痰火者多实;质清脉细,素多劳倦者多虚。"该论述对本病的新久虚实作了扼要概括。从临床所见,凡风热所致者,暴然耳鸣或耳聋,兼有表证;肝火者,耳窍轰鸣,攻逆阵作,怒则加甚;痰浊者,耳鸣眩晕,时轻时重,烦闷不舒;肾虚者,耳鸣声细,如蝉持续,腰酸面悴;气虚者,耳鸣时作,将息稍轻,劳则加重,阴虚者午后加重。其治法为治肝胆从实,治脾肾从虚,上宜清疏,中宜升补,下宜滋降。临床上须结合其他脉证,进行辨证论治。

(1) 肝胆火盛

[症状] 突然耳鸣或耳聋,头痛面赤,口苦咽干,心烦易怒,怒则更甚,或夜寐不安,胸胁胀闷,大便秘结,小溲短赤,舌质红,苔黄,脉多弦数。

[证候分析] 暴怒郁遏,肝火不泄,循少阳经脉上扰,清窍失灵,故耳鸣、耳聋,头痛面赤,口苦咽干。肝胆火旺,扰动心神,故心烦易怒、夜寐不安。肝气郁勃,络气不畅,故胸胁胀闷。怒则气逆,故耳鸣、耳聋更甚。肝火内郁,肠中津液被灼,故大便秘结,小溲短赤。舌红,苔黄,脉弦数,均为肝胆火盛之征。

[治法] 清肝泄火。

[方药] 龙胆泻肝汤[92]加减。方中龙胆草、栀子苦泄胆火;柴胡、黄芩疏肝清热;木通、车前子、泽泻等导热下行;生地、当归滋阴养肝。便秘者可加大黄。

肝火耳鸣耳聋,多为实证,龙胆泻肝汤通治肝火挟湿之症。若下焦湿热不甚者,可酌减木通、泽泻等药。肝火上炎多汲伤肾水,若肾虚较甚,虚实夹杂的,可酌加丹皮、女贞子、旱莲草等以滋肾水;若肾亏肝旺、实少虚多的,当按肾精不足论治。或肝气郁甚,可酌加白芍、夏枯草、川楝子以柔肝理气解郁。

(2) 痰火郁结

[症状] 两耳蝉鸣,时轻时重,有时闭塞如聋,胸中烦闷,痰多,口苦,或胁痛,喜得太息,耳下胀痛,二便不畅,舌苔薄黄而腻,脉象弦滑。

[证候分析] 素有痰火郁结,壅阻清窍,故耳鸣如潮,时轻时重,甚则气闭失聪。痰浊中阻,气机不运则胸闷、痰多、喉中不爽、喜得太息。痰火中阻,影响健运则口苦、二便不畅。痰火壅阻,肝胆经络不畅故耳下胀痛。苔黄腻,脉弦滑,均为湿热痰火之征。

[治法] 化痰清火,和胃降浊。

[方药] 温胆汤[360]加减。方中用陈皮、半夏燥湿化痰;茯苓淡渗利湿;竹茹、枳壳清胃降浊。痰多加胆星、海浮石化痰;郁结甚加浙贝母、天花粉清化;失眠加远志、龙骨;膈上烦热

加桔梗、栀子、豆豉。热甚加黄芩、黄连泻火;如痰多胸闷大便不畅,可用礞石滚痰丸[388]以降火逐痰。

痰火郁结所引起耳鸣、耳聋,多属实证。若因恼怒转加,可选用柴胡、青皮、连翘、郁金或柴胡疏肝散[279],以疏肝解郁,效果更佳。

至于湿痰中阻,清阳不振,浊气上壅所致耳鸣、耳聋,与此迥别。治应健脾升阳,详见"清气不升"型。

(3) 风热上扰

[症状] 外感热病中,出现耳鸣,或耳聋,伴见头痛、眩晕、呕逆、心中烦闷,耳内作痒。或兼寒热身痛等表证,苔薄白腻,脉浮或弦数。

[证候分析] 外感风热上扰,故见耳鸣头痛、眩晕。胃气不和,气机不调,所以呕逆、烦闷。外邪上扰,耳窍被遏,故耳中作痒。客邪未解,则寒热身痛不除。脉浮、苔薄腻,均为外感之征。

[治法] 疏风清热。

[方药] 银翘散[341]加减。方中银花、薄荷、连翘清热散郁;荆芥、豆豉解表疏风;苇茎、桔梗清热化痰。可随证加用僵蚕、蒺藜、蝉衣、菊花疏风;柴胡、青皮疏肝;寒热不解者中加防风、川芎。

若热病后期,或反复感冒后,耳聋不愈者,此病后脾胃肝胆余热,不可多事清降,可与养阴和胃,饮食渐加,耳鸣、耳聋亦可渐愈。

(4) 肾精亏虚

[症状] 耳鸣或耳聋,多兼见眩晕、腰酸膝软、颧赤口干、手足心热、遗精等,舌红,脉细弱或尺脉虚大。

[证候分析] 精血不足,不能上充清窍而邪火转而上乘,所以耳鸣耳聋,甚则眩晕。肾阴亏虚,虚火上浮故颧赤口干,手足心热。相火妄动,扰动精室故遗精。肾亏精髓不足故腰酸膝软。舌红、脉细弱均为肾精不足之征,间有阴虚火旺则尺脉虚大。

[治法] 滋肾降火,收摄精气。

[方药] 用耳聋左慈丸[145]加减。方中六味地黄丸补益肾阴;磁石镇摄;五味子敛精。或加龟版、阿胶、龙骨、牡蛎、女贞子、桑椹子等滋阴填精;牛膝、杜仲强壮腰膝。

若肾亏复为外风所乘,以致下虚上实,经气闭塞,头痛口干者,可合用本事地黄汤[89],滋阴疏风并举。若肾阳不足,不能固摄者,而见下肢清冷,阳痿腰酸,颧颊黧晦,毛悴色夭。舌淡、脉虚弱者,宜温补肾阳,可用贞元饮[147]送服黑锡丹[358]。

若因肾精不足,水不涵木以致肝热内郁的,可用滋水清肝饮[362]以滋肾养肝舒郁。

(5) 清气不升

[症状] 耳鸣、耳聋,时轻时重,休息暂减,烦劳则加,四肢困倦,劳怯神疲,昏愦食少,大便溏薄,脉细弱,苔薄白腻。

[证候分析] 脾气虚弱,阳气不能上奉清窍,故耳鸣耳聋、神疲、昏愦。脾弱运迟,胃虚纳呆,则食少便溏。脾阳不实四肢,则懈惰无力。劳则伤及中气,故耳鸣加重。脉细弱,苔白腻,均脾气虚馁之征。

[治法] 益气升清。

[方药] 益气聪明汤[288]加减。方中用人参、黄芪补益中气;升麻、葛根升举清气;蔓荆

子升清通窍；黄柏、芍药，反佐和降，以清阴火。可加菖蒲、葱叶、茯神，以清心通窍。

若因多嗜酒炙，脾湿素盛，清阳不升，浊阴不降，以致痰湿上壅而见眩晕，头重如蒙，胸闷泛恶，脉濡滑，苔腻等，可减去黄柏、芍药加白术、天麻、半夏，以健胃化痰。茯苓、泽泻利湿泄浊。或用半夏白术天麻汤[123]。

以上脾、肾亏虚两型，多属虚证。《素问·阴阳应象大论篇》谓"人年四十而阴气自半也"，这是说人过中年以后，精气渐趋衰弱，故慢性耳鸣耳聋之证，以年长之人为多。因精气虚弱不能上通于耳，比喻路久不行，终致茅塞。其治法与脾肾亏虚者同例，但因精脱气衰、多数不易恢复。

临证所见，新聋者少，慢性久聋居多，上实下虚，虚实掺杂的，也时有所见。这时不能一味补虚固本，要注意标本同治，针对不同病机，兼解风、痰、火、郁等实邪，才能达到通窍开闭的目的，比如肾虚之聋，水不涵木，病兼肝火上盛的要注意滋阴清降；脾虚之证每与痰火、湿浊互见，要注意升清降浊；肝火郁遏易挟风热上扰，须疏肝散风解郁，不可一味凉降；痰浊郁结之火，易被肝火挟迫上升，要注意顺气和肝，不能徒守清化。凡此种种，都说明临床上针对耳鸣耳聋的虚实夹杂者，治疗时要细加辨证，统筹虚实，兼顾标本，不可一途而取，《仁斋直指附遗方论·耳聋》认为本病治疗原则："风为之疏散，热为之清利，虚为之调养，邪气并退，然后以通耳、调气、安肾之剂主之。"确乃要言不烦，可供参考。

结语

本病辨证要分新久虚实。一般新病多因风热、客邪、痰火、肝胆郁热等引起。其脏真不亏者，病在经络，鸣声虽暴，尚属实证，治用疏风、散热、开郁、宣窍、化痰以宣开蒙闭，调治稍易，疗程较短。若久病体虚，脾肾不足，脏气亏损，不能上奉清道，而致浊邪窍踞，则本元既伤，其病在脏，往往缠绵日久，难图速效。

文献摘录

《医学心悟·耳》："耳者，肾之外候，《中藏经》曰：肾者，精神之舍，性命之根，外通于耳。然足厥阴肝，足少阳胆经，皆络于耳。凡伤寒邪热耳聋者，属少阳证，小柴胡汤主之。若病非外感，有暴发耳聋者，乃气火上冲，名曰气闭耳聋，宜用逍遥散加蔓荆子、石菖蒲、香附主之。若久患耳聋，则属肾虚，精气不足，不能上通于耳，宜用六味地黄丸加枸杞、人参、石菖蒲、远志之类。其患耳鸣，如蝉声，如钟鼓声，皆以前法治之。"

《证治汇补·耳病》："大意　北方黑色，入通于肾，开窍于耳。(《内经》)分新旧治之：新聋多热，少阳阳明火盛也；旧聋多虚，少阴肾气不足也。"

内因　肾通乎耳，所主者精。精盛则肾气充足，耳闻亦聪。(《心法》)若疲劳过度，精气先虚，四气得以外入，七情得以内伤，遂致聋聩耳鸣。(《大全》)

外候　肾气充盛则耳聪，肾气败则耳聋，肾气不足则耳鸣，肾气结热则耳脓。(《绳墨》)

风聋　耳者宗脉之所附，宗脉虚而风邪乘之，使经气否而不宣，是为风聋，内必作痒。(《丹溪》)

厥聋　十二经络上络于耳，其阴阳诸经，适有交并，则藏气逆而为厥，厥气搏于耳，是为厥聋，否塞不通，必兼眩晕。(《丹溪》)

劳聋　劳役伤于血气，淫欲耗其真元、憔悴为疲，昏昏愦愦是谓劳聋，有能将息得宜，则其聋自轻，如日就劳伤，则为久聋。(《心法》)

虚聋　虚聋由渐而成，必有兼症可辨：如面颊黧黑者精脱；少气嗌干者，肺虚；目眩善恐

者,肝虚;心神恍惚,惊悸躁者,心虚;四肢懒倦,眩晕少食者,脾虚。(《汇补》)

脉法　脉证以肾为主,迟濡为虚,洪动为火,浮大为风,沉濇为气,数实为热,滑利为痰。(《入门》)

治法　肾窍于耳,而能听声者,肺也。因肺主气,一身之气贯于耳故也。凡治聋,必先调气开郁。(《入门》),其次风为之疏散,热为之清利,虚为之补养,郁为之开导,然后以通耳调气安肾之剂治之。(《汇补》)

【附】　耳鸣

耳鸣是痰火上升,壅闭听户,有渐聋之机焉。大抵因痰火在上,又因恼怒而得,怒则气上,少阳之火客于耳也。肾虚而鸣者,其鸣不甚,当具劳怯之状。(《杂著》)

46 痹证

痹证是由于风、寒、湿、热等外邪侵袭人体,闭阻经络,气血运行不畅所导致的,以肌肉、筋骨、关节发生酸痛、麻木、重着、屈伸不利,甚或关节肿大灼热等为主要临床表现的病证。

古代医家很早就对本病作了详细的观察和记载,《素问·痹论篇》对本病的病因、发病原理、证候分类及其演变等内容均有论述,奠定了中医对痹证认识的基础。如论病因说,"所谓痹者,各以其时,重感于风寒湿之气也"。论证候分类说,"其风气胜者为行痹;寒气胜者为痛痹;湿气胜者为着痹也"。《金匮·中风历节病》篇的历节,即指痹证一类的疾病,并提出了桂枝芍药知母汤和乌头汤两张治疗方剂。《诸病源候论·风痹候》说:"痹者,风寒湿三气杂至,合而成痹,其状肌肉顽厚,或疼痛,由人体虚,腠理开,故受风邪也。"《风湿痹候》说:风湿痹"由血气虚,则受风湿,而成此病"。《备急千金要方》《外台秘要》等书,收载了较多的治疗痹证的方剂,如至今仍常用的独活寄生汤即首载于《备急千金要方·诸风》。《症因脉治·痹症论》不仅对风痹、寒痹、湿痹,而且对热痹的病因、症状、治疗均作了论述。《医宗必读·痹》对痹证的治疗原则作了很好的概括,提出除分清主次,适当采用祛风、除湿、散寒外,行痹应参以补血,痛痹参以补火,着痹应参以补脾补气。清代的《医学心悟》《类证治裁》等医籍,对痹证也是采用这个基本的治疗原则。

病因病机

痹证的发生主要是由于正气不足,感受风、寒、湿、热之邪所致。内因是痹证发生的基础。素体虚弱,正所不足,腠理不密,卫外不固,是引起痹证的内在因素。因其易受外邪侵袭,且在感受风、寒、湿、热之邪后,易使肌肉、关节、经络痹阻而形成痹证。正如《灵枢·五变》篇说"粗理而肉不坚者,善病痹",《济生方·痹》亦说"皆因体虚,腠理空疏,受风寒湿气而成痹也"。

(1)风寒湿邪,侵袭人体 由于居处潮湿、涉水冒雨、气候剧变、冷热交错等原因,以致风寒湿邪乘虚侵袭人体,注于经络,留于关节,使气血痹阻而为痹证。由于感邪偏盛的不同,临床表现也就有所差别。正如《素问·痹论》说:"风寒湿三气杂至,合而为痹也。其风气胜者为行痹;寒气胜者为痛痹;湿气胜者为着痹也。"以风性善行而数变,故痹痛游走不定而成行痹;寒气凝涩,使气血凝滞不通,故疼痛剧烈而成痛痹;湿性黏滞重着,故使肌肤、关节麻木、重着,痛有定处而成着痹。

(2)感受热邪,或郁久化热 感受风热之邪,与湿相并,而致风湿热合邪为患。素体阳盛或阴虚有热,感受外邪之后易从热化,或因风寒湿痹日久不愈,邪留经络关节,郁而化热,以致出现关节红肿疼痛、发热等症,而形成热痹。如《金匮翼·热痹》说:"热痹者,闭热于内也……脏腑经络,先有蓄热,而复遇风寒湿气客之,热为寒郁,气不得通,久之寒亦化热,则痒痹燺然而闷也。"

痹证日久,容易出现下述三种病理变化:一是风寒湿痹或热痹日久不愈,气血运行不畅日甚,瘀血痰浊阻痹经络,可出现皮肤瘀斑、关节周围结节、关节肿大、屈伸不利等症;二是病久使气血伤耗,因而呈现不同程度的气血亏虚的证候;三是痹证日久不愈,复感于邪。病邪由经络而病及脏腑,而出现脏腑痹的证候。其中,以心痹较为常见。如《素问·痹论篇》说:"五脏皆有合,病久而不去者,内舍于其合也。""心痹者,脉不通,烦则心下鼓,暴上气而喘。"

类证鉴别

痹证应着重与痿证相鉴别,因两者的症状主要都在肢体、关节。痹证以筋骨、肌肉、关节的酸痛、重着、屈伸不利为主要临床特点,有时也兼不仁或肿胀,但无瘫痪的表现。而痿证则以肢体痿弱不用,肌肉瘦削为特点。痿证肢体关节一般不痛,痹证则均有疼痛,这是两证临床鉴别的要点。

辨证论治

对于痹证的辨证,首先应辨清风寒湿痹与热痹的不同。热痹以关节红肿灼热疼痛为特点,风寒湿痹则虽有关节酸痛,但无局部红肿灼热,其中又以关节酸痛游走不定者为行痹;痛有定处,疼痛剧烈者为痛痹;肢体酸痛重着,肌肤不仁者为着痹。病程久者,尚应辨识有无气血损伤及脏腑亏虚的证候。

痹证总由于感受风、寒、湿、热所致,故祛风、散寒、除湿、清热以及舒经通络为治疗痹证的基本原则,后期还应适当配伍补益正气之剂,对于风寒湿痹的治疗,古代医家根据其感邪偏盛及病理特点,作了很好的概括,如《医学心悟·痹》说:"治行痹者,散风为主,而以除寒祛湿佐之,大抵参以补血之剂,所谓治风先治血,血行风自灭也。治痛痹者,散寒为主,而以疏风燥湿佐之,大抵参以补火之剂,所谓热则流通,寒则凝塞,通则不痛,痛则不通也。治着痹者,燥湿为主,而以祛风散寒佐之,大抵参以补脾之剂,盖土旺则能胜湿,而气足自无顽麻也。"

风寒湿痹

(1) 行痹

[症状] 肢体关节酸痛,游走不定,关节屈伸不利,或见恶风发热,苔薄白,脉浮。

[证候分析] 关节疼痛、屈伸不利为风寒湿痹的共同症状,系由风寒湿邪留滞经络,阻痹气血所引起。行痹以风邪偏盛,风性善行而数变,故行痹以关节游走疼痛,时而走窜上肢,时而流注下肢为其特征。外邪束表,营卫失和,故见恶寒发热。苔白,脉浮,为邪气外侵之象。

[治法] 祛风通络,散寒除湿。

[方药] 防风汤[166]加减。方中以防风、麻黄祛风散寒;当归、秦艽、肉桂、葛根活血通络,解肌止痛,并有治风先治血、血行风自灭之意;茯苓健脾渗湿,姜、枣、甘草和中调营。

酸痛以肩肘等上肢关节为主者,可选加羌活、白芷、威灵仙、姜黄、川芎祛风通络止痛。酸痛以膝踝等下肢关节为主者,选加独活、牛膝、防己、萆薢通经活络,祛湿止痛。酸痛以腰背关节为主者,多与肾气不足有关,酌加杜仲、桑寄生、淫羊藿、巴戟天、续断等温补肾气。若见关节肿大,苔薄黄,邪有化热之象者,宜寒热并用,投桂枝芍药知母汤[269]加减。

(2) 痛痹

[症状] 肢体关节疼痛较剧,痛有定处,得热痛减,遇寒痛增,关节不可屈伸,局部皮色不红,触之不热,苔薄白,脉弦紧。

[证候分析] 风寒湿邪闭阻经络,而以寒邪偏盛,寒为阴邪,其性凝滞,故痛有定处,疼痛较剧。得热则气血较为流畅,故其痛减,遇寒则血益凝涩,故痛更剧。寒属阴邪,故局部不红,触之不热。苔薄白亦属寒。脉弦紧为属痛属寒之征。

[治法] 温经散寒,祛风除湿。

[方药] 乌头汤[76]加减。方中以乌头、麻黄温经散寒,除湿止痛;芍药、甘草缓急止痛;黄芪益气固表,并能利血通痹。本证也可以采用乌附麻辛桂姜汤[79]加减。方用制川乌、附子、干姜温经散寒止痛;麻黄、细辛、桂枝散寒疏风除湿,甘草调和诸药。

加减用药,可参阅行痹有关内容。

(3) 着痹

[症状] 肢体关节重着,酸痛,或有肿胀,痛有定处,手足沉重,活动不便,肌肤麻木不仁,苔白腻,脉濡缓。

[证候分析] 感受风寒湿邪而以湿邪偏盛,因湿性重浊黏滞,故见痛有定处、麻木重着、肿胀等症。湿留肌肉,阻滞关节,故致手足沉重,活动不便。苔白腻,脉濡缓,为湿邪偏盛之象。

[治法] 除湿通络,祛风散寒。

[方药] 薏苡仁汤[382]加减,方中用苡仁、苍术健脾除湿;羌活、独活、防风祛风胜湿;川乌、麻黄、桂枝温经散寒除湿;当归、川芎养血活血;生姜、甘草健脾和中。

关节肿胀者,可加萆薢、木通、姜黄利水通络。肌肤不仁加海桐皮、豨莶草祛风通络。

对于风寒湿偏盛不明显者,可用蠲痹汤[394]作为风寒湿痹通用的基础方进行治疗。方中以羌活、独活、海风藤、秦艽、桂枝祛风、除湿、散寒;当归、川芎、乳香、木香、桑枝、甘草活血通络止痛。风胜加防风、白芷;寒胜加附子、川乌、细辛;湿胜加防己、萆薢、苡仁。根据偏盛情况随症加减。

风湿热痹

[症状] 关节疼痛,局部灼热红肿,得冷稍舒,痛不可触,可病及一个或多个关节,多兼有发热、恶风、口渴、烦闷不安等全身症状,苔黄燥、脉滑数。

[证候分析] 邪热壅于经络、关节,气血郁滞不通,以致局部红肿灼热,关节疼痛不能屈伸。热盛津伤,故致发热、恶风、口渴、烦闷不安。苔黄燥,脉滑数,均为热盛之象。

风湿热痹即一般通称的热痹。与风寒湿痹相比较,热痹的发病较急,全身症状明显,且邪气极易内舍,以致病情多变。

[治法] 清热通络,祛风除湿。

[方药] 白虎桂枝汤[122]加味。方中以白虎汤清热除烦,养胃生津,桂枝疏风通络。可加银花藤、连翘、黄柏清热解毒,海桐皮、姜黄、威灵仙、防己、桑枝活血通络,祛风除湿。皮肤有红斑者,酌加丹皮、生地、地肤子、赤芍等凉血散风。本证亦可选用《温病条辨》宣痹汤[246]。方中以防己、蚕砂、苡仁、赤小豆祛风除湿,疏利经络;连翘、栀子、滑石清热利湿。

热痹化火伤津,症见关节红肿,疼痛剧烈,入夜尤甚,壮热烦渴,舌红少津,脉弦数者,治宜清热解毒,凉血止痛,可用犀角散[366]。酌加生地、玄参、麦冬养阴凉血;加防己、姜黄、秦艽、海桐皮清热除湿,通络止痛。

各种痹证迁延不愈,正虚邪恋,瘀阻于络,津凝为痰,痰瘀痹阻。出现疼痛时轻时重,关节肿大,甚至强直畸形,屈伸不利,舌质紫,苔白腻,脉细涩等症,治宜化痰祛瘀,搜风通络,用桃红饮[270]加穿山甲、地龙、地鳖虫养血活血,化瘀通络;加白芥子、胆南星祛痰散结;加全蝎、乌梢蛇等搜风通络。

痹证日久,除风寒湿邪闭阻经络关节的症状外,还常出现气血不足及肝肾亏虚的症状。此时应祛邪扶正,攻补兼施,在祛风散寒除湿的同时,加入补益气血、滋养肝肾之品。可选用独活寄生汤[270]加减。方中以独活、防风、秦艽、细辛、肉桂祛风除湿、散寒止痛；人参、茯苓、甘草、当归、川芎、地黄、芍药补益气血；杜仲、牛膝、桑寄生补养肝肾。痹久内舍于心，症见心悸、短气，动则尤甚，面色少华，舌质淡，脉虚数或结代者，治宜益气养心，温阳复脉，用炙甘草汤[222]加减。

在痹证的治疗中，风寒湿痹的疼痛剧烈者，常用到附子、川乌等祛风除湿、温经止痛的药物。应用这些药物时，剂量应由小量开始，逐渐增加，久煎或与甘草同煎可以缓和其毒性。服药后患者若有唇舌发麻、手足麻木、恶心、心慌、脉迟等中毒症状时，应酌情减轻剂量，或立即停药，并及时采取解救措施。对于痹证之病程较久的抽掣疼痛，肢体拘挛者，常配伍地龙、全蝎、蜈蚣、穿山甲、白花蛇、乌梢蛇、露蜂房等具有通络止痛、祛风除湿作用的虫类药物。这些药物大多性偏辛温，作用较猛，也有一定的毒性，故用量不可过大，不宜久服，中病即止。其中全蝎、蜈蚣二味可研末吞服，既可节省用量，又能提高疗效。

本病除内服药物治疗外，针灸、推拿、熏洗等对本病治疗均有一定效果，可参考专书。

对于病情较轻者，可采用下列简易方治疗：

① 豨莶草、臭梧桐各15克，水煎服，适用于风寒湿痹。
② 络石藤、秦艽、伸筋草、路路通各12克，煎服，适用于风寒湿痹。
③ 豨莶草15克，白术、苡仁各12克，水煎服，适用于风寒湿痹。
④ 海风藤、老鹳草、五加皮、常春藤、桑枝等任选1～3种，各9～12克，可用于风寒湿痹。

加强体质锻炼，避免居住在潮湿环境，注意冷暖，防止外邪侵袭，对预防痹证的发生有一定的作用。痹证的预后虽为良好，但病情缠绵，且感受外邪后易引起复发。病久痰瘀痹阻，出现关节畸形，以及内舍脏腑，引起心痹者，则不易恢复，预后较差。

结语

痹证是临床常见的病证，正气不足为发病的内在因素，而感受风、寒、湿、热为引起本病的外因，其中尤以风寒湿三者杂至而致病者为多。主要病机为经络阻滞，气血运行不畅。临床分为风寒湿痹及热痹两大类。风寒湿痹中，风偏胜者为行痹；寒偏胜者为痛痹；湿偏胜者为着痹。

治疗的基本原则是祛风、散寒、除湿、清热，以及疏经通络，根据病邪的偏胜而酌情更用。行痹以祛风为主，兼用散寒除湿，佐以养血；痛痹以温经散寒为主，兼以祛风除湿；着痹以除湿为主，兼用祛风散寒，佐以健脾；热痹以清热为主，兼用祛风除湿。痹证日久则应根据正气亏损的不同而采用益气养血、补养肝肾、扶正祛邪，标本兼顾。

文献摘录

《素问·痹论篇》："五脏皆有所合，病久而不去者，内舍于其合也，故骨痹不已，复感于邪，内舍于肾；筋痹不已，复感于邪，内舍于肝；脉痹不已，复感于邪，内舍于心；肌痹不已，复感于邪，内舍于脾；皮痹不已，复感于邪，内舍于肺。"

《医宗必读·痹》："治外者，散邪为急，治藏者养正为先。治行痹者，散风为主，御寒利湿仍不可废，大抵参以补血之剂，盖治风先治血，血行风自灭也。治痛痹者，散寒为主，疏风燥湿仍不可缺，大抵参以补火之剂，非大辛大温，不能释其凝寒之害也。治着痹者，利湿为主，祛风解寒亦不可缺，大抵参以补脾补气之剂，盖土强可以胜湿，而气足自无顽麻也。"

《证治汇补·痹症》："……风胜加白芷，湿胜加苍术、南星，热胜加黄柏，寒胜加独活、肉桂，上体加桂枝、威灵仙，下体加牛膝、防己、萆薢、木通。"

《杂病源流犀烛·诸痹源流》:"痹者,闭也。三气杂至,壅蔽经络,血气不行,不能随时祛散,故久而为痹。"

《类证治裁·痹症》:"诸痹……良由营卫先虚,腠理不密,风寒湿乘虚内袭。正气为邪所阻,不能宣行,因而留滞,气血凝涩,久而成痹。"

47 痿证

痿证是指肢体筋脉弛缓、软弱无力，日久因不能随意运动而致肌肉萎缩的一种病证。《素问玄机原病式·五运主病》："痿，谓手足痿弱，无力以运行也。"临床上以下肢痿弱较为多见，故称"痿躄"。"痿"是指肢体痿弱不用，"躄"是指下肢软弱无力，不能步履之意。

《内经》对痿证的记载颇详，在《素问·痿论篇》中作为专题论述，指出本病主要病理为"肺热叶焦"，肺燥不能输精于五脏，因而五体失养，产生痿软证候。并据其病因、证候的不同，将痿证分为皮、脉、筋、肉、骨五痿。事实上五痿不能机械区分，但确有浅深轻重之异。在治疗法则上，《素问·痿论篇》提出"治痿者独取阳明"之说。同时在《素问·生气通天论篇》又有："因于湿，首如裹；湿热不攘、大筋软短，小筋弛长，软短为拘，弛长为痿。"说明湿热也是痿证发病原因之一。

后世在汉唐时期对本病较少专题论说（多混在风、痹、厥、虚劳等其他病证中叙述），到了宋代，《三因极一病证方论·五痿叙论》明确指出：人身五体内属五脏，若"随情妄用，喜怒不节，劳佚兼并，致内脏精血虚耗，荣卫失度……使皮毛、筋骨、肌肉痿弱无力以运动，故致痿躄"，并直接点明"痿躄证属内脏气不足之所为也"的病机特点，这是对《内经》诸痿的概括。

《儒门事亲·指风痹痿厥近世差互说》把风、痹、厥证的证候与痿病作了鉴别。又对《素问》内热熏蒸肺热成痿的病机作了进一步探讨，认为："痿之为状……由肾水不能胜心火，心火上烁肺金，肺金受火制，六叶皆焦，皮毛虚弱急而薄者，则生痿躄。"此外，张氏更直断曰："痿病无寒。"

朱丹溪则更扩充子和之说，纠正"风痿混同"之弊，提出"泻南方、补北方"的治痿原则。而在具体辨证施治方面又分列湿热、湿痰、气虚、瘀血之别，为后世开示源头。

《景岳全书·痿证》又指出痿证非尽为火证，认为"元气败伤则精虚不能灌溉，血虚不能营养者，亦不少矣，若概从火论，则恐真阳衰败，及土衰火涸者有不能堪"，补充了痿证悉从阴虚火旺之所未备。

《临证指南医案·痿》邹滋九按更总括前论明确指出本病为"肝肾肺胃四经之病"，说明四脏气血津精不足是导成痿证的直接因素。

可见痿证是以脏气内伤引起肢体失养，痿软不能随意任用的一种疾病。

病因病机

痿证是以肢体痿软不能随意运动为主要症状的一种疾病。导致肢体痿软的原因十分繁杂，仅就《素问·痿论篇》所提到的就有"有所失亡，所求不得……发为痿躄……悲哀太甚……传为脉痿……思想无穷，所愿不得，意淫于外，入房太甚……发为筋痿……有渐于湿，以水为事，居处相湿……发为肉痿……远行劳倦，逢大热而渴……发为骨痿"。可见，不论内伤情志、外感湿热、劳倦色欲都能损伤内脏精气，导致筋脉失养，产生痿证。正如《证治准绳·痿》所说："若会通八十一篇言，便见五劳五志六淫尽得成五脏之热以为痿也。"

（1）肺热伤津，津伤不布　感受温热毒邪，高热不退，或病后余热燔灼伤津耗气，皆令"肺热叶焦"不能布送津液以润泽五脏，遂致四肢筋脉失养，痿弱不用。此即《素问·痿论篇》"五脏因肺热叶焦,发为痿躄"之谓也。

以上病机重点在于肺热叶焦,导致五脏失濡,筋脉失养。若不及时调治,可能重伤五脏精气,使痿病更加严重。

(2) 湿热浸淫,气血不运 久处湿地,或冒雨露,浸淫经脉,使营卫运行受阻,郁遏生热,久则气血运行不利,筋脉肌肉失却濡养而弛纵不收,成为痿证,即《素问·痿论篇》:"有渐于湿,以水为事,若有所留,居处相湿。肌肉濡渍,痹而不仁,发为肉痿。"也有因饮食不节,如过食肥甘,或嗜酒,或多食辛辣,损伤脾胃,内生湿热,阻碍运化,导致脾运不输,筋脉肌肉失养,产生痿证的。同时,阳明湿热不清,易灼肺金,加重痿证,正如《张氏医通·痿》所说:"痿证,脏腑病因虽曰不一,大都起于阳明湿热,内蕴不清,则肺受热乘而日槁,脾受湿淫而日溢,遂成上枯下湿之候。"以上病机重点在脾胃,湿热困脾,久则伤及中气,转为脾虚湿热,虚实互见。或流注于下,伤及肾阴。

(3) 脾胃亏虚,精微不输 脾胃为后天之本,素体脾胃虚弱,或久病成虚,中气受损,则受纳、运化、输布的功能失常,气血津液生化之源不足,无以濡养五脏,运行血气,以致筋骨失养、关节不利、肌肉瘦削,而产生肢体痿弱不用。

如果原有痿证,经久不愈,导致脾胃虚弱则痿证可能更加严重,《医宗必读·痿》所云:"阳明者胃也,主纳水谷,化精微以资养表里,故为五脏六腑之海,而下润宗筋……主束骨而利机关。""阳明虚则血气少,不能润养宗筋,故弛纵,宗筋纵则带脉不能收引,故足痿不用。"就是指这种情况。

以上病机重点在脾胃二经、多属虚证。但脾胃虚弱,往往夹杂湿热内滞,或痰湿之邪。

(4) 肝肾亏损,髓枯筋痿 素来肾虚,或因房色太过,乘醉入房,精损难复,或因劳役太过,罢极本伤,阴精亏损,导致肾中水亏水旺,筋脉失其营养,而产生痿证。

或因五志失调,火起于内,肾水虚不能制,以致火烁肺金,肺失治节,不能通调津液以溉五脏,脏气伤则肢体失养,产生痿躄。诸此正如《儒门事亲·指风痹痿厥近世差互说》说:"痿之为病,由肾水不能胜心火……肾主两足,故骨髓衰竭,由使内太过而致然。"

此外,脾虚湿热不化,流注于下,久则亦能损伤肝肾,导致筋骨失养。《脾胃论·脾胃虚弱随时为病随病制方》"夫痿者,湿热乘于肾肝也,当急去之,不然则下焦元气竭尽而成软瘫",所说的即指这种情况。

以上病机重点在肝肾二脏,亦可因肺燥、脾虚、湿热久羁而致,临床上与各型交叉掺杂的也不少见。由于真脏亏损,病多沉重深痼。

痿证的主要病理机转,虽有以上几种区分,但常常互相传变。如肺热叶焦,津失敷布,久则五脏失濡,内热互起,肾水下亏,水不制水,则火烁肺金,导致肺热津伤、脾虚与湿热更是互为因果。湿热亦能下注于肾,伤及肾阴,所以本病病证常常涉及诸脏,而不局限于一经一脏。但总的说来,肝藏血主筋,肾藏精生髓,津生于胃,散布于肺,本病与肝肾肺胃关系最为密切。

在临床上应该注意几点:一是痿证多属五脏内伤,精血受损,阴虚火旺,一般是热证、虚证居多,虚实夹杂者亦不鲜见,实证、寒证则较少。《素问·生气通天论篇》虽有"湿热不攘……弛长为痿"之载,但毕竟多属脾胃虚弱内伤引起,湿热伤筋多是发病机转的一个层次。二是痿证虽以内热为本,而此热又多与肺热有关,但由于以上病因均能伤及五脏而产生五痿,是故对本病兼挟之证,也不可等闲视之。《证治汇补·痿躄》:"内热成痿,此论病之本也,若有感发,必因所挟而致。"常见的如痰湿、死血、湿热、温邪、积滞等都要兼顾及之。三是内伤成痿,渐至于百节缓纵不收,脏气损伤已可概见,故本病多数沉痼难治。若感外邪伤筋成痿,或可骤发,但亦非轻易,务要及时救治,免成痼疾。

类证鉴别

痿证须与痹证作鉴别,因痹证后期,由于肢体关节疼痛,不能运动,肢体长期废用,亦有类似痿证之瘦削枯萎者。但痿证肢体关节一般不痛;痹证则均有疼痛,其病因病机也和痿证有异,治法也各不相同,二者不能混淆。

辨证论治

本病以下肢痿躄最为多见,亦有手足并见痿弱的。严重的甚至于足不能任地,手不能握物,久则肌肉痿削,甚至瘫痪。

痿证临床辨证应分清虚实。凡起病急、发展较快,属于肺热伤津,或湿热浸淫,多属实证。病史较久,起病与发展较慢,以脾胃肝肾亏虚为多,二者均属虚证,亦有虚中夹实的。

关于痿证的治疗《素问·痿论篇》有"治痿者独取阳明"之说。所谓独取阳明,系指一般采用补益后天为治疗原则。《素问·痿论篇》指出"阳明者,五脏六腑之海,主润宗筋,宗筋主束骨而利机关也"。按肺之津液来源于脾胃,肝肾的精血有赖于脾胃的生化。若脾胃虚弱,受纳运化功能失常,津液精血生化之源不足,肌肉筋脉失养,则肢体痿软,不易恢复。若脾胃功能健旺,饮食得增,气血津液充足,脏腑功能转旺,筋脉得以濡养,有利于痿证的恢复。故迄今在临床治疗时,不论选方用药,针灸取穴,一般都重视调理脾胃这一治疗原则。但不能单以"独取阳明"的法则治疗各种类型的痿证,临床上仍须辨证施治。

此外,由于七情六欲致痿的病源多端,所以在以上主要补养治法之外,要认清兼夹,或兼清湿热,或化痰、祛瘀,或清郁热,辨证论治,才能收效,所以不能被"治痿独取阳明"所拘执。

(1) 肺热津伤,筋失濡润

[症状] 病起发热,或热后突然出现肢体软弱无力,皮肤枯燥,心烦口渴,咳呛少痰,咽干不利,小便黄少,大便干燥,舌质红,苔黄,脉细数。

[证候分析] 温热之邪犯肺,肺脏气阴受伤,津液不足以敷布全身,遂致筋脉皮肤失养而肢体痿软、皮肤干燥。热邪伤津,故心烦口渴、溲短便燥。肺津不能上润肺系,故咽干不利、咳呛少痰。舌质红、苔黄、脉细数,均为阴伤津涸、虚热内炽之象。

[治法] 清热润燥,养肺生津。

[方药] 清燥救肺汤[340]加减。方中人参、麦冬养肺生津;石膏、桑叶、杏仁、麻仁清热润燥。若热蒸气分,高热、口渴、汗多,可加重石膏,并加知母、银花、连翘清热祛邪;若咳呛少痰,酌加栝蒌,桑白皮、川贝、枇杷叶等清润肃肺,咽干不利加花粉、玉竹、百合、芦根滋阴清润。

若身热退净,食欲减退,口燥咽干较甚者,证属肺胃阴伤,宜用益胃汤[289]加薏仁、山药、谷芽之类益胃生津,并参考阳明病论证。

应该注意:一是本型痿证,起病较骤。多有外感化热、热邪伤津灼营的病史,内热显然可见,故治应清热救津,甘寒清上,俾肺金清肃而火自降,切勿浪用苦寒燥湿辛温之品,导致重亡津液。二是肺热伤津,不免耗灼胃液,务须结合养胃清火,胃火清则肺金肃,这也是"治痿独取阳明"的临床体现。三是本型不治,久延则肺热耗津、五脏受灼,转为肝肾阴亏脾胃津伤者,亦常屡见。

(2) 湿热浸淫,气血不运

[症状] 四肢痿软,身体困重,或麻木、微肿,尤以下肢多见,或足胫热气上腾,或有发

热,胸痞脘闷,小便短赤涩痛,苔黄腻,脉细数。

[证候分析] 湿热浸渍肌肤,故见肢体困重、或微肿。湿热不攘,气血运行不畅,故或见麻木。湿热浸淫经脉、气血阻滞,故痿软无力。湿热郁蒸,气机不化,可见身热不尽。胸膈痞闷,乃湿阻气机之故。湿热下注,故小便热赤涩痛。苔黄腻,脉濡数,为湿热内蕴之征。

[治法] 清热利湿,通利筋脉。

[方药] 加味二妙散[128]化裁。方中黄柏清热;苍术燥湿;萆薢、防己导湿热从小便而出。可加木通、薏仁、蚕砂、木瓜、牛膝等利湿通络。

若湿偏盛、胸脘痞闷,肢重且肿者,可酌加厚朴、茯苓、泽泻理气化湿。长夏雨季,酌加藿香、佩兰化湿。如形体消瘦,自觉足胫热气上腾、心烦、舌红或中剥、脉细数,为热偏甚伤阴,上方去苍术酌加生地、龟版、麦冬以养阴清热。如肢体麻木,关节运动不利,舌质紫,脉细涩,为夹瘀之征,酌加赤芍、丹参、桃仁、红花活血通络。

应该注意:一是本型因湿热浸淫所致,故不可急于填补,以免助湿。二是本型湿热易伤肺肾金水之源。故除湿之外,兼施清养。三是本型湿热不去,下流入肾,肾被热灼而阴亏,成为标本虚实夹杂者,所以去湿务要慎用辛温苦燥,若湿热伤阴,则应转清滋善后。

(3) 脾胃亏虚,精微不运

[症状] 肢体痿软无力,逐渐加重,食少,便溏,腹胀,面浮而色不华,气短,神疲乏力,苔薄白,脉细。

[证候分析] 脾胃虚弱,气血化源不充,则筋脉失荣,故肢体痿软,渐渐加重。脾不健运,故食少。脾虚清阳不升,故便溏腹胀。气虚不能运化水湿,故气短、面浮。神疲乏力,面色不华,脉细,皆由脾胃虚弱、气血不足所致。

[治法] 补脾益气,健运升清。

[方药] 参苓白术散[226]加减。方中党参、白术、山药、扁豆、莲子肉益气健脾;茯苓、薏苡仁利湿扶脾;陈皮、砂仁和胃理气。

若肥人痰多,可用六君子汤[67]补脾化痰。

中气不足,可用补中益气汤[190]。

应该注意:一是本型虽痿在四末,病实发于中焦,脾胃虚者,最易兼挟食积不运,当结合运化、导其食滞,酌佐谷麦芽、楂肉、神曲。二是脾虚每兼挟湿热不化,补脾益气之时,当结合渗湿清热。三是脾主运化,脾虚则五脏失濡;脾为后天之本,五脏之伤,久亦损脾。本型脾虚痿证每与其他各型掺见,治法总宜扶脾益胃以振奋后天本源,这也是"治痿独取阳明"的体现。

(4) 肝肾亏损,髓枯筋痿

[症状] 起病缓慢,下肢痿软无力、腰脊酸软,不能久立,或伴目眩发落,咽干耳鸣,遗精或遗尿,或妇女月经不调。甚至步履全废,腿胫大肉渐脱,舌红少苔,脉细数。

[证候分析] 肝肾亏虚,精血不能濡养筋骨经脉,故渐成痿证。腰为肾之府,肾主骨,精髓不足,故腰脊酸软,不能久立。目为肝之窍,耳为肾之窍,发为血之余,肝肾精血亏虚,不能上承,故见目眩发落、咽干耳鸣。肾司二便,主藏精,肾虚不能藏精,故见遗精遗尿。肝肾亏虚,冲任失调,故见月经不调。久则髓枯筋燥,而腿胫大肉消脱,成为痿废不起。舌红少苔,脉细数,均为阴亏内热之象。

[治法] 补益肝肾,滋阴清热。

[方药] 虎潜丸[209]加减。方中虎骨、牛膝能壮筋骨；锁阳温肾益精；当归、白芍养血柔肝；黄柏、知母、熟地、龟版滋阴清热。本方治肝肾阴亏有热的痿证，为临床所常用。

热甚者宜去锁阳、干姜，或用六味地黄丸[68]加牛骨髓、猪骨髓，鹿角胶、枸杞子。若兼见面色萎黄不华，心悸、怔忡，舌淡红，脉细弱者，酌加黄芪、党参、当归、鸡血藤以补养气血。若久病阴损及阳，症见怕冷，阳痿，小便清长，舌淡，脉沉细无力者，不可用凉药以伐生气，虎潜丸去黄柏、知母，酌加鹿角片、补骨脂、巴戟天、肉桂、附子等补肾助阳。或用鹿角胶丸[322]、加味四斤丸[129]。

此外也可配用紫河车粉，或用猪、牛骨髓煮熟，捣烂和入米粉，白糖调服。如食欲佳者，亦可用新鲜骨髓加入黄豆适量煮食。

应该注意：一是本型比较常见，各种痿证无论肺热津伤，湿热下注，脾虚不运，久则无不伤及肾元，水愈亏则火愈炽，而伤阴愈甚。所以丹溪治痿"泻南方、补北方"，即以补肾清热为主要治疗手段。二是本型痿证须分清有热无热，虚火当滋肾，无火专填精，阳虚要温煦，但总的说来，仍以阴虚挟热者为多。

痿证的辨证论治，大体上常见以上四类，但因本病是一种慢性重病，病机可涉及多脏，所以治疗也不能拘泥于上述四型，务须结合标本传变，细加辨证。《证治汇补·痿躄》认为：本病治法，首先要分气虚还是阴虚。气虚治阳明，阴虚补肝肾并视"七情六欲所挟多端，或行痰瘀，或清湿热，泻实补虚，是在神而明之"。如痰湿内蕴则陈皮、半夏、茯苓、白术随宜而施；瘀血内停者，又宜桃仁、红花、归尾、赤芍等应证而用。至于内热，尤当分经用药，不能执一以概其余。

痿证的治疗，除内服药物之外，还可以配合针灸、推拿、气功、综合疗法，适当加强肢体活动，这对痿证的恢复甚为重要，并有利于提高疗效。

结语

综上所述，痿证是由五志六淫，房劳食滞等导致五脏内虚、肢体失养而引起，其病虚多实少，热多寒少。主要病理机制有肺热津伤、湿热浸淫、脾胃虚弱，肝肾髓枯四种，亦有挟痰、挟瘀、挟积等。病机可涉及五脏，但与肺、胃、肝、肾关系最为密切。其证型以肺热津伤、湿热浸淫、脾胃亏虚、肝肾亏损为多见。治疗上，《素问·痿论篇》"治痿者独取阳明"，是指从补脾胃、清胃火、去湿热以资养五脏的一种重要措施。同时，朱丹溪用"泻南方、补北方"，是从清内热、滋肾阴方面，达到金水相生，滋润五脏的另一种方法。总的治法正如《医学心悟·痿》所云："不外补中祛湿、养阴清热而已。"但还要视具体病情选用填精、活血、化痰、运化等法，才能洞中肯綮。

文献摘录

《素问·痿论篇》："黄帝问曰：'五脏使人痿，何也？'岐伯对曰：'肺主身之皮毛，心主身之血脉，肝主身之筋膜，脾主身之肌肉，肾主身之骨髓。故肺热叶焦、则皮毛虚弱急薄，著则生痿躄也；心气热，则下脉厥而上，上则下脉虚，虚则生脉痿，枢折挈胫纵而不任地也；肝气热则胆泄口苦，筋膜干，筋膜干则筋急而挛，发为筋痿；脾气热则胃干而渴，肌肉不仁，发为肉痿；肾气热则腰脊不举，骨枯而髓减发为骨痿'。"

《素问·痿论篇》："帝曰：如夫子之言可矣，论言治痿者独取阳明何也，'岐伯曰：'阳明者、五藏六府之海，主润宗筋，宗筋主束骨而利机关也。冲脉者，经脉之海也，主渗灌溪谷，与阳明合于宗筋，阴阳揔宗筋之会，会于气街，而阳明为之长，皆属于带脉，而络于督脉，故阳明虚则宗筋纵，带脉不引，故足痿不用也。'"

《局方发挥》："诸痿皆起于肺热，传入五脏，散为诸证，大抵只宜补养，若作外感风邪治之，宁免实实虚虚之祸乎？"

又："予曰，诸痿生于肺热，只此一句便见治法大意，经曰：东方实，西方虚，泻南方、补北方，此固就生克言补泻。而大经大法不外于此……五行之中，唯火有二，肾虽有二，水居其一，阳常有余……故经曰一水不胜二火……若嗜欲无节，则水失所养，火寡于畏而侮所胜，肺得火邪而热矣……肺受热则金失所养，木寡于畏而侮所胜，脾得木邪而伤矣，肺热则不能管摄一身，脾伤则四肢不能为用而诸痿之病作。泻南方则肺金清而东方不实，何脾伤之有，补北方则心火降而西方不虚，何肺热之有，故阳明实则宗筋润，能束骨而利机关矣。治痿之法，无出于此。"

《丹溪心法·痿》："痿证断不可作风治，而用风药。有湿热、湿痰、气虚、血虚、瘀血。"

《景岳全书·痿证》："痿证之义，内经言之详矣。观所列五脏之证，皆言为热，而五脏之证，又总由肺热叶焦，以致金燥水亏，乃成痿证。如丹溪之论治，诚得之矣。然细察经文，又曰：悲哀太甚则胞络绝，传为脉痿，思想无穷，所愿不遂，发为筋痿，有渐于湿，以水为事，发为肉痿之类，则又非尽为火证，此其有余不尽之意，犹有可知，故因此而生火者有之，因此而败伤元气者亦有之。元气败伤则精虚不能灌溉，血虚不能营养者，亦不少矣。若概从火论，则恐真阳亏败，及土衰水涸者，有不能堪，故当酌寒热之浅深，审虚实之缓急，以施治疗，庶得治痿之全矣。"

《临证指南医案·痿》邹滋九按："经云肺热叶焦，则生痿躄，又云治痿独取阳明，以及脉痿、筋痿、肉痿、骨痿之论，内经于痿证一门，可谓详审精密矣。奈后贤不解病情，以诸痿一症，或附录于虚劳，或散见于风湿，大失经旨，赖丹溪先生特表而出之，惜乎其言之未备也。夫痿证之旨，不外乎肝肾肺胃四经之病。盖肝主筋，肝伤则四肢不为人用而筋骨拘挛。肾藏精，精血相生，精亏则不能灌溉诸末，血虚则不能营养筋骨。肺主气，为清高之脏，肺虚则高源化绝，化绝则水涸，水涸则不能濡润筋骨。阳明为宗筋之长。阳明虚则宗筋纵，宗筋纵则不能束筋骨以流利机关。此不能步履、痿弱筋缩之症作矣。故先生治痿，无一定之法，用方无独执之见。"

48 内伤发热

　　内伤发热是指以内伤为病因，气血阴精亏虚、脏腑功能失调为基本病机所导致的发热。一般起病较缓，病程较长。临床上多表现为低热，但有时可以是高热。此外，有的患者仅自觉发热或五心烦热，而体温并不升高者，亦属内伤发热的范围。

　　《内经》即有关于内伤发热的记载，其中以对阴虚内热的论述较详。《素问·调经论篇》说"阴虚则内热"，并谓其病机是："有所劳倦，形气衰少，谷气不盛，上焦不行，下脘不通，胃气、热气熏胸中，故内热。"在治疗上，《素问·至真要大论篇》提出了"诸寒之而热者取之阴"的原则。《素问·刺热论篇》详述五脏热病的症状及预后，为后世辨别五脏的热病奠定了基础。《金匮要略·血痹虚劳病》篇对虚劳所表现的"手足烦热"，以小建中汤进行治疗，可以视为甘温除热治法的先声。《诸病源候论》有不少关于内伤发热的记载，如《虚劳客热候》说"虚劳之人，血气微弱，阴阳俱虚，劳则生热，热因劳而生"，指出了热因劳生的特点。《虚劳热候》论阴虚发热的病机说："虚劳而热者，是阴气不足，阳气有余，故内外生于热，非邪气从外来乘也。"在《外台秘要》第十六卷、《圣惠方》第二十九卷，均载有治虚劳发热的方剂。《小儿药证直诀》在《内经》五脏热病学说的基础上，提出心热用导赤散；肝热用泻青丸；脾热用泻黄散，并将肾气丸化裁为六味地黄丸，为阴虚内热的治疗提供了一个重要方剂。金元时期，李东垣在《脾胃论·饮食劳倦所伤始为热中论》指出，脾胃气衰，元气不足，会导致阴火内生。提出"惟当以辛甘温之剂补其中而升其阳，甘寒以泻其人"的治疗原则，拟定补中益气汤作为治疗的主要方剂，使甘温除热的治法具体化，对气虚发热的辨证治疗作出了重要贡献。李氏又在《内外伤辨惑论》里提出以当归补血汤治疗血虚发热，并对内伤发热与外感发热的鉴别作了明晰的论述。朱丹溪对阴虚发热有较前深入的论述，《丹溪心法·六郁》还指出"人身诸病，多生于郁"，创立气郁、血郁、湿郁、痰郁、热郁、食郁等六郁之说，对内伤发热的病机及治法有所补充。明·秦景明最先明确提出"内伤发热"这一病证名称。《症因脉治·内伤发热》将内伤发热分为气分发热及血分发热两大类，除选录古方治疗外，补充了血虚柴胡汤等四个治疗内伤发热的方剂。《证治汇补·发热章》将外感发热之外的发热，分为郁火发热、阳郁发热、骨蒸发热、内伤发热（主要指血虚及气虚发热）、阳虚发热、阴虚发热、血虚发热、痰证发热、伤食发热、瘀血发热、疮毒发热等十一种，分别列有治疗方剂，对发热的类型作了比较全面的归纳。《医学心悟·火字解》把外感之火称为贼火，内伤之火称为子火。认为治疗内火主要有四法：达："所谓木郁则达之，如逍遥散之类是也"；滋："所谓壮水之主，以镇阳光，如六味汤之类是也"；温："经曰劳者温之，又曰甘温能除火热，如补中益气之类是也"；引："以辛热杂于壮水药中，导之下行。所谓导龙入海，引火归元，如八味汤之类是也"。王清任对瘀血发热的辨证及治疗有重要贡献，《医林改错·血府逐瘀汤所治之症目》谈到瘀血发热可表现为"身外凉，心里热""晚发一阵热"以及午后和前半夜发热等情况，新拟血府逐瘀汤作为治疗的主要方剂。《血证论·发热》也谈到了瘀血发热的多种表现及治疗。由于王、唐二氏的努力，使内伤瘀血发热的证治渐趋完善。

48 内伤发热

病因病机

本病主要由情志、饮食、劳倦等内因所引起,亦有少数始为外感,久则导致脏腑亏虚而引起者。发生内伤发热的共同病机是气血阴精亏虚,脏腑功能失调。病及的脏腑则随内伤发热的各种类型而异,现分述于下:

(1) 肝经郁热　情志抑郁,肝气不能条达,气郁化火而发热,或因恼怒过度,肝火内盛,以致发热。其发病机理正如《丹溪心法·火》概括的"凡气有余便是火"。因这种发热和情志密切有关,故亦称"五志之火"。

(2) 瘀血阻滞　由于情志、劳倦、外伤、出血等原因导致瘀血的产生,瘀血阻滞经络,气血运行不畅,壅遏不通,因而引起发热,这是瘀血发热的主要病机,《灵枢·痈疽》篇即谈到了血涩不通、壅而为热的病机:"营卫稽留于经脉之中,则血泣而不行,不行则卫气从之而不通,壅遏而不得行,故热。"此外,瘀血发热也与血虚失养有关,如《医门法律·虚劳论》说:"血痹则新血不生,并素有之血,亦瘀积不行,血瘀则荣虚,荣虚则发热。"

(3) 中气不足　过度劳累,饮食失调,或久病失于调理,以致脾胃气虚,中气不足,阴火内生而引起发热,亦即现今通称的气虚发热。

(4) 血虚失养　久病心肝血虚,或脾虚不能生血,或因出血、产后或手术后失血过多,以致血虚失于濡养。血本属阴,阴血不足无以敛阳而引起发热。如《证治汇补·发热》说:"血虚发热,一切吐衄便血,产后崩漏,血脱不能配阳,阳亢发热者,治宜养血。"

(5) 阴精亏虚　素体阴虚,或热病日久,耗伤阴液,或误用、过用温燥药物等,导致阴精亏虚,阴衰则阳胜,水不制火,阳气偏盛而引起发热,如《景岳全书·火证》说:"阴虚者能发热,此以真阴亏损,水不制火也。"

以上病因病机所致的发热中,气郁、血瘀属实,气虚、血虚、阴虚所致者均属虚。部分患者,可由两种病机同时引起发热,如气郁血瘀,气阴两虚,气血两虚等。从病机的转化来说,久病往往由实转虚,由轻转重,其中以瘀血病久,损及气、血、阴、阳,分别兼见气虚、血虚、阴虚或阳虚,而成为虚实兼夹之证的情况较为多见。其他如气郁发热日久,正气亦虚,而成为气郁气虚之发热,若热伤阴津,则转化为气郁阴虚之发热。气虚发热日久,病损及阳,阳气虚衰,则发展为阳虚发热。

类证鉴别

内伤发热应着重与外感发热相鉴别,对于这个问题,古代医家早已十分重视,作了比较详细的论述。归纳起来,可以从病史及起病特点和临床表现两个方面加以鉴别。

(1) 病史及起病特点　内伤发热由内因引起,起病徐缓,一般病程较长或有反复发作的病史。而外感发热由感受外邪所致,起病较急,病程较短。

(2) 临床表现　内伤发热以表现为低热者较多,或仅自觉发热。其热时作时止,或发无定时,且多感手足心热,大多发热而不恶寒,或虽感怯冷但得衣被则减,通常伴有头晕、神倦、自汗盗汗、脉弱无力等症。而外感发热则多表现为高热,外邪不除则发热不退。发热初期常伴恶寒,其寒虽得衣被而不减,常兼见头身疼痛、鼻塞、流涕、咳嗽、脉浮等症。在李东垣《内外伤辨惑论》的基础上,《医宗金鉴·杂病心法·内伤外感辨似》对内伤与外感发热的鉴别作了较好的归纳,值得参考。"内伤外感皆发热,内伤之发热,热在肌肉,以手扪之,热从内泛,不似外感之发热,热在皮肤,以手扪之,热自内轻也"。

辨证论治

对内伤发热的辨证,首先应辨明病因病机及证候虚实,即在确诊为内伤发热的前提下,先辨清属气郁、血瘀所致,还是因气、血、阴精亏虚引起,再辨明病情的轻重。病程长久、经治不愈、胃气衰败、正气虚甚等,均为病情较重的表现。脉诊对病情的判断有较大意义,如《张氏医通·热》说:"若发热而脉反沉细,或数疾无力者,病脉相反也死。""热而脉静者难治,脉盛汗出不解者死,脉虚,热不止者死,脉弱四肢厥,不欲见人,食不入,利下不止者死。"当然,文中之死字,以作病情严重理解较为妥当。

针对不同证候的病机进行治疗为治疗的基本原则,即根据不同情况而以解郁、活血、益气、养血、滋阴为内伤发热的基本治法,切不可一见发热便用发散或苦寒之剂。对内伤发热来说,发散易于耗气伤津,苦寒则易伤败胃气或化燥伤阴,反使病情加重。对虚证发热采用补剂,应根据气、血、阴精亏虚的不同而选用方药。

(1) 肝郁发热

[症状] 时觉身热心烦,热势常随情绪波动而起伏,精神抑郁或烦躁易怒,胸胁胀闷,喜叹息,口苦而干,苔黄,脉弦数。妇女常兼月经不调,经来腹痛,或乳房发胀。

[证候分析] 气郁化火为本证的主要病机。发热常随情绪波动而起伏,多见于女性,伴有肝气郁结的症状等,为辨证的要点。

肝主疏泄,性喜条达,其经脉布胁肋,贯膈。肝气郁结,疏泄功能失常,经脉气机不畅,故见精神抑郁,胸胁胀满,或月经不调,痛经,乳房发胀等症。叹气则气机暂得舒畅,故喜叹息。气郁化火,故见发热,烦躁易怒,口苦而干苔黄,脉弦数等。

[治法] 疏肝解郁,清肝泻热。

[方药] 丹栀逍遥散[75]加减。方中丹皮、栀子清肝泻热;柴胡、薄荷疏肝解热;当归、白芍养血柔肝;白术、茯苓、甘草培补脾土。热象较甚,舌红口干便秘者,可去白术,加黄芩、龙胆草以清肝泻火。胸胁疼痛者加郁金、川楝子理气止痛。

素体阴虚而病肝郁发热,或肝郁发热日久热邪伤阴,以致既有肝经郁热而又有肝肾阴虚见症者,治宜滋养肝肾,疏肝清热,可改用滋水清肝饮[362]加减。

(2) 瘀血发热

[症状] 午后或夜晚发热,或自觉身体某些局部发热,口干咽燥而不欲饮,躯干或四肢有固定痛处或肿块,甚或肌肤甲错,面色萎黄或黯黑,舌质紫暗或有瘀点、瘀斑,脉涩。

[证候分析] 瘀血阻滞,气血壅遏而热为主要病机。舌质紫暗或有瘀点、瘀斑、痛处固定或有肿块,肌肤甲错等为辨证要点。

瘀血病有血分,属阴,故发热多在下午或晚间。瘀血停着之处,气血运行受阻,故表现为疼痛不移或有肿块。瘀血内阻,新血不生,血气不能濡养头面肌肤,以致面色萎黄或黯黑,肌肤甲错。舌质青紫或有瘀点、瘀斑,脉涩,是血行不畅、瘀血内着的重要征象。

[治法] 活血化瘀。

[方药] 血府逐瘀汤[160]加减,方中桃仁、红花、赤芍、牛膝活血化瘀;当归、川芎、生地养血活血;柴胡、枳壳、桔梗理气行气;甘草调和诸药。热甚者加白薇、丹皮清热凉血。

(3) 气虚发热

[症状] 发热常在劳累后发生或加剧。热势或低或高。头晕乏力,气短懒言,自汗,易于感冒,食少便溏。舌质淡,苔薄白,脉细弱。

[证候分析] 中气不足、阴火内生为本证的主要病机。发热在劳累后发生或加重,发热而伴有脾胃气虚的症状为辨证要点。

脾胃气衰,中气下陷,虚火内生故致发热。本有气虚,劳则耗气,故发热多在劳累后发生或加重。脾胃虚衰,气血生化不足,脏腑经络无以充养,以致头晕乏力,气短懒言,舌质淡,脉细弱。气虚表卫不固,则自汗,易于感冒。脾虚失于健运则食少便溏。

[治法] 益气健脾,甘温除热。

[方药] 补中益气汤[190]加减,本方以黄芪、党参、白术、甘草益气健脾;当归养血活血;陈皮理气和胃;升麻、柴胡既能升举清阳,又能透泄邪热。本方既是益气升陷,又是甘温除热的代表方。自汗多者,可加牡蛎、浮小麦、糯稻根固表敛汗。时冷时热、汗出恶风者,加桂枝、芍药调和营卫。胸闷脘痞、苔腻者,加苍术、厚朴、藿香健脾燥湿。

(4) 血虚发热

[症状] 发热多为低热,头晕眼花,身倦乏力,心悸不宁,面白少华,唇甲色淡,舌质淡,脉细弱。

[证候分析] 血虚失于濡养,阴不配阳,为本证的主要病机。发热并伴有血虚的症状,常有失血过多的病史等,为辨证要点。

血本属阴,阴血不足则无以敛阳,因而引起发热。血虚不能上滋头目,外濡肢体,故见头晕眼花,身倦乏力。血不养心则心悸不宁。血虚不能上荣于面及充盈血脉,故致面白少华,唇甲色淡,舌淡,脉细弱。

[治法] 益气养血。

[方药] 归脾汤[127]加减。方中以黄芪、党参、茯苓、白术、甘草益气健脾;当归、龙眼肉补血养血;酸枣仁、远志养心安神;木香健脾理气,全方具有补益心脾、益气生血的功效。本证亦可采用当归补血汤[155]作为治疗的基础方剂。

此外,尚有阳虚发热之证,症见发热,形寒怯冷,四肢不温或下肢发冷,面色㿠白,头晕嗜寐,腰膝酸痛,舌质胖润或有齿痕,苔白润,脉沉细而弱,或浮大无力,治宜补肾阳,用金匮肾气丸[220]加减。属于阳虚发热的尚有阴盛格阳,真寒假热的特殊类型,可参看《伤寒论·少阴病》篇证治。

(5) 阴虚发热

[症状] 午后或夜间发热,手足心发热,可骨蒸潮热,心烦,少寐,多梦,颧红,盗汗,口干咽燥,大便干结,尿少色黄,舌质干红或有裂纹,无苔或少苔,脉细数。

[证候分析] 阴虚则阳胜,水不制火,阳热亢盛为本证的主要病机。发热并见阴虚火旺的症状为辨证要点。

阴虚阳胜,虚火内炽,故见午后或夜间发热,手足心热,骨蒸潮热。虚火上炎,扰乱心神,则致心烦、少寐、多梦。内热逼津液外泄则盗汗。阴虚火旺,津亏失润,故口干咽燥,便干尿少。舌干红少苔甚至无苔,脉细数,为阴虚火旺之象。

[治法] 滋阴清热。

[方药] 清骨散[337]加减。方中以银柴胡、地骨皮、胡黄连、知母、青蒿、秦艽等清退虚热;鳖甲滋阴潜阳;甘草调和诸药。盗汗较甚者,可去青蒿加煅牡蛎、浮小麦、糯稻根固表敛汗。少寐加酸枣仁、柏子仁、夜交藤养心安神。阴虚较甚者,加玄参、生地、制首乌滋养阴精。兼有气虚而见头晕气短、体倦乏力者,可加北沙参、麦冬、五味子益气养阴。

本证亦可采用知柏地黄丸[218]治疗。和清骨散相较,本方滋养肝肾之力较强,而清退虚热之功稍逊,为养阴与退热并重之方。

结语

内伤发热一证,由于病情比较复杂,病因常难确定,病程往往较长,有的可延续数年或反复发作,因此必须认真细致地观察、辨证,以冀逐步取得疗效。在患者方面,注意劳逸结合,保持乐观情绪,有利于疾病的治疗。饮食宜进清淡、富于营养,而又易于消化之品。保暖、避风,防止感受处邪,对有自汗、盗汗的患者,尤当注意。

内伤发热病程较多缠绵,其预后与引起的原因有密切关系。据临床观察,大部分的内伤发热,经过适当的治疗可以获得较好的疗效,但部分患者,尤其是兼杂多种证候、病情复杂的患者,则疗效较差。

及时治疗外感发热及其他疾病,保持精神愉快,避免过度劳累,注意调节饮食等,有助于预防内伤发热。

综上可知,内伤发热由情志、饮食、劳倦等病因所引起,临床多表现为低热,气血、阴精亏虚及脏腑功能失调是其共同的病机。本证要注意和外感发热相鉴别。在治疗上,应针对气郁、血瘀、气虚、血虚、阴虚等不同证候而立法遣方,切忌一见发热便用辛散或苦寒之品。精神愉快,避免过劳,饮食适宜,有利于内伤发热的治疗及预防。

文献摘录

《素问·调经论篇》:"阳虚则外寒,阴虚则内热,阳盛则外热,阴盛则内寒。"

《金匮要略·血痹虚劳病》:"虚劳里急,悸、衄、腹中痛,梦失精,四肢酸疼,手足烦热,咽干口燥,小建中汤主之。"

《格致余论·恶寒非寒病恶热非热病论》:"阴虚则发热,夫阳在外为阴之卫,阴在内为阳之守。精神外弛,嗜欲无节,阴气耗散,阳无所附,遂致浮散于肌表之间而恶热也。实非有热,当作阴虚治之而用补养之法可也。"

《医学入门·发热》:"内伤劳役发热,脉虚而弱,倦怠无力,不恶寒,乃胃中真阳下陷,内生虚热,宜补中益气汤。"

《景岳全书·寒热》:"阴虚之热者,宜壮水以平之,无根之热者,宜益火以培之。"

《医学心悟·火字解》:"外火:风寒暑湿燥火及伤热饮食,贼火也。贼可驱而不可留;内火:七情色欲,劳役耗神,子火也。子可养而不可害。"

《金匮翼·劳倦发热》:"劳倦发热者,积劳成倦,阳气下陷,则虚热内生也。"

《医林改错·血府逐瘀汤所治之症目》:"身外凉,心里热,故名灯笼病,内有瘀血。认为虚热,愈补愈瘀,认为实火,愈凉愈凝。""晚发一阵热,每晚内热,兼皮肤热一时。"

《医林改错·气血合脉说》:"后半日发烧,前半夜更甚,后半夜轻,前半日不烧,此是血府血瘀。血瘀之轻者,不分四段,惟日落前后烧两时;再轻者,或烧一时。此内烧兼身热而言。"

49　虚劳

虚劳又称虚损,是由多种原因所致的,以脏腑亏损、气血阴阳不足为主要病机的多种慢性衰弱证候的总称。

历代医籍对虚劳的论述甚多。《素问·通评虚实论篇》所说的"精气夺则虚"可视为虚证的提纲。而《调经论篇》谓"阳虚则外寒,阴虚则内热",进一步说明虚证有阴虚、阳虚的区别,并指明阴虚、阳虚的主要特点。《难经·十四难》论述了"五损"的症状及转归。在治法上,根据五脏的所主及其特性提出:"损其肺者,益其气;损其心者,调其荣卫;损其脾者,调其饮食,适其寒温;损其肝者,缓其中;损其肾者,益其精,此治损之法也。"《金匮要略·血痹虚劳病》篇,首先提出了虚劳的病名。在治法上,着重温补,但还应用扶正祛邪、祛瘀生新等治法,提出了新的治疗途径。《诸病源候论·虚劳病诸候》比较详细地论述了虚劳的原因及各类症状。对五劳(肺劳、肝劳、心劳、脾劳、肾劳),六极(气极、血极、筋极、骨极、肌极、精极),七伤(大饱伤脾;大怒气逆伤肝;强力举重,久坐湿地伤肾;形寒寒饮伤肺;忧愁思虑伤心;风雨寒暑伤形;大恐惧不节伤志)的具体内容作了说明。金元以后,许多医家对虚劳的理论认识及临床治疗都有较大的发展。如李东垣《脾胃论》重视脾胃,长于甘温补中。朱丹溪《丹溪心法》重视肝肾,善用滋阴降火。明代张景岳《景岳全书》对阴阳互根的理论作了深刻的阐发,在治疗肾阴虚、肾阳虚的理论及方药方面有新的发展。汪绮石重视肺、脾、肾在虚劳中的重要性,《理虚元鉴·治虚有三本》指出:"治虚有三本,肺、脾、肾是也。肺为五脏之天,脾为百骸之母,肾为性命之根,治肺、治脾、治肾,治虚之道毕矣。"清代吴澄的《不居集》,对虚劳的资料作了比较系统的汇集整理,是研究虚劳的一部有价值的参考书。在病因方面,对外感致损有所阐发。在治疗方面,将《难经》指出的治损原则具体化。

虚劳涉及的内容很广,凡禀赋不足,后天失养,病久体虚,积劳内伤,久虚不复等所致的多种以脏腑气血阴阳亏损为主要表现的病证,均属于本证的范围。

病因病机

导致虚劳的原因甚多,如《景岳全书·虚损》指出"劳倦不顾者多成劳损";"色欲过度者多成劳损";"少年纵酒者多成劳损";"疾病误治及失于调理者,病后多成虚损"。《理虚元鉴·虚症有六因》则提出导致虚证的主要六种原因:"有先天之因,有后天之因,有痘疹及病后之因,有外感之因,有境遇之因,有医药之因。"就临床所见,引起虚劳的原因主要有以下四个方面:

(1)禀赋薄弱,体质不强　多种虚劳证候的形成,都与禀赋薄弱、体质不强密切有关。而父母体虚,遗传缺陷,胎中失养,孕育不足及生后喂养失当,营养不良等因素,是造成禀赋薄弱、体质不强的主要原因,在体质不强的基础上,易于因虚劳致病,或因病致虚,日久不复而成为虚劳。

(2)烦劳过度,损及五脏　《景岳全书·虚损》对劳倦致病作了正确的论述。适当的劳作,为人们正常生活之必需。但烦劳过度则于人体有害,"不知自量,而务从勉强,则一应妄作妄为,皆能致损"。早在《素问·宣明五气篇》即指出:"久视伤血,久卧伤气,久坐伤肉,久立伤骨,久行伤筋,是谓五劳所伤。"《医家四要·病机约论》也指出:"曲运神机则劳心,尽心谋虑则劳肝,意外过思则劳脾,预事而忧则劳肺,色欲过度则劳肾。"在各种损伤之中,尤以忧郁思虑、烦劳过度损伤心脾及早婚多育,房劳伤肾,较为多见。

(3)饮食不节,损伤脾胃 暴饮暴食,营养不良,嗜欲偏食,饮酒过度等原因,都会损伤脾胃,使其消磨水谷、化生精微、长养气血的功能受到影响。若脾胃长期受损,心致气血来源不足,内不能和调于五脏六腑,外不能洒陈于营卫经脉,而渐致虚劳。

(4)大病久病、失于调理 或大病之后,邪气过盛,脏气损伤;或热病日久,耗血伤阴;或寒病日久,伤气损阳;或瘀血内结,新血不生;或因寒邪久留,耗伤正气;或因病后失于调理,正气亏损难复等,都会使精气耗伤,由虚致损,逐渐发展成为虚劳。

以上各种病因或是因虚致病,因病成劳;或是因病致虚,久虚不复成劳。而其病理性质,主要为气、血、阴、阳的亏耗;其病损部位,主要在于五脏。其病变过程,往往首先导致某一脏的气、血、阴、阳的亏损。但由于五脏相关,气血同源,阴阳互根,所以由各种原因所致的虚损常互相影响;一脏受病,可以累及他脏;气虚不能生血,血虚无以生气;气虚者,阳亦渐衰,血虚者,阴亦不足;阳损日久,累及于阴,阴虚日久,累及于阳。以致病势日渐发展,而病情趋于复杂。

类证鉴别

在临床进行辨证诊断时,应着重将虚劳与虚证及肺痨相鉴别。

虚劳和内科其他病证中的虚证证型虽然在临床表现、治疗方药方面有类似之处,但两者实际上是有区别的。虚劳的各种证候,均以出现一系列精气不足的症状为特征。而其他病证的虚证则各以其病证的主要症状为突出表现。例如,眩晕一证的气血亏虚型,以眩晕为最突出、最基本的表现;水肿一证的脾阳不振型则以水肿为最基本、最突出的表现。此外,虚劳一般都有比较长的病程,病势缠绵。而其他病证的虚证类型虽然也以久病属虚者居多,但亦有病程较短而呈现虚证者。如泄泻一证的脾胃虚弱型,以泄泻为主要临床表现,有病程长者,亦有病程短者。

对于虚劳与肺痨的区别,宋·严用和《济生方·五劳六极论治》即已指出:"医经载五劳六极之证,非传尸骨蒸之比,多由不能卫生施于过用,逆于阴阳,伤于荣卫,遂成五劳六极之病焉。"《景岳全书·虚损》论及两者的区别说:"至若痨瘵之有不同者,则或以骨蒸或以干咳,甚至吐血、吐痰。"就其区别的要点来说,肺痨为痨虫侵袭所致,主要病在肺,具有传染性,以阴虚火旺为其病理特点,以咳嗽、咯痰、咳血、潮热、盗汗、消瘦为主要临床症状。而虚劳则由多种原因所导致,一般不传染,分别出现五脏气、血、阴、阳亏虚的多种临床症状。

辨证论治

虚劳的证候虽多,但总不离乎五脏,而五脏之伤,又不外乎气、血、阴、阳。故对虚劳的辨证,应以气、血、阴、阳为纲,五脏虚候为目。正如《杂病源流犀烛·虚损劳瘵源流》说:"虽分五脏,而五脏所藏无非精气。其所以致损者有四:曰气虚、曰血虚、曰阳虚、曰阴虚。""气血阴阳各有专之,认得真确,方可施治。"一般说来,病情单纯者,病变比较局限,容易辨清其气、血、阴、阳亏虚的属性和病及脏腑的所在,但由于气血同源,阴阳互根,五脏相关,所以各种原因所致的虚损往往互相影响,由一虚而渐致多虚,由一脏而累及他脏,使病情趋于复杂和严重,辨证时应加注意。

对于虚劳的治疗,应以补益为基本原则。正如《素问·三部九候论篇》说:"虚则补之。"

《素问·阴阳应象大论篇》还具体指出:"形不足者,温之以气;精不足者,补之以味。"在进行补益的时候,一是必须根据病理属性的不同。分别采取益气、养血、滋阴、温阳的治疗方药;二是要密切结合五脏病位的不同而选用方药,以增强治疗的针对性。此外,由于脾为后天之本,是水谷、气血生化之源;肾为先天之本,寓元阴元阳,是生命的本元,所以补益脾肾在虚劳的治疗中具有比较重要的意义。

气虚

(1) 肺气虚

[症状] 短气自汗,声音低怯,时寒时热,平素易于感冒,面白,舌质淡,脉弱。

[证候分析] 肺气不足,表卫不固,故短气自汗,声音低怯。肺气亏虚,营卫失和则时寒时热。肺主皮毛,肺虚则腠理不密故易感受外邪。肺气亏虚,不能贯心脉而通达全身,气血不能充沛于血脉,故见面白、舌淡、脉弱。

[治法] 补益肺气。

[方药] 补肺汤[194]加减。本方以人参、黄芪益气固表;因肺气根于肾,故以熟地、五味子益肾固元敛肺;桑白皮、紫菀清肃肺气。

无咳嗽者,可去桑白皮、紫菀。自汗较多者,加牡蛎、麻黄根固表敛汗。若气阴两虚,而兼见潮热、盗汗者,加鳖甲、地骨皮、秦艽等养阴清热。

(2) 脾气虚

[症状] 饮食减少,食后胃脘不舒,倦怠乏力,大便溏薄,面色萎黄,舌淡苔薄,脉弱。

[证候分析] 脾虚失于健运,胃肠的纳谷及传化功能失常,故饮食减少,食后胃脘不舒,大便溏薄。脾虚不能化生水谷精微,气血来源不充,形体失养,故倦怠乏力、面色萎黄、舌淡、脉弱。

[治法] 健脾益气。

[方药] 加味四君子汤[130]加减。方中以人参、黄芪、白术、甘草益气健脾;茯苓、扁豆健脾化湿。

若兼胃脘胀满,呕吐嗳气者,加陈皮、半夏和胃降逆。兼食积停滞者,加神曲、麦芽、山楂、鸡内金消食健胃。若气虚及阳,脾阳渐虚,腹痛即泻,手足欠温者,加肉桂、炮姜温中散寒。若脾气亏虚而主要表现为中气不足、气虚下陷者,可改用补中益气汤[190]以补益中气,升阳举陷。

在气、血、阴、阳的亏虚中,气虚是临床上最常见的一类。其中尤以肺、脾气虚为多见,而心、肾气虚亦属不少。

心气亏虚而见心悸、气短、自汗、面㿠、神疲、脉微等症,可用《医方集解》六君子汤[168]加五味子、玉竹、黄精等益气养心。肾气亏虚而见腰膝酸软,小便频数而清,或白带清稀者,可用《医方集解》六君子汤加杜仲、续断、菟丝子、山茱萸等益气固肾。

血虚

(1) 心血虚

[症状] 心悸怔忡,健忘,失眠,多梦,面色不华,舌质淡,脉细或结代。

[证候分析] 以心血亏虚,心失所养为其主要病机,血不养心,心神不宁,故致心悸怔忡,健忘、失眠、多梦。血虚不能上荣头面,故面色不华,舌质淡。血虚气少,血脉不充,故脉细或结代。

［治法］ 养血安神。

［方药］ 养心汤[245]加减。方中以人参、黄芪、茯苓、甘草益气以生血；当归、川芎、五味子、柏子仁、枣仁、远志养血安神；肉桂、半夏曲温中健脾，以助气血之生化。

（2）肝血虚

［症状］ 头晕，目眩，胁痛，肢体麻木，筋脉拘急，或惊惕肉瞤，妇女月经不调甚则经闭，面色不华，舌质淡，脉弦细或细涩。

［证候分析］ 肝血亏虚，不能上养头目，故致头晕、目眩。血不养肝，肝气郁滞，故胁痛。由于血虚生风，筋脉失养，以致肢体麻木，筋脉拘急，或惊惕肉瞤。肝血不足，妇女冲任空虚，则致月经不调甚或闭经。面色不华，舌淡，脉弦细或细涩，为肝血不足、血脉不充之象。

［治法］ 补血养肝。

［方药］ 四物汤[110]加味。四物汤养血调血。补而不滞。可加制首乌、枸杞子、鸡血藤以增强补养肝血的作用。胁痛加柴胡、郁金、香附理气通络。肝血不足，目失所养而致视物模糊者，加楮实子、枸杞子、决明子以养肝明目。

血虚之中，以心、脾、肝的血虚较为多见。脾血虚常与心血虚同时并见，故临床常称心脾血虚。由于脾为后天之本，气血生化之源；又由于血为气母，血虚均伴有不同程度的气虚症状，而且在中医的长期临床实践中，认为补血不宜单用血药，而应适当配伍气药，以达到益气生血的目的。所以在治疗各种血虚的证候时，应结合健脾益气生血之法。归脾汤[127]具有良好的益气补血，健脾养心的作用，所以也是治疗血虚，尤其是心脾血虚的一个极为常用的方剂。

阴虚

（1）肺阴虚

［症状］ 干咳，咽燥，咳血，甚或失音，潮热，盗汗，面色潮红、舌红少津、脉细数。

［证候分析］ 肺阴亏耗，肺失濡润，清肃之令不行，故干咳。肺络损伤则致咳血。阴虚津不上承，故咽喉干燥，甚则失音。阴虚火旺则致潮热。虚热逼津液外泄则致盗汗。面潮红，舌红少津，均为阴虚有热之象。

［治法］ 养阴润肺。

［方药］ 沙参麦冬汤[185]加减。方中以沙参、麦冬、玉竹滋养肺阴；天花粉、桑叶、甘草清热润燥。

咳嗽甚者，加百部、款冬花肃肺止咳。咳血酌加白及、仙鹤草、鲜茅根等凉血止血。潮热加地骨皮、银柴胡、秦艽、鳖甲养阴清热。盗汗加牡蛎、浮小麦固表敛汗。

（2）心阴虚

［症状］ 心悸，失眠，烦躁，潮热，盗汗，或口舌生疮，面色潮红，舌红少津，脉细数。

［证候分析］ 心阴亏虚，心失濡养，心神不宁故心悸，失眠。阴虚生内热，虚火亢盛，故烦躁，面色潮红，口舌生疮。虚热逼津液外泄，则致盗汗。舌红少津，脉细数，为阴虚内热、津液不足之象。

［治法］ 滋阴养心。

［方药］ 天王补心丹[49]加减。方中以生地、玄参、麦冬、天冬养阴清热；人参、茯苓、五味子、当归益气养血；丹参、柏子仁、枣仁、远志养心安神；桔梗载药上行。本方重在滋阴养心，适用于阴虚较甚而火热不亢者。若火旺而见烦躁不安，口舌生疮者，可去当归、远志之

辛温,加黄连、木通、淡竹叶清心泄火,导热下行。若见潮热,盗汗,可参照肺阴虚进行加减治疗。

(3) 脾胃阴虚

[症状] 口干唇燥,不思饮食,大便燥结,甚则干呕、呃逆,面色潮红,舌干,苔少或无苔,脉细数。

[证候分析] 脾胃阴虚,运化失常,故不思饮食。津亏不能上承,故口干。胃肠失于滋润,则大便秘结。若阴亏较甚,胃气失于和降,则致干呕、呃逆。面色潮红,舌红,少苔,脉细数,均为阴虚内热之象。

[治法] 养阴和胃。

[方药] 益胃汤[289]加减。方中以沙参、麦冬、生地、玉竹滋阴养液;配伍冰糖养胃和中。大便干结者以改用蜂蜜润肠通便为宜。

口干唇燥甚者,加石斛、花粉滋养胃阴。不思饮食者,加麦芽、扁豆、山药益胃健脾。呃逆加刀豆、柿蒂、竹茹扶养胃气、降逆止呃。

(4) 肝阴虚

[症状] 头痛,眩晕,耳鸣,目干畏光,视物不明,急躁易怒,或肢体麻木,筋惕肉瞤,面潮红,舌干红,脉弦细数。

[证候分析] 肝阳不足,肝阳偏亢,上扰清空,故头痛,眩晕,耳鸣。肝阴不能上荣于目,故目干畏光,视物不明。阴血不能濡养筋脉,虚风内动,故肢体麻木,筋惕肉瞤。阴亏火旺,肝火上炎,则面潮红。舌红少津,脉弦细数,为阴虚肝旺之象。

[治法] 滋养肝阴。

[方药] 补肝汤[193]加减。方中以四物汤养血柔肝;配以木瓜、甘草酸甘化阴,麦冬、枣仁滋阴养肝。

头痛、眩晕、耳鸣较重,或筋惕肉瞤者,加石决明、菊花、钩藤、刺蒺藜平肝潜阳。目干涩畏光,或视物不明者,加枸杞子、女贞子、草决明养肝明目。若肝火亢盛而兼见急躁易怒,尿赤便秘,舌红脉数者,加龙胆草、黄芩、栀子清肝泻火。肝阴虚而以胁痛为主要表现者,可加川楝子、郁金理气疏肝或改用一贯煎[1]。

(5) 肾阴虚

[症状] 腰酸,遗精,两足痿弱,眩晕耳鸣,甚则耳聋,口干,咽痛,颧红,舌红,少津,脉沉细。

[证候分析] 腰为肾之府,肾虚失养,故感腰酸。肾阴亏虚,虚火易动,精关不固,则致遗精。肾阴亏乏,髓海不足,脑失濡养,则眩晕、耳鸣。虚火上炎,故口干、咽痛、颧红。舌红少津,脉沉细,为肾阴亏乏之象。

[治法] 滋补肾阴。

[方药] 左归丸[93]加减。方中以熟地、枸杞、山药、龟版胶、牛膝滋补肾阴;山茱萸、菟丝子、鹿角胶补肾填精。

虚火较甚,潮热、口干、咽痛、脉数、舌红者,加知母、黄柏、地骨皮滋阴泻火。精关不固,腰酸遗精者,加牡蛎、金樱子、芡实、莲须等固肾涩精。精血枯竭而见耳聋、足痿者,加紫河车填补精血。

五脏的阴虚在临床上都比较常见。病情较重者,可见气阴两虚或阴阳两虚。

阳虚

(1) 心阳虚

[症状] 心悸,自汗,神倦嗜卧,心胸憋闷疼痛,形寒肢冷,面色苍白,舌淡或紫暗,脉细弱,或沉迟。

[证候分析] 心阳不足,心气亏虚,故心悸、自汗、神倦嗜卧。阳虚不能温养四肢百骸,故形寒肢冷。阳虚气弱,不能推动血液的运行,心脉瘀阻,气机滞塞,故心胸憋闷疼痛、舌质紫暗。面色苍白,舌淡,脉细弱或沉迟,均属心阳亏虚、运血无力之象。

[治法] 益气温阳。

[方药] 拯阳理劳汤[238]。本方由人参、黄芪、五味子、甘草补益心气;肉桂、生姜温通心阳;白术、陈皮、当归、大枣健脾养血。

血脉瘀滞而见心胸疼痛者,加郁金、川芎、丹参、三七活血定痛。形寒肢冷,脉迟者,酌加附子、巴戟、仙茅、仙灵脾、鹿茸等温补阳气。

(2) 脾阳虚

[症状] 面色萎黄,食少,形寒,神倦乏力,少气懒言,大便溏泄,肠鸣腹痛,每因受寒或饮食不慎而加剧,舌质淡,苔白,脉弱。

[证候分析] 脾气虚弱进一步发展为脾阳亏虚,不能运化水谷,助长体力,故食少,形寒,神倦乏力,少气懒言。气虚中寒,清阳不展,寒凝气滞,故肠鸣腹痛,大便溏泄。感受寒邪或饮食不慎,以致中阳更虚,易使病情加重。面色萎黄,舌淡,苔白,脉弱,均为中阳虚衰之象。

[治法] 温中健脾。

[方药] 附子理中丸[200]加减。方中以人参、白术、甘草益气健脾,燥湿和中;干姜、附子温中祛寒。

腹中冷痛较甚,加高良姜、制香附或丁香、吴萸温中理气止痛。食后腹胀及呕逆者,加砂仁、半夏、陈皮温中和胃降逆。腹泻较剧,加肉豆蔻、补骨脂温脾涩肠。

(3) 肾阳虚

[症状] 腰背酸痛,遗精阳痿,多尿或不禁,面色苍白,畏寒肢冷,下利清谷或五更泄泻,舌质淡胖有齿痕,苔白,脉沉迟。

[证候分析] 腰为肾之府,督脉贯脊络肾而督诸阳,肾阳不足,失于温煦,故腰背酸痛,畏寒肢冷。阳气衰微,精关不固,故遗精、阳痿。若肾气不固,则小便不禁。气化不及,水不化气,则多尿。命门火衰,火不生土,不能蒸化腐熟水谷,故不利清谷或五更泄泻。面色苍白,舌淡胖有齿痕,脉沉迟,均为阳气亏虚、阴寒内盛之象。

[治法] 温补肾阳,兼养精血。

[方药] 右归丸[96]加减。方用附子、肉桂温补肾阳;杜仲、山茱萸、菟丝子、鹿角胶补益肾气;熟地、山药、枸杞、当归补益精血,滋阴以助阳。

遗精加金樱子、桑螵蛸、莲须,或合金锁固精丸[221]以收涩固精。下利清谷者,应减去熟地、当归等滋润滑腻之品,加入党参、白术、苡仁益气健脾,渗湿止泻。五更泄泻者,可合用四神丸[111]温脾暖肾,固肠止泻。阳虚水泛,浮肿尿少者,加茯苓、泽泻、白术、车前子利水消肿。喘促、短气、动则更甚,为肾阳虚衰,肾不纳气,酌加补骨脂、五味子、蛤蚧补肾纳气。

阳虚多由气虚进一步发展而成。阳虚则生寒,症状比气虚为重,并出现里寒的征象为特征。在阳虚之中,以心、脾、肾的阳虚为多见。由于肾阳为人身之元阳,所以心、脾之阳虚日久,常多累及于肾,而出现心肾阳虚或脾肾阳虚的病变。

为了便于辨证和治疗,将虚劳归纳为气、血、阴、阳亏虚四类。但临床往往有错杂互见的情况。一般来说,病程短者,多伤及气血,可见气虚、血虚及气血两虚之证;病程长者,多伤及阴阳,可见阴虚、阳虚及阴阳两虚之证。而气血与阴阳的亏虚既有联系,又有区别。如精血津液都属于阴的范围,但血虚与阴虚的区别在于:血虚主要表现血脉不充,失于濡养的症状,如面色不华、唇舌色淡、脉细弱等;阴虚则多表现阴虚生内热的症状,如五心烦热、颧红、口干咽燥、舌红少津、脉细数等。阳虚包括气虚在内,但阳虚往往由气虚进一步发展而成,气虚表现短气乏力,自汗,食少,便溏,舌淡、脉弱等症;阳虚则这些症状进一步严重,并出现阳虚里寒的症状,如倦怠嗜卧,形寒肢冷,肠鸣泄泻,舌质淡胖,脉虚弱或沉迟等。

虚劳患者因体虚卫外不固,易感外邪。而感邪之后,更易贼伤元气,治宜扶正与祛邪兼顾,可用薯蓣丸[392]加减。虚劳日久,气血运行不畅而有血瘀者,肌肤甲错,面目黯黑者,当合祛瘀生新之法,可用大黄䗪虫丸[36]加减。

虚劳的治疗应从多方面着手,除药物外,气功、针灸、按摩等均可配合使用,治疗中还需注意生活起居及饮食调摄,保持乐观情绪,以提高疗效,促进康复。

虚劳一般病程较长,多为久病痼疾。其转归及预后。与体质的强弱,脾肾的盛衰,能否解除致病原因,以及是否得到及时、正确的治疗、护理等因素有密切关系。脾肾未衰,元气未败,纳食尚可,脉象和缓者预后良好。反之形神衰惫,不思饮食,喘急气促,腹泻不止,脉象微弱或数甚、迟甚者,预后不良。

结语

虚劳是多种慢性衰弱性证候的总称。先天、后天、内因、外因的多种病因均会导致虚劳的产生。脏腑亏损,气血阴阳不足为虚劳的基本病机,辨证以气血阴阳为纲,五脏虚候为目。治疗的基本原则是补益。必须根据病理属性的不同,分别采用益气、养血、滋阴、温阳的治疗方药,并应结合五脏病位的不同而选方用药,以加强治疗的针对性。此外,由于五脏相关,气血同源,阴阳互根,所以应注意气血阴阳相兼为病及五脏之间的转化。分清主次,兼顾治疗。护理及饮食调摄对促进虚劳的康复有重要作用。

文献摘录

《灵枢·决气》:"精脱者,耳聋;气脱者,目不明;津脱者,腠理开,汗大泄;液脱者,骨属屈伸不利,色夭,脑髓消,胫酸,耳数鸣;血脱者,色白,夭然不泽,其脉空虚,此其候也。"

《难经·十四难》:"一损损于皮毛,皮聚而毛落;二损损于血脉,血脉虚少,不能荣于五脏六腑;三损损于肌肉,肌肉消瘦,饮食不能为肌肤;四损损于筋,筋缓不能自收持;五损损于骨,骨痿不能起于床……从上下者,骨痿不能起于床者死;从下上者,皮聚而毛落者死。"

《金匮要略·血痹虚劳病》:"虚劳里急,悸,衄,腹中痛,梦失精,四肢酸疼,手足烦热,咽干,口燥,小建中汤主之。""虚劳里急,诸不足,黄芪建中汤主之。""虚劳腰痛,少腹拘急,小便不利者,八味肾气丸主之。""虚劳诸不足,风气百疾,薯蓣丸主之。""虚劳,虚烦不得眠,酸枣仁汤主之。""五劳虚极羸瘦,腹满不能饮食,食伤、忧伤、饮伤、房室伤、饥伤、劳伤、经络荣卫气伤,内有干血,肌肤甲错,两目黯黑,缓中补虚,大黄䗪虫丸主之。"

《景岳全书·新方八略引》:"补方之制,补其虚也。凡气虚者,宜补其上,人参黄芪之属是也。精虚者,宜补其下,熟地、枸杞之属是也。阳虚者,宜补而兼煖,桂、附、干姜之属是也。

阴虚者,宜补而兼清,门冬、芍药、生地之属是也。此固阴阳之治辨也。其有气因精而虚者,自当补精以化气;精因气而虚者,自当补气以生精。又有阳失阴而离者,不补阴,何以收散亡之气? 水失火而败者,不补火,何以甦垂寂之阴? 此又阴阳相济之妙用也。故善补阳者,必于阴中求阳,则阳得阴助而生化无穷;善补阴者,必于阳中求阴,则阴得阳升而泉源不竭。"

《不居集·上集·卷十》:"虚劳日久,诸药不效,而所赖以无恐者,胃气也。善人之一身,以胃气为主,胃气旺则五脏受荫,水津四布,机运流通,饮食渐增,津液渐旺,以至充血生精,而复其真阴之不足。"

《医宗金鉴·虚劳总括》:"虚者,阴阳、气血、荣卫、精神、骨髓、津液不足是也。损者,外而皮、脉、肉、筋、骨,内而肺、心、脾、肝、肾消损是也。成劳者,谓虚损日久,留连不愈,而成五劳、七伤、六极也。"

附录 方剂索引

序 次

一	划	一
二	划	二十丁七人八
三	划	三大川千己小
四	划	天无开木止中五六化月丹乌少水
五	划	玉正本石龙左右平甘四生失代白半归加
六	划	百地芎芍耳如贞至羊交安当竹朱血舟行导防红
七	划	医麦苍苏杞杏更来妙连吴沉沙良启补牡何皂身附阿纯
八	划	青苓枕虎河泻羌定实知金炙驻参
九	划	春柏枳荆茵茜封指拯牵厚胃济活养宣神香复顺保独追胆
十	划	秦真桂桃桔栝柴海润涤消益烧调蚕射皱逍通桑
十一	划	理黄菀栀控鹿麻旋羚清银猪
十二	划	琼斑琥葛葶葱越椒硝紫黑痛温滋程犀疏普
十三	划	搐暖新辟解
十四	划	截槐酸膏膈
十五	划以上	增薏橘燃赞黛藿礞藻鳖癫薯镇蠲

一 划

[1] 一贯煎(《柳州医话》)：沙参 麦冬 当归 生地黄 枸杞子 川楝子

二 划

[2] 二冬汤(《医学心悟》)：天冬 麦冬 天花粉 黄芩 知母 甘草 人参 荷叶

[3] 二仙汤(《中医方剂临床手册》)：仙茅 仙灵脾 巴戟天 黄柏 知母 当归

[4] 二至丸(《医方集解》)：女贞子 旱莲草

[5] 二陈汤(《太平惠民和剂局方》)：半夏 陈皮 茯苓 炙甘草

[6] 二阴煎(《景岳全书》)：生地黄 麦冬 枣仁 生甘草 玄草 茯苓 黄连 木通 灯心 竹叶

[7] 二妙丸(《丹溪心法》)：黄柏 苍术

[8] 二神散(《杂病源流犀烛》)：海金砂 滑石

[9] 十全大补汤(《太平惠民和剂局方》)：熟地黄 白芍 当归 川芎 人参 白术 茯苓 炙甘草 黄芪 肉桂

[10] 十灰散(《十药神书》)：大蓟 小蓟 侧柏叶 荷叶 茜草根 栀子 茅根 大黄 丹皮 棕榈皮

[11] 十枣汤(《伤寒论》)：大戟 芫花 甘遂 大枣

[12] 丁沉透膈散(《太平惠民和剂局方》)：白术 香附 人参 砂仁 丁香 麦芽 木香 肉豆蔻 神曲 炙甘草 沉香 青皮 厚朴 藿香 陈皮 半夏 草果

[13] 丁香散(《古今医统》)：丁香 柿蒂 良姜 炙甘草

[14] 七味都气丸(《医宗已任篇》)：地黄 山茱萸 山药 茯苓 丹皮 泽泻 五味子

[15] 人参养营汤(《太平惠民和剂局方》)：人参 甘草 当归 白芍 熟地黄 肉桂 大枣 黄芪 白术 茯苓 五味子 远志 橘皮 生姜

[16] 八正散(《太平惠民和剂局方》)：木通 车前子 萹蓄 瞿麦 滑石 甘草梢 大黄 栀子 灯芯

[17] 八珍汤(《正体类要》)：人参 白术 茯苓 甘草 当归 白芍药 川芎 熟地黄 生姜 大枣

三 划

[18] 三才封髓丹(《卫生宝鉴》)：天冬 熟地黄 人参 黄柏 砂仁 甘草

[19] 三子养亲汤(《韩氏医通》)：苏子 白芥子 莱菔子

[20] 三仁汤(《温病条辨》)：杏仁 白蔻仁 薏苡仁 厚朴 半夏 通草 滑石 竹叶

[21] 三圣散(《儒门事亲》)：瓜蒂 防风 藜芦

[22] 三拗汤(《太平惠民和剂局方》)：麻黄 杏仁 生甘草

[23] 大七气汤(《医学入门》)：青皮 陈皮 桔梗 藿香 官桂 甘草 三棱 莪术 香附 益智仁 姜枣

[24] 大半夏汤(《金匮要略》)：半夏 人参 白蜜

[25] 大补元煎(《景岳全书》)：人参 炒山药 熟地黄 杜仲 枸杞子 当归 山茱萸 炙甘草

[26] 大补阴丸(《丹溪心法》)：知母 黄柏 熟地黄 龟版 猪脊髓

[27] 大青龙汤(《伤寒论》)：麻黄 杏仁 桂枝 甘草 石膏 生姜 大枣

[28] 大定风珠(《温病条辨》)：白芍药 阿胶 生龟版 生地黄 火麻仁 五味子 生牡蛎 麦冬 炙甘草 鸡子黄 生鳖甲

[29] 大建中汤(《金匮要略》)：川椒 干姜 人参 饴糖

[30] 大承气汤(《伤寒论》)：大黄 厚朴 枳实 芒硝

[31] 大秦艽汤(《素问病机气宜保命集》)：秦艽 当归 甘草 羌活 防风 白芷 熟地黄 茯苓 石膏 川芎 白芍药 独活 黄芩 生地黄 白术 细辛

[32] 大柴胡汤(《伤寒论》)：柴胡 黄芩 半夏 枳实 白芍药 大黄 生姜 大枣

[33] 大黄甘草汤(《金匮要略》)：大黄 甘草

[34] 大黄附子汤(《金匮要略》)：大黄 附子 细辛

[35] 大黄硝石汤(《金匮要略》)：大黄 黄柏 硝石 栀子

[36] 大黄䗪虫丸(《金匮要略》)：地鳖虫 干漆 干地黄 甘草 水蛭 白芍 杏仁 黄芩 桃仁 虻虫 蛴螬虫 大黄

[37] 川芎茶调散(《太平惠民和剂局方》)：川芎 荆芥 薄荷 羌活 细辛(或香附) 白芷 甘草 防风

[38] 《千金》苇茎汤(《备急千金要方》)：鲜芦根 薏苡仁 冬瓜仁 桃仁

[39] 己椒苈黄丸(《金匮要略》)：防己 椒目 葶苈子 大黄

[40] 小半夏加茯苓汤(《金匮要略》)：半夏 生姜 茯苓

[41] 小半夏汤(《金匮要略》)：半夏 生姜

[42] 小青龙加石膏汤(《金匮要略》)：麻黄 桂枝 芍药 甘草 干姜 细辛 半夏 五味子 石膏

[43] 小青龙汤(《伤寒论》)：麻黄 桂枝 芍药 甘草 干姜 细辛 半夏 五味子

[44] 小建中汤(《伤寒论》)：桂枝 白芍 甘草 生姜 大枣 饴糖

[45] 小承气汤(《伤寒论》)：大黄 厚朴 枳实

[46] 小柴胡汤(《伤寒论》)：柴胡 黄芩 半夏 人参 甘草 生姜 大枣

[47] 小陷胸汤(《伤寒论》)：黄连 半夏 栝蒌

[48] 小蓟饮子(《济生方》)：生地黄 小蓟 滑石 通草 炒蒲黄 淡竹叶 藕节 当归 山栀 甘草

四　划

[49] 天王补心丹(《摄生秘剂》)：人参 玄参 丹参 茯苓 五味子 远志 桔梗 当归身 天冬 麦冬 柏子仁 酸枣仁 生地黄 辰砂

[50] 天麻钩藤饮(《杂病诊治新义》)：天麻 钩藤 生石决明 川牛膝 桑寄生 杜仲 山栀 黄芩 益母草 朱茯神 夜交藤

[51] 无比山药丸(《太平惠民和剂局方》)：山药 肉苁蓉 熟地黄 山茱萸 茯神 菟丝子 五味子 赤石脂 巴戟天 泽泻 杜仲 牛膝

[52] 开噤散(《医学心悟》)：人参 黄连 石菖蒲 丹参 石莲子 茯苓 陈皮 冬瓜子 陈米 荷叶蒂

[53] 木防己汤(《金匮要略》)：木防己 石膏 桂枝 人参

[54] 木香顺气散(《沈氏尊生书》)：木香 青皮 橘皮 甘草 枳壳 川朴 乌药 香附 苍术 砂仁 桂心 川芎

[55] 木香槟榔丸(《医方集解》)：木香 香附 青皮 陈皮 枳壳 黑丑 槟榔 黄连 黄柏 三棱 莪术 大黄 芒硝

[56] 止嗽散(《医学心悟》)：荆芥 桔梗 甘草 白前 陈皮 百部 紫菀

[57] 中满分消丸(《兰室秘藏》)：厚朴 枳实 黄连 黄芩 知母 半夏 陈皮 茯苓 猪苓 泽泻 砂仁 干姜 姜黄 人参 白术 炙甘草

[58] 五子衍宗丸(《丹溪心法》)：枸杞子 覆盆子 菟丝子 五味子 车前子

[59] 五仁丸(《世医得效方》)：桃仁 杏仁 柏子仁 松子仁 郁李仁 橘皮

[60] 五汁安中饮(验方)：韭汁 牛乳 生姜汁 梨汁 藕汁

[61] 五皮饮(《中藏经》)：桑白皮 橘皮 生姜皮 大腹皮 茯苓皮

[62] 五苓散(《伤寒论》)：桂枝 白术 茯苓 猪苓 泽泻

附录　方剂索引

[63] 五味消毒饮(《医宗金鉴》)：金银花　野菊花　蒲公英　紫花地丁　紫背天葵
[64] 五积散(《太平惠民和剂局方》)：白芷　橘皮　厚朴　当归　川芎　白芍药　茯苓　桔梗　苍术　枳壳　半夏　麻黄　干姜　肉桂　甘草　姜
[65] 五磨饮子(《医方集解》)：乌药　沉香　槟榔　枳实　木香
[66] 六一散(《伤寒标本心法类萃》)：滑石　甘草
[67] 六君子汤(《医学正传》)：人参　炙甘草　茯苓　白术　陈皮　制半夏
[68] 六味地黄丸(《小儿药证直诀》)：熟地黄　山药　茯苓　丹皮　泽泻　山茱萸
[69] 六磨汤(《证治准绳》)：沉香　木香　槟榔　乌药　枳实　大黄
[70] 化虫丸(《医方集解》)：槟榔　鹤虱　苦楝根　枯矾　炒胡粉　使君子　芜荑
[71] 化肝煎(《景岳全书》)：青皮　陈皮　芍药　丹皮　栀子　泽泻　贝母
[72] 化积丸(《类证治裁》)：三棱　莪术　阿魏　海浮石　香附　雄黄　槟榔　苏木　瓦楞子　五灵脂
[73] 月华丸(《医学心悟》)：天冬　麦冬　生地黄　熟地黄　山药　百部　沙参　川贝母　茯苓　阿胶　三七　獭肝　白菊花　桑叶
[74] 丹参饮(《医宗金鉴》)：丹参　檀香　砂仁
[75] 丹栀逍遥散(《医统》)：当归　白芍药　白术　柴胡　茯苓　甘草　煨姜　薄荷　丹皮　栀子
[76] 乌头汤(《金匮要略》)：川乌　麻黄　芍药　黄芪　甘草
[77] 乌头赤石脂丸(《金匮要略》)：蜀椒　乌头　炮附子　干姜　赤石脂
[78] 乌头桂枝汤(《金匮要略》)：桂枝　芍药　甘草　生姜　大枣　乌头
[79] 乌附麻辛桂姜汤(《成都中医学院戴云波方》)：川乌　附子　麻黄　细辛　桂枝　干姜　甘草　蜂蜜
[80] 乌梅丸(《伤寒论》)：乌梅　黄连　黄柏　人参　当归　附子　桂枝　蜀椒　干姜　细辛
[81] 少腹逐瘀汤(《医林改错》)：小茴香　干姜　延胡索　没药　当归　川芎　肉桂　赤芍药　蒲黄　五灵脂
[82] 水红花膏(《景岳全书》)：红蓼子　大黄　朴硝　山桃　石灰　酒醋
[83] 水陆二仙丹(《证治准绳》)：金樱子　芡实

　　　　　　五　划

[84] 玉女煎(《景岳全书》)：石膏　熟地黄　麦冬　知母　牛膝
[85] 玉枢丹(《百一选方》)：山慈姑　续随子　大戟　麝香　腰黄　朱砂　五倍子
[86] 玉屏风散(《世医得效方》)：黄芪　白术　防风
[87] 正气天香散(《证治准绳》引刘河间方)：乌药　香附　干姜　紫苏　陈皮
[88] 正气散(加味不换金正气散)(验方)：厚朴　苍术　陈皮　甘草　藿香　佩兰　草果　半夏　槟榔　菖蒲　荷叶
[89] 本事地黄汤(《普济本事方》)：生干地黄　桑白皮　磁石　枳壳　羌活　防风　黄芩　木通　甘草
[90] 石苇散(《证治汇补》)：石苇　冬葵子　瞿麦　滑石　车前子
[91] 龙虎丸(验方)：牛黄　巴豆霜　辰砂　砒石
[92] 龙胆泻肝汤(《兰室秘藏》)：龙胆草　泽泻　木通　车前子　当归　柴胡　生地黄　(近代方有黄芩、栀子)
[93] 左归丸(《景岳全书》)：熟地黄　山药　山茱萸　菟丝子　枸杞子　川牛膝　鹿角胶　龟版胶
[94] 左归饮(《景岳全书》)：熟地　山萸肉　杞子　山药　茯苓　甘草
[95] 左金丸(《丹溪心法》)：黄连　吴茱萸
[96] 右归丸(《景岳全书》)：熟地黄　山药　山茱萸　枸杞子　杜仲　菟丝子　附子　肉桂　当归　鹿角胶
[97] 右归饮(《景岳全书》)：熟地　山萸肉　杞子　山药　杜仲　甘草　附子　肉桂
[98] 平胃散(《太平惠民和剂局方》)：苍术　厚朴　橘皮　甘草　生姜　大枣
[99] 平喘固本汤(《南京中医学院附院验方》)：党参　五味　冬虫夏草　胡桃肉　沉香　灵磁石　坎脐　苏子　款冬花　法半夏　橘红
[100] 甘麦大枣汤(《金匮要略》)：甘草　淮小麦　大枣
[101] 甘草干姜汤(《金匮要略》)：甘草　干姜
[102] 甘草泻心汤(《伤寒论》)：炙甘草　黄芩　大枣　干姜　半夏　黄连　人参
[103] 甘姜苓术汤(《金匮要略》)：甘草　干姜　茯苓　白术
[104] 甘遂半夏汤(《金匮要略》)：甘遂　半夏　芍药　甘草
[105] 甘露消毒丹(《温热经纬》)：滑石　茵陈　黄芩　石菖蒲　川贝母　木通　藿香　射干　连翘　薄荷　白蔻仁
[106] 四七汤(《太平惠民和剂局方》引《简易方法》)：苏叶　制半夏　厚朴　茯苓　生姜　大枣
[107] 四妙丸(《成方便读》)：苍术　黄柏　牛膝　苡仁

[108] 四君子汤(《太平惠民和剂局方》)：党参 白术 茯苓 甘草
[109] 四味回阳饮(《景岳全书》)：人参 制附子 炮姜 炙甘草
[110] 四物汤(《太平惠民和剂局方》)：当归 白芍药 川芎 熟地黄
[111] 四神丸(《证治准绳》)：补骨脂 肉豆蔻 吴茱萸 五味子 生姜 大枣
[112] 四海舒郁丸(《疡医大全》)：海蛤粉 海带 海藻 海螵蛸 昆布 陈皮 青木香
[113] 生脉散(《备急千金要方》)：人参 麦冬 五味子
[114] 生铁落饮(《医学心悟》)：天冬 麦冬 贝母 胆星 橘红 远志 石菖蒲 连翘 茯苓 茯神 玄参 钩藤 丹参 辰砂 生铁落
[115] 生姜甘草汤(《备急千金要方》)：人参 甘草 生姜 大枣
[116] 失笑散(《太平惠民和剂局方》)：五灵脂 蒲黄
[117] 代抵当丸(《证治准绳》)：大黄 归尾 生地 穿山甲 芒硝 桃仁 肉桂
[118] 白头翁汤(《伤寒论》)：白头翁 秦皮 黄连 黄柏
[119] 白及枇杷丸(《证治要诀》)：白及 蛤粉炒阿胶 生地 藕节 枇杷叶
[120] 白金丸(验方)：白矾 郁金
[121] 白虎加入参汤(《伤寒论》)：知母 石膏 甘草 粳米 人参
[122] 白虎加桂枝汤(《金匮要略》)：知母 石膏 甘草 粳米 桂枝
[123] 半夏白术天麻汤(《医学心悟》)：半夏 白术 天麻 陈皮 茯苓 甘草 生姜 大枣
[124] 半夏厚朴汤(《金匮要略》)：半夏 夏朴 紫苏 茯苓 生姜
[125] 半夏秫米汤(《内经》)：半夏 秫米
[126] 半硫丸(《太平惠民和剂局方》)：半夏 硫黄
[127] 归脾汤(《济生方》)：党参 黄芪 白术 茯神 酸枣仁 龙眼 木香 炙甘草 当归 远志 生姜 大枣
[128] 加味二妙散(《丹溪心法》)：黄柏 苍术 当归 牛膝 防己 萆薢 龟版
[129] 加味四斤丸(《三因极一病证方论》)：肉苁蓉 牛膝 菟丝子 木瓜 鹿茸 熟地 天麻 五味子
[130] 加味四君子汤(《三因方》)：人参 茯苓 白术 炙草 黄芪 白扁豆
[131] 加味四物汤(《金匮翼》)：白芍 当归 生地 川芎 蔓荆子 菊花 黄芩 甘草
[132] 加味百花膏(《沈氏尊生书》)：紫菀 款冬花 百部 姜 梅
[133] 加味桔梗汤(《医学心悟》)：桔梗 甘草 贝母 橘红 银花 苡仁 葶苈子 白及
[134] 加味清胃散(《张氏医通》)：生地 丹皮 当归 黄连 连翘 犀角 升麻 生甘草
[135] 加减承气汤(验方)：大黄 风化硝 枳实 礞石 皂角 猪胆汁 醋
[136] 加减泻白散(《医学发明》)：桑白皮 地骨皮 粳米 甘草 青皮 陈皮 五味子 人参 白茯苓
[137] 加减葳蕤汤(《通俗伤寒论》)：玉竹 葱白 桔梗 白薇 豆豉 薄荷 炙甘草 大枣

六　　划

[138] 百合固金丸(《医方集解》引赵蕺庵方)：生地黄 熟地黄 麦冬 贝母 百合 当归 炒芍药 甘草 玄参 桔梗
[139] 百部煎剂(验方)：百部30克，切碎加水200毫升,煎半小时左右,煎至30毫升,于临睡前作保留灌肠,连续10~12天为一疗程(此为小儿量,成人量加1倍)。
[140] 地黄饮子(《宣明论》)：生地黄 巴戟天 山萸肉 石斛 肉苁蓉 五味子 肉桂 茯苓 麦冬 炮附子 石菖蒲 远志 生姜 大枣 薄荷
[141] 地榆散(验方)：地榆 茜根 黄芩 黄连 栀子 茯苓
[142] 芎芷石膏汤(《医宗金鉴》)：川芎 白芷 石膏 菊花 藁本 羌活
[143] 芍药汤(《素问病机气宜保命集》)：黄芩 芍药 炙甘草 黄连 大黄 槟榔 当归 木香 肉桂
[144] 芍药甘草汤(《伤寒伤》)：白芍药 炙甘草
[145] 耳聋左慈丸(《小儿药证直诀》)：熟地黄 山萸肉 山药 牡丹皮 茯苓 泽泻 柴胡 磁石
[146] 如金解毒散(《景岳全书》)：桔梗 甘草 黄芩 黄连 黄柏 栀子
[147] 贞元饮(《景岳全书》)：熟地黄 炙甘草 当归
[148] 至宝丹(《太平惠民和剂局方》)：朱砂 麝香 安息香 金银箔 犀角 牛黄 琥珀 雄黄 玳瑁 龙脑
[149] 羊肝丸(《类苑方》)：夜明砂 蝉蜕 木贼草 当归 羊肝
[150] 交泰丸(《韩氏医通》)：黄连 肉桂
[151] 安营牛黄丸(《温病条辨》)：牛黄 郁金 犀角 黄连 朱砂 冰片 珍珠 栀子 雄黄 黄芩 麝香 金箔衣
[152] 安神定志丸(《医学心悟》)：茯苓 茯神 远志 人参 石菖蒲 龙齿

附录 方剂索引

[153] 当归六黄汤(《兰室秘藏》)：当归 生地黄 熟地黄 黄连 黄芩 黄柏 黄芪

[154] 当归龙荟丸(《宣明论方》)：当归 龙胆草 栀子 黄柏 黄芩 黄连 大黄 青黛 芦荟 木香 麝香

[155] 当归补血汤(《内外伤辨惑论》)：黄芪 当归

[156] 竹叶石膏汤(《伤寒论》)：竹叶 石膏 麦冬 人参 半夏 粳米 炙甘草

[157] 竹沥达痰丸(《古今医鉴》)：青礞石 沉香 大黄 黄芩 竹沥 半夏 橘红 甘草 姜汁 茯苓 人参

[158] 竹茹汤(《本事方》)：竹茹 半夏 干姜 甘草 生姜 大枣

[159] 朱砂安神丸(《医学发明》)：黄连 朱砂 生地黄 归身 炙甘草

[160] 血府逐瘀汤(《医林改错》)：当归 生地黄 桃仁 红花 枳壳 赤芍药 柴胡 甘草 桔梗 川芎 牛膝

[161] 舟车丸(《景岳全书》引刘河间方)：甘遂 芫花 大戟 大黄 黑丑 木香 青皮 陈皮 轻粉 槟榔

[162] 行军散(《霍乱论》)：牛黄 麝香 珍珠 冰片 硼砂 雄黄 火硝 金箔

[163] 导赤散(《小儿药证直诀》)：生地黄 木通 竹叶 甘草

[164] 导痰汤(《济生方》)：半夏 陈皮 枳实 茯苓 甘草 制南星

[165] 防己黄芪汤(《金匮要略》)：防己 白术 黄芪 甘草 生姜 大枣

[166] 防风汤(《宣明论方》)：防风 当归 赤茯苓 杏仁 黄芩 秦艽 葛根 麻黄 肉桂 生姜 甘草 大枣

[167] 红灵丹(上海中医学院《方剂学》)：朱砂 麝香 银硝 礞石 雄黄 硼砂 冰片

七 划

[168] 《医方集解》六君子汤(《医方集解》)：人参 白术 茯苓 甘草 黄芪 山药

[169] 麦门冬汤(《金匮要略》)：麦冬 人参 半夏 甘草 粳米 大枣

[170] 麦味地黄丸(《医级》)：熟地黄 山萸肉 山药 丹皮 泽泻 茯苓 麦冬 五味子

[171] 苍术二陈汤(《杂病源流犀烛》)：苍术 白术 茯苓 陈皮 甘草 半夏

[172] 苍术难名丹(《世医得效方》)：苍术 茴香 川楝子 川乌 破故纸 白茯苓 龙骨

[173] 苏子降气汤(《太平惠民和剂局方》)：苏子 橘皮 半夏 当归 前胡 厚朴 肉桂 甘草 生姜

[174] 苏合香丸(《太平惠民和剂局方》)：白术 青木香 犀角 香附 朱砂 诃子 檀香 安息香 沉香 麝香 丁香 荜拨 苏合香油 熏陆香 冰片

[175] 杞菊地黄丸(《医级》)：枸杞 菊花 熟地黄 山茱萸 山药 泽泻 丹皮 茯苓

[176] 杏苏二陈丸(验方)：杏仁 半夏 陈皮 茯苓 苏子 甘草

[177] 杏苏散(《湿病条辨》)：杏仁 紫苏叶 橘皮 半夏 生姜 枳壳 桔梗 前胡 茯苓 甘草 大枣

[178] 更衣丸(《先醒斋医学广笔记》)：芦荟 朱砂

[179] 来复丹(《太平惠民和剂局方》引杜先生方)：玄精石 硝石 硫黄 橘皮 青皮 五灵脂

[180] 妙香散(《沈氏尊生书》)：山药 茯苓 茯神 远志 黄芪 人参 桔梗 甘草 木香 辰砂 麝香

[181] 连理汤(《张氏医通》)：人参 白术 干姜 炙甘草 黄连 茯苓

[182] 吴茱萸汤(《伤寒论》)：吴茱萸 人参 生姜 大枣

[183] 沉香降气散(《张氏医通》)：沉香 砂仁 甘草 香附 川楝子 玄胡索

[184] 沉香散(《金匮翼》)：沉香 石苇 滑石 当归 橘皮 白芍 冬葵子 甘草 王不留行

[185] 沙参麦冬汤(《温病条辨》)：沙参 麦冬 玉竹 桑叶 甘草 天花粉 生扁豆

[186] 沙参清肺汤(验方)：北沙参 生黄芪 太子参 合欢皮 白及 生甘草 桔梗 苡仁 冬瓜子

[187] 良附丸(《良方集腋》)：高良姜 香附

[188] 启膈散(《医学心悟》)：沙参 茯苓 丹参 川贝 郁金 砂仁壳 荷叶蒂 杵头糠

[189] 补天大造丸(《医学心悟》)：人参 白术 当归 枣仁 炙黄芪 远志 白芍 山药 茯苓 杞子 紫河车 龟版 鹿角 大熟地

[190] 补中益气汤(《脾胃论》)：人参 黄芪 白术 甘草 当归 陈皮 升麻 柴胡

[191] 补气运脾汤(《统旨方》)：人参 白术 茯苓 甘草 黄芪 陈皮 砂仁 半夏曲 生姜 大枣

[192] 补阳还五汤(《医林改错》)：当归尾 川芎 黄芪 桃仁 地龙 赤芍 红花

[193] 补肝汤(《医宗金鉴》)：当归 白芍 川芎 熟地 酸枣仁 木瓜 炙甘草

[194] 补肺汤(《永类钤方》)：人参 黄芪 熟地 五味子 紫菀 桑白皮

[195] 补络补管汤(《衷中参西录》)：牡蛎 龙骨 山萸肉 三七
[196] 牡蛎散(《太平惠民和剂局方》)：煅牡蛎 黄芪 麻黄根 浮小麦
[197] 何人饮(《景岳全书》)：何首乌 人参 当归 陈皮 生姜
[198] 皂荚丸(《金匮要略》)：皂荚 大枣
[199] 身痛逐瘀汤(《医林改错》)：秦艽 川芎 桃仁 红花 甘草 羌活 没药 香附 五灵脂 牛膝 地龙 当归
[200] 附子理中丸(《太平惠民和剂局方》)：炮附子 人参 白术 炮姜 炙甘草
[201] 附子粳米汤(《金匮要略》)：炮附子 粳米 半夏 甘草 大枣
[202] 阿魏膏(《景岳全书》)：羌活 独活 玄参 官桂 赤芍 穿山甲 苏合油 生地 鼹鼠矢 大黄 白芷 天麻 红花 麝香 土木鳖 黄丹 芒硝 阿魏 乳香 没药
[203] 纯阳正气丸(成药)：陈皮 丁香 茯苓 茅术 白术 藿香 姜半夏 肉桂 青木香 花椒叶 红灵丹

八　划

[204] 青娥丸(《太平惠民和剂局方》)：补骨脂 杜仲 胡桃肉 大蒜头
[205] 青麟丸(《邵氏经验良方》)：大黄二十斤，用鲜侧柏叶 绿豆芽 黄豆芽 槐枝 桑叶 桃叶 柳叶 车前 鲜茴香 陈皮 荷叶 银花 苏叶 冬术 艾叶 半夏 厚朴 黄芩 香附 砂仁 甘草 泽泻 猪苓 煎汤蒸制，研末，牛乳 苏叶 梨汁 姜汁 童便 陈酒和丸
[206] 苓甘五味姜辛汤(《金匮要略》)：茯苓 甘草 五味子 干姜 细辛
[207] 苓桂术甘汤(《金匮要略》)：茯苓 桂枝 白术 甘草
[208] 枕中丹(《备急千金要方》)：龟版 龙骨 远志 菖蒲
[209] 虎潜丸(《丹溪心法》)：龟版 黄柏 知母 熟地黄 白芍药 锁阳 陈皮 虎骨 干姜
[210] 河车大造丸(《扶寿精方》)：紫河车 熟地黄 杜仲 天冬 麦冬 龟版 黄柏 牛膝
[211] 泻心汤(《金匮要略》)：大黄 黄芩 黄连
[212] 泻白散(《小儿药证直诀》)：桑白皮 地骨皮 生甘草 粳米
[213] 羌活胜湿汤(《内外伤辨惑论》)：羌活 独活 川芎 蔓荆子 甘草 防风 藁本

[214] 定志丸(《备急千金要方》)：党参 茯神 石菖蒲 远志 甘草汤泡,一方有茯苓 白术 麦冬
[215] 定痫丸(《医学心悟》)：天麻 川贝 胆南星 姜半夏
[216] 定喘汤(《摄生众妙方》)：白果 麻黄 桑白皮 款冬花 半夏 杏仁 苏子 黄芩 甘草
[217] 实脾饮(《济生方》)：附子 干姜 白术 甘草 厚朴 木香 草果 槟榔 木瓜 生姜 大枣 茯苓
[218] 知柏地黄丸(《医宗金鉴》)：知母 黄柏 熟地黄 山萸肉 山药 茯苓 丹皮 泽泻
[219] 金铃子散(《素问病机气宜保命集》)：金铃子 延胡索
[220] 《金匮》肾气丸(《金匮要略》)：桂枝 附子 熟地黄 山萸肉 山药 茯苓 丹皮 泽泻
[221] 金锁固精丸(《医方集解》)：沙苑蒺藜 芡实 莲须 龙骨 牡蛎 莲肉
[222] 炙甘草汤(《伤寒论》)：炙甘草 人参 桂枝 生姜 阿胶 生地黄 麦冬 火麻仁 大枣
[223] 驻车丸(《备急千金要方》)：黄连 阿胶 当归 干姜
[224] 参附汤(《妇人良方》)：人参 熟附子 姜 枣
[225] 参苏饮(《太平惠民和剂局方》)：人参 苏叶 葛根 前胡 法半夏 茯苓 橘红 甘草 桔梗 枳壳 木香 陈皮 姜 枣
[226] 参苓白术散(《太平惠民和剂局方》)：人参 茯苓 白术 桔梗 山药 甘草 白扁豆 莲子肉 砂仁 薏苡仁
[227] 参蛤散(《济生方》)：人参 蛤蚧

九　划

[228] 春泽汤(《医方集解》)：白术 桂枝 猪苓 泽泻 茯苓 人参
[229] 柏叶汤(《金匮要略》)：侧柏叶 干姜 艾叶 马通汁
[230] 枳实导滞丸(《内外伤辨惑论》)：大黄 枳实 黄芩 黄连 神曲 白术 茯苓 泽泻
[231] 荆防败毒散(《外科理例》)：荆芥 防风 羌活 独活 柴胡 前胡 川芎 枳壳 茯苓 桔梗 甘草
[232] 茵陈五苓散(《金匮要略》)：茵陈蒿 桂枝 茯苓 白术 泽泻 猪苓
[233] 茵陈术附汤(《医学心悟》)：茵陈蒿 白术 附子 干姜 炙甘草 肉桂
[234] 茵陈蒿汤(《伤寒论》)：茵陈蒿 栀子 大黄
[235] 茜根散(《景岳全书》)：茜草根 黄芩 阿胶 侧

柏叶　生地黄　甘草

[236] 封髓丹(《医宗金鉴》)：黄柏　砂仁　甘草
[237] 指迷茯苓丸(《全生指迷方》)：茯苓　枳壳　半夏　风化硝　生姜
[238] 拯阳理劳汤(《医宗必读》)：人参　黄芪　肉桂　当归　白术　甘草　陈皮　五味子　生姜　大枣
[239] 牵正散(《杨氏家藏方》)：白附子　僵蚕　全蝎
[240] 厚朴汤(《苏沈良方》)：高良姜　厚朴　朴硝　大黄　槟榔　枳壳
[241] 胃苓汤(《丹溪心法》)：苍术　厚朴　陈皮　甘草　生姜　大枣　桂枝　白术　泽泻　茯苓　猪苓
[242] 济川煎(《景岳全书》)：当归　牛膝　肉苁蓉　泽泻　升麻　枳壳
[243] 《济生》肾气丸(《济生方》)：地黄　山药　山茱萸　丹皮　茯苓　泽泻　炮附子　桂枝　牛膝　车前子
[244] 《活人》败毒散(《南阳活人书》)：人参　羌活　独活　前胡　柴胡　川芎　枳壳　桔梗　茯苓　炙草　生姜
[245] 养心汤(《证治准绳》)：黄芪　茯苓　茯神　当归　川芎　炙甘草　半夏曲　柏子仁　酸枣仁　远志　五味子　人参　肉桂
[246] 宣痹汤(《温病条辨》)：防己　杏仁　连翘　滑石　薏苡仁　半夏　蚕砂　赤小豆皮　栀子
[247] 神术散(《医学心悟》)：苍术　陈皮　厚朴　甘草　藿香　砂仁
[248] 神犀丹(《温热经纬》)：犀角　石菖蒲　黄芩　生地黄　银花　金汁　连翘　板蓝根　豆豉　玄参　天花粉　紫草
[249] 香连丸(《太平惠民和剂局方》)：黄连　木香
[250] 香苏散(《太平惠民和剂局方》)：香附　紫苏茎叶　陈皮　甘草
[251] 香附旋覆花汤(《温病条辨》)：生香附　旋覆花　苏子霜　苡仁　半夏　茯苓　橘皮
[252] 香茸丸(《证治准绳》)：麝香　鹿茸　麋茸　苁蓉　熟地　沉香　五味子　龙骨
[253] 香砂六君子汤(《时方歌括》)：木香　砂仁　半夏　党参　白术　茯苓　甘草
[254] 复元活血汤(《医学发明》)：柴胡　栝蒌根　当归　红花　甘草　穿山甲　大黄　桃仁
[255] 顺气导痰汤(验方)：半夏　陈皮　茯苓　甘草　生姜　胆星　枳实　木香　香附
[256] 保元汤(《情爱心鉴》)：人参　黄芪　肉桂　甘草　生姜
[257] 保和丸(《丹溪心法》)：神曲　山楂　茯苓　半夏　陈皮　连翘　莱菔子
[258] 保真汤(《十药神书》)：人参　黄芪　白术　甘草　赤白茯苓　五味子　当归　生地黄　熟地黄　天冬　麦冬　赤芍药　白芍药　柴胡　厚朴　地骨皮　黄柏　知母　莲心　陈皮　姜　枣
[259] 独参汤(《景岳全书》)：人参
[260] 独活寄生汤(《备急千金要方》)：独活　桑寄生　秦艽　防风　细辛　当归　芍药　川芎　干地黄　杜仲　牛膝　人参　茯苓　甘草　桂心
[261] 追虫丸(《证治准绳》)：槟榔　雷丸　南木香　苦楝根　皂荚　黑丑　茵陈
[262] 胆道驱蛔汤(《遵义医学院方》)：木香　延胡　厚朴　槟榔　使君子　苦楝皮　大黄

十　　划

[263] 秦艽鳖甲散(《卫生宝鉴》)：地骨皮　柴胡　秦艽　知母　当归　鳖甲　青蒿　乌梅
[264] 真人养脏汤(《证治准绳》)：诃子　罂粟壳　肉豆蔻　白术　人参　木香　官桂　炙甘草　生姜　大枣
[265] 真武汤(《伤寒论》)：炮附子　白术　茯苓　芍药　生姜
[266] 桂枝汤(《伤寒论》)：桂枝　芍药　生姜　炙甘草　大枣
[267] 桂枝甘草龙骨牡蛎汤(《伤寒论》)：桂枝　炙甘草　龙骨　牡蛎
[268] 桂枝加厚朴杏子汤(《伤寒论》)：桂枝　芍药　炙甘草　生姜　大枣　厚朴　杏仁
[269] 桂枝芍药知母汤(《金匮要略》)：桂枝　芍药　炙甘草　麻黄　白术　知母　防风　炮附子　生姜
[270] 桃红饮(《类证治裁》)：桃仁　红花　川芎　当归尾　威灵仙
[271] 桃花汤(《伤寒论》)：赤石脂　干姜　粳米
[272] 桃仁红花煎(《素庵医案》)：丹参　赤芍　桃仁　红花　制香附　延胡索　青皮　当归　川芎　生地
[273] 桔梗白散(《外台秘要》)：桔梗　贝母　巴豆
[274] 桔梗杏仁煎(《景岳全书》)：桔梗　杏仁　甘草　银花　贝母　枳壳　红藤　连翘　夏枯草　百合　麦冬　阿胶
[275] 栝蒌桂枝汤(《金匮要略》)：栝蒌根　桂枝　芍药　甘草　生姜　大枣
[276] 栝蒌薤白半夏汤(《金匮要略》)：栝蒌　薤白　白酒　半夏
[277] 栝蒌薤白白酒汤(《金匮要略》)：栝蒌　薤白　白酒
[278] 柴胡桂枝干姜汤(《伤寒论》)：柴胡　桂枝　干姜

　　　　　黄芩　栝蒌根　牡蛎　炙甘草

[279] 柴胡疏肝散(《景岳全书》)：柴胡　枳壳　芍药　甘草　香附　川芎

[280] 柴胡清骨散(《医宗金鉴》)：秦艽　鳖甲　柴胡　地骨皮　青蒿　知母　胡黄连　薤白　甘草　童便　猪脊髓　猪胆汁

[281] 柴胡截疟饮(《医宗金鉴》)：柴胡　黄芩　人参　甘草　半夏　常山　乌梅　槟榔　桃仁　生姜　大枣

[282] 柴枳半夏汤(《医学入门》)：柴胡　黄芩　半夏　栝蒌仁　枳壳　桔梗　杏仁　青皮　甘草

[283] 海藏紫菀汤(《医学心悟》)：紫菀　知母　贝母　桔梗　阿胶　五味子　茯苓　甘草　人参

[284] 海藻玉壶汤(《医宗金鉴》)：海藻　昆布　海带　半夏　陈皮　青皮　连翘　象贝　当归　川芎　独活　甘草

[285] 润肠丸(《沈氏尊生书》)：当归　生地　麻仁　桃仁　枳壳

[286] 涤痰汤(《济生方》)：制半夏　制南星　陈皮　枳实　茯苓　人参　石菖蒲　竹茹　甘草　生姜

[287] 消渴方(《丹溪心法》)：黄连末　天花粉末　生地汁　藕汁　人乳汁　姜汁　蜂蜜

[288] 益气聪明汤(《证治准绳》)：黄芪　人参　升麻　葛根　蔓荆子　芍药　黄柏　炙甘草

[289] 益胃汤(《温病条辨》)：沙参　麦冬　生地黄　玉竹　冰糖

[290] 烧盐探吐法(《医方集解》)：单用烧盐熟水调饮，以指探吐。

[291] 调营饮(《证治准绳》)：莪术　川芎　当归　延胡赤芍药　瞿麦　大黄　槟榔　陈皮　大腹皮　葶苈　赤茯苓　桑白皮　细辛　官桂　炙甘草　姜　枣　白芷

[292] 调营敛肝饮(《医醇賸义》)：当归　白芍　蛤粉炒阿胶　枸杞子　五味子　川芎　枣仁　茯苓　陈皮　木香　生姜　大枣

[293] 蚕矢汤(《随息居重订霍乱论》)：晚蚕砂　陈木瓜　薏苡仁　大豆黄卷　黄连　制半夏　黄芩　通草　吴萸　焦栀子

[294] 射干麻黄汤(《金匮要略》)：射干　麻黄　细辛　紫菀　款冬花　半夏　五味子　生姜　大枣

[295] 皱肺丸(《百一选方》)：五味子　人参　桂枝　款冬花　紫菀　白石英　羯羊肺　杏仁

[296] 逍遥散(《太平惠民和剂局方》)：柴胡　白术　白芍药　当归　茯苓　炙甘草　薄荷　煨姜

[297] 通幽汤(《兰室秘藏》)：生地黄　熟地黄　桃仁泥　红花　当归　炙甘草　升麻

[298] 通脉四逆汤(《伤寒论》)：生附子　干姜　炙甘草　葱白

[299] 通脉四逆加猪胆汁汤(《伤寒论》)：炙甘草　干姜　生附子　猪胆汁

[300] 通窍活血汤(《医林改错》)：赤芍药　川芎　桃仁　红花　麝香　老葱　鲜姜　大枣　酒

[301] 通瘀煎(《景岳全书》)：归尾　山楂　香附　红花　乌药　青皮　木香　泽泻

[302] 桑白皮汤(《景岳全书》)：桑白皮　半夏　苏子　杏仁　贝母　黄芩　黄连　栀子

[303] 桑杏汤(《温病条辨》)：桑叶　杏仁　沙参　浙贝母　豆豉　栀子　梨皮

[304] 桑菊饮(《温病条辨》)：桑叶　菊花　连翘　薄荷　桔梗　杏仁　芦根　甘草

[305] 桑螵蛸散(《本草衍义》)：桑螵蛸　远志　菖蒲　龙骨　人参　茯神　当归　龟版

十一划

[306] 理中丸(《伤寒论》)：人参　白术　干姜　炙甘草

[307] 黄土汤(《金匮要略》)：灶心黄土　甘草　干地黄　白术　炮附子　阿胶　黄芩

[308] 黄连上清丸(《古今医方集成》)：黄芩　黄连　黄柏　栀子　菊花　桔梗　薄荷　川芎　大黄　连翘　当归　葛根　玄参　花粉　姜黄

[309] 黄连阿胶汤(《伤寒论》)：黄连　阿胶　黄芩　鸡子黄　芍药

[310] 黄连香薷饮(《类证活人书》)：黄连　香薷　厚朴

[311] 黄连清心饮(《沈氏尊生书》)：黄连　生地黄　当归　甘草　酸枣仁　茯神　远志　人参　莲子肉

[312] 黄连温胆汤(《千金方》)：半夏　陈皮　茯苓　甘草　枳实　竹茹　黄连　大枣

[313] 黄芪六一汤(《太平惠民和剂局方》)：黄芪　甘草

[314] 黄芪汤(《金匮翼》)：黄芪　陈皮　火麻仁　白蜜

[315] 黄芪建中汤(《金匮要略》)：黄芪　白芍　桂枝　炙甘草　生姜　大枣　饴糖

[316] 黄芪鳖甲散(《卫生宝鉴》)：黄芪　鳖甲　天冬　地骨皮　秦艽　柴胡　紫菀　半夏　茯苓　知母　生地　白芍　桑白皮　人参　肉桂　桔梗　甘草

[317] 黄病绛矾丸(《验方》)：厚朴　茅术　陈皮　甘草　绛矾　红枣

[318] 菟丝子丸(《太平惠民和剂局方》)：菟丝子　泽泻　鹿茸　石龙齿　肉桂　附子　石斛　熟地黄　茯苓　续断　山茱萸　肉苁蓉　防风　杜仲　牛膝　补骨脂　荜澄茄　沉香　巴戟天　茴香　五味子　桑螵蛸　川芎　覆盆子

[319] 栀子柏皮汤(《伤寒论》)：栀子 甘草 黄柏
[320] 栀子清肝汤(《类证治裁》)：栀子 丹皮 柴胡 当归 芍药 川芎 牛蒡子 甘草
[321] 控涎丹(《三因极一病证方论》)：甘遂 大戟 白芥子
[322] 鹿角胶丸(《医学正传》)：鹿角胶 鹿角霜 熟地黄 川牛膝 白茯苓 菟丝子 人参 当归 白术 杜仲 虎胫骨 龟版
[323] 鹿茸丸(《沈氏尊生书》)：鹿茸 麦冬 熟地黄 黄芪 五味子 肉苁蓉 鸡内金 山萸肉 补骨脂 人参 牛膝 玄参 茯苓 地骨皮
[324] 鹿茸补涩丸(《沈氏尊生书》)：人参 黄芪 菟丝子 桑螵蛸 莲肉 茯苓 肉桂 山药 附子 鹿茸 桑皮 龙骨 补骨脂 五味子
[325] 麻子仁丸(《伤寒论》)：麻子仁 芍药 炙枳实 大黄 炙厚朴 杏仁
[326] 麻杏石甘汤(《伤寒论》)：麻黄 杏仁 石膏 炙甘草
[327] 麻黄汤(《伤寒论》)：麻黄 桂枝 杏仁 炙甘草
[328] 麻黄连轺赤小豆汤(《伤寒论》)：麻黄 杏仁 生梓白皮 连轺 赤小豆 甘草 生姜 大枣
[329] 麻黄附子细辛汤(《伤寒论》)：麻黄 附子 细辛
[330] 旋复代赭汤(《伤寒论》)：旋覆花 代赭石 人参 半夏 炙甘草 生姜 大枣
[331] 旋覆花汤(《金匮要略》)：旋覆花 新绛 葱
[332] 羚羊角汤(《医醇賸义》)：羚羊角 龟版 生地 丹皮 白芍 柴胡 薄荷 蝉衣 菊花 夏枯草 石决明
[333] 羚羊钩藤汤(《通俗伤寒论》)：羚羊角 桑叶 川贝 鲜生地 钩藤 菊花 白芍药 生甘草 鲜竹茹 茯神
[334] 清金化痰汤(《统旨方》)：黄芩 栀子 桔梗 麦冬 桑白皮 贝母 知母 栝蒌仁 橘红 茯苓 甘草
[335] 清肺饮(《证治汇补》)：茯苓 黄芩 桑白皮 麦冬 车前子 栀子 木通
[336] 清胃散(《兰室秘藏》)：当归 生地黄 牡丹皮 升麻 黄连
[337] 清骨散(《证治准绳》)：银柴胡 胡黄连 秦艽 鳖甲 地骨皮 青蒿 知母 甘草
[338] 清震汤(《素问病机气宜保命集》)：升麻 苍术 荷叶
[339] 清瘴汤(验方)：青蒿 柴胡 茯苓 知母 陈皮 半夏 黄芩 黄连 枳实 常山 竹茹 益元散
[340] 清燥救肺汤(《医门法律》)：桑叶 石膏 杏仁 甘草 麦冬 人参 阿胶 炒胡麻仁 炙枇杷叶

[341] 银翘散(《温病条辨》)：金银花 连翘 豆豉 牛蒡子 薄荷 荆芥穗 桔梗 甘草 竹叶 鲜芦根
[342] 猪肚丸(《金匮翼》)：白术 苦参 牡蛎 猪肚
[343] 猪苓汤(《伤寒论》)：猪苓 茯苓 泽泻 阿胶 滑石

十 二 划

[344] 琼玉膏(《洪氏集验方》)：生地黄汁 茯苓 人参 白蜜
[345] 斑龙丸(《景岳全书》)：熟地黄 菟丝子 补骨脂 柏子仁 茯苓 鹿角胶 鹿角霜
[346] 琥珀多寐丸(验方)：琥珀 党参 茯苓 远志 羚羊角 甘草
[347] 葛根汤(《伤寒论》)：葛根 麻黄 桂枝 生姜 甘草 芍药 大枣
[348] 葛根芩连汤(《伤寒论》)：葛根 黄芩 黄连 炙甘草
[349] 葶苈大枣泻肺汤(《金匮要略》)：葶苈子 大枣
[350] 葱豉桔梗汤(《通俗伤寒论》)：葱白 豆豉 薄荷 连翘 栀子 竹叶 桔梗 甘草
[351] 越婢加术汤(《金匮要略》)：麻黄 石膏 甘草 大枣 白术 生姜
[352] 越婢加半夏汤(《金匮要略》)：麻黄 石膏 生姜 大枣 甘草 半夏
[353] 越鞠丸(《丹溪心法》)：川芎 苍术 香附 炒栀子 神曲
[354] 椒目瓜蒌汤(《医醇賸义》)：川椒目 瓜蒌仁 葶苈子 桑白皮 苏子 半夏 茯苓 橘红 蒺藜 生姜
[355] 硝石矾石散(《金匮要略》)：硝石 矾石
[356] 紫金丹(《普济本事方》)：砒 豆豉
[357] 紫雪丹(《太平惠民和剂局方》)：滑石 石膏 寒水石 磁石 羚羊角 青木香 犀角 沉香 丁香 升麻 玄参 甘草 朴硝 朱砂 麝香 黄金 硝石
[358] 黑锡丹(《太平惠民和剂局方》)：黑锡 硫黄 川楝子 胡芦巴 木香 炮附子 肉豆蔻 阳起石 沉香 茴香 肉桂 补骨脂
[359] 痛泻要方(《景岳全书》引刘草窗方)：白术 白芍 防风 炒陈皮
[360] 温胆汤(《备急千金要方》)：半夏 橘皮 甘草 枳实 竹茹 生姜 茯苓
[361] 温脾汤(《备急千金要方》)：附子 人参 大黄 甘草 干姜
[362] 滋水清肝饮(《医宗己任篇》)：生地黄 山茱萸

附录　方剂索引

茯苓　归身　山药　丹皮　泽泻　白芍　柴胡　栀子　酸枣仁

[363] 滋肾通关丸(《兰室秘藏》)：知母　黄柏　肉桂

[364] 程氏萆薢分清饮(《医学心悟》)：萆薢　车前子　茯苓　莲子心　菖蒲　黄柏　丹参　白术

[365] 犀角地黄汤(《备急千金要方》)：犀角　生地黄　丹皮　芍药

[366] 犀角散(《备急千金要方》)：犀角　黄连　升麻　栀子　茵陈

[367] 犀黄丸(《外科证治全生集》)：犀黄　麝香　没药　乳香

[368] 疏凿饮子(《世医得效方》)：商陆　泽泻　赤小豆　椒目　木通　茯苓皮　大腹皮　槟榔　生姜　羌活　秦艽

[369] 普济消毒饮(《东垣十书》)：黄芩　黄连　连翘　玄参　板蓝根　马勃　牛蒡子　僵蚕　升麻　柴胡　陈皮　桔梗　甘草　薄荷

十三划

[370] 搐鼻散(《医学心悟》)：细辛　皂角　半夏

[371] 暖肝煎(《景岳全书》)：肉桂　小茴香　茯苓　乌药　枸杞子　当归　沉香　生姜

[372] 新加香薷饮(《温病条辨》)：香薷　鲜扁豆花　厚朴　金银花　连翘

[373] 辟瘟丹(验方)：羚羊角　朴硝　牙皂　广木香　黄柏　茅术　茜草　黄芩　姜半夏　文蛤　银花　川连　犀角　川朴　川乌　玳瑁　大黄　藿香　玄精石　郁金　茯苓　香附　桂心　赤小豆　降香　鬼箭羽　朱砂　毛茨菇　大枣　甘遂　大戟　桑皮　千金霜　桃仁霜　槟榔　蓬莪术　胡椒　葶苈子　牛黄　巴豆霜　细辛　白芍　公丁香　当归　禹余粮　滑石　山豆根　麻黄　麝香　菖蒲　水安息　干姜　蒲黄　丹参　天麻　升麻　柴胡　紫苏　川芎　草河车　檀香　桔梗　白芷　紫菀　芫花　雌黄　琥珀　冰片　陈皮　腰黄　斑蝥　蜈蚣　石龙子

[374] 解语丹(《医学心悟》)：白附子　石菖蒲　远志　天麻　全蝎　羌活　南星　木香　甘草

十四划

[375] 截疟七宝饮(《杨氏家藏方》)：常山　草果　厚朴　槟榔　青皮　陈皮　炙甘草

[376] 槐花丸(《丹溪心法》)：槐角　地榆　黄芩　当归　炒枳壳　防风

[377] 酸枣仁汤(《金匮要略》)：酸枣仁　知母　川芎　茯苓　甘草

[378] 膏淋汤(《医学衷中参西录》)：山药　芡实　龙骨　牡蛎　生地黄　党参　白芍

[379] 膈下逐瘀汤(《医林改错》)：五灵脂　当归　川芎　桃仁　丹皮　赤芍药　乌药　延胡索　甘草　香附　红花　枳壳

十五划以上

[380] 增液汤(《温病条辨》)：玄参　麦冬　生地

[381] 增液承气汤(《温病条辨》)：大黄　芒硝　玄参　麦冬　生地黄

[382] 薏苡仁汤(《类证治裁》)：薏苡仁　川芎　当归　麻黄　桂枝　羌活　独活　防风　川乌　苍术　甘草　生姜

[383] 橘皮竹茹汤(《金匮要略》)：人参　橘皮　竹茹　甘草　生姜　大枣

[384] 燃照汤(《随息居重订霍乱论》)：滑石　豆豉　焦栀子　酒黄芩　省头草　制厚朴　制半夏　白蔻仁

[385] 赞育丹(《景岳全书》)：熟地黄　当归　杜仲　巴戟肉　肉苁蓉　淫羊藿　蛇床子　肉桂　白术　枸杞子　仙茅　山茱萸　韭子　附子　或加人参　鹿茸

[386] 黛蛤散(验方)：青黛　海蛤壳

[387] 藿香正气散(《太平惠民和剂局方》)：藿香　紫苏　白芷　桔梗　白术　厚朴　半夏曲　大腹皮　茯苓　橘皮　甘草　大枣

[388] 礞石滚痰丸(《养生主论》)：青礞石　沉香　大黄　黄芩　朴硝

[389] 藻药散(《证治准绳》)：海藻　黄药子

[390] 鳖甲煎丸(《金匮要略》)：鳖甲　乌扇　黄芩　柴胡　鼠妇　干姜　大黄　芍药　桂枝　葶苈子　石苇　厚朴　丹皮　瞿麦　紫葳　半夏　人参　䗪虫　阿胶　蜂房　赤硝　蜣螂　桃仁

[391] 癫狂梦醒汤(《医林改错》)：桃仁　柴胡　香附　木通　赤芍药　半夏　大腹皮　青皮　陈皮　桑白皮　苏子　甘草

[392] 薯蓣丸(《金匮要略》)：薯蓣　人参　白术　茯苓　甘草　当归　芍药　川芎　干地黄　阿胶　麦冬　杏仁　桔梗　豆黄卷　防风　柴胡　桂枝　神曲　干姜　白敛　大枣

[393] 镇肝熄风汤(《医学衷中参西录》)：怀牛膝　龙骨　生白芍　天冬　麦芽　代赭石　牡蛎　玄参　川楝子　茵陈蒿　甘草　龟版

[394] 蠲痹汤(《医学心悟》)：羌活　独活　桂心　秦艽　当归　川芎　炙甘草　海风藤　桑枝　乳香　木香